경락상관론

經絡相關論

지은이　　오다 히로나리(織田啓成)

옮긴이　　손인철(孫仁喆)·이문호(李汶鎬)

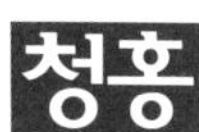

국립중앙도서관 출판시도서목록(CIP)

경락상관론 / 지은이: 오다 히로나리 ; 옮긴이: 손인철, 이문호. --
서울 : 청홍, 2013
p. ; cm

원표제: 經絡相關論
원저자명: 織田啓成
일본어 원작을 한국어로 번역
ISBN 978-89-90116-53-6 03510 : ₩43000

경락(한의학)[經絡]

519.14-KDC5
615.892-DDC21 CIP2013000246

∥ 서문 ∥

변증시치辨證施治를 뒷받침하는 탕액湯液이론과 경락經絡학설

한의학은 望(망)・聞(문)・問(문)・切(절)의 진단법으로 환자에게 복잡한 증상으로 나타나는 모든 정보를 수집하고, 그것들을 한의학이론을 통해서 논리적으로 정리하여 辨證(변증)하고 치료를 실시하는 '辨證施治(변증시치)'가 특징이다.

이 변증을 수행할 때 湯液(탕액)이론과 經絡(경락)이론 두 가지를 알아두면 모든 정보를 정리하는 데 그게 도움이 된다. 鍼灸(침구)에 뜻을 둔 사람에게 경락학설은 두말할 나위 없이 필수다. 또 질환은 인체 전체의 문제이고, 경락은 인체 전체의 통제를 주관하기도 하므로 경락학설은 生藥(생약)의 歸經(귀경)이론 적용에도, 탕액을 다루는 데에도 매우 중요한 개념이다.

경락상관성經絡相關性의 중요성

이 책에 기재된 방법론은 주로 經絡相關性(경락상관성)에 따른 것이다. 대상은 침구에 뜻을 둔 초보자 및 침구치료를 행하지는 않지만 탕액의 證(증) 판정을 위해 경락관계에 대해서 알고 싶은 사람들이다. 탕액이론에 대해서는 태극에서 시작하여 음양론과 오행론의 사고방식으로 논리를 전개하고, 생리・병리이론을 유기적으로 설명한 졸저《한방기초이론漢方基礎理論》을 낸 바 있다. 그래서 이번에는 침구를 배우는 사람 및 한약을 다루거나 진단하는 이들에게 도움이 되도록, 경락의 流注(유주)로만 시종일관하지 않고,

경락 상호간의 相關性(상관성)에 대해서도 기술해 보았다.

한의학에서는 인체 전체가 五臟六腑(오장육부)와 관련이 있다고 인식하는데, 그 인식의 중심에 正經十二經脈(정경십이경맥)이라는 臟腑經絡(장부경락)이 있다. 그러나 실제로 경락에 나타나는 질환은 직접 유주하는 장부와 관계한다기보다 오히려 다른 경락이나 장부와의 補正(보정)작용이나 반사작용 등에 의해 어떤 상관성을 가지고 나타나는 경우를 많이 볼 수 있다. 이 사실은 진단이나 치료에서도 중요하다. 이것을 염두에 두지 않으면 경락상의 증상과 환자가 가진 다른 증상과의 관계를 확실히 알 수 없다. 때문에 확실한 辨證(변증)이 어려울 뿐만 아니라, 치료도 환부 국소의 대증치료로 끝나버리고 병의 본질을 놓쳐버릴 우려가 있다. 이것이 저자가 경락의 상호 상관성을 중시한 이유 중 하나다.

또 "Simple is the best."라고 하듯이 경락의 상관성을 알아두면 적은 選穴(선혈)로 치료효과를 거둘 수 있다. 대개 사물의 본질이 보이지 않는 내부는 복잡하게 생각하는 경향이 있지만, 본질이 보이게 되면 서서히 행위는 단순하고 간소해진다. 이것은 치료에서도 마찬가지다.

경혈經穴은 '기氣'로 찾는다

그러나 經絡(경락)과 經穴(경혈)은 경락도 혹은 경혈도를 보고 알 수 있는 것이 아니다. 그것은 規準(규준)에 불과하고, 실제로는 요동하는 현상이 있다. 생명현상의 하나로 나타나는 경락은 신경이나 혈관처럼 가시적인 존재가 아니다. 따라서 전기현상을 가진 것으로서 물리적으로 찾는 방법도 시도하고 있다. 그러나 생명을 가진 것이 생명을 가진 것을 다룬다는 점에서, 눈으로 볼 수 없는 경락과 경혈은 인간의 육감에 의존하는 편이 좀 더 확실하며, 인체 전체와의 관련성을 찾는 데에도 도움이 된다고 생각된다. 결국 경혈은 '氣(기)'로 찾는 것이다.

그러나 경혈을 '氣'로 찾는 것은 인간의 감성에 호소하는 것으로, 정확히 경혈을 찾기 위해서는 예민한 '感性(감성)'이 요구되며, 그 예민한 감성을 얻기 위해서는 풍부한 경험이 필요하다. 체험으로부터 체득하고 그 경험이 쌓이고 쌓여 예민한 감성이 연마되는 것이다. 그 세련된 감성의 양은 그 질과 함께 그 사람의 인생의 깊이와도 통한다.

그 목적을 달성하기 위해서는 성실하게 노력할 필요가 있다. 성실하게 노력한다는 것은 단지 경험을 쌓는다는 말이 아니다. 경험만 쌓은 사람보다 경험담을 잘 분석하고 연구한 사람이 얻는 것이 많으며, 성실하게 노력하는 것은 그때그때의 경험을 충분히 의식해서 시행하는 것이다. 그리고 이를 위해서는 思考(사고)가 중요하다. 오해의 소지가 있지만, 단지 지식을 얻는 것과 사고하는 것과는 다르다. 사고는 어떤 지식이나 사실로부터 논리적으로 전개하고 연역 또는 귀납해가는 것이다. 그때의 도구는 이론이다. 그리고 그때에 얻은 새 이론이 다시 새로운 실천을 낳게 되는데, 이것이야말로 성실한 노력에 의한 체험의 축적이다. 하나하나의 체험을 되는 대로 적당히 하는 것은 자신을 소홀히 하는 행동이요, 업신여기는 짓이기도 하다.

그러나 사고라고 해도 '무엇을' '어떻게'라는 목적과 방법론은 이론과 논리를 전개하여 행하지만, 여기에서 더욱 중요한 문제는 '왜'

라는 사고와 전체의 방향성이다. 그것은 개인마다 다르다. 따라서 이 중요한 문제는 사고하기 전에 자신은 왜 그렇게 하는지 스스로 생각하는 것이 중요하다. 나는 이것이 生動(생동)하는 것이라고 믿는다.

한의학은 감성의 의학, 서양의학은 이성의 의학

한의학은 어렵다고 한다. 그것은 과거의 모든 경험을 집적하고 통일화시킨 哲學(철학)이라는 학문체계에 의해서 정리되어 있기 때문이다. 한의학은 상대적 존재인 자연계의 모든 현상을 서로 관련짓고 그 본질을 절대적인 太極(태극)에 두려고 하는 고대 중국철학을 기초로 삼아 건강관이나 생리 · 병리를 체계화한 의학이다.

체계화되지 않은 개개의 경험을 기초로 행하는 것은 民間療法(민간요법)이다. 이들이 체계화되면 한방의 영역에 들어가게 된다. 그 철학은《황제내경黃帝內經 소문素問 · 상고천진론上古天眞論》에서 보이는 것처럼 "恬惔虛無(염담허무)하면 眞氣(진기)가 이에 따르고, 精(정)과 神(신)을 안으로부터 지키니, 병이 어찌 따라오랴."라는 인간 본연의 자세에 바탕을 둔 것이다. 중국철학은 염담허무라는 태극의 세계와 道(도)의 세계, 이런 것들을 전제로 해서 森羅萬象(삼라만상)의 운행을 해석하는 것이지만, 이것은 어디까지나 인간의 감성에 의한 자연관이다. 그 자연관은 태극을 비롯한 天地人(천지인) · 陰陽(음양) · 五行(오행) 등의 개념으로 모든 것을 관련짓고 상호의 상관성을 해석하는 것이다. 관련짓기는 전체를 정리하는 데 좋은 상황을 제공하지만, 그 내용은 블랙박스다. 그 블랙박스에 담긴 내용을 풀어 밝히는 것이 서양과학의 방법일 것이다.

인간의 상식, 그 모호함을 추적하는 데에서 학문이 생겨났으며, 그 최고봉에 理性(이성)이 있다. 감성으로 구축된 한방세계를 더욱 확실하게 하기 위해서 이 이성이 중요하다고 생각한다. 理性偏重主義(이성편중주의)와는 다르다. 특히 감성이 세련되지 않은 경우 자칫하면 틀릴 수 있다. 그것을 바로잡기 위해서도 이성이 필요하다. 역으로 이성에 내용을 부여하는 것은 감성이다. 결국 한의학은 감성의 의학, 서양의학은 이성의 의학이라고 말할 수 있다. 따라서 한의학을 확실하게 하기 위해서는 서양의학의 성과가 필요하고, 과학에 기초를 둔 서양의학의 복잡함을 정리하는 데에는 한의학 이론이 도움이 될 것이다.

조금 더 구체적으로 서술하면, 현대의학은 현재 나타나고 있는 질환 그 자체를 대상으로 하고 병명으로 치료방침을 정한다. 이에 대해 한의학은 辨證施治(변증시치) 또는 隨證療法(수증요법)이라고 하듯이 '證(증)'을 근거로 치료를 진행하는 의학체계다. 여기서 증은 병의 본질이란 의미다. 따라서 현대의학에서 말하는 간경변 혹은 폐결핵을 한방에서는 그 증, 즉 병의 본질을 모두 腎虛證(신허증)으로 보고 시치한다.

여기서 증은 병의 본질이란 의미이지만, 서양의학과 한의학은 이 본질을 究明(구명)하는 방법이 다르다. 서양의학은 각 부분을 과학적으로 분석하는 방법을 통해 병의 본질을 발견하지만, 한의학은 각 부분을 서로 관련지어 전체와 관련하는 부분을 발견한다. 그것을 위한 도구가 음양오행학설이고, 精(정) · 氣(기) · 神(신) 등의 개념이다. 즉 어떤 현상을 과학적으로 분석하고 구명해서 행하는 것과 다른 현상을 서로 관련지어 전체 중에서 위치를 잡고 시치하는 것의 차이다.

한의학의 경우 인체 각 부분의 내용을 상세하게 따지지 않는다. 그러나 그 내용을 알면 그것들의 關聯性(관련성)은 더욱 확실해질 것이다. 그 내용을 해명하려고 하는 것이 서양과학이므로, 전체를 어떤 정리법으로 정리하는 한의학에 서양의학을 적용하면 한의학은 더욱 발전할 것이다. 또 역으로 각 부분을 세밀하게 追及(추급)한 결과 전체를 놓치는 서양의학에 한의학의 전체적 사고를 적용하면 그 정리에 도움이 되리라 생각한다. 궁극적으로는 동서의학이 통합되어 가는 것이다.

저자는 여러 곳에서 강의하다 보니 鍼灸(침구)를 다루는 사람은 물론이고 湯液(탕액)을 다루는 사람도 반드시 經絡學說(경락학설) 및 그 상관성을 알아야 한다고 느꼈다. 따라서 이를 교재용으로 정리해봐야겠다는 것이 이 책이 나오게 된 본래 동기다. 그래서 이상과 같은 관점에서 정리해보았는데, 우리 연구회의 교재를 모으다 보니 내용이 중복된 곳도 있고, 저자가 淺學菲才(천학비재)하여 충분하지 못한 점도 분명히 있겠지만, 이 책이 여러 후학들에게 얼마라도 도움이 되고, 아울러 한의학의 발전에 보탬이 되기를 바랄 뿐이다.

목차

제3장 奇經八脈

제4장 經別, 別絡, 經筋, 皮部

제7장 經絡 應用의 方法論

부록

제 1 장

經絡槪論

제1절 기초개념基礎概念

(1) 경락經絡은 종합적 시스템 계열

주지하다시피 經絡學說(경락학설)은 한의학의 이론과 방법론 및 임상 진단치료에서 무시할 수 없는 학설이다.

經絡은 전신 모든 곳에 긴밀히 분포되어 쉬지 않고 氣血(기혈)을 周流(주유)시킨다. 그것은 혈관계통이나 임파계통, 신경계통과는 달리 독립적이면서도 전체와 서로 관련되어 있고, 서로 한정하면서 또한 서로 轉化(전화)한다. 혈관계나 임파계 등의 순환기계, 뇌와 척수를 포함한 신경계통 등, 그들을 종합적으로 조절·통합하는 하나의 시스템 계열이다.

(2) 경락經絡은 생명이 있는 것에만 존재한다

경락은 생명이 있는 것에만 존재한다고 해도 과언이 아니다. 이는 회전하는 팽이에 비유할 수 있다. 힘차게 회전하는 팽이에는 운동에 의한 관성에서 생기는 안정된 波動(파동)이 존재한다. 회전하는 힘은 에너지에 의한 것인데, 팽이가 안정된 회전을 하기 위해서 그 에너지를 전체적으로 조절하고 통합하는 종합적인 시스템이 존재한다. 그것이 인체의 經絡에 해당한다고 할 수 있다(그림 1-1).

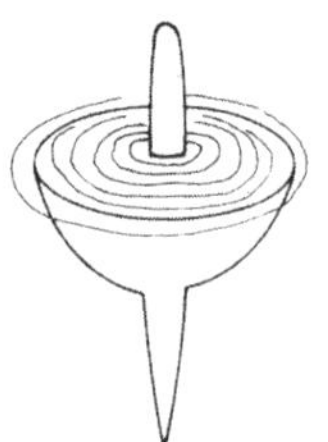

그림 1-1 힘차게 회전하는 팽이에는 回轉波動이 있다.

충분한 에너지로 안정된 回轉波動(회전파동)을 그리고 있을 때 팽이는 외부로부터 힘이 가해져도 抵抗(저항)할 만큼의 힘을 가지고 안정된 회전을 유지한다. 다시 말하면 恒常性(항상성)을 유지한다. 이 모습은 自然治癒力(자연치유력)이 있는 인체에 해당하며, 恒常性과 抵抗力을 가진 健康體(건강체)를 의미한다.

그러나 외부의 힘이 지나치게 강하거나 내부의 에너지가 부족하면 회전이 흐트러지게 된다. 이때 외부에서 흐트러진 回轉波動을 수정하거나 에너지를 가하는 등의 조작을 하면 다시 회전이 회복되지만, 그렇지 않으면 回轉波動이 흐트러진 채 있게 된다. 이것은 인체의 질병상태와 유사하다. 치료에 의해서 인체는 흐트러진 波動을 조절하고, 음식을 먹음으로써 에너지를 보충하여 自然調節力과 自然治癒力을 회복하고 보충한다. 이것이 건강체의 유지 혹은 질병으로부터의 회복이다. 멈춘 팽이에는 이 회전에 의한 波動이 전혀 존재하지 않는다. 이것이 죽음이다(그림 1-2-1, 그림 1-2-2).

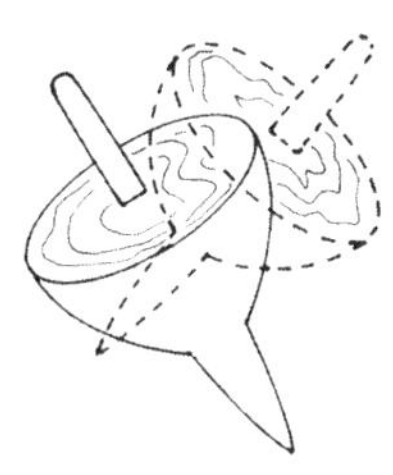

그림 1-2-1 멈추려는 팽이의 波動은 흐트러진다.

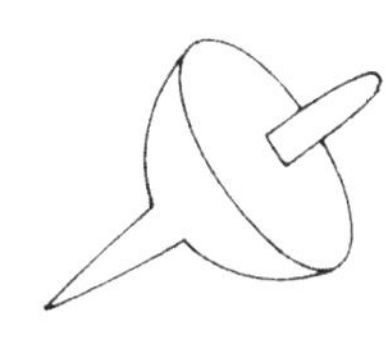

그림 1-2-2 멈춘 팽이에는 回轉波動이 없다.

(3) 구조構造는 에너지 활동의 장

이것은 날고 있는 연이나 비행기도 마찬가지다. 공통적으로 말할 수 있는 것은 팽이에도, 연에도, 비행기에도, 미생물인 아메바에도 에너지가 활동하기 위한 場(장)이 존재한다는 점이다. 멈춘 물체는 에너지 부족이나 그 場의 파괴로 인해 에너지가 활동할 수 없다. 場이란 그 물체가 가진 構造(구조)다. 構造가 있어야 비로소 에너지가 활동할 수 있다. 거기에는 構造에 의한 에너지의 종합적인 규율과 전체적인 흐름이 존재하고, 에너지는 그것에 의해서 조절 · 통합된다. 그 결과 均衡(균형)을 유지하고 회전하기도 하고 날 수도 있는 것이다(그림 1-3).

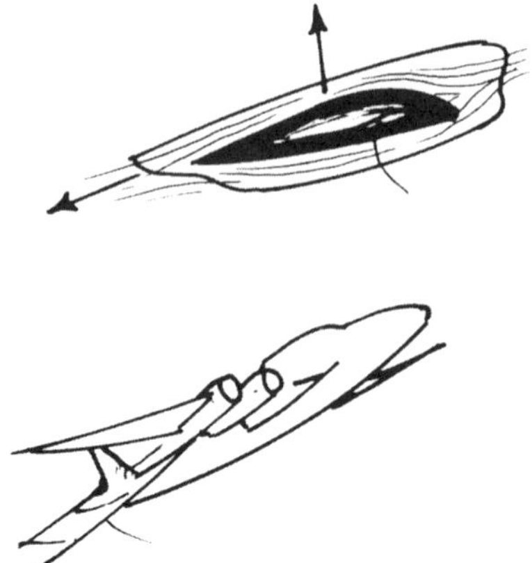

그림 1-3 안정된 작용은 에너지를 효율적으로 사용하는 構造에 달려 있다.

(4) 기氣는 반反엔트로피를 만들어낸다

이것은 인체에도 적용된다. 한의학의 견해에서 보자면, 이 에너지는 '氣(기)'에, 장은 '形(형)'에 해당한다. 氣에 의해 形이 생성되고, 또한 形에 의해 氣가 생겨 생리활동을 영위하는 것이다.

열역학 제2법칙에 따르면, 형태가 있는 모든 물체에는 엔트로피의 법칙이 적용된다. 그런데 거기에 에너지를 종합적으로 조절하고 통합하는 존재가 있어야 비로소 反(반)엔트로피를 실현하고 존속시킬 수 있다. 이것이 삶, 요컨대 생명이 있다는 것이다. 즉 질서 있는 물체나 사물에서 무질서를 향한 正(정)엔트로피에 대해, 생명의 존재는 무질서로부터 질서를 낳고 작용을 존속시키는 '反엔트로피'인 것이다.

⑸ 치료는 경락經絡을 조절하는 것이다

생명을 유지하고 활동하기 위해서는 절대적으로 에너지가 필요한데, 인간은 그 에너지를 음식물 섭취를 통해 얻으며, 생명을 유지하기 위한 여러 가지 생리활동을 영위한다.

에너지가 생리활동을 행하는 場으로는 세포를 비롯해 장부, 혈관계통, 임파계통, 신경계통, 그 외 모든 조직기관이 있고, 그 形에 의해 생명활동을 담당하고 있다.

이들 생명에너지를 종합적으로 조절하고 통합하는, 生命의 波動이라고도 할 수 있는 존재가 經絡(경락)이다. 따라서 멈춘 팽이에 回轉波動이 존재하지 않는 것처럼 죽은 사람에게는 經絡이 존재할 수 없고, 살아있는 사람 혹은 생물에만 존재한다고 할 수 있다.

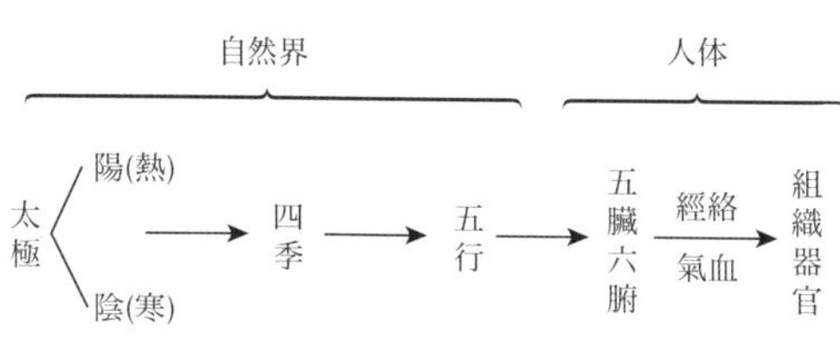

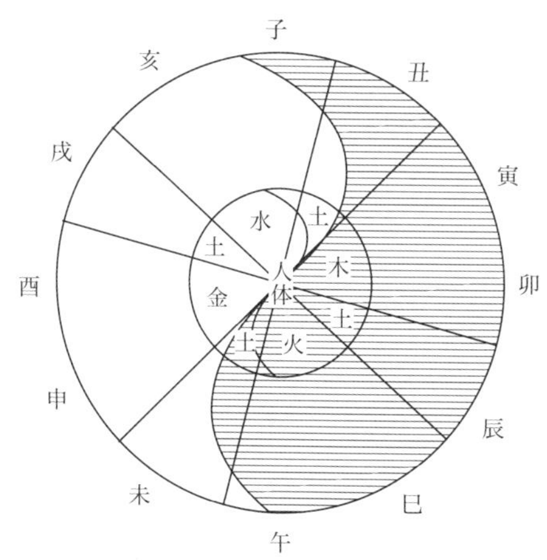

그림 1-4 태극과 인체

질병은 이 經絡이 흐트러진 것이다. 經絡이 흐트러지면 에너지 활동의 場인 생체의 기구나 생리활동에 지장이 생긴다.

한의학의 중요한 사고방식 가운데 五臟

六腑(오장육부)를 중심으로 모든 조직기관이 생리활동을 영위한다는 설이 있다. 五臟六腑는 五行(오행)의 氣를 따르는데, 그것은 외부 四季(사계)의 氣, 결국 木(목) · 火(화) · 土(토) · 金(금) · 水(수)의 五氣(오기)와 대응하고, 五氣는 陰陽의 운동에 기인하며, 陰陽은 太極(태극)에 의해 생긴 것이라는 뜻이다. 五臟六腑와 모든 조직기관을 결부시켜 이 五氣를 통해 血(혈)을 통제하는 것이 '經絡'이다(그림 1-4).

이상과 같은 의미가 있는 經絡學說은 한의학의 생리와 병리, 진단과 치료에서 매우 중요한 위치를 차지한다. 치료방법으로 鍼灸(침구)와 湯液(탕액)을 비롯해 推拿(추나)와 導引(도인) 등 여러 가지가 있는데, 이들 모두는 결국 經絡을 조절하는 것이 가장 중요하고 근본적 의의다. 이들에 한정하지 않고 chiropractic osteopathy(척추지압정골의학) 등도 포함해, '치료한다'는 것은 바로 '經絡을 조절하는 것'이 된다. 그것은 五臟六腑 사이의 均衡을 회복하고 自然治癒力을 높여 신체가 스스로 병을 치료하는 힘을 충분히 발휘할 수 있도록 動機(동기)를 만드는 것이다.

우리는 병을 개선할 수는 있어도 치료할 수는 없다. 치료하는 것은 신체의 힘이다. 우리가 할 수 있는 것은 그 動機를 만드는 것뿐이다. 인간의 이성은 말할 것도 없고, 인간의 뛰어난 지혜도 자연의 위대함에는 도저히 미치지 못하는 것이다.

제2절 경락經絡의 종류

脈→脉

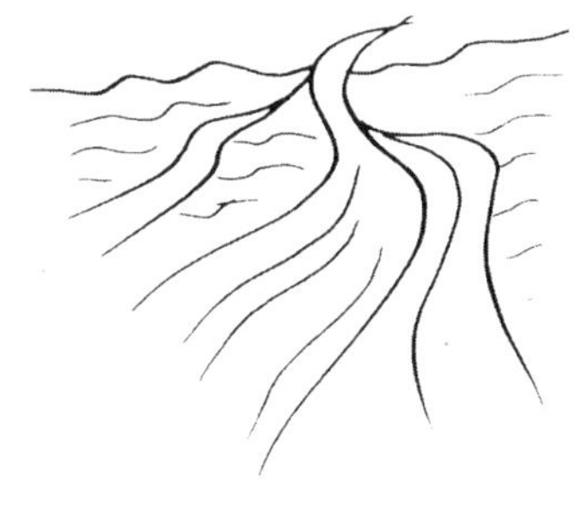

그림 1-5

經絡의 실체는 앞에서 말한 바와 같이 막연하다. 그것을 인식하는 방법은 경험과 감성에 의한 體得(체득)밖에 없다. 그래서 언어로 표현하기는 매우 어렵지만, 일반적으로 氣血(기혈)이 순환하는 통로로 받아들이고, 脈(맥)이라는 말로 표현할 수 있다. 맥은 고대 篆書(전서)의 '衇'에서 왔다. 인체 내의 기혈을 지상의 냇물에 비유한 것으로, 그것이 縱橫(종횡)으로 교차하면서 전신을 돌고 있다는 의미다(그림 1-5).

經絡의 안, 그 주류가 되는 本幹(본간)을 經脈(경맥)이라 하고, 그 곁으로 나오는 支流(지류)에 해당하는 것을 絡脈(낙맥)이라 한다. 이것을 합하여 '經絡'이라 한다.

經은 '徑(경, 길)', 絡은 '網(망, 그물)'으로, 기혈을 순환시키고 表裏內外(표리내외)를 순행하며, 《영추靈樞 · 해론海論》에 쓰인 대로 '안은 臟腑(장부)에 속하고, 바깥은 肢節(지절)을 잇는' 하나의 큰 계통을 형성한다. 이 큰 經絡系統은 그 위치와 작용을 기초로 하여 8종류로 분류된다. 그 내용은 十二經脈(십이경맥), 十二經別

(십이경별), 奇經八脈(기경팔맥), 十五(六)絡脈(십오 또는 십육낙맥), 絡脈(낙맥), 孫絡(손락), 十二經筋(십이경근), 十二皮部(십이피부)다. 이외에 浮絡(부락)과 血絡(혈락) 등이 있는데, 孫絡에 포함된다.

이들 중 經絡에 속하는 경락계통은 正經十二經脈(정경십이경맥)을 主幹(주간)으로 하고 거기에서 갈라진 정경의 別行(별행)이라 불리는 十二經別, 그들 사이를 순환하는 奇經八脈, 그리고 絡脈으로서 十五絡脈의 大絡(대락), 經脈에서 나오는 많은 絡脈, 거기에서 갈라진 더 가느다란 孫絡, 孫絡에서 체표에 분포하는 浮絡, 거기에 血이 모인 血絡 등이 있다. 또한 이들 경락과 연관된 부분으로 내부에서는 五臟六腑와 經絡이 屬絡(속락)의 관계를 만들고, 외부에서는 十二經絡과 관계하는 근육계의 十二經筋, 체표에서 十二經絡의 분포 구역에 형성되는 十二皮部 등이 있다.

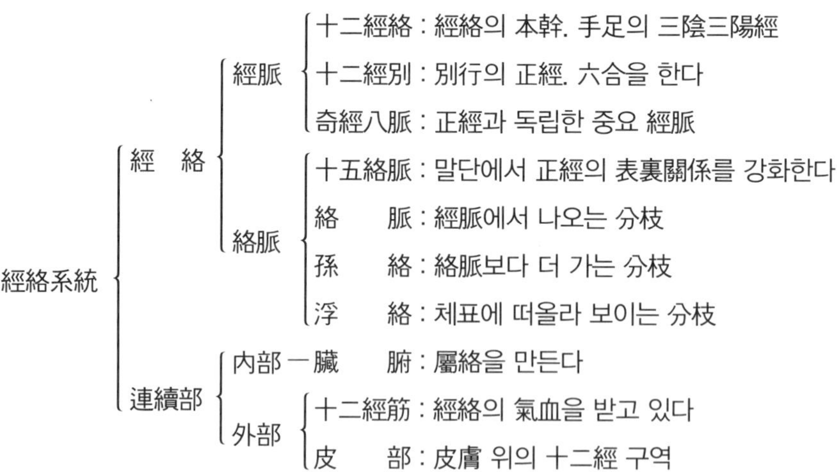

제3절 경락經絡의 명명과 분류

手足三陰三陽(수족삼음삼양)의 이름을 지은 근거는 陰陽이론이다. 太極(태극)이라는 절대적 세계 안에 陰陽이라는 상대적 모순이 있고, 그 盛衰(성쇠)와 消長(소장)의 과정에 따라 三陰三陽으로 전체를 분류했다. 그 중 三陰은 太陰(태음) · 少陰(소음) · 厥陰(궐음)으로, 三陽은 太陽(태양) · 少陽(소양) · 陽明(양명)으로 명명했다. 그리고 이것을 수족에 배속하여 手三陰, 手三陽, 足三陰, 足三陽이라 했다. 이렇게 배속한 이유에 대해서는《난경難經 · 십팔난十八難》을 참고하라.

"十八難에 이르기를, 脈(맥)에 三部가 있고, 部에 四經(사경)이 있으며, 手에 太陰과 陽明이 있고, 足에 太陽과 少陰이 있다. 상하의 部가 된다는 것은 무엇을 말하는가?"

"手太陰(수태음)과 手陽明(수양명)은 金이고, 足少陰(족소음)과 足太陽(족태양)은 水다. 金은 水를 낳으며, 水는 흘러서 아래로 내려가 오를 수 없으므로 하부에 있게 된다. 足厥陰(족궐음)과 足少陽(족소양)은 木이다. 手太陽(수태양)과 手少陰(수소음)은 火를 낳는다. 火炎(화염)은 위로 올라가 내려오지 못하므로 상부가 된다. 手厥陰(수궐음)과 手少陽(수소양)의 火는 足太陰(족태음)과 足陽明(족양명)인 土를 낳는다. 土는 中宮(중궁)을 주관하므로 중부에 있게 된다. 이 모든 五行子母(오행자모)가 번갈아서 상생하고 양성하는 것이다."

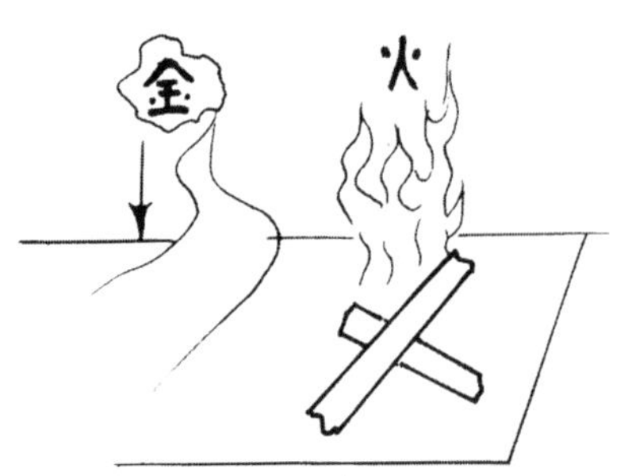

그림 1-6 水經과 木經은 인체 하부를 지나고, 金經과 火經은 인체 상부를 지난다. 인체 중앙을 위에서 아래로 통하는 것은 土經이다.

이 본문은 寸口(촌구)의 脈位(맥위)에 대해서 서술하고 있는데, 經絡五行의 위치 관계에도 적용된다. 이상과 같이 十二經脈이라 이름 지었고, 經絡 계통 중에서 本幹(본간)에 해당하는 것이기에 '正經十二經脈'이라 부른다(그림 1-6).

奇經(기경)은 正經十二經脈과는 독립하여 존재한다. 따라서 기경이라 명명했는데, 그 중 任脈(임맥)은 임신과 관계가 깊으므로 '姙'에서 따와 '任'을 붙였고, 督脈(독맥)은 제 陽을 감독하므로 '督'을 붙였다. 衝脈(충맥)은 이 경이 十二經脈의 바다에 있고, 배꼽을 끼고 上衝하기에 '衝'을 붙인 것이고, 帶脈(대맥)은 띠처럼 허리를 감싸고 있어서 '帶'를 붙인 것이다. 또 蹻脈(교맥)의 '蹻'는 발꿈치를 올린다는 의미가 있다. 陽蹻脈(양교맥)은 外踝(외과) 아래에서, 陰蹻脈(음교맥)은 內踝(내과) 아래에서 일어나며 둘 다 발꿈치와 관계가 있으므로 '蹻'가 붙었다. 維脈(유맥)의 '維'는 연결한다는 의미가 있는데, 陽維脈(양유맥)은 전신의 表陽(표양)을 연결하고, 陰維脈(음유맥)은 전신의 裏陰(리음)을 연결하기 때문에 '維'가 붙었다.

그 밖에 十二經別과 十五絡脈(또는 十六絡脈)은 정경에서 갈려 나와 붙은 이름이다. 十二經筋은 정경의 기혈을 받고 양육되기 때문에 정경의 이름을 붙여 十二經筋이라 칭한다. 皮部는 십이정경 분포 영역의 皮膚(피부) 구분으로 이름 지은 것이다.

제4절 경혈經穴에 대하여

(1) 경혈經穴

經穴은 穴道(혈도) 혹은 兪(輸)穴(수혈), 孔穴(공혈), 氣穴(기혈)이라고도 한다. 가장 이른 기록은 《황제내경黃帝內經》에 보이는데, 모든 經穴에 대해 기록한 것은 아니다. 《영추靈樞 · 본수本輸》에 肘膝(주슬) 이하의 五輸穴(오수혈, 本輸穴) 및 陽經(양경)의 原穴(원혈)을 넣어서 66穴이라 하는데, 《소문素問 · 기혈론氣穴論》과 《소문素問 · 기부론氣府論》에 약간의 이름이 기록된 것에 지나지 않는다. 365穴이라는 수가 나오지만, 본래 《황제내경黃帝內經》의 기록인지 아닌지 의문이다. 經穴에 관해서 더 구체적으로 기록한 책은 《명당공혈明堂孔穴》로, 가장 오래된 것이기는 하지만 유감스럽게도 분실되었다. 晋(진)나라의 皇甫謐(황보밀)이 《갑을경甲乙經》을 저술한 때에는 이 《명당공혈明堂孔穴》이 있었다고 한다. 그러나 《수서경적지隋書經籍志》(수나라 도서 총목록)에 《명당공혈明堂孔穴》에 대한 각 家(가)의 기록이 있고 여러 유파가 있었다고 하는데, 모두 그 안의 《명당공혈침구치료明堂孔穴鍼灸治療》라는 책을 원본으로 했다고 한다.

經穴의 종류로는 十二經脈과 督脈(독맥) · 任脈(임맥)의 經穴 및 奇穴(기혈)과 阿是穴(아시혈) 등이 있다. 阿是穴은 《영추靈樞 · 경근經筋》에 있는 經筋(경근)의 取穴法(취혈법)과 같이 취하는 것으로, "통증이 있는 곳을 輸(수)로 삼는다[以痛爲輸]."고 하여 압통점이나 硬結(경결)을 치료점으로 삼는다. 痺證(비증) 등에 자주 이용된다. 결국 痺證은 '風(풍) · 寒(한) · 濕(습)' 세 邪氣(사기)가 經絡을 가로막아 氣血이 충분히 순환하지 못하기 때문에 일어나는 것이다. 阿是穴은 눌러서 취하는데, 중요한 것은 누르기만 해도 좋아진다는 점이다. 《소문素問 · 거통론擧痛論》에서 "이것을 누르면 氣血이 흩어진다. 따라서 이것을 눌러서 통증을 멈춘다."고 한 것처럼 經絡上 기혈이 막힌 것이나 阻塞(조색)을 흩을 목적으로 이용한다. 다만 내장이나 經絡에 병이 있을 때는 經穴을 이용해 원인을 고쳐야만 한다. 經穴은 脈氣(맥기)가 출입하는 곳인데, 동시에 邪氣(사기)도 이곳에서 경락이나 내장으로 옮겨가므로 이 經穴에서 邪氣나 氣血이 滯(체)한 것을 제거해야 한다. 그렇지 않으면 장부경락의 질병을 치료할 수 없다. 따라서 阿是穴에만 의존한 치료는 經絡經穴을 응용한 치료와는 다르다.

(2) **경외기혈**經外奇穴

앞에서 서술한 經穴은 十四經脈(정경십이경맥과 독맥, 임맥)에 속하는데, 이 밖에 새로이 발견된 '新穴(신혈)', 十四經脈과 그 외 다른 經에서 독립하여 존재하는 '經外奇穴(경외기혈)'이 있다. 유효혈로서 경험에서 얻어진, 經穴 이외의 穴이다.

"통증이 있는 곳을 輸로 삼는다."는 阿是穴(이시혈)에서 점점 그 위치와 이름이 정해져 경외기혈로 이용된다. 또한 후에 그 효과가 인정되어 경혈로 취급되게 되었다. 膏肓兪(고황수)가 그 예다. 이 혈은 최초의 經外奇穴로, 그 효과는 당나라 의사들이 인정했으며, 《천금방千金方》과 《천금익방千金翼方》에 기록되었다. 그 후 宋(송)의

《동인수혈침구도경銅人兪穴鍼灸圖經》 등의 책에 經穴로 소개되었다. 이러한 經外奇穴 중에는 우리에게 친숙한 經穴보다 뛰어난 것도 있다. 太陽(태양)과 風市(풍시)가 그 예다. 그러나 역으로 취혈법이 번잡하여 이용할 수 없는 經外奇穴도 있다. 《침구취영鍼灸聚英》에 있는 '四花(사화)'는 실제로는 膈兪(격수)나 膽兪(담수)에 해당하고, '患門(환문)'은 心兪(심수) 두 혈에 해당하며, '騎竹馬(기죽마)'는 膈兪(격수)나 膽兪(담수)에 해당하지만, 매우 번거로운 취혈법 때문에 그다지 사용하지 않는다. 하지만 經外奇穴도 매우 효과가 있으므로 이용해볼 가치는 충분히 있다.

⑶ 아시혈阿是穴

阿是穴은 압통 등 반응이 나타나는 곳으로, 經穴 발견의 최초 단계라고도 할 수 있다. 눌렀을 경우 經穴이나 經外奇穴도 압통과 硬結(경결), 과민을 나타내는데, 그 이외 장소의 과민점이나 압통, 경결점이 阿是穴이다. 그 부위가 사람과 때에 따라 일정하지 않으므로 '不定穴(부정혈)'이라고도 한다. 《의학강목醫學綱目》에서는 그것이 민감하기에 天應穴(천응혈)이라 하고, 그곳을 취혈한다.

《천금방千金方》에서는 膏肓兪(고황수)의 취혈법으로 "胛骨(갑골)의 裏(리), 肋間(늑간)의 空處(공처), 여기를 누르면 가슴이 땅기는 것을 느낀다."고 하면서 거기에 灸點(구점)을 붙여 穴로 했다. 이것이 阿是穴의 취혈법이다. 후에 이 穴이 '停痰宿疾(정담숙질, 수독의 병)'에 효과가 있음에 일정한 위치를 정해 經外奇穴로 했다가, 나중에는 經穴로 정해졌다.

(4) 신혈新穴

新穴은 근래에 중국에서 많이 발견한 혈로, 새롭게 발견했다고 해서 '新穴'이라 한다. 이것에는 경험으로 발견한 것도 있고, 또한 현대의 생리학과 해부학을 기초로 하여 전극탐사기로 발견한 것도 있다. 이 중에서 신경과 근육의 전기적 흥분에 의한 '운동점'을 참고로 하는 것도 있다. 소아마비 후유증이나 中風(중풍) 등에 응용하고 있다.

新穴에는 위궤양뿐만 아니라 위의 통증을 완화하는 '胃舒穴(위서혈)'이 있다. 이것은 제2요추棘突起(극돌기) 아래에서 바깥으로 4~5촌 위치, 곧 志室(지실)보다 바깥에 있는데, 위궤양 통증에 매우 효과가 있다. 따라서 潰瘍點(궤양점)이라고도 불리며, 위궤양이나 십이지장궤양의 진찰점으로 응용한다. 그 외에 肺熱(폐열), 肝熱(간열), 腎熱(신열) 등 여러 新穴이 있는데, 매우 흥미롭다.

經脈의 分類

- 十二經脈
  - 手三陰
    - 手太陰肺經
    - 手厥陰心包經
    - 手少陰心經
  - 手三陽
    - 手陽明大腸經
    - 手少陽三焦經
    - 手太陽小腸經
  - 足三陰
    - 足太陰脾經
    - 足厥陰肝經
    - 足少陰腎經
  - 足三陽
    - 足陽明胃經
    - 足少陽膽經
    - 足太陽膀胱經
- 奇經八脈
  - 督脈 : 諸陽의 海
  - 任脈 : 諸陰의 海
  - 衝脈 : 十二經의 海
  - 帶脈 : 胴部를 통하는 諸經을 統束
  - 陽蹻脈 : 左右의 陽을 주관한다
  - 陰蹻脈 : 左右의 陰을 주관한다
  - 陽維脈 : 諸陽을 이어 絡한다
  - 陰維脈 : 諸陰을 이어 絡한다
- 十二經別 : 別行의 正經脈

제5절 경락학설經絡學說의 역사

經絡經穴은 鍼灸(침구) 혹은 推拿(추나)에서 주로 이용된다. 經絡의 개념은 고대인들의 여러 가지 우연이나 경험의 축적, 풍부한 감성과 이성에 의해서 정리되었고, 經絡에 대한 인식은 阿是穴적인 것에서 점차 그들을 서로 관련시킴으로써 발전해왔다고 말할 수 있다.

《소문素問 · 이법방의론異法方宜論》에 "동방은 해변에 인접해 있어서 종기 등이 많았으므로 砭石(폄석, 석침)에 의한 외과요법이 발달했고, 서방은 산악지대로 약물에 의한 요법이 발달했으며, 북방은 고원지대로 춥기 때문에 灸(구)에 의한 자극요법이 발달했고, 남방은 습기가 많은 토지로 鍼法(침법)이 발달했으며, 중앙은 평야로 사람이 모여 살며 導引按摩術(도인안마술)이 발달했다."고 기록되어 있다. 이처럼 태고에는 砭石이 이용되었다. 청동기 · 철기시대에 접어들면서 금속제 鍼이 만들어졌고, 石鍼에 의한 면의 치료에서 점의 치료가 되었으며, 더욱 깊이 찌를 수 있게 되었다. 이로 인해 鍼 자극에 의한 '울림'을 상하좌우로 느낄 수 있게 되고, 經絡의 개념이 한층 깊게 형성되었다고 생각된다.

옛사람들은 刺鍼(자침)할 때의 이 울림을 '得氣(득기)'라 했다. 穴로 得氣하기 때문에 穴을 '氣穴(기혈)'이라고도 한다. 《영추靈樞 · 사기장부병형邪氣藏府病形》에 "氣穴에 닿으면 곧 침감이 통로를 따라간다."고 했는데, 이 말은 鍼을 찔러 혈에 닿으면 울림을 느낀다는 의미다. 실제로 이 감각은 자침뿐만 아니라 艾灸(애구)·按摩(안마)·指壓(지압) 등으로도 느낄 수 있고, 환자 자신뿐만 아니라 시술자도 느낄 수 있다.

《영추靈樞·구침십이원九鍼十二原》에서는 "이것을 찌르는 데 요점은 氣가 이르러야 효과가 있다는 것"이라고 했는데, 이는 經絡을 응용하는 모든 사람이 경험하는 것이다. 이 氣의 歸來(귀래), 즉 得氣가 없으면 치료효과는 바랄 수 없다. 또한 이 經穴을 운용할 때 뭔가 동작을 가하면 한층 氣의 전달을 촉진해 목적 부위에 氣를 통하게 할 수 있다. 환자에게 동작을 요구하거나 각도를 잡아 '氣를 상하로 충분히 출입시켜' 經氣의 흐름을 돕고 氣機(기기)를 회복시켜 자연치유력을 높이게 된다.

고대인들은 이와 같이 경락현상을 인식하면서 동시에 경락에서 壓痛(압통)이나 自發痛(자발통) 혹은 硬結(경결)이나 皮疹(피진), 色澤(색택)의 변화 등을 관찰하여 반응점과 과민점을 발견해냈다. 이것을 《영추靈樞·관능官能》에서는 "피부의 寒(한)·溫(온)·滑(활)·澁(삽)을 살펴 그 괴로운 곳을 안다. …… 경맥이 가라앉은 것은 灸(구)로 치료해야 한다. 絡脈이 단단히 울결한 것도 灸로 치료한다."고 기록했다. 또 《영추靈樞·배수背兪》에서 "거기를 눌렀을 때 응하는 가운데에서 통증이 해소된다."고 한 것처럼 효과를 얻을 수 있다.

經穴은 반응이 나타나는 곳으로, 내장질환이 있을 때 背部(배부)의 兪穴(수혈)에 자주 반응이 나타나며, 사지에도 자주 과민반응이 나타난다. 腹瀉(복사)에는 足太陰脾經(족태음비경)의 陰陵泉(음릉천)에 압통이 나타나고, 심질환에서는 手厥陰心包經(수궐음심포경)의 郄門(극문)에 압통이 나타난다. 또 이와 같은 압통뿐만 아니라 肺氣(폐기)가 壅阻(옹조)하면 코가 막혀 통하지 않고, 心火가 上炎(상염)하면 구내염 등을 일으키며, 肝陽(간양)이 上亢(상항)하면 눈이 충혈되는 것 등도 병의 經絡 표현이다. 이 사실들은 經絡 개념을 더 깊게 형성하는 근거가 되었다.

氣는 經絡을 따라 흐르는데, 이 기의 흐름이 滯(체)하면 陰陽의 平衡도 흐트러진다. 이것이 질병의 相(상)이다. 鍼灸나 按摩 등을 비롯하여 기타 치료법의 목적도 이 기를 순환시키는 것이다. 이들 요법 중에는 최근 주목받고 있는 氣功(기공)요법도 있다. 전국시대 초기(기원전 4세기)의 출토 문물 가운데 '行氣玉佩銘(행기옥패명)'이라는 것이 발견되었는데, 여기에서는 "行氣(행기)라는 것은, 깊게 하면 쌓이고, 쌓이면 뻗어나간다. 뻗어나가면 내려가고, 내려가면 안정된다. 안정되면 확고해지고, 확고해지면 싹이 튼다. 싹이 트면 자라고, 자라면 물러간다. 물러가면 하늘과 같이 된다. 天幾(천기)를 다지는 것은 위에 있고, 地幾(지기)를 다지는 것은 아래에 있다. 따르면 살고, 거스르면 죽는다."고 하여 氣의 순환과 五行順行(오행순행)을 표현했다. 이것은 당시에 이미 經氣가 流注(유주)한다는 인식이 있었다는 의미고, 氣功 방법을 소개한 것이다. 기공에 대해서는《영추靈樞 · 관능官能》에서 "관절과 근육이 부드럽고 심기가 조화로운 사람은 導引法(도인법)을 이용해 氣를 운행시켜 병을 치료해야 한다."고 했고, 진나라 때의 저작《포박자抱朴子 · 미지微旨》에서는 "吐納(토납)[1]의 道에 밝은 사람이 이르기를,

1 吐納: 호흡법으로, 도가 수련술의 하나. 腹中의 惡氣를 토해내고 신선한 氣를 흡입하는 것.

오직 行氣로 수명을 연장할 수 있다. 屈伸(굴신)의 법을 아는 사람이 이르기를, 오직 導引(도인)으로 늙지 않을 수 있다."고 했다. 다시 말해 氣功을 '行氣'와 '導引'이라 칭한 것이다. 이것을 행할 때는 마음을 집중하는데, 이렇게 하여 氣의 운행에 대해 깊이 인식하고, 經絡의 개념을 한층 더 깊게 했던 것이다.

經絡의 개념은 이상과 같이 형성되었다. 춘추전국시대의 저작 《관자管子 · 수지水地》에는 "水는 곧 땅의 血氣로, 인체의 筋脈(근맥)처럼 땅 속을 흐른다."고 하여 血氣와 筋脈의 개념 및 그 상호관계를 확실히 인식한 기록이 있다. 또 《갈관자鶡冠子 · 세현世賢》에는 전국시대의 명의 秦越人(진월인) 扁鵲(편작)이 "血脈에 침을 놓았다."는 기록이 있다. 또한 《사기史記 · 편작창공열전扁鵲倉公列傳》에는 "三陽五會(삼양오회)의 穴에 침석을 시술하여 尸厥(시궐)을 구했다."는 기록이 있다. 편작이 당시 매우 유능한 인물이었음을 알 수 있다.

《황제내경黃帝內經》이 저술된 때는 전국시대로, 철기시대였다. 《영추靈樞 · 구침십이원九鍼十二原》에 "砭石을 이용하지 않고 微鍼(미침)으로 그 經脈을 소통시키고, 血氣를 조화롭게 하고자 한다."는 기록이 있어 당시에 이미 금속제 '九鍼(구침)'이 砭石을 대신했음을 알 수 있다. 또한 그 九鍼이 經脈을 잘 통하게 한다고 기록되어 있다. 《황제내경黃帝內經》의 이 기록은 전국시대의 다른 문헌을 참고한 것으로, 《소문素問》의 〈열론熱論〉과 〈본병론本病論〉 등도 그 예다. 수년 전 발굴된 중국 長沙(장사)의 馬王堆(마왕퇴) 3호 漢墓(한묘)의 帛書(백서, 비단에 쓴 글) 가운데 3편의 내용에 經脈과 灸法이 기록되어 있어 《황제내경黃帝內經》 성립 이전의 귀중한 문헌으로 취급된다. 사실《황제내경黃帝內經》의 각 편은 다른 시대의 여러 작자가 쓴 것임을 엿볼 수 있는데,《황제내경黃帝內經》은 여러 문헌을 참고하여 쓰인 대작이고, 경락학설도 여러 가지 경험과 실적을 토대로 완성된 것임을 알 수 있다.

이상으로 경락학설이 완성되던 전국시대에 대해서 대략 기록했는데, 이 시기는 역사상 儒家(유가)와 法家(법가)가 격렬하게 투쟁하던 시기이기도 했다. 양자는 2000년을 내려오며 논쟁했고, 오늘날까지 중국에 큰 영향을 주고 있다.

유가의 시조는 孔丘(공구, 곧 공자)로, 殷(은)·周(주) 시대 이래의 "神道(신도)로 설교한다."(《역경易經·관觀》)는 전통과 "生死는 命에 달려있고, 富貴는 天에 달려있다."(《논어論語·안연顏淵》)는 말을 선포했다. 결국 '天命論(천명론)'을 주장한 것인데, 이는 과학기술과 의약, 침구를 비판하는 사상으로, 병은 '하늘에 죄를 얻은 것'이고, 죽는 것은 '하늘의 명에 말미암는 것'이며, 모든 것은 하늘에 맡기는 것이고, 목숨은 빌린 것이라는 생각이었다. 또 儒家의《효경孝經》에서는 "身體髮膚(신체발부)는 부모에게서 받은 것이므로 감히 훼손하지 않는 것이 효의 시작"이라고 말한다. 이들은 결국 鍼灸를 이용해서 병을 치료하는 것은 천명에 위배될 뿐만 아니라 효도에 반하는 것이라고 받아들였다. 그러나 이와 같은 상황에서도 치병에 대한 관심은 필연적으로 많아졌고, 그 중에서도 유명한 이가 전술한 扁鵲이다. 그는 각종 경험의료를 배우고 鍼灸와 按摩, 藥物 등을 이용하며 각지를 주유했다. 그리고《사기史記·편작창공열전扁鵲倉公列傳》에 "따라서 병에는 치료할 수 없는 여섯 가지가 있다. …… 信巫不信醫(신무불신의)는 여섯 개의 치료할 수 없는 병이다."라는 말이 있다. 편작이 행동했던 이면에는 '信巫不信醫(巫를 믿고 醫를 믿지 않음)'라는, 당시의 주술치료에 대한 저항이 있었다. 결국 天命論을 비판한 것이다.

그래서 法家의 韓非子(한비자)는 扁鵲의 치료를 예로 들어 그것을 법치의 원칙에 응용했다. 《한비자韓非子 · 안위安危》에서는 "작은 고통이 몸에 있음으로 해서 장구한 이로움이 몸에 있는 것이다."라고 하여 법치의 원칙은 鍼灸를 이용한 扁鵲의 치병원칙과 마찬가지라고 주장하고, 儒家의 가르침은 巫祝(무축, 무당과 신관)의 기도와 같이 무익한 것이라고 비판했다.

현존 最古(최고)의 체계화된 의학서로 《황제내경黃帝內經》이 있다. 전국시대에 그때까지의 치료경험과 이론으로 저술된 것으로 법가의 영향을 받고 있는데, 사라진 것이 많고 오늘날 남아있는 것은 그 단편이다.

《황제내경黃帝內經》은 經絡을 계통적으로 논술하고, 十二經脈의 순행, 臟腑와의 屬絡(속락) 관계, 병변 시의 증후 및 十二經別 · 十五絡脈 · 十二經筋과 皮部, 奇經八脈 등을 기록하고 있다. 전신의 腧穴(수혈)에 대해서는 365穴을 들고, 그 안의 주된 腧穴의 명칭과 부위를 기록하고, 또한 經絡에 관련된 氣(기), 血(혈), 營(영), 衛(위)의 기능도 기록하고 있다. "鬼神(귀신)에 구애되는 자와는 至德(지덕)을 이야기하지 말며, 鍼石(침석)을 싫어하는 자와는 至巧(지교)를 이야기하지 말라."는 말이 《소문素問 · 오장별론五藏別論》에 있다. 이것은 무축이나 귀신 · 미신을 믿고, 치료를 믿지 않는 당시의 풍조를 비판한 것이다.

《황제내경黃帝內經》에서는 병의 발생 원인에 '邪氣'라는 말을 쓰는데, 《영추靈樞 · 옥판玉版》에서는 "작은 것들이 쌓여 생기는 것"이라 했고, 《영추靈樞 · 적풍賊風》에서는 "그 오는 바가 미세해서 보아도 보이지 않고 들어도 들리지 않으니 귀신과 같다."고 했다. 그러나 이것은 결코 귀신이라는 의미는 아니고, 비슷하기 때문에 그렇게 생각하는 경향이 있다는 것이다. 그리고 《영추靈樞 · 구침십이원九鍼十二原》에서는 "질병이 오래되었다 할지라도 치료할 수 있다. 치료하지 못하는 것은 아직 그 기술을 얻지 못한 것이다."고 했는데, 현실에서 사람의 힘이 미치는 못하는 것이 많을지 모르지만, 呪術이나 迷信을 맹목적으로 믿을 것이 아니라 더욱 인간으로서의 道를 자각하고 인간의 감성과 이성을 깊이 추구하며 인간으로서 할 수 있는 일을 사고하여 실천하라는 말이다. 이 경험의 축적 위에 체득이 있고, 한층 깊은 감성이 생겨나는 것이다.

西漢(서한, 곧 전한)시대에 扁鵲의 이름을 빌어서 《난경難經》이라는 책이 쓰였다. 《황제내경黃帝內經》의 이론을 정리한 책으로, 八十一難으로 되어 있다. 經絡經穴의 응용, 心은 血, 肺는 氣, 血은 營, 氣는 衛 등의 이론과 함께 一難에 "十二經에는 모두 動脈(동맥)이 있다. 寸口(촌구)만을 취해……."라고 하여 切脈法(절맥법) 등이 기록되어 있다. 명나라의 李時珍(이시진)은 《난경難經》에 대해 "영추에서 아직 발하지 않은 秘旨(비지)를 발한다."고 평가하고 있다.

西漢의 儒家인 董仲舒(동중서)가 '天人合一(천인합일)'의 이론을 세웠는데, 이것은 후에 子午流注(자오유주)나 五運六氣(오운육기) 등을 만들어내는 근본이 되었다. 그는 "天은 변하지 않고 道 또한 변하지 않는다."고 했다. 《춘추번로春秋繁露 · 위인자천爲人者

天》에서는 "사람은 하늘에 의해 만들어졌고, 하늘의 형태와 비슷하다."고 하면서, 인체의 모든 것이 天數(천수)에 부합하고 天命의 규율 중에 있음을 언급했다. 또 《춘추번로春秋繁露 · 인부천수人副天數》에는 "인체에 366개의 소관절이 있으니 이것은 1년의 날수에 해당하고, 사지에는 12개의 큰 관절이 있으니 이것은 1년의 달수에 해당한다."는 기록이 있다.

東漢(동한, 곧 후한)의 王充(왕충)은 저서 《논형論衡 · 물세편物勢篇》에서 "유자가 논하기를 천지가 의도를 가지고 사람을 낳았다고 하지만, 이는 허망한 소리다."고 하여 天命論과 鬼神說을 비판했다. 〈견고편譴告篇〉에서는 "血脈이 조화롭지 못하면 몸에 병이 생긴다."고 했으며, 〈행우편幸遇篇〉에서는 "癰疽(옹저)가 생기는 것도 마찬가지다. …… 營衛(영위)의 운행이 마침 통하지 않은 것이다."라고 하여 經絡과 氣血의 부조화가 병을 일으킴을 이야기하고 있다. 東漢 말기에는 張仲景(장중경)이 나타나서 옛사람의 경험을 바탕으로 임상에 중점을 두고 湯液(탕액)의 운용법을 보였다. 저서로는 《상한잡병론傷寒雜病論》이 있는데, 그 서문에서 "각기 家傳技術(가전기술)만을 이어서 시종 옛것만 따른다."며 발전 없는 현상을 훈계하고, "삼가 무당들을 바라보다가 목숨이 다했음을 하늘에 고한다."며 당시의 미신관념을 비판했다. 그의 저서 《금궤요략金匱要略》에서는 湯液도 鍼灸도 十二經脈에 통한다고 서술하여 《상한론傷寒論》의 '六經辨證施治(육경변증시치, 三陰三陽論)'를 완성했다.

삼국시대에는 명의인 華佗(화타)가 麻沸散(마비산)을 이용해서 외과수술을 행하고, 동시에 鍼灸 분야도 새롭게 발전시켰으며, 用

穴(용혈)은 반드시 經穴에 한하는 것은 아니라고 하면서 명저인 《화타협척華佗夾脊》에서 夾脊穴(협척혈)을 밝혔다. 夾脊穴은 背部(배부) 정중앙선에서 5분인 곳으로 棘突起(극돌기)의 가장자리다. 鍼響(침향)이 강하고 효과가 뚜렷하다. 《삼국지三國志 · 화타전華佗傳》에 "動搖(동요)하면 곧 穀氣(곡기)를 消(소)하고, 血脈이 流通되어 병이 생기지 않는다. 예를 들면 문지도리가 썩지 않는 것과 같다."고 했다. 몸을 움직이면 매일 여닫는 문의 지도리가 썩지 않는 것처럼 소화가 잘 되고 혈액순환도 잘 되어서 병에 걸리지 않는다는 의미다. 그가 고대의 導引을 계승하여 虎(호) · 鹿(녹) · 熊(웅) · 猿(원) · 鳥(조)의 동작에서 '五禽戱(오금희)'라는 체조를 만들어낸 기록이 있다.

華陀의 鍼灸에 대해서는 晋(진)나라 때의 《주후방肘後方》에 단편적인 기록이 있다. 漢 이후의 경락학설은 더욱 발전 · 정리되었다. 晋나라의 皇甫謐(황보밀)은 《소문素問》과 《침경鍼經(靈樞)》, 《명당공혈침구치요明堂孔穴鍼灸治要》를 정리해 《침구경鍼灸經》을 저술했다. 《갑을경甲乙經》, 《황제침구갑을경黃帝鍼灸甲乙經》, 《황제삼부침구갑을경黃帝三部鍼灸甲乙經》이란 별명이 있다. 이 책이 經絡經穴에 대해서 정리한 책 중 가장 오래된 것이다.

또한 晋나라의 王叔和(왕숙화)는 脈에 관한 자료를 정리하여 《맥경脈經》을 저술했다. 이 책은 脈診(맥진)에 관한 가장 오래된 책이고, 경락학설의 脈診에 기여했다.

隋唐(수당)시대의 經絡經穴에 관한 서적으로는 楊上善(양상선)의 《명당류성明堂類成》이 있다. 이것은 13권으로 되어 있는데 十二經脈 각 1권씩과 奇經八脈 1권이다. 또한 楊上善은 《내경태소內經

太素》도 저술했다. 秦承祖(진승조)가 經外奇穴을 보충하고, 甄權(견권)이 수정을 가하고 오색 그림을 그려서 《명당도明堂圖》라 했다. 고대부터 經穴의 위치에 대한 저술을 '明堂孔穴(명당공혈)'이라 칭하고, 經絡圖를 '明堂孔穴圖(명당공혈도)' 또는 '明堂圖(명당도)'라 했다. 隋(수)나라 이전에도 이러한 책이 있었던 것이다. 또한 隋나라 때는 巢元方(소원방)이 《제병원후론諸病源候論》을 저술했다.

唐(당)나라 때에는 隋唐에 걸쳐서 생존한 孫思邈(손사막)이 《비급천금요방備急千金要方》(약칭 《천금방千金方》)과 《천금익방千金翼方》을 저술했다. 그 중 침구 부문은 견권 등의 저작을 참고로 했는데, 《천금방千金方》은 30권으로 되어 있으며, 31문 228류에 이르고 총론 · 증후 · 약방 · 침구 등을 광범위하게 다룬 의학전서다. 孫思邈은 신선가로 《황제내경黃帝內經》의 사상 외에 신선계의 의학사상과 불교의 의학사상도 가미하고, 按摩 · 調氣導引法(조기도인술) · 房中術(방중술)도 언급하고 있다. 더욱이 《천금방千金方》을 쓴 30년 후에 《상한론傷寒論》의 원본을 얻어 그 藥方(약방)의 일부를 넣어서 속편으로 하고 《천금익방千金翼方》을 저술했다. 鍼灸 부문에서는 經外奇穴이 많이 기록되고 阿是穴에 대해서도 언급하고 있다.

또한 唐나라 때에는 王燾(왕도)가 《제병원후론諸病源候論》을 익혀서 《외대비요방外臺秘要方》을 저술했다. 이 저작은 그때까지의 經驗藥方(경험약방)을 집대성한 것이다. 그러나 灸法(구법)은 언급하고 있지만 鍼은 위험한 요법이라는 이유로 배척하고 취급하지 않았다. 또한 印度(인도)의 醫方(의방)도 기재하고 있다.

宋나라 때에는 儒敎에서 轉化(전화)한 성리학이 사상계를 지배

하고 자연철학이 중요시되었는데, 의학이론도 이 영향을 받았다. 특히 五運六氣(오운육기)의 運氣論(운기론)이 의학이론학설을 뒷받침했다. 이 학설의 내용은 하늘에 木·火·土·金·水의 五運이 있고, 땅에 風·寒·濕·暑·燥·火의 六氣가 있어 질병의 발생은 이 五運六氣의 운행에 따라 결정된다는 것이다. 구체적으로는 년월일의 干支(간지)를 내는데, 甲乙丙……의 十干(십간)을 五運에 배치하고, 子丑寅……의 十二支(십이지)를 六氣에 배치한다. 紀年(기년, 간지의 기원년)의 干支로부터 추정해서 歲氣(세기)를 정하고, 이 歲氣에서 어떤 병에 걸릴 우려가 있는지를 추측하는 것이다. 이처럼 자연현상과 생리현상과의 관계를 天人合一의 사고방식에서 상응시키려고 한 관념론적 학설로, 역사적 의미는 다소 인정되지만 임상에서는 그다지 도움이 되지 않는다고 해서 평가가 높지 않다. 이 설은 《황제내경黃帝內經》에도 가해져 후에 진위여부를 추궁한 원인이 되었다.

宋나라 때에는 經絡經穴의 기록이 매우 혼잡했다. 그래서 王惟一(왕유일)이 기록들을 정리·편집하고 주조기술자와 협력하여 經絡經穴의 인체 모형을 만들었다. 이것이 1027년 만들어진 '銅人像(동인상)'이다. 이것은 가장 오래된 經絡模型像(경락모형상)으로, 그 설명서가 《신주동인수혈침구도경新鑄銅人腧穴鍼灸圖經》이다. 후에 수정을 가해 太醫院(태의원)의 교학에 이용했다.

宋나라의 대정치가인 王安石(왕안석)은 그의 저서 《답증자고서答曾子固書》에서 "諸子百家(제자백가)의 책에서 《난경難經》, 《소문素問》, 《본초本草》를 비롯해 소설에 이르기까지 읽지 않은 책이 없고, 농부나 여공 등 묻지 않은 사람이 없다."고 서술하고, 1069년에 행정을 개혁하고 신법을 실시하면서 의학연구를 장려하고 의학교육과 醫事(의사)제도의 개혁에 힘썼다. 1076년에는 太醫局(태의국)을 신설하고 脈診科(맥진과), 鍼科(침과), 瘍科(양과, 곧 외과) 세 科를 설치하여 의학 발전을 촉진했다.

宋나라 말기(1220년)에는 王執中(왕집중)이 《침구자생경鍼灸資生經》을 저술하고 새로운 穴과 경험을 기록했다. 이외에 宋나라 때에는 인쇄술 보급으로 인해 국책사업으로 많은 귀중한 의학서가 교정·출판되었다. 林億(임억)이 《신농본초경神農本草經》, 《소문素問》, 《영추靈樞》, 《상한론傷寒論》, 《금궤요략金匱要略》, 《갑을경甲乙經》, 《맥경脈經》, 《천금방千金方》, 《천금익방千金翼方》, 《외대비요방外臺秘要方》, 《송판상한론宋板傷寒論》 등을 교정했고, 太醫局에서는 국정처방집이라고도 할 만한 《태평혜민화제국방太平惠民和劑局方》을 편찬했다.

또한 이 시대에 저술된 의학서로는 陳言(진언)의 《삼인극일병증방론三因極一病證方論》, 唐愼微(당신미)의 《증류비급본초證類備急本草》 등이 있다.

金元(금원)시대에는 宋代의 의학이 그대로 계승되고, 湯液(탕액)에서는 《화제국방和劑局方》 등의 준거에 의해 급격한 발전은 보이지 않았다. 그러나 이와 같은 풍조에 대한 반동으로 金의 劉河間(유하간, 한량파), 張子和(장자화, 공하파), 李東垣(이동환, 보토파·온보파), 元의 朱丹溪(주단계, 양음파) 등 金元四大家가 나타났다. 또한 金의 成無己(성무이)는 《주해상한론注解傷寒論》을 저술했다.

鍼灸 관련 서적으로는 元의 滑壽(활수)가 《금란순경취혈도해金

蘭循經取穴圖解》를 기초로 《십사경발휘十四經發揮》를 저술하고 또한 《난경본의難經本義》를 만들었다.

金元의학은 宋代의 흐름을 참작하기 위해서 陰陽五行說을 기초로 하고 宋나라 성리학설의 영향을 크게 받았다. 그런 까닭에 金元시대의 침구방법론으로는 '子午流注法(자오유주법)'과 '納甲法(납갑법)' 등이 있다. 그러나 五運六氣와 같은 원리에 기인하다 보니 환자와 그 증상을 따르지 않고 기계적으로 시간에 따라 취혈하게 되었다. 이 태도는 明나라 때 비판받게 되었다. 《침구취영鍼灸聚英》의 저자인 高武(고무)는 "오늘 모일 모시에 그 혈을 開(개)하고, 무릇 百病 모두 이 침구로 開穴(개혈)한다. 내일 모일 모시에 그 혈을 開(개)하고 무릇 百病 모두 내일 開穴(개혈)해 침구한다고 망언하는 것은 사람으로서 실수하는 것이 많다."고 했다. 또한 '子午流注法'과 비슷한 방법론으로 '靈龜八法(영귀팔법)'이 있는데, '河圖(하도)'와 '洛書(낙서)' 등의 신비주의 이론을 운용하고, 또한 기계적으로 취혈을 결정하는 경우가 있다.

더욱이 金元시대에는 약물의 성능을 經絡에 귀속시키거나 특정한 經絡에 들어간다는 '引經報使(인경보사)'를 언급하였다. 이것을 '약물의 歸經(귀경)'이라고도 한다. 이 약물의 歸經에 대해서는 金나라의 張元素(장원소)가 《진주낭珍珠囊》을 저술하고 거기서 언급하고 있다. 明代에 본초서를 집대성한 《본초강목本草綱目》의 저자 李時珍(이시진)은 張元素의 이 《진주낭珍珠囊》을 높이 평가하고 있다.

明代의 의학은 대부분 金元의학의 연장선상에 있는데, 의학을 연구하는 기운이 성행해서 많은 의학서가 편찬되고 저술도 많다.

鍼灸 관련 책으로는 高武(고무)의 《침구취영鍼灸聚英》 및 《위생침구현기비요衛生鍼灸玄機秘要》를 기초로 元明시대의 비법을 받아들인 楊繼洲(양계주)의 《침구대성鍼灸大成》이 있다. 이 《침구대성鍼灸大成》은 經絡의 유주와 혈위가 기록되어 있는 것 외에 氣功導引과 약물의 성능도 기록되어 내용이 풍부하다. 그는 이 책에서 "병은 사람에 따라 다르고, 치법은 병에 따라 다르다.", "치법은 사람에 따르며, 수에 따르지 않는다. 變通(변통, 자유자재로 적용하는 것)은 증에 따르는 것이지 법에 따르지 않는다."고 서술하고, 사람과 증상에 착안하고 고정된 사고방식인 추상적인 '定數(정수)'의 제한은 받아들이지 않고 사람과 증상에 따라 구체적으로 분석해갈 것을 주장했다.

그 외 다른 저술로서는 王肯堂(왕긍당)의 《증치준승證治準繩》, 徐春甫(서춘보)의 《고금의통古今醫統》, 李梴(이정)의 《의학입문醫學入門》, 虞天民(우천민)의 《의학정전醫學正傳》, 吳有可(오유가)의 《온역론溫疫論》, 龔廷賢(공정현)의 《만병회춘萬病回春》과 《수세보원壽世保元》, 張介賓(장개빈)의 《유경類經》, 《상한론傷寒論》을 비판한 方有執(방유집)의 《상한론조변傷寒論條辨》, 馬玄臺(마현대)의 《소문영추주증발미素問靈樞註證發微》, 李中梓(이중재)의 《내경지요內經知要》 등이 있다. 《본초강목本草綱目》을 저술한 이시진은 이외에 《기경팔맥고奇經八脈考》도 저술했다.

淸대의 의학도 明代의 의학을 계승했는데, 儒學의 고증학적 영향에서 문헌 연구가 성행했다. 그러나 새로운 발전은 明代와 같지 않았다. 1822년 道光帝(도광제)는 "鍼刺(침자)와 火灸(화구)는 도무지 군주를 받드는 데 좋은 바가 없다."고 하며 칙령을 내려 太醫

院(태의원)의 鍼灸科를 폐지해버렸다. 이것은 鍼灸의학의 진보에 지장을 초래했다.

그러나 그 중에서도 藥物의 歸經이 연구·운용되었다. 趙觀瀾(조관란)은 藥物의 歸經에 관한 책으로 《의학지귀醫學指歸》(1848년)를 저술했다. 姚瀾又(요란우)는 藥物의 歸經理論書인 《본초분경本草分經》을 저술했는데, 그 책에서 "나는 의학을 알지 못한다. 단지 어떤 藥을 어떤 經에 넣어야 한다는 것을 알고 있을 뿐이다. 어떤 처방이 환부에 좋을까를 자각하는 것, 즉 어떤 經이 병에 유용하고 어떤 經에 藥을 써야 하는지를 아는 것뿐이다."라고 말했다.

아편전쟁 이후 정치동란이 계속되는 가운데 서양의학의 영향도 있어서 余雲岫(여운수)는 "臟腑와 經脈은 모두 근거 없는 말이고, 전혀 사실무근이다."며 구의학을 폐지해버렸다. 그러나 그 가운데서도 張山雷(장산뢰) 등은 한의학의 임상과 교육을 위해 《의학지귀醫學指歸》를 기초로《장부약식보정臟腑藥式補正》(1921년) 및 《경맥혈수신고정經脈穴兪新考正》(1927년) 등의 책을 편찬했다. 이외에 汪昂(왕앙)의 《본초비요本草備要》와 《의방집해醫方集解》가 있으며, 金·元·明 시대의 의설을 통합적으로 고찰하였다. 의학전서인 《의종금감醫宗金鑑》이 편찬된 것도 淸代의 일이다.

1949년 중화인민공화국이 성립한 이후 다시 한의학의 부흥기를 맞았고, 서양의학과 합작하여 과학적 기초를 토대로 연구가 진행되고 있다.

제2장

正經十二經脈과 五臟六腑

제1절 정경십이경맥正經十二經脈의 유주流注

1. 手太陰肺經수태음폐경

(1) 순행循行

手太陰肺經은 中焦[중초, 임맥의 中脘(중완)]에서 일어나며, 아래로 향해 大腸에 도달해 大腸을 絡(낙)한다. 여기에서 肺와 大腸은 表裏關係가 된다. 거기에서 任脈의 水分(수분, 배꼽 위 1촌) 부근에 이르고, 다시 올라가 胃의 상부 입구인 噴門(분문)을 통하며, 横膈膜(횡격막)을 관통해 肺에 屬(속)한다. 氣管(기관)을 올라 咽喉(인후)를 돌며, 거기에서 횡으로 간다. 그리고 겨드랑이 앞쪽[中府(중부) · 雲門(운문)]에서 체표로 나와 上腕(상완) 내측을 내려오며[天府(천부) · 俠白(협백)], 肘窩[주와, 尺澤(척택)]에서 前腕(전완) 안쪽의 요측[孔最(공최)]으로 내려온다. 前腕 橈骨莖狀突起(요골경상돌기) 안쪽[列缺(열결)]을 따라 前腕 寸口處[촌구처, 經渠(경거) · 太淵(태연)]를 통해 손의 拇指(무지) 쪽[魚際(어제)]에서 拇指의 요측 첨단[少商(소상)]에 도달한다.

또한 그 支別(지별)은 列缺(열결)에서 나와 食指 요측 끝부분[商陽(상양)]으로 통한다. 여기에서 手陽明大腸經이 일어난다.

【요약】

中焦(中脘) → 大腸을 絡한다 → 肺에 屬한다 → 腋下 전면 → 上腕, 肘, 前腕 안쪽 → 寸口 → 魚際 → 拇指 끝.

支脈 : 前腕 안쪽 요골경상돌기(列缺) → 食指 안쪽 말단(手陽明大腸經에 이어진다).

(2) 관계하는 장부臟腑와 기관器官

肺에 屬한다. 大腸을 絡한다. 橫膈膜을 관통한다. 胃와 관계. 氣管, 咽喉.

(3) 경혈經穴

中府(중부), 雲門(운문), 天府(천부), 俠白(협백), 尺澤(척택), 孔最(공최), 列缺(열결), 經渠(경거), 太淵(태연), 魚際(어제), 少商(소상) 11穴.

(4) 교회혈交會穴

없음.

(5) 증후症候

① 外經症候

- 全身性外經症候 : 오한, 발열, 有汗(유한) 또는 無汗(무한).
- 本經症候 : 胸內滿悶(흉내만민), 鎖骨上窩[쇄골상와, 缺盆(결분)]의 疼痛(동통), 肩背痛(견배통), 肺經을 끼고 나타나는 통증, 手掌灼熱(수장작열) 등.

② 內臟症候

- 肺症候 : 咳嗽(해수), 氣喘(기천), 呼吸困難(호흡곤란), 肺脹滿(폐창만).

• 心症候 : 心煩(심번).

• 腎症候 : 小便(소변)이 황적색이고, 頻數(빈삭)하며 양이 적다.

• 大腸症候 : 下痢(하리), 殘便感(잔변감).

③ 是動病

• 肺部脹滿(폐부창만), 喘咳(천해). 缺盆(결분) 속이 아프다. 중증일 때는 두 손을 흉부에서 교차하며 눈을 감고 멍한 상태가 된다. 이것을 臂厥(비궐)이라 한다.

④ 所生病

• 기침을 하고 헐떡거리며 口渴(구갈)이 심하다. 心煩(심번)하며 胸中이 悶滿(민만)하다. 또한 겨드랑이 아래에서 팔꿈치에 걸쳐 肺經이 아프다. 手掌熱 등.

⑤ 實症 : 正氣有餘(정기유여)

• 肩背痛, 중풍 증상[有汗風(유한풍)]을 초래하며, 땀이 나고 소변의 양이 감소한다.

⑥ 虛症 : 正氣不足(정기부족)

• 肩背痛, 惡寒, 호흡곤란, 황적색 소변.

2. 手陽明大腸經수양명대장경

(1) 순행循行

食指 橈側(요측)의 商陽(상양)에서 일어나 食指 橈側 상연[二間(이간) · 三間(삼간)]을 통하며, 제1 · 제2 掌骨(장골) 사이[合谷(합곡)]에서 나온다. 前腕(전완) 橈側[陽谿(양계)]을 통해서 前腕 橈側 상연을 올라[偏歷(편력)→手三里(수삼리)], 팔꿈치 橈側[曲

池(곡지)]에서 견관절 전상방[肩髃(견우) · 巨骨(거골)]으로 가며, 手太陽小腸經의 秉風(병풍)과 견배부에서 만난다(교회혈). 거기에서 제7경추극돌기 아래로 나와 督脈의 大椎(대추)와 만난다(이 교회혈에서 여섯 陽經이 만난다). 다음으로 鎖骨上窩(쇄골상와)를 돌고 足陽明胃經의 缺盆(결분)에서 안으로 들어가 肺를 絡(낙)하며, 다시 내려가서 橫膈膜(횡격막)을 관통해 大腸에 屬(속)한다.

이 支脈(지맥)은 鎖骨上窩에서 나뉘어 목으로 올라가[天鼎(천정) · 扶突(부돌)] 뺨을 통해 足陽明胃經의 巨髎(거료)에서 만나며, 거기에서 아랫니 齒齦部(치은부)를 돌아 다시 바깥으로 나와 口脣(구순)을 돌며 양옆에서 足陽明胃經의 地倉(지창)과 만난다. 그 후 코밑 중앙에서 督脈의 水溝[수구, 人中(인중)]와 만나고, 좌우 大腸經이 교차한다(右에서 온 경은 左로, 左에서 온 경은 右로). 그리고 코의 양옆으로 간다[禾髎(화료) · 迎香(영향)]. 그 후 足陽明胃經의 承泣(승읍)과 연접한다.

【요약】

食指 말단 → 合谷 → 前腕, 肘, 上腕 外前側, 肩前 → 背中 → 鎖骨上窩(缺盆) → 肺를 絡한다 → 大腸에 屬한다

支脈：缺盆 → 頸 → 아랫니 齒齦 → 口脣 → 口脣旁 → 人中 → 鼻兩旁→ 足陽明胃經의 承泣

※(참고) 大腸과 足陽明胃經의 上巨虛(상거허)와는 脈氣가 통한다.

(2) 관계하는 장부臟腑와 기관器官

大腸에 屬한다. 肺를 絡한다. 胃와 관계. 口, 下齒, 鼻.

(3) 경혈經穴

商陽(상양), 二間(이간), 三間(삼간), 合谷(합곡), 陽谿(양계), 偏歷(편력), 溫溜(온류), 下廉(하렴), 上廉(상렴), 手三里(수삼리), 曲池(곡지), 肘髎(주료), 手五里(수오리), 臂臑(비노), 肩髃(견우), 巨骨(거골), 天鼎(천정), 扶突(부돌), 禾髎(화료), 迎香(영향).

(4) 교회혈交會穴

- 手太陽小腸經 : 秉風(병풍).
- 足陽明胃經 : 地倉(지창), 巨髎(거료).
- 足少陽膽經 : 陽白(양백).
- 督脈 : 大椎(대추), 水溝(수구, 人中).

(5) 증후症候

① 外經症候

- 本經症候 : 目黃(목황), 口乾(구건), 맑고 묽은 콧물, 衄血(육혈), 齒痛(치통), 頸部(경부)의 浮腫(부종), 咽喉痛(인후통), 어깨와 상완 大腸經상의 疼痛, 食指의 운동마비, 大腸經상의 灼熱(작열)과 腫脹(종창) 또는 冷症(냉증).

② 內臟症候

- 大腸症候 : 臍腹部(제복부) 동통으로 아픈 장소가 일정할 때도 있고 일정하지 않을 때도 있다. 腸鳴(장명), 下痢(하리), 또는 황색 粘膩物(점니물)을 배출.
- 肺症候 : 급성 喘逆(천역)을 보이는 일이 있다.

③ 是動病

• 치통, 頸部腫大(경부종대).

④ 所生病 : 津液(진액)에 의해 생기는 병증.

• 目黃, 口乾, 맑고 묽은 콧물, 衄血, 咽喉痛, 어깨와 상완 大腸經상의 疼痛, 食指痛.

⑤ 實症 : 正氣有餘

• 대장경상의 열현상과 종창.

⑥ 虛症 : 正氣不足

• 惡寒과 戰慄(전율), 좀처럼 따뜻해지지 않는다. 大腸經상의 冷症.

3. 足陽明胃經족양명위경

(1) 순행循行

手陽明大腸經을 받아서 코의 양옆에서 시작되어 오르며 鼻根(비근)에서 좌우로 교차한다. 거기서부터 옆으로 향하며, 눈의 內眥(내제)에서 足太陽膀胱經의 睛明(정명)과 만난다. 눈 아래로 향해 下眼瞼(하안검) 중앙[承泣(승읍)]에서 코 옆[四白(사백) · 巨髎(거료)]을 내려가 윗니 齒齦(치은)으로 들어가고, 여기에서 督脈의 齦交(은교)와 만난다. 나와서 脣(순)을 돌며 地倉(지창)에서 手陽明大腸經과 만나고, 口脣(구순) 위에서 督脈의 人中(인중)과 만난다. 다시 구순 아래에서 任脈의 承漿(승장)과 만난다. 여기에서 옮겨 下顎[하악, 大迎(대영)]에서 뺨 바깥쪽[頰車(협거)]을 오르며 귀 앞[下關(하관)]으로 나와 顴弓(권궁)을 넘어서 足少陽膽經의 客主人[객주인, 上關(상관)]과 만난다. 다시 올라가 髮際[발제, 頭維

(두유)]에 도달하며, 髮際에서 중앙으로 향해 足少陽膽經의 懸釐(현리)와 頷厭(함염), 督脈의 神庭(신정)과 만난다.

다음으로 다른 支脈(지맥)은 大迎(대영)에서 아래로 향하여 후두 옆[人迎(인영)]을 통해 鎖骨窩[쇄골와, 氣舍(기사)]에 들어간다. 거기에서 뒤로 향해 제7경추극돌기 아래의 督脈 大椎(대추)에서 만나며 鎖骨上窩 중앙[缺盆(결분)]에 나온다. 거기에서 아래로 향한 支脈은 젖꼭지[乳中(유중)·乳根(유근)]를 통해 腹部로 내려와[不容(불용)→滑肉門(활육문)] 배꼽 옆[天樞(천추)]을 지나 서혜부의 氣衝(기충)에 이른다.

또 缺盆(결분)에서 나온 다른 支脈은 안으로 들어가며 橫膈膜을 관통해 足少陰腎經 바깥쪽에서 내려와 任脈의 上脘(상완)·中脘(중완)과 만나고, 胃에 屬하며 脾를 絡한다.

다음으로 또 다른 支脈으로서 胃의 하구[下脘(하완) 부근]에서 일어난 脈이 있고, 서혜부를 향해서 腹腔(복강) 심층을 내려가며, 缺盆(결분)에서부터 체표를 달려 서혜부에 이른 本經(본경)의 氣衝(기충)과 여기에서 만난다.

氣衝에서 내려와 대퇴 상부 앞의 髀關(비관)을 통해 대퇴 하부 전면 바깥쪽의 伏兎(복토)를 지나 슬개골 아래[犢鼻(독비)]에 이른다. 다시 내려가 하퇴 앞 외측의 足三里(족삼리)를 지나[上巨虛(상거허)→豐隆(풍륭)], 발등을 통해[解谿(해계)→陷谷(함곡)] 제2·3지의 갈림길[內庭(내정)]에서 제2지 바깥쪽 끝[厲兌(여태)]에 이른다.

또 다른 支脈이 足三里에서 나와 厲兌에 이른다.

다시 다른 支脈이 발등의 衝陽(충양)에서 나뉘어 拇趾(무지)에 있는 足厥陰肝經의 行間(행간)를 지나, 拇趾 아래쪽을 통해 拇趾

안쪽 말단[足太陰脾經의 은백(隱白)]에 이른다.

【요약】

鼻旁(迎香)에서 일어나 → 目內眥 → 下眼瞼(承泣) → 윗니 → 口脣 → 口脣 아래(承漿에서 만난다) → 턱을 돈다 → 귀 앞 → 髮際 → 前額部 중앙(神庭).

支脈：大迎 → 人迎 → 鎖骨窩 → 大椎 → 鎖骨上窩 중앙의 缺盆 → 橫膈膜을 관통한다 → 胃에 屬하며 脾를 絡한다.

直行：鎖骨上窩 중앙의 缺盆 → 乳首 → 臍橫 → 서혜부의 氣衝에 이른다.

支脈：胃下口[下脘(하완) 부근]에서 일어나 → 복강 내부를 통하여 → 서혜부로 직행하는 本經과 만나(氣衝) → 대퇴부 앞 바깥쪽 → 무릎 → 하퇴 앞 바깥쪽 → 발등 → 제2지 바깥쪽 말단(厲兌)에 이른다.

支脈：무릎 아래 足三里 → 제2지 바깥쪽 말단(厲兌).

支脈：발등 衝陽 → 무지 안쪽 말단(隱白).

※(참고) 本經의 脈氣는 足三里에서 위에 合入(합입)하고, 上巨虛에서 大腸에 合入하며, 下巨虛(하거허)에서 小腸에 合入한다.

(2) 관계하는 장부臟腑와 기관器官

胃에 屬한다. 脾를 絡한다. 大腸, 小腸에 合한다. 鼻, 眼, 口, 上齒, 乳房.

(3) 경혈經穴

承泣(승읍), 四白(사백), 巨髎(거료), 地倉(지창), 大迎(대영),

頰車(협거), 下關(하관), 頭維(두유), 人迎(인영), 水突(수돌), 氣舍(기사), 缺盆(결분), 氣戶(기호), 庫房(고방), 屋翳(옥예), 膺窓(응창), 乳中(유중), 乳根(유근), 不容(불용), 承滿(승만), 梁門(양문), 關門(관문), 太乙(태을), 滑肉門(활육문), 天樞(천추), 外陵(외릉), 大巨(대거), 水道(수도), 歸來(귀래), 氣衝(기충), 髀關(비관), 伏兎(복토), 陰市(음시), 梁丘(양구), 犢鼻(독비), 足三里(족삼리), 上巨虛(상거허), 條口(조구), 下巨虛(하거허), 豐隆(풍륭), 解谿(해계), 衝陽(충양), 陷谷(함곡), 內庭(내정), 厲兌(여태) 45穴.

(4) 교회혈交會穴

- 手陽明大腸經：迎香(영향).
- 足太陽膀胱經：睛明(정명).
- 足少陽膽經 ：頷厭(함염), 懸顱(현로), 懸釐(현리), 陽白(양백).
- 督脈：水溝(수구), 齦交(은교), 神庭(신정), 大椎(대추).
- 任脈：承漿(승장), 上脘(상완), 中脘(중완).

(5) 증후症候

① 外經症候

- 本經症候：안색이 거무스름해짐, 맑고 묽은 콧물, 衄血(육혈), 口眼喎斜(구안와사), 구순부 濕疹(습진), 頸部腫脹(경부종창), 咽喉痛(인후통), 腹水(복수), 흉복부 灼熱感(작열감) 또는 冷感(냉감), 膝部腫痛(슬부종통), 胃經상의 疼痛(동통), 발가락

제3지의 마비와 동통.

• 全身性外經症候 : 高熱(고열), 汗出(한출), 瘧疾(학질), 물을 뒤집어쓴 것처럼 惡寒 · 戰慄.

② 內臟症候

• 胃症候 : 소화기능이 지나치게 항진해 공복을 호소. 또는 소화불량으로 인한 腹脹(복창).

• 腦症候 및 心症候 : 히스테리, 옷을 벗고 뛰어다닌다. 잘 놀란다.

• 腎症候 : 자주 신음하고, 하품한다.

③ 是動病

• 냉수를 뒤집어쓴 것처럼 오슬오슬 惡寒을 느끼고 戰慄한다. 자주 신음하며 하품한다. 안색이 거무스름해진다. 발병 시에는 사람과 불, 빛을 두려워하고, 작은 소리를 들어도 놀라며, 정신이 불안정하고, 문과 창을 닫고 혼자서 꼼짝 않고 틀어박힌다. 중증이 되면 높은 곳에 올라가 노래를 부르기도 하고, 옷을 벗고 뛰어다니기도 하며, 腹鳴(복명)이 나고 腹脹(복창)이 생긴다. 이것을 骭厥(한궐)이라 한다.

④ 所生病 : 血에 의해 생기는 병증

• 발광한다. 오한이 간헐적으로 일어나는 瘧疾이 발생한다. 溫病(온병)에 걸려 땀이 나며, 코가 막히고 콧물이 나온다. 衄血, 口眼喎斜, 口脣濕疹, 頸腫(경종), 咽喉腫痛, 水滯(수체)로 인한 腹部脹滿(복부창만). 胸乳部(흉유부)에서 배 · 대퇴부 앞쪽 · 脛骨(경골) 외연 · 발등 위에, 요컨대 胃經을 따라 종창을 일으킨다. 발가락 제3지가 아프기도 하고 마비되기도 한다.

⑤ 實症 : 邪氣有餘(사기유여)

• 몸의 앞부분에 열이 난다. 만일 기가 盛(성)하여 胃熱(위열)이 有餘하면 공복을 호소하고 대식하게 되며, 소변도 황적색이 된다.

⑥ 虛症 : 正氣不足

• 몸의 앞부분이 차갑고, 胃도 차가워 腹脹滿이 생긴다.

4. 足太陰脾經족태음비경

(1) 순행循行

足陽明胃經을 받아서 拇趾(무지) 안쪽 말단에서 시작하여 무지측 赤白肉際(적백육제, 발등과 발바닥의 경계선)를 따라 內踝(내과)로 향해서 진행하고[大都(대도)→商丘(상구)], 內踝 상연을 통해 脛骨(경골) 후방을 따라 하퇴 안쪽을 올라간다[三陰交(삼음교)→地機(지기)]. 다시 올라가 足厥陰肝經의 전면[陰陵泉(음릉천)]에서 교차하며, 슬관절 안쪽을 통해 대퇴 안쪽 전면[血海(혈해)]으로 가고, 서혜부 衝門(충문)에 이른다. 거기에서 任脈의 中極(중극) · 關元(관원)과 만난다. 다시 배꼽 옆, 胃經 바깥쪽[腹結(복결), 大橫(대횡)]으로 가고, 또한 任脈의 下脘(하완)과 만난다. 脾에 屬하며 胃를 絡한다. 다시 옆[腹哀(복애)]으로 가며, 足少陽膽經의 日月(일월), 足厥陰肝經의 期門(기문)에서 만나고, 위로 향해서 橫膈膜을 관통해 흉부로 올라간다. 유두 바깥쪽 2촌 되는 자리를 통하여 周榮(주영)에서 반전하고, 겨드랑이 아래 6촌의 大包(대포)에 이른다. 다시 여기에서 안으로 들어가서 올라가 手太

陰肺經의 中府(중부)와 만나고, 氣管과 食道를 돌아 올라 舌根部(설근부)에 도달하며, 舌下(설하)에서 흩어지듯 마친다.

支脈(지맥)은 腹哀(복애)에서 나와 中脘(중완) · 上脘(상완)과 만나고, 올라가 橫膈膜을 관통하여 心中에 도달하며, 임맥의 膻中(전중)에서 만나고, 心臟部(심장부)에 이르러 手少陰心經의 起始點(기시점)에서 마친다.

【요약】

拇趾 안쪽 말단 → 발 안쪽 赤白肉際 → 內踝 上緣 → 하퇴 안쪽 경골 뒤 → 무릎 · 대퇴 안쪽 전면 → 배에 들어간다 → 脾에 屬하며 胃를 絡한다 → 胸 → 咽 → 舌下.

支脈 : 胃部 → 心臟(手少陰心經에서 만난다).

※(참고) 大包(대포)에서는 脾의 大絡(대락)이 나와 흉부에 흩어져 있다.

(2) 관계하는 장부臟腑와 기관器官

脾에 屬한다. 胃를 絡한다. 心에 관계한다. 舌, 氣管,食道.

(3) 경혈經穴

隱白(은백), 大都(대도), 太白(태백), 公孫(공손), 商丘(상구), 三陰交(삼음교), 漏谷(누곡), 地機(지기), 陰陵泉(음릉천), 血海(혈해), 箕門(기문), 衝門(충문), 府舍(부사), 腹結(복결), 大橫(대횡), 腹哀(복애), 食竇(식두), 天谿(천계), 胸鄕(흉향), 周榮(주영), 大包(대포) 21穴.

(4) 교회혈交會穴

- 任脈：中極(중극), 關元(관원), 下脘(하완).
- 足少陽膽經：日月(일월).
- 足厥陰肝經：期門(기문).
- 手太陰肺經：中府(중부).

(5) 증후症候

① 外經症候

- 本經症候：舌根 통증 · 경화. 대퇴부 · 슬관절부 脾經상의 腫脹 · 痛症 · 冷症, 拇趾 痛症 · 麻痺.

② 內臟症候

- 脾症候：消化不良, 트림, 腹脹, 痞塊(비괴), 體重(체중), 下痢(하리), 水腫(수종), 黃疸(황달).
- 胃症候：嘔吐, 胃痛.
- 心症候：心煩(심번), 心下痛(심하통), 不眠(불면).

③ 是動病

- 舌本(根)이 굳어지고, 먹으면 嘔吐한다. 胃痛, 腹脹滿, 트림. 대변을 보고 방귀를 뀐 후에는 후련한 상태가 된다. 體重.

④ 所生病：脾에 의한 병증

- 舌本이 아프다. 몸을 움직일 수 없다. 消化不良을 일으킨다. 초조하다. 心下, 곧 상복부가 경련을 일으키며 아프기도 하고, 下痢와 痞(비)가 일어나기도 한다. 尿閉(요폐), 黃疸, 바로 잠들지 못한다. 억지로 서 있으면 허벅지와 무릎 안쪽이 붓기도 하고 차가워지기도 한다. 엄지발가락에 힘이 없어 사용할 수

없다.

※(注) : 實과 虛에 대해서는《영추靈樞 · 경맥經脈》에 기재가 없다.

5. 手少陰心經수소음심경

(1) 순행循行

足太陰脾經을 받아서 심장에서 일어나며, 心系(심계, 심장 주위의 혈관조직)에 屬하고, 任脈[膻中(전중)]과 만나며, 膻中 바깥쪽에서 내려가 横膈膜을 관통, 任脈의 下脘(하완) 부근에 도달하고 小腸을 絡한다.

이 支脈(지맥)은 심계에서 나와 식도 옆을 통해 목계(안구 주위 조직)에 이어지며 内眥(내제)에 합한다.

직행한 脈은 심계에서 나와 膻中으로 가며, 肺에 이르고, 腋窩(액와) 아래쪽[極泉(극천)]에서 체표로 나온다. 上腕(상완) 내측 후방[青靈(청령)]을 내려가 팔꿈치 내측 후방[少海(소해)]으로 가고, 腕關節(완관절)의 척측 豆狀骨(두상골)의 상단[神門(신문)]으로 나온다. 손바닥의 小指(소지) 쪽[少府(소부)]을 통해 소지 내측 말단[小衝(소충)]에 이른다. 여기에서 手太陽小腸經과 잇닿는다.

【요약】

心臟 → 心系에 屬한다 → 小腸을 絡한다.

支脈 : 心系 → 咽 → 目系 → 目의 内眥.

直行 : 心系 → 肺 → 腋下 → 上腕, 肘, 前腕 안쪽 후방 → 腕關節 尺側 → 小指 안쪽 말단.

(2) 관계하는 장부臟腑와 기관器官

心에 屬한다. 心腸을 絡한다. 肺를 통한다. 心系. 食道, 目系에 관계한다.

(3) 경혈經穴

極泉(극천), 青靈(청령), 少海(소해), 靈道(영도), 通里(통리), 陰郄(음극), 神門(신문), 少府(소부), 少衝(소충) 9穴.

(4) 교회혈交會穴

없음.

(5) 증후症候

① 外經症候

• 本經症候 : 目黃(목황), 흉부통, 心經을 따라가는 疼痛, 冷症, 手掌煩熱(수장번열)과 痛症.

② 內臟症候

• 心症候 : 심부 통증, 咽乾燥(인건조), 口渴(구갈).

③ 是動病

• 咽乾, 심부 통증, 口渴. 이것을 臂厥(비궐)이라 한다.

④ 所生病 : 心에 의한 병증

• 목황, 脇肋部(협륵부) 통증, 心經을 따라가는 통증, 또는 厥冷(궐냉), 掌中熱(장중열)과 통증.

※(注) 實과 虛에 대해서는《영추靈樞 · 경맥經脈》에 기재가 없다.

6. 手太陽小腸經수태양소장경

(1) 순행循行

手少陰心經을 받아서 小指 바깥쪽 말단에서 일어나[少澤(소택)], 손등 척측 赤白肉際(적백육제)을 통해[前谷(전곡) · 後谿(후계)] 腕關節(완관절) 척골경상돌기의 직하 함중을 지나[陽谷(양곡)], 척골 아래쪽을 따라 올라가며[養老(양로) · 支正(지정)], 肘關節(주관절) 바깥쪽 후면의 척골두와 상완골 내상과 사이의 척골신경구를 통한다[小海(소해)]. 다시 상완 바깥쪽 뒤 가장자리를 오르며 肩關節(견관절) 뒤쪽으로 나온다[肩貞(견정)]. 肩胛骨 肩峰(견봉) 외단 後下際에서[臑兪(노수)] 肩胛棘下窩[견갑극하와, 天宗(천종)]를 돌며, 다시 肩胛棘上窩[견갑극상와, 秉風(병풍)]를 통해 흉추 1 · 2번의 棘狀突起間(극상돌기간) 바깥쪽의 견갑골 내측각 경계를 지나[肩外兪(견외수)], 올라가 大椎(대추) 바깥쪽 2촌[肩中兪(견중수)]에 이르러 足太陽膀胱經의 附分(부분) · 大杼(대저)와 만나고, 다시 督脈의 大椎(대추)에서 만난다. 大椎에서 앞을 향해 缺盆(결분)으로 들어간다. 거기에서 가운데로 들어가 任脈의 膻中(전중)과 만나 心을 絡한다. 食道를 따라 내려가며, 横膈膜을 관통하여 上脘(상완) · 中脘(중완)과 만나고, 下脘(하완) 부근에서 小腸에 屬한다.

支脈(지맥)은 缺盆(결분)에서 목 측면 胸鎖乳突筋(흉쇄유돌근)을 따라 올라가[天窓(천창) · 天容(천용)], 頰部(협부)에서 顴骨(권골) 하연 外眥(외제) 직하를 통하며[顴髎(권료)], 외제에서 足少陽膽經의 瞳子髎(동자료)와 만난다. 반전해서 手少陽三焦經의 和

髎(화료)와 만나며 귀에 이른다[聽宮(청궁)].

또 다른 支脈은 뺨의 顴髎(권료)에서 나뉘어 나와 비스듬히 眼瞼(안검) 하연을 통해 鼻根(비근)의 內眥에 이르며, 여기에서 足太陽膀胱經의 睛明(정명)과 만난다.

【요약】

小指 바깥쪽 끝 → 손 尺側 → 前腕, 肘, 上腕 바깥쪽 → 견갑부 → 肩上 → 缺盆 → 心을 絡하며, 小腸에 屬한다.

支脈：缺盆 → 頸側面 → 뺨 → 外眥 → 耳.

支脈：뺨 → 內眥(足太陽膀胱經에서 만난다).

※참고 小腸과 足陽明胃經의 下巨虛(하거허)와는 脈氣가 상통한다.

(2) 관계하는 장부臟腑와 기관器官

小腸에 屬한다. 心을 絡한다. 胃, 食道, 眼, 耳와 관계한다.

(3) 경혈經穴

少澤(소택), 前谷(전곡), 後谿(후계), 腕骨(완골), 陽谷(양곡), 養老(양로), 支正(지정), 小海(소해), 肩貞(견정), 臑兪(노수), 天宗(천종), 秉風(병풍), 曲垣(곡원), 肩外兪(견외수), 肩中兪(견중수), 天窓(천창), 天容(천용), 顴髎(권료), 聽宮(청궁) 19穴.

(4) 교회혈交會穴

• 足太陽膀胱經：附分(부분), 大杼(대저), 睛明(정명).

• 足少陽膽經：瞳子髎(동자료).

• 手少陽三焦經：和髎(화료), 角孫(각손).

• 任脈：膻中(전중), 上脘(상완), 中脘(중완).

• 督脈：大椎(대추).

(5) 증후症候

① 外經症候

• 本經症候：耳聾(이롱), 目黃(목황), 咽喉痛(인후통), 頤部(이부)·頰部(협부)의 腫脹(종창), 疼痛, 小腸經의 疼痛.

② 內臟症候

• 小腸症候：少腹脹痛(소복창통), 통증으로 허리가 땅긴다. 소복통으로 고환이 땅긴다.

• 大腸症候：下痢. 腹痛, 燥屎(조시, 古便), 변비.

③ 是動病

• 인후통, 頤腫脹(이종창). 고개를 돌려 물체를 볼 수 없고, 돌리면 어깨가 빠질 듯한 통증과 小腸經을 따라 상완부가 아픈 듯한 느낌이 든다.

④ 所生病：津液(진액)에 의한 병증

• 耳聾, 目黃, 頰腫(협종), 목과 턱 小腸經을 따라가는 통증.

7. 足太陽膀胱經족태양방광경

(1) 순행循行

手太陽小腸經을 받아서 內眥[睛明(정명)]에서 일어나며, 前額部(전액부)로 올라[攢竹(찬죽)] 髮際(발제)에 이른다. 여기서 督脈

의 神庭(신정)과 만나고, 曲差(곡차)를 지나 通天(통천)에 이르며, 정수리에서 督脈의 百會(백회)와 만난다.

支脈(지맥)이 百會에서 분출해 귀 위에 이르며, 足少陽膽經의 曲鬢(곡빈)과 完骨(완골) 등 여섯 穴과 만난다.

百會에서 직행한 맥은 頭頂(두정)에서 후두부로 가서[絡却(낙각)·玉枕(옥침)] 뇌부로 들어간다. 여기에서 督脈의 腦戶(뇌호)와 만난다. 다시 나와 내려가 후두부와 목덜미의 경계[天柱(천주)]를 지나 목덜미로 내려가 督脈의 大椎(대추)·陶道(도도)와 만난다. 견갑골 내연, 척추 바깥으로 2㎝ 정도의 장소에서 허리까지 주행한다[大杼(대저)→白環兪(백환수)]. 허리에서 안으로 들어가 腎에 屬하며 膀胱을 絡한다.

다음으로 허리에서 아래로 향해 薦骨部(천골부)를 통해[上髎(상료)→下髎(하료)] 대퇴 뒤쪽을 내려가[會陽(회양)→浮郄(부극)] 슬관절 안쪽에 이른다[委陽(위양)·委中(위중)]. 이것이 방광경 제1행이다.

다른 支脈은 天柱(천주)에서 나뉘어 大杼(대저) 바깥으로 내려와 견갑골 안쪽 가장자리 앞을 膀胱經 제1행과 병행해서 그 바깥쪽으로 척주를 따라 내려가[附分(부분)→秩邊(질변)] 고관절로 간다. 여기에서 足少陽膽經의 環跳(환도)와 만난다. 다시 대퇴부 후면 바깥쪽을 내려가 슬관절 안쪽의 委中(위중)에서 만난다. 委中에서 내려가 하퇴 뒤쪽을 통해[合陽(합양)→跗陽(부양)] 外踝 후면으로 나온다[崑崙(곤륜)]. 발등 제5척골 바깥 가장자리를 통해 제5지 바깥쪽 말단에 이른다[僕參(복삼)→至陰(지음)]. 여기에서 足少陰腎經으로 이어진다.

【요약】

目의 內眥에서 일어난다 → 이마 → 巓頂(전정)에서 만난다.

支脈 : 巓頂 → 耳上角.

直行 : 巓頂 → 腦에 들어가 감싼다 → 頂 → 脊柱 양쪽 → 腰中 → 腎을 絡한다 → 膀胱에 屬한다.

支脈 : 腰中 → 脊柱 양쪽 → 둔부 → 膝窩.

支脈 : 견갑골 內緣 → 고관절 → 대퇴 뒤쪽 → 膝窩에서 前支로 합류 → 하퇴 뒤쪽 → 外踝 뒤쪽 → 小趾 바깥쪽(足少陰腎經으로 이어진다).

※(참고) 本經의 脈氣는 委中에서 膀胱에 合入하고, 委陽(위양)에서 三焦에 合入한다. 또 本經 척추부의 背兪穴(배수혈)과 督脈은 상통하고, 또한 體腔(체강)으로 깊게 들어가 각 장부기관에 통한다.

(2) 관계하는 장부臟腑와 기관器官

膀胱에 屬한다. 腎을 絡한다. 腦, 眼, 鼻와 관계한다.

(3) 경혈經穴

睛明(정명), 攢竹(찬죽), 眉衝(미충), 曲差(곡차), 五處(오처), 承光(승광), 通天(통천), 絡却(낙각), 玉枕(옥침), 天柱(천주), 大杼(대저), 風門(풍문), 肺兪(폐수), 厥陰兪(궐음수), 心兪(심수), 督兪(독수), 膈兪(격수), 肝兪(간수), 膽兪(담수), 脾兪(비수), 胃兪(위수), 三焦兪(삼초수), 腎兪(신수), 氣海兪(기해수), 大腸兪(대장수), 關元兪(관원수), 小腸兪(소장수), 膀胱兪(방광수), 中膂

兪(중려수), 白環兪(백환수), 上髎(상료), 次髎(차료), 中髎(중료), 下髎(하료), 會陽(회양), 附分(부분), 魄戶(백호), 膏肓(고황), 神堂(신당), 譩譆(의희), 膈關(격관), 魂門(혼문), 陽綱(양강), 意舍(의사), 胃倉(위창), 肓門(황문), 志室(지실), 胞肓(포황), 秩邊(질변), 承扶(승부), 殷門(은문), 浮郄(부극), 委陽(위양), 委中(위중), 合陽(합양), 承筋(승근), 承山(승산), 飛揚(비양), 跗陽(부양), 崑崙(곤륜), 僕參(복삼), 申脈(신맥), 金門(금문), 京骨(경골), 束骨(속골), 足通谷(족통곡), 至陰(지음) 67穴.

(4) 교회혈交會穴

- 足少陽膽經：頭臨泣(두임읍), 率谷(솔곡), 天衝(천충), 浮白(부백), 頭竅陰(두규음), 完骨(완골), 曲鬢(곡빈), 環跳(환도).
- 督脈：神庭(신정), 百會(백회), 腦戶(뇌호), 風府(풍부), 大椎(대추), 陶道(도도).

(5) 증후症候

① 外經症候

- 本經症候：巓頂頭痛(전정두통), 項强(항강), 眼痛(안통), 目黃(목황), 淚目(누목), 맑고 묽은 콧물, 코피, 痔(치), 膀胱經상의 통증, 小趾(소지) 통증.
- 全身症候：瘧疾(학질), 寒熱(한열).

② 內臟症候

- 膀胱症候：少腹脹痛(소복창통), 小便不利(소변불리), 閉癃(폐륭), 遺尿(유뇨).

•腦症候 및 心症候 : 히스테리, 意識不明(의식불명), 角弓反張(각궁반장).

③ 是動病

•氣上逆(기상역)에 의한 밀어 올리는 듯한 두통, 안구가 튀어나오며 빠질 듯한 느낌이고, 목덜미가 빠질 듯이 아프다. 척주통증, 허리가 꺾일 듯한 통증, 고관절을 굴신할 수 없으며, 무릎근육은 죄는 듯한 통증이 있고, 장딴지가 찢어지는 듯이 아프다. 이것을 踝厥(과궐)이라고 한다.

④ 所生病 : 筋에 의한 병증

•痔(치), 瘧(학, 간헐성 한열), 히스테리, 痙攣(경련), 머리와 목덜미 통증, 目黃, 淚目(누목), 鼻塞(비색), 콧물, 코피, 膀胱經상의 통증, 새끼발가락에 힘이 없어지며 쓸 수 없게 된다.

8. 足少陰腎經족소음신경

(1) 순행循行

足太陽膀胱經을 받아서 새끼발가락 바깥쪽 말단에서 일어나 아래쪽에서 비스듬히 발바닥 가운데로 향한다[湧泉(용천)]. 여기에서 표면으로 나와 內踝 앞 아래쪽, 舟狀骨(선상골) 粗面(조면)의 돌기 아래 가장자리를 통해[然谷(연곡)], 內踝 뒷면으로 가며[太谿(태계)], 거기에서 돌아 內踝 뒤 아래쪽[大鐘(대종)]에서 아래[照海(조해)]로 돌고, 하퇴 안쪽[復溜(부류) · 交信(교신)]으로 오른다. 이때 足太陰脾經의 三陰交(삼음교)와 만난다. 슬관절 안쪽 가장자리[陰谷(음곡)]를 올라가 대퇴 안쪽 후방으로 간다. 꼬리뼈에서 督脈의 長强(장강)과 만난다. 會陰(회음)을 통해 앞으로 돌며 任脈의 바깥쪽 5분 위치를 상행한다. 배꼽 옆에서[肓兪(황수)] 가운데로 들어가고, 腎에 屬한다. 거기에서 내려와 任脈의 關元(관원)과 中極(중극)에서 만나고, 膀胱을 絡한다.

직행한 脈은 腎에서 올라가 肝臟을 통해 橫膈膜을 관통하며[肓兪(황수)→幽門(유문)] 肺로 들어간다[步廊(보랑)]. 나와서 氣管을 돌며 올라가 足陽明胃經의 人迎(인영) 앞쪽에서 舌根部(설근부)에 이른다[神封(신봉)→兪府(수부)].

支脈은 폐부[神藏(신장)]에서 나와 심장을 돌며, 任脈의 膻中(전중)에서 만나 手厥陰心包經으로 이어진다.

【요약】

小趾 바깥쪽 先端 → 足心 → 內踝 뒤 → 內踝 아래 → 하퇴 안쪽 → 대퇴 안 뒤쪽 → 尾骨 → 복부 → 腎에 屬하며 膀胱을 絡한다.

直行 : 腎에서 올라가 肝을 관통한다 → 肺에 들어간다 → 咽喉 → 舌本.

支脈 : 肺에서 나온다 → 心을 돈다 → 胸中으로 들어간다(手厥陰心包經과 만난다).

(2) 관계하는 장부臟腑와 기관器官

腎에 屬한다. 膀胱을 絡한다. 肝, 肺, 心, 脊髓, 舌, 咽喉와 관계한다.

(3) 경혈經穴

涌泉(용천), 然谷(연곡), 太谿(태계), 大鐘(대종), 水泉(수천),

照海(조해), 復溜(부류), 交信(교신), 築賓(축빈), 陰谷(음곡), 橫骨(횡골), 大赫(대혁), 氣穴(기혈), 四滿(사만), 中注(중주), 肓兪(황수), 商曲(상곡), 石關(석관), 陰都(음도), 腹通谷(복통곡), 幽門(유문), 步廊(보랑), 神封(신봉), 靈墟(영허), 神藏(신장), 彧中(욱중), 兪府(수부) 27穴.

(4) 교회혈交會穴

- 足太陰脾經 : 三陰交(삼음교).
- 督脈 : 長强(장강).
- 任脈 : 中極(중극), 關元(관원), 膻中(전중).

(5) 증후症候

① 外經症候

- 本經症候 : 舌乾(설건), 咽喉乾燥, 咽喉腫痛, 척주와 대퇴 안쪽 腎經의 疼痛, 冷症, 筋肉萎縮, 발바닥 灼熱感과 疼痛.

② 內臟症候

- 腎症候 : 항상 졸린다. 안색이 거무스름해진다. 잘 놀란다. 눈앞이 아찔하다. 黃疸.
- 脾胃症候 : 공복감은 있지만, 먹지 못한다. 胃 속이 꾸르륵 울린다.
- 大腸症候 : 下痢.
- 心症候 : 心煩, 心痛.
- 肺症候 : 咳嗽(해수), 吐血(토혈), 숨참, 氣가 치밀어 오른다.

③ 是動病

공복감은 있지만 먹지 못한다. 얼굴이 거무스름해진다. 가래에 피가 섞인다. 천식과 호흡곤란 때문에 쉽게 잘 수 없다. 앉을 수 없기에 일어나려고 한다. 눈이 침침해 물체를 확실하게 볼 수 없다. 의식이 확실하지 않다. 잘 놀란다.

④ 所生病 : 腎에 의한 병증

입에 열이 나고 혀가 마른다. 咽喉腫痛, 머리로 피가 올라감, 咽喉가 마르고 아픔, 초조하고 안정하지 못함, 心痛, 黃疸, 下痢, 대퇴 안쪽 腎經의 통증, 下肢無力과 冷症, 자고 싶어함, 발바닥의 熱感과 痛症.

⑤ 虛症(正氣不足)

두렵고 누가 잡으러 올 것 같이 느낀다. 이것을 骨厥(골궐)이라 한다.

9. 手厥陰心包經수궐음심포경

(1) 순행循行

足少陰腎經을 받아서 胸中에서 일어나며 心包絡(심포락)에 屬한다. 任脈의 膻中(전중) 부근에서 내려와 橫膈膜을 관통, 上脘(상완) · 中脘(중완) · 陰交(음교) 부근에서 三焦를 絡한다.

그 支脈이 膻中에서 나와 흉부를 돌고 胸肋(흉늑)을 통해 겨드랑이 아래 3촌 부위로 나온다[天池(천지)]. 올라가 腋窩를 통하여 腋下에 도달한다. 上腕 안쪽을 따라 내려가 前腕을 통해[郄門(극문)] 완관절 안쪽 중앙[大陵(대릉)]으로 온다. 다시 손바닥 중앙[勞宮(노궁)]을 통해 중지 안쪽에서 중지 안쪽 말단에 이른다[中衝(중충)].

支脈이 손바닥 중앙의 勞宮에서 나와 약지 안쪽 말단에 이르며, 여기에서 手少陽三焦經에 이어진다.

【요약】

胸中에서 일어난다 → 心包絡에 屬한다 → 三焦를 絡한다.

支肢 : 胸을 돈다 → 腋下 → 上腕, 肘, 前腕 안쪽 중앙 → 掌中 → 중지 안쪽 말단

支肢 : 掌中 → 약지 바깥쪽 말단(手少陽三焦經과 만난다).

(2) 관계하는 장부臟腑와 기관器官

心包에 屬한다. 三焦를 絡한다.

(3) 경혈經穴

天池(천지), 天泉(천천), 曲澤(곡택), 郄門(극문), 間使(간사), 內關(내관), 大陵(대릉), 勞宮(노궁), 中衝(중충) 9穴

(4) 교회혈交會穴

없음.

(5) 증후症候

① 外經症候

- 本經症候 : 目黃, 胸脇脹滿(흉협창만), 腋下腫脹(액하종창), 손목과 팔꿈치의 拘攣(구급), 手掌灼熱感(수장작열감).

② 內臟症候

•心包症候：心煩, 心痛, 心悸(심계), 자주 웃음, 赤顔(적안).

③ 是動病

•手掌熱感, 손목과 팔꿈치의 拘攣, 腋下腫脹. 중증일 때는 胸脇脹滿, 두근거림, 얼굴은 빨갛게 되고 눈은 황색이 된다. 자주 웃는다.

④ 所生病：心包에 의한 병증

•心煩, 心痛, 手掌灼熱感.

10. 手少陽三焦經수소양삼초경

(1) 순행循行

手厥陰心包經을 받아 약지 바깥 말단[關衝(관충)]에서 일어난다. 올라가 제4 · 5장골 사이[液門(액문) · 中渚(중저)]를 통해 완관절 바깥 중앙[陽池(양지)]으로 간다. 전완 요골과 척골 사이[外關(외관) · 四瀆(사독)]를 통과한 후 주첨부[天井(천정)]를 지나 상완 바깥을 따라 올라간다[淸冷淵(청냉연)→臑會(노회)]. 다시 어깨[肩髎(견료) · 天髎(천료)]를 올라가 手太陽小腸經의 秉風(병풍)과 만나고, 督脈의 大椎(대추)에 이르러 교회한다. 거기에서 앞으로 향해 足少陽膽經의 肩井(견정)과 만나고, 쇄골와[缺盆(결분)]로 들어가, 내려와서 任脈의 膻中(전중)에 분포하고, 心包經을 絡한다. 다시 내려가 橫膈膜을 관통해 胃 상구에서 上焦에 屬하고, 任脈의 中脘(중완)에서 中焦에 屬하며, 陰交(음교)에서 下焦에 屬한다.

支肢은 任脈의 膻中으로 올라가 足陽明胃經의 缺盆(결분)으로 가며, 項部[항부, 天牖(천유)]로 가서 귀 뒤쪽[翳風(예풍)]에 이른다. 여기에서 상행해 유양돌기 앞 중앙[瘈脈(계맥)]을 통해 耳上角(이상각)에 해당하는 측두부 발제[角孫(각손)]로 나온다. 足少陽膽經의 懸釐(현리) · 頷厭(함염)과 만난다. 돌아서 하행하며 뺨으로 향해 手太陽小腸經의 顴髎(권료)와 만난다.

다른 支脈은 귀 뒤 翳風(예풍)에서 나와 귀 속으로 들어갔다가 나와 耳珠(이주) 앞에서 手太陽小腸經의 聽宮(청궁)과 만나 本經 耳門(이문)에 이른다. 足少陽膽經의 客主人(객주인)과 만나고 뺨[和髎(화료)]을 통해 눈썹 외단[絲竹空(사죽공)]에 이르며, 足少陽膽經의 瞳子髎(동자료)에 이어진다.

【요약】

약지 바깥 말단 → 前腕, 肘, 上腕 바깥 중앙 → 어깨 → 缺盆 → 膻中 → 心包를 絡한다 → 三焦에 屬한다.

支脈 : 膻中 → 缺盆 → 項 → 耳後 → 耳上角 → 뺨 → 目下.

支脈 : 耳後 → 耳中 → 耳前 → 眉毛外端(足少陽膽經에 이어진다).

※(참고) 三焦와 足太陽膀胱經의 委陽(위양)은 脈氣가 통한다.

(2) 관계하는 장부臟腑와 기관器官

三焦에 屬한다. 心包를 絡한다. 耳, 眼.

(3) 경혈經穴

關衝(관충), 液門(액문), 中渚(중저), 陽池(양지), 外關(외관), 支溝(지구), 會宗(회종), 三陽絡(삼양락), 四瀆(사독), 天井(천정),

淸冷淵(청냉연), 消濼(소락), 臑會(노회), 天髎(천료), 肩髎(견료), 天牖(천유), 翳風(예풍), 瘈脈(계맥), 顱息(노식), 角孫(각손), 耳門(이문), 和髎(화료), 絲竹空(사죽공) 23穴.

(4) 교회혈交會穴

- 手厥陰心包經 : 天池(천지).
- 手太陽小腸經 : 秉風(병풍), 聽宮(청궁), 顴髎(권료).
- 足少陽膽經 : 肩井(견정), 風池(풍지), 頭竅陰(두규음), 上關(상관), 懸顱(현로), 懸釐(현리), 頷厭(함염), 陽白(양백), 瞳子髎(동자료).
- 足太陽膀胱經 : 大杼(대저).
- 任脈 : 中脘(중완), 膻中(전중).
- 督脈 : 大椎(대추).

(5) 증후症候

① 外經症候

- 本經症候 : 咽喉腫痛(인후종통), 頰部疼痛(협부동통), 目赤痛(목적통), 耳聾(이롱), 三焦經상의 통증, 제4지 통증과 마비.

② 內臟症候

- 三焦症候 : 腹部脹滿(복부창만), 少腹硬滿(소복경만).
- 腎症候 : 小便不通, 頻尿(빈뇨), 皮膚虛浮(피부허부), 水腫(수종), 遺尿(유뇨).

③ 是動病

- 청력 감퇴, 咽喉腫痛, 咽喉閉塞(인후폐색).

④ 所生病 : 氣에 의한 병증

• 汗出(한출), 外眥 통증, 頰部(협부) 통증, 三焦經 통증, 제4지 가 잘 움직이지 않게 된다.

11. 足少陽膽經족소양담경

(1) 순행循行

手少陽三焦經을 받아 外眥(외제) 바깥[瞳子髎(동자료)]에서 일어나 聽會(청회) · 客主人(객주인)을 지나 手少陽三焦經의 和髎(화료)와 만난다. 前額部(전액부)의 모서리 발제[頷厭(함염)]에 이르며, 여기에서 足陽明胃經의 頭維(두유)와 만난다. 거기에서 측두부 귀 위의 발제[率谷(솔곡)]에 있는 手太陽小腸經의 角孫(각손)과 만나고, 내려와서 귀 뒤의 유양돌기 뒤쪽 가장자리에 이른다[天衝(천충)→完骨(완골)]. 여기에서 비스듬히 뒤로 꺾여 올라가 任脈의 神庭(신정) 바깥 3촌[本神(본신)]을 통해 눈썹 위 약 1촌의 陽白(양백)에 이르고, 여기에서 足太陽膀胱經의 睛明(정명)과 만난다. 陽白에서 직상해서 측두부를 지나 後頸部(후경부)에 온다[頭臨泣(두임읍)→風池(풍지)]. 頸部(경부)를 따라 手少陽三焦經의 天牖(천유) 뒤에서 교차하고, 手太陽小腸經의 天容(천용)과 만나며, 어깨 상부[肩井(견정)]를 지나 휘어서 督脈의 大椎(대추)와 교회한다. 다시 足太陽膀胱經의 大杼(대저), 手太陽小腸經의 秉風(병풍)과 만나고 缺盆(결분)으로 들어간다.

支脈은 귀 뒤의 風池(풍지)에서 나와 手少陽三焦經의 翳風(예풍)과 만나고, 귀로 들어갔다가 귀 앞으로 나와 手太陽小腸經의

聽宮(청궁)과 만나며, 다시 足陽明胃經의 下關(하관)과 교회한 후 다시 本經의 출발점인 瞳子髎(동자료)로 돈다. 다시 여기에서 하행하여 足陽明胃經의 大迎(대영) 부근에 이르며, 다시 올라가 手少陽三焦經의 絲竹空(사죽공)·和髎(화료) 및 手太陽小腸經의 顴髎(권료) 부근을 지나고, 아래로 향하여 足陽明胃經의 下關(하관)과 만난다. 턱 모서리를 따라 내려가 다시 本經의 흐름인 缺盆(결분)으로 들어간다. 여기에서 다른 支脈이 나와 흉부로 깊이 들어가 手厥陰心包經의 天池(천지)와 만나고, 橫膈膜을 관통하여 足厥陰肝經의 期門(기문) 부근에서 肝을 絡한다. 本經 日月(일월)에서 膽에 屬한다. 거기에서 바깥으로 향해 足厥陰肝經의 章門(장문)과 만나 배를 따라 내려가서 음모 주위를 돌고 횡으로 뻗어 고관절[還跳(환도)]에 이른다.

缺盆(결분)에서 나와 체표로 가는 脈은 겨드랑이 아래[淵腋(연액)·輒筋(첩근)]로 가서, 측흉부[日月(일월)]를 따라 내려가서 季肋(계륵)을 지나[京門(경문)→居髎(거료)], 천골부로 향해 足太陽膀胱經의 上髎(상료)부터 下髎(하료)까지와 督脈의 長強(장강)과 만난 후, 바깥을 향해 고관절 環跳(환도)에 이른다. 여기에서 心部를 통해온 支脈과 만난다. 다시 하행하여 대퇴부 바깥을 지나[風市(풍시)·中瀆(중독)], 슬관절 바깥[陽關(양관)], 腓骨小頭(비골소두) 전하부[陽陵泉(양릉천)]에서 하퇴 밖을 내려가[陽交(양교)→懸鐘(현종)] 外踝의 앞[丘墟(구허)]에 이른다. 발등 바깥을 내려가[足臨泣(족임읍)·地五會(지오회)], 제4·5지 기저 사이를 지나[俠谿(협계)] 제4지 바깥 말단에 이른다[足竅陰(족규음)].

또 支脈이 발등의 足臨泣에서 나와 제1·2지 기저 사이에서 拇

趾 바깥을 돌고, 拇趾 앞 끝으로 나와 발톱을 관통해, 무지 뒷면 三毛(삼모) 부분에서 足厥陰肝經과 이어진다.

【요약】

外眥 → 頭角 → 귀 뒤 → 肩 → 缺盆.

支脈 : 귀 뒤 → 귀 → 귀 앞 → 外眥 → 手少陽經 → 목 → 缺盆 → 胸中 → 肝을 絡하고 膽에 屬한다 → 배 → 陰毛 → 고관절

直行 : 缺盆 → 腋下 → 胸肋 → 髖骨 → 고관절 → 대퇴 바깥, 膝 바깥, 하퇴 바깥 → 外踝 앞 → 제4지 바깥 말단.

支脈 : 발등 → 大趾 윗면(足厥陰肝經에 이어진다).

※(참고) 本經의 脈氣는 陽陵泉(양릉천)에서 膽에 合入한다.

(2) 관계하는 장부藏腑와 기관器官

膽에 屬한다. 肝을 絡한다. 眼, 耳.

(3) 경혈經穴

瞳子髎(동자료), 聽會(청회), 上關(상관, 객주인), 頷厭(함염), 懸顱(현로), 懸釐(현리), 曲鬢(곡빈), 率谷(솔곡), 天衝(천충), 浮白(부백), 頭竅陰(두규음), 完骨(완골), 本神(본신), 陽白(양백), 頭臨泣(두임읍), 目窓(목창), 正營(정영), 承靈(승령), 腦空(뇌공), 風池(풍지), 肩井(견정), 淵腋(연액), 輒筋(첩근), 日月(일월), 京門(경문), 帶脈(대맥), 五樞(오추), 維道(유도), 居髎(거료), 環跳(환도), 風市(풍시), 中瀆(중독), 陽關(양관), 陽陵泉(양릉천), 陽交(양교), 外丘(외구), 光明(광명), 陽輔(양보), 懸鍾(현종), 丘墟(구허), 足臨泣(족임읍), 地五會(지오회), 俠谿(협계), 足竅陰(족

규음) 44穴.

(4) 교회혈交會穴

• 足陽明胃經：頭維(두유), 下關(하관), 人迎(인영).
• 足太陽膀胱經：大杼(대저), 上髎(상료), 中髎(중료), 下髎(하료).
• 手太陽小腸經：聽宮(청궁), 秉風(병풍).
• 手少陽三焦經：翳風(예풍), 角孫(각손), 和髎(화료), 天髎(천료).
• 督脈：大椎(대추), 長强(장강).
• 足厥陰肝經：章門(장문).
• 手厥陰心包經：天池(천지), 天容(천용).

※(注) 天容은《영추靈樞》에서는 足少陽經에,《갑을경甲乙經》에서는 手太陽經에 속한다.

(5) 증후症候

① 外經症候

• 本經症候：頭痛, 外眥의 통증, 귀 아래 부근의 통증, 쇄골상와의 腫痛, 腋下腫脹(액하종창), 瘰癧(나력), 膽經의 동통, 발가락 제4지의 통증과 마비, 발 바깥쪽의 灼熱感.
• 全身性外經症候：有汗, 惡寒, 瘧疾.

② 內臟症候

• 膽症候：口苦(구고), 한숨, 안색이 암회색이 됨, 피부건조.

③ 是動病

• 口苦, 한숨, 흉협부 통증, 자면서 몸을 뒤척일 수 없다. 중증일 때는 灰塵(회진)이 붙은 것 같고, 피부는 건조해지고, 발 바깥쪽이 뜨거워진다. 이것을 陽厥(양궐)이라 한다.

④ 所生病 : 骨(골)에 따른 병증

• 頭痛, 아래턱의 통증, 外眥의 통증, 쇄골상와의 腫痛, 腋下腫脹, 瘰癧, 有汗, 惡寒, 瘧疾, 膽經의 통증, 발가락 제4지를 쓸 수 없게 됨.

12. 足厥陰肝經족궐음간경

(1) 순행循行

足少陽膽經을 받아 拇趾 배부[大敦(대돈)]에서 일어난다. 제1 · 2척골 사이를 올라간 다음[行間(행간)→太衝(태충)], 內踝 앞으로[中封(중봉)] 나와 하퇴 안쪽으로 간다. 여기에서 足太陰脾經의 三陰交(삼음교)와 만난다. 하퇴 안쪽을 올라가[蠡溝(여구)→中都(중도)], 足太陰脾經과 교차하고 陰陵泉(음릉천)의 뒤[膝關(슬관)]로부터 슬관절 안쪽에 이른다[曲泉(곡천)]. 대퇴 안쪽을 올라가[陰包(음포)→陰廉(음렴)→急脈(급맥), 羊矢(양시)] 음모에 이른다. 생식기를 돌고 足太陰脾經의 衝門(충문) · 府舍(부사)와 만나고, 중앙으로 향해 任脈의 曲骨(곡골) · 中極(중극) · 關元(관원)과 만난다. 胃를 끼고 지나 계륵부의 제11늑골 끝[章門(장문)]에서 제9늑연골 부착부 하단 경계[期門(기문)]에 이른다. 肝에 屬하는 日月(일월)에서 膽을 絡한다. 여기에서 깊게 들어가 횡격막을 관통해 흉중에 분포하고, 氣管과 咽喉 뒤를 따라 올라가 目系(눈 주위 조직)를 돌아 전액부에 분포하고, 督脈의 百會(백회)와 巓頂(전정)에서 만난다.

支脈(지맥)은 目系 부분으로부터 나와 뺨 심층을 지나 口脣 내부를 돈다.

또 다른 支脈은 期門(기문)에서 나와 횡격막을 관통해 肺部로 내려가 中脘(중완)에 이르고, 여기에서 手太陰肺經과 연접한다.

【요약】

拇趾 배면 → 발등 → 內踝 前 → 脛骨 안쪽 → 대퇴 안쪽 → 生殖器 → 少腹 → 胃를 낀다 → 肝에 屬하고 膽을 絡한다 → 胸中에 분포 → 氣管, 咽喉 → 目系 → 百會.

支脈 : 目系 → 뺨 → 脣內部.

支脈 : 期門 → 肺 → 中脘

(2) 관계하는 장부臟腑와 기관器官

肝에 屬한다. 膽을 絡한다. 胃, 肺, 生殖器, 咽喉, 目系, 頰中, 脣에 관계한다.

(3) 경혈經穴

大敦(대돈), 行間(행간), 太衝(태충), 中封(중봉), 蠡溝(여구), 中都(중도), 膝關(슬관), 曲泉(곡천), 陰包(음포), 足五里(족오리), 陰廉(음렴), 急脈(급맥), 章門(장문), 期門(기문) 14穴.

(4) 교회혈交會穴

• 手厥陰心包經 : 天池(천지).

• 足太陰脾經 : 三陰交(삼음교), 衝門(충문), 府舍(부사).

• 任脈 : 曲骨(곡골), 中極(중극), 關元(관원).

(5) **증후**症候

① 外經症候

• 남자의 疝氣(산기), 여자의 少腹腫脹(소복종창, 하복부의 응어리). 咽喉乾燥, 胸脇苦滿(흉협고만), 腰痛으로 허리를 숙이는 것도 젖히는 것도 할 수 없다.

② 內臟症候

• 肝症候 : 안색이 암회색.

• 胃症候 : 嘔逆.

• 大腸症候 : 下痢.

• 膀胱症候 : 遺尿, 小便不通.

③ 是動病

• 腰痛으로 허리를 숙이는 것도 젖히는 것도 할 수 없다. 남자의 癩疝(퇴산, 음낭이 종창하고 하복부가 아픔), 여자의 少腹腫痛. 중증일 때는 咽喉가 건조하고, 얼굴이 더러워져 血氣를 잃은 듯이 윤기가 없어진다.

④ 所生病 : 肝에 따른 병증

• 흉부의 그득함, 嘔逆, 소화불량성 下痢, 狐疝(호산), 遺尿 또는 小便不通.

제2절 오장육부五臟六腑의 생리生理와 병리病理

1. 肺폐 · 大腸대장

(1) 개설槪說

肺는 호흡작용에 관계하며 전신의 氣를 담당한다. 그 외에 皮毛(피모)에 合하고, 위로는 鼻喉(비후)로 통한다. 肺는 外氣(외기)와 접하는 민감한 장기이므로 寒(한)을 싫어하며, 火(화)를 두려워한다. 결국 차가움과 뜨거움인 寒熱(한열)에 약하다고 할 수 있다.

따라서 皮毛(피부 · 체표) 및 코와 입으로 들어온 外邪(외사)에 우선 침범당하기 쉽고, 肺의 주요 기능인 宣散(선산) · 肅降(숙강) 작용, 즉 氣와 津液(진액)을 퍼뜨리고 그것을 모아 아래로 내리는 기능이 저하되는 병리현상을 일으킨다.

또 肺는 '百脈(백맥)의 朝(조)'라 불리며, 전신의 經脈에 氣를 퍼뜨린다. 결국 脾胃에서 生化(생화)된 水穀(수곡)의 精微(정미, 소화 흡수된 영양)는 肺에 올라 그 宣散작용에 따라 전신에 퍼진다. 하지만 肺가 이와 같이 전신의 氣를 담당한다고 해도, 그 토대에는 元氣(원기)의 근원인 腎精(신정)이 있다. 腎은 五臟六腑의 精을 저장하고 있기 때문에 五臟六腑의 병은 精의 부족을 초래하고, 그것은 어떠한 형태로든 肺에 영향을 미친다. 이런 의미에서 元氣의 생성에 肺 · 脾 · 腎 세 장기가 관련이 있으며, 그것들은 서로 밀접한 관계가 있다.

어쨌든 肺의 질병에 보이는 咳嗽(해수), 哮喘(효천), 胸悶(흉민), 胸痛(흉통), 血痰(혈담) 등 여러 가지 증상은 결국 肺의 宣散 · 肅降작용의 失調(실조)에 따른 것이다.

肺經脈은 내려와 大腸을 絡하기 때문에 肺와 大腸은 표리관계가 되고, 肺邪(폐사)가 大腸에 미치면 便秘, 泄瀉 등이 일어난다.

肺病은 다양하지만, 이것들은 모두 虛實로 나뉜다. 외사가 表(표)를 범하고 邪熱(사열)이 肺를 막는 宣散 · 肅降작용의 실조부터, 濕痰(습담, 곧 수독)이 內阻(내조)하는 등 일반적인 宣散 · 肅降작용이 영향을 받는 경우는 주로 實證(실증)에 속한다. 한편 脾虛 때문에 肺를 영양하지 못하거나 腎虛가 肺에 영향을 주는 경우는 대부분 虛證(허증)에 속한다.

手太陰肺經의 病變(병변)으로, 經脈이 痺阻(비조)하면 痺痛(비통)을 일으키고, 邪熱(사열)이 上衝(상충)한 경우에는 喉痛喉腫(후통후종)을 유발한다.

다음으로 大腸은 傳導管(전도관)으로, 糟粕(조박, 변 찌꺼기)을 운반한다. 大腸經은 올라가 肺에 絡하면서 肺經과 표리관계를 이룬다.

大腸의 병증은 주로 傳導運搬(전도운반)의 실조에 따른 것으로, 便秘와 下痢, 裏急後重(이급후중), 血便(혈변), 腸癰(장옹), 脫肛(탈항) 등의 증상을 보인다.

手陽明大腸經의 병변으로, 風寒濕邪(풍한습사)로 인해 經脈이 痺阻하면 痺痛을 일으키고, 그 외에 大腸의 熱이 순행하는 經脈을 따라 상행하여 齒齦炎(치은염)을 일으킨다.

手太陰肺經의 병변인 경우 本經의 五輸穴(오수혈)을 취해 치료한다. 實에 속하는 것은 瀉(사)하는데, 經氣를 소통해 肺氣의 宣散·肅降 기능을 회복한다. 虛인 경우, 脾虛로 肺虛가 야기된 것이면 本經과 동시에 足太陰脾經을 취하고, 腎虛로 肺虛가 야기된 것이면 本經과 동시에 足少陰腎經을 취한다. 모두 補法(보법)을 가한다.

手陽明大腸經의 經病(경병)에는 本經의 五輸穴을 많이 이용하고, 大腸腑病(대장부병)에는 背兪穴(배수혈)과 募穴(모혈), 下合穴(하합혈, 胃經의 上巨虛)을 주로 이용한다. 어쨌든 證(증)의 虛實에 따라 補하거나 瀉한다.

(2) 증치證治

① 肺

肺의 병변은 臟病(장병)과 經病(경병)으로 나뉜다. 經病인 경우에는 實證에 속하는 것이 많고, 臟病인 경우에는 虛實 모두 있을 수 있다.

【臟病證治】

❶ 肺虛證(폐허증)과 치료 : 肺虛症은 肺陰虛와 肺氣不足이 주요 원인이다.

肺陰虛인 경우에는 乾咳少痰(건해소담)하고, 痰을 喀出(객출)하기 곤란하며, 痰에 피가 섞인다. 潮熱(조열, 오후에 열이 남), 兩顴紅潮(양권홍조), 盜汗(도한), 흉분, 口乾咽燥(구건인조), 脈細數(맥세삭), 舌質紅(설질홍), 少舌苔(소설태) 증상이 나타난다. 이들의 병리기전은 肺陰不足에 의한 虛熱이다.

치료방법은 手太陰肺經 및 背兪穴(배수혈)을 취하고, 鍼으로

補 또는 平補平瀉(평보평사)하는 것이다. 灸는 부적당하다.

肺氣가 부족한 사람은 肺陽虛에도 속하며, 咳嗽(해수)와 함께 묽은 痰을 뱉는다. 그 외에 惡風寒(오풍한), 自汗(자한) 또는 無汗(무한), 숨을 헐떡임, 쉽게 피로해지는 증상 등을 수반한다. 脈은 虛弱하고, 舌質(설질)은 담백색이다. 이들 병리기전은 '肺는 氣를 담당'하며, 또 肺氣는 脾가 영양하는 것이기 때문에 肺와 脾의 氣虛는 대개 관계가 있다.

치료방법은 脾와 肺의 背兪穴과 手足太陰經을 취해 補法으로 脾와 肺를 회복하는 것이다.

❷ 肺實證(폐실증)과 치료 : 肺實證은 세 가지로 나뉜다. 곧 外感風寒(외감풍한), 邪熱蘊肺(사열온폐), 痰濁阻肺(담탁조폐)다.

- 外感風寒 : 風寒이 체표를 침범한 것으로, 이른바 감기다. 체표를 지키는 肺衛氣(폐위기)가 宣散작용을 실조하고 風寒을 外感(외감)한 것으로, 주요 증상은 惡風(오풍), 惡寒(오한), 發熱(발열), 頭痛(두통), 骨節疼痛(골절동통), 無汗(무한) 또는 有汗(유한), 鼻塞(비색), 流涕(유체) 등이며, 咳嗽에 묽은 痰이 나온다. 脈은 浮緊(부긴)하고, 희고 엷은 舌苔(설태)가 낀다. 이들의 병리기전은 肺氣虛 또는 陽虛 때문에 風寒을 外感하고, 그 결과 表의 긴장과 肺의 水滯(수체)라는 實證이 나타나는 것이다.

  手太陰과 手陽明을 瀉鍼(사침)하고, 표를 풀고, 肺氣를 회복시켜 水滯를 제거하는 방법으로 치료한다.

- 邪熱蘊肺 : 肺가 肅降작용을 실조하여 邪熱이 肺로 모이면, 咳嗽 때 적지만 끈적끈적한 痰이 나오고, 헐떡임과 喘鳴(천

명), 胸痛胸悶(흉통흉민), 身熱口渴(신열구갈), 또는 鼻炎(비염), 衄血(육혈), 喉痺(후비), 舌乾(설건), 舌紅(설홍), 苔黃(태황), 脈數(맥삭) 등의 증후를 보인다. 이들의 병리기전은 熱邪가 肺에 들어가 肺의 津液(진액) 또는 水滯를 쪄서[蒸(증)] 생기는 것이다.

手太陰과 手陽明을 瀉鍼하거나 三稜針(삼릉침)으로 瀉血한다. 灸는 하지 않는 것이 좋다.

- 痰濁阻肺 : 濕痰內阻(습담내조), 곧 肺의 水滯 때문에 폐의 肅降작용이 실조된 것으로, 咳嗽, 氣喘(기천)과 함께 끈적한 痰이 많이 나온다. 또 胸脇苦滿(흉협고만), 疼痛, 呼吸困難으로 잠을 잘 수 없는 증상 등이 나타낸다. 이들의 병리기전은 肺氣虛 또는 陽虛로, 肺의 水滯에 의한 肅降작용 실조다.

  手太陰과 足陽明에 瀉鍼하여 치료한다. 그러나 이 경우 正氣不足도 수반하므로 足太陰과 足陽明도 동시에 補하고, 正氣를 가득 채워 肺의 기능을 회복해 痰濁(담탁)을 제거한다. 灸도 필요하다.

【經病證治】

手太陰經의 병변에는 風寒濕邪(풍한습사)에 의한 經脈阻塞(경맥조색)에 따르는 疼痛과 痲痹 등의 병증이 많으며, 肺經이 지나가는 부위에 일어난다.

肺經과 환부 부근의 經穴을 취하고, 瀉鍼 또는 灸를 해서 經絡을 소통시켜 陽氣가 통하도록 하여 치료한다. 또 邪熱이 經脈을 따라 上衝(상충)하여 咽喉發赤(인후발적)과 腫痛(종통)이 있는 경우에는 手太陰과 手陽明을 瀉鍼하거나 三稜針으로 瀉血한다. 灸

는 하지 않는다.

② 大腸

大腸의 병변은 腑病(부병)과 經病(경병)으로 나뉜다. 經病은 대개 實證이 많고, 腑病은 寒熱虛實의 차이가 있다.

【腑病證治】

❶ 大腸寒證(대장한증)과 치료 : 찬 곳에 있거나 찬 음식을 먹어 일어난 경우에는 腹痛腸鳴(복통장명), 下痢(하리), 脈沈遲(맥침지), 苔白滑(태백활) 등이 나타난다. 이 병리기전은 寒邪(한사)에 의한 大腸의 傳導運搬(전도운반)작용 실조로, 大腸의 實寒證에 속한다. 虛寒證은 大腸의 虛證에 속한다.

大腸의 募穴과 下合穴(胃經의 上巨虛)을 취해 鍼灸를 병용하고, 散寒止瀉(산한지사)한다.

❷ 大腸熱證(대장열증)과 치료 : 邪熱이 大腸을 침범해서 항문에 熱痛(열통)이 있고, 대변에서 악취가 나거나 피가 섞여 나온다. 설사하는 일도 있다. 脈은 滑數(활삭)하고, 黃苔(황태)를 보인다. 또 腸熱(장열)이 癰腫(옹종)을 일으킨 경우에는 무릎을 굽혔다 펼 수 없을 정도로 복통이 심해 배를 만지지도 못하게 한다. 이 병리기전은 風寒이나 風熱의 外感, 또는 자극성 있는 음식의 지나친 섭취로 인한 邪熱 발생으로, 瘀血停滯(어혈정체)도 포함한 大腸의 實熱證이다. 大腸의 虛熱證은 虛證에 속한다.

大腸의 募穴과 下合穴(胃經의 上巨虛) 및 手足陽明經을 瀉鍼하고, 邪熱을 外泄(외설)하여 치료한다. 灸는 부적합하다.

❸ 大腸虛證(대장허증)과 치료 : 慢性下痢(만성하리) 등으로 일어나기 쉬운 脫肛(탈항)을 수반하는 일이 있고, 脈細弱(맥세약),

舌質淡白(설질담백), 苔薄(태박) 등의 증후가 나타난다. 이 병리기전은 大腸의 正氣가 虛하고 무력으로 인한 下陷(하함)으로 일어나는 것이다.

足太陰과 足陽明, 任脈, 督脈에 補鍼 및 灸를 이용해 正氣를 회복시켜 치료한다. 이 경우 冷症을 일으키는 것은 大腸의 虛寒證이고, 열 증상이 있는 것은 虛熱證이다. 모두 우선 正氣를 회복시켜야 한다.

❹ 大腸實證(대장실증)과 치료 : 대변의 積滯(적체)로 인한 秘結(비결) 또는 충분히 나오지 않는 불쾌한 下痢, 裏急後重(이급후중), 腹痛 등의 증후가 나타난다. 배를 누르는 것을 싫어한다(좋아하는 경우도 있다). 舌苔가 두껍고, 脈이 沈實有力(침실유력)하거나 沈細弱(침세약)하다. 이 병리기전은 大腸의 熱 때문에 糟粕(조박)의 수분이 결핍된 大腸의 實熱證 또는 虛熱證이다. 그러나 누르는 것을 좋아하고 脈이 沈遲(침지)한 경우는 實寒證이다. 또 虛寒證에서도 이상과 같은 증상이 나타날 수 있다.

實하면 瀉法을 이용하여 치료하지만, 각각 虛實證의 치료법을 적용한다.

【經病證治】

大腸 經脈의 병변은 實證을 보이는 일이 많다. 그러나 寒熱의 구별이 있다.

寒證인 경우는 風寒濕痺(풍한습비)가 많고, 經脈의 순행 부위에 疼痛을 일으킨다. 瀉鍼과 灸를 이용하고, 散寒通絡(산한통락)하여 치료한다.

熱證인 경우에는 脈이 洪滑數(홍활삭)하고, 舌質이 홍색이고,

黃苔를 보인다. 이때는 手陽明에 瀉鍼 또는 瀉血을 하고, 邪熱을 泄(설)하여 치료한다.

2. 脾비 · 胃위

(1) 개설概說

脾胃의 생리작용은 음식물의 受納(수납), 腐熟(부숙), 消化吸收(소화흡수), 轉輸(전수) 등이다. 脾는 運化(운화)작용을 담당하며 상승하는 성질이 있고, 胃는 受納과 運搬을 담당하며 하강하는 성질이 있다.

脾胃의 질병은 이상의 작용에 실조가 생기는 경우에 일어난다. 그 병리기전은 소화흡수기능의 저하, 升降(승강)기능의 실조다. 그 결과 呃逆(애역, 딸꾹질), 嘔吐, 下痢, 便秘, 胃部 불쾌감, 腹脹滿(복창만), 呑酸(탄산) 등의 증상이 나타난다.

脾의 작용으로는 血管에서 血이 새지 않도록 '血을 통제'하는 생리기능이 있다. 따라서 脾虛가 되면 血을 통제할 수 없기 때문에 出血하기 쉽고, 血便을 보이며, 여자는 崩漏(붕루)를 보이기도 한다.

經絡에 관계하는 병증으로는 그 순행 부위에 痲痺와 痛症을 보이는 것이 있다. 이밖에 脾經은 舌本(설본)을 통하기 때문에 舌本痛(설본통), 咽痛(인통) 등을 일으키고, 胃經은 衄血(육혈), 齒痛, 齒槽膿漏(치조농루), 頰腫(협종), 頸腫(경종), 喉痺(후비) 등을 일으킨다.

脾와 胃는 經絡的으로 絡하는 것과 屬하는 것의 중간 관계에 있고, 생리기능상 관계가 밀접하다. 발병 시에도 서로 영향을 주고받는다. 脾虛로 運化기능을 실조하면 胃의 受納기능도 저하되고 식욕부진을 일으킨다. 역으로 胃氣上逆(위기상역)으로 구토할 때는 脾의 運化기능 실조를 초래하기도 한다.

脾胃의 병증은 대략 이상과 같지만, 이들에도 虛實寒熱의 차이가 있고, 또 經絡病과 臟腑病의 구별도 있다. 따라서 치료 시에는 背兪穴(배수혈), 募穴(모혈), 足太陰과 足陽明의 五輸穴(오수혈)을 취하는 것이 일반적이다.

(2) 증치證治

【臟腑證治】

脾胃의 병은 虛實寒熱로 구분되고, 치료법도 溫淸補瀉(온청보사)의 구별이 있다.

① 脾

❶ 脾虛證(비허증)과 치료 : 脾虛證이면 運化기능(소화흡수기능)을 실조하기 때문에, 水穀(수곡)의 精微(정미, 영양)가 전신에 輸布(수포)되지 않는다. 그 결과 面色萎黃(면색위황), 四肢倦怠(사지권태), 疲勞(피로), 瘦瘠(수척), 下垂(하수) 등의 증상이 나타난다. 예를 들어 脾虛 때문에 陽氣不足에 이른 경우에는 腹滿(복만)하고 下痢(하리)하며, 사지가 차갑다. 浮腫(부종), 脈濡弱(맥유약), 舌質淡白(설질담백), 白苔 등의 증상을 보인다.

脾兪, 募穴, 足太陰과 足陽明에 補鍼과 灸를 하여 치료한다.

❷ 脾實證(비실증)과 치료 : 水滯(수체)가 있으면 大腹脹滿(대복창만, 상복부의 부푼 느낌) 또는 疼痛이 생긴다. 濕熱蘊蒸(습열온증, 습과 열로 찌는 것)하면 피부가 누렇게 뜨고 소변도 진한 황

적색을 보인다. 濕毒(습독)이 脾氣를 운반하지 않으면 소화흡수기능이 정체하여 胃가 무겁고 腹滿하며, 大小便不利(대소변불리)가 나타난다.

足太陰과 足陽明을 瀉鍼하여 치료한다.

❸ 脾寒證(비한증)과 치료 : 脾陽이 쇠미하면 水濕이 化하지 않고 陰寒偏勝(음한편승)에 이른다. 날음식과 찬 음식을 과다하게 먹으면 脾陽이 부진해진다. 어쨌든 증상으로는 묵직한 腹痛, 消化不良, 下痢, 말간 소변, 四肢冷(사지랭), 舌質淡白(설질담백), 白苔(백태) 등이 나타난다. 脈은 沈遲(침지)한데, 특히 우측 關部(관부)가 심하다.

背兪穴, 募穴, 足太陰, 足陽明에 補鍼 및 灸하여 치료한다.

❹ 脾熱證(비열증)과 치료 : 脾는 濕을 담당하기 때문에 邪熱을 받으면 濕熱이 서로 다투어 心下痞(심하비), 身重(신중), 擧動難(거동난), 口膩(구니), 食慾不振(식욕부진) 등의 증상이 나타난다. 또 입에 타액이 많아지고, 소변이 적고 황색이 된다. 脈은 濡數(유삭)하고, 미끌미끌한 黃苔가 낀다.

足太陰, 足陽明에 瀉鍼하여 치료한다. 灸는 부적합하다.

② 胃

❶ 胃虛證(위허증)과 치료 : 음식을 受納(수납)하는 작용의 실조로, 흉복부의 微痞(미비), 食慾不振, 트림, 舌淡紅(설담홍) 등의 증상이 나타난다, 脈은 우측 關部가 연약하다. 이 병리기전은 胃氣虛弱으로 음식의 腐熟(부숙)이 충분하지 않아 오는 것이다.

背兪穴, 募穴, 足陽明에 補鍼하고 灸하여 치료한다.

❷ 胃實證(위실증)과 치료 : 이 병증의 병리기전은 胃火가 심한

경우와 食滯(식체)가 留阻(유조)하고 있는 경우다.

胃火가 심한 경우에는 消穀善飢(소곡선기), 요컨대 먹어도 배가 고프고, 입이 마르고 물을 마시고 싶은 증상이 나타난다. 또 食滯가 留阻하고 있는 경우에는 脘腹(완복)이 脹悶(창민)하고, 심할 때는 아프고 누르는 것을 싫어한다.

어느 경우든 舌質은 붉고, 두터운 黃苔가 낀다. 우측 關部에 洪大有力(홍대유력)한 脈을 보인다.

치료방법으로는 足陽明을 취하지만, 胃火가 有餘(유여)하고 消穀善飢하는 자는 足陽明을 瀉鍼하고 足少陰을 補鍼한다. 灸는 부적합하다.

❸ 胃寒證(위한증)과 치료 : 胃陽不足(위양부족)에 寒邪가 편승한 것이다. 胃部의 脹痛, 嘔吐, 呃逆(애역) 등이 나타나고, 가끔 침이 나오는 일도 있다. 따뜻한 음식물을 즐긴다. 寒이 심할 때는 四肢厥冷(사지궐랭)한다. 희고 미끄러운 舌苔가 끼고, 우측 關部에 沈遲(침지)한 脈이 나타난다.

兪穴, 募穴 및 足陽明, 手厥陰을 平補平瀉(평보평사)하고, 灸를 많이 하여 치료한다.

❹ 胃熱證(위열증)과 치료 : 熱이 胃에 모여 胃陽(위양)의 항진이 심하다. 신열로 몹시 더워 고통 받으며, 입이 말라 물을 마시고, 찬 음식과 시원함을 즐긴다. 때로는 熱邪(열사)가 胃氣의 上逆(상역)을 일으켜 먹으면 토한다. 또 胃熱이 大腸으로 내려가면 便秘가 생긴다. 脈은 洪大有力(홍대유력)하고, 누렇고 마른 舌苔(설태)가 낀다.

치료방법은 手足陽明을 주로 하고, 瀉鍼한다. 灸는 부적합하다.

【經病證治】

脾胃의 蘊熱(온열)인 경우에는 陽明經의 증후에 따라 口渴(구갈), 脣部濕疹(순부습진), 頸部腫脹(경부종창), 咽喉痛(인후통), 齒痛(치통), 齒齦痛(치은통), 齒槽膿漏(치조농루) 등이 나타나고, 脈은 洪數(홍삭)하고, 누런 舌苔가 낀다.

치료방법은 手足陽明經을 주로 하여 瀉法을 행하는 것이다. 灸는 부적합하다.

風寒濕邪(풍한습사)에 의해 경맥이 阻塞(조색)한 경우에는 胃經의 통증과 冷感을 호소한다. 이때의 치료방법은 肺 · 大腸에서 서술한 것과 같다.

3. 心심 · 小腸소장

(1) 개설槪說

"心은 血脈(혈맥)과 神明(신명)을 담당한다."고 말한다. 心이 血脈을 담당한다는 것은 혈액을 전신으로 보내 혈액순환의 기능을 한다는 의미고, 神明을 담당한다는 것은 정신활동 일체를 맡고 血脈을 담당하는 것에 맞추어 대사활동 일체를 행한다는 의미다. 대사활동에 의해 에너지, 곧 元氣(원기)가 발생한다. 이 원기가 충분하고 생생한 相(상)이 神明이다. 그것이 정신활동에 크게 영향을 주는 것은 말할 나위도 없다.

外感病(외감병), 곧 表에 외계기후인 風 · 寒 · 熱 · 火 · 燥 · 濕이 침범하여 걸린 병, 내적 요인인 怒(노) · 喜(희) · 思(사) · 憂(우) · 悲(비) · 恐(공) · 驚(경)의 七情(칠정), 그 밖의 요인 등이 모

두 정신감정에 영향을 미치지만, 이것들은 心의 변동에 의한 것이다. 결국 혈류순환과 대사기능에 영향을 미치고, 정신감정에도 나쁜 여파를 미친다. 혈액순환, 대사기능의 이상으로는 吐血(토혈)·鼻血(비혈)·充血(충혈)·炎症(염증)·煩熱(번열)·瘀血(어혈)·貧血(빈혈)·冷症(냉증)·壞疽(괴저) 등이 있고, 정신감정에 미치는 나쁜 여파로는 動悸(동계)·不安(불안)·心煩(심번, 초조하고 안정하지 못하는 것)·히스테리·健忘(건망)·不眠(불면)·意識昏迷(의식혼미)·譫語(섬어)·發狂(발광) 등이 있다.

이상과 같이 각종 증상을 나타내지만, 정리해보면 虛實의 현상에 지나지 않는다.

虛證은 心陽不足(심양부족)과 心陰缺虛(심음결허), 요컨대 대사력 저하 및 血(精·津液)의 부족이다. 實證은 邪實(사실), 곧 邪가 心神을 막고 혈로 돌아 妄行(망행)하는 것으로, 결국 熱邪와 寒邪 등이 혈액순환을 막기도 하고, 血熱(혈열)이 전신을 돌아 煩熱(번열)을 가져오기도 하는 것이다.

手少陰心經 經脈의 병변으로는 風寒濕邪에 의한 경락의 阻塞(조색)이 있고, 心經 위에서 통증과 마비를 일으킨다. 또 '舌은 心의 苗(묘)'이기 때문에 心火上炎(심화상염, 血熱이 심한 현상) 등에 의해 구내염과 혀의 마비 등을 일으킨다.

小腸으로 말하자면 '小腸은 受盛(수성)의 官(관)'이고 '清濁(청탁)을 나누는' 곳이기 때문에 병리현상으로 청탁분별 감퇴, 장액분비기능 저하에 의한 水穀未消化(수곡미소화), 清濁混淆(청탁혼효) 등을 일으킨다. 결국 소화불량을 일으킨다는 말이다. 증상은 下痢, 小便不利 등 대소변 이상이다.

手太陽小腸經의 經脈 변동은 手少陰心經과 마찬가지로 그 經脈上의 통증과 마비다.

또 心은 臟(장)으로 陰에 속하고, 소장은 腑(부)로 陽에 속한다. 성질은 火에 속하고, 모두 대사와 관계한다. 小腸은 下焦에 있는데, 下焦의 火가 熱源(열원)이다. 心과 小腸은 생리기능상 밀접한 관계를 갖고, 병리현상도 서로 영향을 끼친다. 예를 들면 心熱이 小腸으로 옮아가 변비와 혈뇨를 일으키기도 하고, 小腸의 열이 心으로 上逆(상역)하는 心火上炎(심화상염)으로 구내염이 생기기도 한다.

心病(심병)에는 心經의 五輸穴(오수혈)을 이용하지만, 이에 더하여 심의 宮城(궁성)이고, 神明이 출입하는 手厥陰心包經 및 후천 元氣(원기)의 本이고, 心血을 생화하는 근원(혈액을 만드는 본)인 足太陰脾經의 五輸穴을 동시에 이용한다.

小腸病에는 背兪穴, 募穴, 下合穴(下巨虛)를 취한다. 《영추靈樞 · 사기장부병형邪氣臟腑病形》에 "胃는 三里(삼리)에 合하고, 大腸은 巨虛上廉(거허상렴)에 合入하고, 小腸은 巨虛下廉(거허하렴)에 合入한다."고 한 것처럼 小腸과 大腸은 胃에 이어져 있고, 小腸은 下巨虛(하거허)에 合入하기 때문에, 足陽明胃經의 下巨虛를 이용한다.

(2) 증치證治

① 心

心의 병리는 臟에 있든지 經絡에 있든지 그 虛實의 차이에 따라 다르다.

【臟病證治】

❶ 心虛證(심허증)과 치료 : 병리기전은 心陽不足(심양부족)과 心陰缺虛(심음결허)다. 心陽이 부족하면 心動悸(심동계), 불안, 공포감, 冷症(냉증), 호흡급박, 헐떡임, 脈弱(맥약), 舌質淡白(설질담백) 등이 나타나는데, 심한 때는 입술과 손톱이 담백색이 되고, 虛寒(냉증)이 강해지면 青紫色(청자색)을 띠게 된다.

背兪穴인 心兪, 手少陰, 任脈의 輸穴을 주로 하여 치료한다. 經氣를 補益하고 心陽을 일으켜 心氣를 보충해서 돕는다.

心陰缺虛에서는 역시 心動悸(심동계)와 불안이 보이고, 虛煩(허번)해서 안정하지 못하며, 선잠을 자고, 꿈을 많이 꾼다. 掌中煩熱(장중번열), 健忘(건망), 盜汗(도한) 등이 나타난다. 舌質은 담홍색을 띠거나 또는 舌尖(설첨)이 붉고 건조하며 舌苔가 적다. 細虛數(세허삭)한 脈을 보인다. 이것은 陰虛로 內熱이 일어나는 증상이다.

치료방법으로는 心兪, 手少陰心經, 手厥陰心包經을 주로 이용한다. 동시에 足少陰腎經을 이용한다. 補鍼을 시행하고, 灸는 이용하지 않는다. 心・腎의 經脈을 補해 고르게 하고, 水火의 평형을 회복시키고, 心陰을 되돌린다.

❷ 心實證(심실증)과 치료 : 心經의 實證은 心火上炎(심화상염) 및 痰火(담화)가 神明을 蒙蔽(몽폐)하는 병리현상을 보인다.

心火上炎으로 구내염과 혀의 둔중감, 마비, 咽痛口苦(인통구고), 口渴(구갈)이 일어나고, 목이 마르며, 소변이 붉고 적다. 심한 때는 吐血과 鼻血이 일어나고, 脈이 數(삭)하며 舌質이 붉고 黃苔가 낀다. 이 현상은 心火上炎으로 熱邪가 血을 막고 妄行(망행)하기 때문이다.

치료방법으로는 手少陰心經, 手厥陰心包經, 手太陽小腸經을 주로 하는데, 手陽明大腸經도 동시에 이용한다. 瀉法을 이용하여 제 經의 熱을 瀉한다.

痰火(담화)가 神明(신명)을 蒙蔽하면 결국 熱毒(열독)과 鬱血(울혈)을 초래해 정신적 혼란을 일으킨다. 의식이 혼미하고, 헛소리를 하며, 바르르 떨며, 안정하지 못해 잠을 못 자고, 열이 심해 얼굴이 붉게 된다. 舌質은 붉고 때로 건조해 갈라지며, 黃苔가 낀다. 脈은 滑洪數(활홍삭)하다. 熱毒이 裏(리)에 전해져 濕毒(습독)과 함께 정신의 혼란을 일으킨다.

치료방법으로는 手少陰心經과 手厥陰心包經을 이용하고, 심한 때는 手足陽明, 督脈 및 十二井穴(십이정혈)을 취한다. 瀉法을 이용하고, 때로는 三稜針으로 瀉血한다. 제 經의 熱을 瀉해서 經氣를 개통하고, 痰火를 泄한다.

【經脈證治】

風寒濕邪(풍한습사)에 의해 經脈이 阻塞(조색)하고, 心經 유주상에 통증과 둔중감을 일으킨다. 肺 · 大腸의 경우와 같다.

② 小腸

小腸의 병리는 腑에 있든지 經에 있든지 寒熱에 따라 다르다.

【腑病證治】

❶ 小腸寒證(소장한증) : 小腸의 腑證(부증)은 寒證과 熱證 두 가지다.

寒證은 찬 음식 등으로 차가워진 경우가 많다. 腹中雷鳴(복중뇌명)하며, 소변이 불리하고 양이 적으며, 腹痛을 일으키는 일이 있고, 따뜻하면 기분이 좋아진다. 脈은 遲(지)하고, 白苔가 낀다. 中焦의 虛寒으로(소화기계통이 차가워져) 소화불량을 일으키고, 수액의 흡수가 충분하지 못해서 일어난다.

背兪穴, 募穴, 下合穴(下巨虛)을 이용하여 치료한다. 소화기계통을 덥히는 기능을 회복시킨다.

❷ 小腸熱證(소장열증) : 心火가 小腸에 옮겨간 경우로, 血熱(혈열)이 小腸에 닥친 것이다. 小便熱赤(소변열적) 또는 잘 배뇨되지 않아 통증이 있고, 心煩하고 口渴한다. 때로는 구내염을 일으키고, 소변도 핏기를 띠고, 심한 때는 다량의 혈뇨가 나온다. 脈은 數(삭)하고, 舌尖(설첨)이 붉게 된다. 이들 증상은 心火가 小腸에 닥치거나 火가 성하여 血을 다그쳐 妄行(망행)했기 때문이다. 어쨌든 환자는 몹시 더위를 타고, 기름진 땀을 흘리며, 냉수를 찾는다. 앞서 小腸寒證의 경우에는 몹시 추위를 타고 따뜻한 것을 원한다.

手少陰心經, 手太陽小腸經을 주로 하여 치료하고, 瀉法으로 제經의 火를 瀉한다.

【經病證治】

風寒濕邪(풍한습사)에 의한 經氣의 阻塞으로, 小腸經의 유주상에 통증과 둔중감, 냉감, 마비 등을 보인다. 치료방법은 肺 · 大腸과 같다.

4. 腎신 · 膀胱방광

(1) 개설概說

'腎은 水를 담당하고, 精을 저장하며, 命門(명문)의 火가 모이는 곳'이다. 요컨대 水火를 겸하는 臟이다. 전신의 水를 통제하고, 精을 저장하며, 元氣(원기)의 근본이고, 命門 火의 근원이다. 몸의 에너지원인 精을 저장 · 분배하는 작용을 하고, 이것에 의해 전신의 津液(진액)이 작용한다. 또 心과 상호 협력하여 에너지를 만들어내는 힘이 있다.

따라서 腎의 기능 저하 또는 질병 시에는 水腫(수종), 消渴(소갈, 물을 마셔도 또 마시고 싶어지고, 어디로 없어지고 마는지 모르는 구갈), 遺精(유정), 陽萎(양위, 발기가 안 되는 상태), 喘(천), 早漏(조루), 腰痛 등이 나타난다.

이들 증상은 陰虛와 陽虛 두 가지 병리현상으로 나뉜다.

足少陰腎經의 변동은 風寒濕邪에 의한 經絡의 阻塞이 주이고, 腎經의 경맥상에 통증, 둔중감, 冷感, 발저림이 일어난다. 耳聾(이롱, 신은 귀에 개규한다) 등을 일으키고, 精氣不足에 이르면 눈에 精이 운반되지 않아 시력감퇴를 초래한다.

膀胱은 '津液(진액)의 府(부)'로 소변을 담당하기 때문에 尿失禁(요실금), 頻尿(빈뇨), 요량이 적은 등의 병리현상이 나타난다. 이들 증상도 虛와 實로 구별된다. 膀胱經의 經脈 변동도 腎經과 마찬가지로 그 經脈상에 마비와 저림을 일으킨다.

腎은 臟(장)으로 陰에 속하고(단 陰 중의 陽), 膀胱은 腑(부)로 陽에 속한다. 성질은 水에 속하고, 경맥상으로 양자는 屬絡(속락)의 관계로 表裏(표리)가 된다. 이 때문에 생리적으로도 밀접하고, 병리현상도 서로 영향을 미친다. 腎氣가 化(화)하지 않으면 膀胱도 氣를 化하지 않아 小便不利(소변불리)가 나타나고, 膀胱이 氣를 化하지 않으면 腫脹(종창)을 일으키게 된다. 결국 腎의 기능이 저하해 체액으로 소변을 만드는 능력이 없어지면 膀胱도 소변을 낼 수 없으며, 그 때문에 浮腫(부종)을 일으키기도 하고 尿毒症(요독증)을 초래하기도 한다.

腎에는 實證이 거의 없고 대부분이 虛證이다. 陽虛인 사람은 灸를 주로 하지만, 陰虛인 사람에게는 부적합한 경우가 많다. 用穴(용혈)로는 腎經의 五輸穴을 취하고, 그 밖에 下焦는 元氣(원기)의 뿌리로 元氣가 모이는 곳이기 때문에 氣海(기해)와 關元(관원)을 이용해 腎氣를 돕는다. 또 陰虛는 陽盛(양성)의 현상이 있기 때문에 補法만으로는 그 偏亢(편항)한 陽(虛熱)을 제어할 수 없다. 그래서 腎을 補하면서 동시에 肝을 瀉하여 陰陽의 평형을 잡는다.

膀胱의 병에서 虛寒에 속하는 사람은 腎陽과 관계가 있기 때문에 동시에 腎을 補한다. 實熱에 속하는 사람은 膀胱經에 瀉法을 고려한다. 또는 다른 臟으로부터의 영향도 고려해 證에 따라 치료한다.

(2) 증치證治

① 腎

腎의 병은 臟(장)에 있든지 經(경)에 있든지 陰虛와 陽虛의 차이가 있다.

【臟病證治】

❶ 腎陽虛證(신양허증)과 치료: 腎陽이 부족한 사람은 陽痿(양위)와 早漏(조루)가 있고, 소변이 샌다. 허리와 다리가 약하고, 무릎에 힘이 없어진다. 정신이 또렷하지 않고, 耳鳴(이명)이 생기며, 안색이 나쁘고 창백하며, 惡寒과 冷症이 생긴다. 脈은 약하고 舌

質은 담백색을 보인다. 陽虛로 몸을 따뜻하게 하는 힘이 부족하기 때문에 일어나고, 元氣의 근본인 下焦가 충실하지 않아서 오는 현상이다.

치료로는 背兪穴과 任脈, 督脈을 취해 灸를 주로 한다. 補法으로 經氣를 일으켜 腎陽을 회복시키며, 精氣를 충만하게 한다.

腎이 氣를 거둘 수 없는 경우에는 호흡이 빨라지고 喘逆(천역)하며, 호흡을 계속할 수 없고, 움직이면 다시 강해진다. 自汗(자한)하고, 말하기를 싫어하며, 현기증이 나고, 몹시 추위를 타며 두 발도 차가워진다. 脈은 약하면서 浮(부)해 무력을 나타낸다. 이것은 氣를 下焦로 모을 수 없기 때문에 氣가 위로 뜸으로써 오는 현상이다.

치료는 背兪穴, 任脈, 督脈을 주로 하고, 灸를 많이 해서 腎氣를 성하게 해 덥히고, 氣를 받아들여 元(원)으로 돌아오도록 한다.

陽虛로 水泛(수범)하는 경우, 요컨대 陽虛로 대사력이 저하하여 水毒(수독)이 나타나는 경우, 전신성 부종과 피부의 냉증을 호소한다. 하지에 뚜렷하게 나타나는데, 누르면 함몰되어 나오지 않는다. 下痢(하리) 기미가 있고, 脈은 沈遲無力(침지무력)하고, 윤활한 舌苔가 낀다. 이것은 腎陽이 쇠하고 약해졌기 때문으로, 腎氣가 水를 尿(요)로 化할 수 없어 일어난 현상이다.

背兪穴, 任脈, 足少陰腎經, 足太陰脾經을 취하고, 平補平瀉(평보평사)하여 치료한다. 灸를 주로 하여 經을 덥히고, 水道(수도)를 잘 통하게 하며, 陽을 순환시켜 水液(수액)을 기화하여 尿로 나오게 한다.

❷ 腎陰虛證(신음허증)과 치료 : 腎陰이 부족한 사람은 몸이 야위고 약하게 된다. 정신이 명료하지 않으며, 耳鳴이 생긴다. 잠이

적으며 쉽게 잊어버린다. 꿈이 많아지고 遺精(유정)한다. 咽乾口燥(인건구조)하고, 때로는 潮熱(조열)을 발한다. 허리와 다리가 약해진다. 咳嗽(해수)하고 痰에 피가 섞인다. 脈은 細數(세삭)하고, 舌質은 붉으며 苔는 적다. 이들은 腎精(신정)이 부족하고 陰虛陽旺(음허양왕)한 상이다.

背兪穴과 足少陰腎經을 주로 하여 치료하고, 足厥陰肝經과 足太陰脾經도 동시에 취한다. 補法 또는 平補平瀉하고, 經氣의 평형을 도모한다. 灸는 부적합하다.

【經病證治】

風寒濕邪에 의한 經絡의 阻塞(조색)이 주로, 腎經을 따라 나타나는 통증과 둔중감, 마비감을 호소한다. 치료방법은 肺·大腸과 같다.

② 膀胱

膀胱病에도 腑病(부병)와 經病(경병)이 있고, 寒熱虛實의 차이가 있다.

【腑病證治】

❶ 膀胱虛寒證(방광허한증)과 치료 : 頻尿(빈뇨), 遺尿(유정), 弱脈(약맥), 滑苔(활태)가 나타난다. 下焦가 虛寒하여 膀胱의 氣가 충실하지 않은 탓이다.

치료방법으로는 膀胱兪(방광수), 腎兪(신수), 募穴, 任脈을 주로 하고, 補法으로 膀胱의 氣와 少陰의 氣를 왕성하게 하여 덥히고, 기능을 회복시킨다.

❷ 膀胱實熱證(방광실열증)과 치료 : 소변량이 적고 잘 나오지 않는다. 황적색으로 혼탁하다. 심한 때는 淋瀝(임력)하고, 膿(농)

과 砂石(사석)이 섞인다. 尿道熱痛(요도열통), 少腹脹(소복창) 등 방광염 증상이 일어난다. 脈은 數하면서 實하고, 舌質은 붉으며 黃苔가 낀다. 이들은 濕熱이 방광과 요도를 막음으로써 氣化作用(기화작용, 생성작용)이 阻滯(조체)한 현상이다.

膀胱兪, 募穴, 任脈, 足三陰經을 瀉하고, 氣를 통하게 하여 氣化通利(기화통리)하며, 濕熱을 내려 없애는 방법으로 치료한다.

【經病證治】

風寒濕邪에 의해 經絡이 막혀 膀胱經上에 통증과 둔중감, 마비를 일으킨다. 치료방법은 肺·大腸과 같다.

5. 心包심포·三焦삼초

(1) 개설槪說

"心包絡(심포락)은 心의 宮城(궁성) 역할을 한다."고 하는데, 心의 호위작용을 담당한다. 따라서 病邪가 心을 엄습할 때 우선 心包가 그것을 받는다. 心包는 心을 대행하기 때문에 神明(신명)이 출입하는 孔竅(공규)가 되며, 대사활동과 정신활동을 맡는다. 그러므로 邪가 心包로 들어온 경우에는 의식혼미, 譫語(섬어), 痙攣(경련), 히스테리를 일으키는 등 정신 면에 영향을 미친다.

三焦는 六腑(육부)의 하나로, 전신의 기화작용을 담당한다. 요컨대 내장기능의 생리활동, 氣(기)·血(혈)·津液(진액)의 운행·분배작용, 水穀(수곡)의 소화·흡수작용, 물질대사, 배설작용 등 모든 기화작용을 담당하며, 그 생리활동의 정상화를 꾀한다.

요컨대 삼초는 上焦(상초), 中焦(중초), 下焦(하초)의 균형을 담당한다. 裏(리)에 상당하는 心包는 혈액의 운행 · 분배작용을 하고, 三焦는 이 혈액량을 조정한다. 上焦에 혈액이 필요한 때는 心包의 작용으로 혈액을 上焦로 보내주고, 上焦의 대사작용을 행하게 하며, 下焦에 혈액이 필요할 때는 下焦로 혈액을 보내준다. 그러므로 三焦와 心包는 表裏關係로, 서로 협력하는 것이다.

따라서 그 병리는 기화기능 실조(대사기능 실조), 水道(수도)가 通利(통리)하지 않아 水滯(수체)를 일으키는 것으로, 小便不利(소변불리)와 腫脹(종창), 浮腫(부종) 등이다.

三焦는 上焦, 中焦, 下焦에 걸쳐 기능하는 것이기 때문에 각 臟腑의 생리기능에 영향을 미친다. 예를 들면 三焦의 기화작용이 실조하고, 上焦에 있는 肺에 영향을 미친 경우에는 肺의 宣散(선산) · 肅降(숙강)작용이 실조하며, 中焦의 경우는 脾胃의 승강작용이, 下焦에서는 腎과 膀胱의 기화기능이 실조하고 水質代謝(수질대사)에 영향을 미친다.

經絡의 병은 風寒濕邪에 의한 阻塞(조색)으로, 경락상에 통증과 둔중감, 마비를 일으킨다. 또 風熱(풍열)과 七情(칠정)의 抑鬱(억울)에 의한 熱이 모여 經을 따라 上衝(상충)하고 經氣의 흐름에 실조를 가져와서 灼熱腫痛(작열종통)을 일으킨다.

心包經의 병은 心과 같이 생각하고, 三焦에 관해서는 背兪穴, 募穴, 下合穴(足太陽膀胱經의 委陽)을 주로 하며, 증상에 따라 任脈과 足太陰脾經을 이용하여 치료한다.

(2) 증치證治

心包의 병은 心의 병과 마찬가지이기 때문에 여기에서는 三焦

에 대해서만 서술한다.

【腑病證治】

三焦의 병증은 虛實로 나뉜다.

❶ 三焦虛證(삼초허증) : 일반적으로 腎氣不足(신기부족) 때문에 三焦의 기화작용이 저하하고, 水濕이 정체한다. 그 결과 皮膚腫脹(피부종창), 腹脹滿(복창만), 遺尿(유뇨), 尿失禁(요실금) 등의 증상이 나타난다. 脈은 沈細(침세)하거나 沈弱(침약)하고, 白滑苔(백활태)가 낀다.

치료는 背兪穴, 募穴, 下合穴(足太陽膀胱經의 委陽)을 주로 하고, 任脈을 가한다. 經氣를 덥히고, 腎陽을 돕도록 한다. 腎陽이 회복되면 기화작용이 활발해지고 水毒이 배출된다.

❷ 三焦實證(삼초실증) : 대부분은 濕熱이 裏(리)에 蘊結(온결)했기 때문으로, 三焦의 기화기능이 저하하여 水滯를 일으킨 것이다. 그 결과 身熱(신열), 皮膚腫脹(피부종창), 小便不利(소변불리) 등의 증상이 나타난다. 脈은 滑數(활삭)하고, 舌質은 붉으며 黃苔가 낀다.

背兪穴, 募穴, 下合穴(委陽)을 주로 하고, 瀉法으로 經氣를 소통시키고 濕熱을 없애 기화기능을 회복시켜 치료한다.

【經病證治】

風寒濕邪에 의한 경락 阻塞으로, 三焦經上에 통증과 둔중감, 마비를 가져온다. 치료방법은 肺·大腸과 같다.

또 外感風熱(외감풍열, 풍열에 의한 감기 등) 또는 內熱上衝(내열상충), 七情抑鬱(칠정억울)에 의한 經氣의 閉塞(폐색)으로 急性耳聾(급성이롱), 耳鳴(이명), 外眥(외제)의 통증, 頰腫(협종), 咽

喉麻痺(인후마비), 腋下腫脹(액하종창), 瘰癧(나력), 胸肋痛(흉륵통), 身熱(신열), 咽喉乾燥(인후건조) 등의 증상이 나타난다. 脈은 數하고, 舌質은 붉으며 얇은 黃苔가 낀다.

手足少陽經을 주로 하고, 瀉法을 쓰거나 瀉血하여 經氣를 통하게 하며, 熱을 泄하여 치료한다.

6. 肝간 · 膽담

(1) 개설槪說

"肝은 風木(풍목)의 장기로, 안으로는 相火(상화)에 의지하고, 性(성)은 條達(조달)을 좋아한다. 血을 저장한다."고 한다. 風木의 장기인 肝은 몸속에서 활동을 담당하고, 안으로 相火에 의지한다는 것은 열을 갖기 쉽다는 뜻이다. 조달을 좋아한다는 것은 목적을 다하려는 정신감정과 관계가 있는 것이다. 그리고 肝은 전신의 혈액을 저장하는 작용을 한다.

따라서 그 병은 肝氣鬱結(간기울결), 肝火上逆(간화상역), 肝陽上亢(간양상항), 肝風內動(간풍내동)으로 종합된다.

肝氣鬱結은 七情內傷(칠정내상, 정신감정의 과도한 흥분과 억제로 내장에 이상을 일으키는 것)에 의한 것이 많다. 肝은 조달을 좋아하기 때문에 억압을 싫어하는데, 고민과 강한 정신적 스트레스는 그 조달성을 억제하고, 疏泄(소설, 유동성과 배출성)기능을 저하시킨다. 氣機(기기, 기의 승강출입)가 鬱結(울결)하고 마는 것이다. 이 肝鬱(간울)이 火化(화화)하면, 즉 肝鬱이 熱을 갖게 되면 肝火上逆의 병리현상이 일어난다.

또 肝陰이 부족해서 상대적으로 肝陽이 성하여 上亢(상항)하면, 虛이면서 陽邪에 의한 實의 증후를 나타내는 眞虛假實(진허가실)의 병리현상이 일어난다. 증상으로는 현기증 등의 肝風內動, 안면 홍조, 上氣를 동반한 相火의 煽動(선동)이 있는데, 이것은 경련 등의 內風擾動(내풍요동)을 초래한다.

肝의 병증으로는 胸脇苦滿(흉협고만), 嘔逆(구역), 頭痛(두통), 目赤(목적), 目眩(목현), 痙攣(경련), 口眼喎斜(구안와사), 근육의 動惕(동척, 근육이 실룩실룩 움직이는 것) 등이다.

그 외에 간은 눈에 開竅(개규)하고, 전신의 筋(근)과도 관계하기 때문에 눈과 筋의 병과도 관련이 있으며, 또 血을 간직하기 때문에 부인병과도 관련이 있다.

肝經病은 經氣의 鬱滯(울체)가 주이며, 마비와 통증, 疝痛(산통), 胸脇痛(흉협통) 등이 있다.

膽은 肝과 표리관계고, 陽에 속하기 때문에 그 병은 陽亢火旺(양항화왕)이 주이고, 주요 원인은 肝火의 亢盛(항성)이다. 증상으로는 口苦(구고), 脇痛(협통), 頭痛(두통), 目眩(목현) 등이다. 또 膽은 결단을 담당하고, 그 성질은 剛(강)하기 때문에 膽이 허약한 사람은 怯弱(겁약)하다.

膽經病의 원인은 外感風寒(외감풍한)으로, 經絡으로 들어가 통증과 마비를 일으키는 것 외에, 膽熱이 經에서 絡으로 들어가면 經氣가 조체되어 脇痛(협통)과 耳聾(이롱)을 일으킨다.

肝病은 鍼을 이용하여 치료하는 것이 일반적이다. 肝實은 瀉하고 肝虛는 補하지만, 虛實 모두일 때는 虛를 本으로 하고, 實을 標로 해서 平補平瀉(평보평사)한다. 또 腎虛로 인한 肝陰不足(간음부족), 곧 水가 木을 적시지 않는 경우에는 腎을 동시에 補한다. 또, 肝木이 土를 경시하여 脾虛를 보이는 경우에는 肝을 瀉하는 동시에 脾를 補할 필요가 있다.

膽病은 膽火(담화)가 왕성할 때는 瀉法을 주로 해서 肝膽同治(간담동치)한다. 膽이 虛한 때는 補法으로 陽을 회복시켜 膽을 따뜻하게 한다.

(2) 증치證治

① 肝

【臟病證治】

肝의 병증은 크게 虛實로 나뉘지만, 그중에서도 眞虛假實(진허가실)의 병리현상이 잘 보인다.

❶ 肝實證(간실증)과 치료 : 肝의 實證은 肝氣鬱結(간기울결), 肝火上逆(간화상역), 肝風內動(간풍내동)이 주다.

肝氣鬱結의 주요 원인은 과도한 정신감정의 흥분과 억제다. 脇肋疼痛(협륵동통)에 가슴 속이 몹시 답답하고 거북하며, 嘔吐(구토), 呑酸(탄산), 腹痛(복통), 下痢(하리) 등의 實證을 나타낸다. 이런 증상은 肝氣가 橫逆(횡역)하고 鬱氣(울기)한 實邪가 經絡을 통해 胃에 침범했음을 보여준다.

肝經의 五輸穴을 주로 하고, 足少陽膽經과 足太陰脾經, 足陽明胃經의 五輸穴도 동시에 이용하여 치료한다. 平補平瀉 또는 瀉法을 행하고, 經氣를 통하게 해서 肝木의 氣를 소통시키는 동시에 脾胃를 조화롭게 한다.

肝火上逆은 肝氣의 울결이 火로 화하는, 요컨대 熱을 갖고 온

현상으로, 頭目脹痛(두목창통), 巓頂痛(진전통), 眩暈(현훈), 目充血(목충혈), 目腫痛(목종통), 心煩(심번), 不眠(불면) 등의 증상이 일어난다. 脈은 弦(현)하고 有力(유력)하며, 舌質은 붉고 黃苔가 끼는 등의 實證이 나타난다.

肝經의 五輸穴을 주로 해서, 瀉方(사방)으로 肝經의 火를 瀉하여 치료한다.

肝風內動인 경우는 돌연한 卒倒(졸도), 인사불성(人事不省), 四肢痙攣(사지경련), 角弓反張(각궁반장), 口眼喎斜(구안와사), 半身不遂(반신불수), 언어장애 등을 일으킨다. 이것은 肝陽妄動(간양망동)과 氣血上逆(기혈상역)으로 인한 經絡阻塞(경락조색)에 의한 병리현상이다.

足厥陰肝經, 督脈 및 十二井穴(십이정혈)을 주로 하고, 瀉法 또는 三稜針으로 瀉血하여 치료한다.

❷ 肝虛證(간허증)과 치료 : 肝虛證은 肝陰缺虛(간음결허)에 의한 肝陽上亢(강양상항)이 주요 원인이다.

이 證으로는 頭帽感(두모감), 眩氣症(현기증), 眼乾澁(안건삽), 夜盲症(야맹증), 耳鳴(이명), 四肢麻痺感(사지마비감), 震顫(진전), 咽乾(인건), 淺眠(천면), 多夢(다몽) 등이 있다. 脈은 弦細(현세)한데 가끔 數할 때도 있다. 舌質은 붉고 건조하다. 이들은 肝陰不足(간음부족)으로 虛陽이 上亢한 眞虛假實(진허가실)의 증상이다. 腎陰不足(신음부족)으로 水가 木을 적시지 못해 나타나는 병리현상이다.

치료방법으로는 肝經에 平補平瀉하거나 足少陰腎經을 補한다. 灸보다도 鍼이 적당하다.

【經病證治】

肝經의 질병은 疝痛(산통)이 주가 되는데, 고환이 떨어질듯이 腫脹(종창)하고, 통증이 下腹(하복)으로 이어진다. 脈은 沈弦遲(침현지)하고, 白滑苔(백활태)가 낀다. 肝經에 寒邪가 침범하여 經絡의 氣血이 凝結(응결)해 생기는 현상이다.

肝經의 五輸穴과 任脈을 주로 하고, 經氣를 데워 통하게 하여 寒邪를 흩어서 치료한다.

② 膽

膽病은 虛實로 나뉜다.

【腑病證治】

❶ 膽實證(담실증)과 치료 : 頭痛, 眼充血(안충혈), 口苦(구고), 口乾(구건), 眩氣症(현기증), 耳聾(이롱), 耳鳴(이명), 脇痛(협통), 嘔吐(구토, 쓴물이 나옴) 등의 증상이 나타난다. 脈은 弦數(현삭)하고, 舌質은 붉으며 혓바늘이 나는 등 膽火亢熾(담화항치)의 實證을 보인다. 肝膽의 성한 火가 肝膽의 經絡으로 들어가 머리와 눈으로 上衝(상충)한 병리현상이다.

膽經과 肝經을 주로 하는데, 瀉法으로 熱을 泄하고 火를 瀉하여 치료한다.

❷ 膽虛證(담허증)과 치료 : 怯弱(겁약)하여 잘 놀라며, 사물을 두려워한다. 밤에 자면서 불안해한다. 시력이 감퇴된다. 脈은 細弱(세약)하고, 白滑苔(백활태)가 낀다. 氣血不足(혈기부족) 때문에 膽氣가 약화되어 생기는 병리현상이다.

膽兪(담수)와 手少陰心經을 주로 하고, 補法으로 經을 덥혀 膽氣를 성하게 하여 치료한다.

【經病證治】

膽經의 변동은 膽火(담화)가 經絡으로 들어간 것뿐만 아니라 風寒濕邪로 經絡이 조체한 것으로, 마비와 통증을 일으키기도 한다. 經絡上에 증상이 보이는데, 치료방법은 膽經에 瀉法을 쓰는 것이다. 또는 肺·大腸과 같다.

제3절 오장육부五臟六腑의 허실증虛實證과 치료혈표治療穴表

經絡		手太陰肺經					
生理		肺는 호흡작용을 하고, 전신의 氣를 담당한다. 밖으로는 皮毛와 合하고, 위로는 咽喉로 통한다.					
病理		肺는 과민한 臟이라 寒熱에 약하다. 병리기전은 肺氣의 실조와 肅降作用의 실조. 肺와 脾·腎은 밀접한 관계가 있다. 大腸과 表裏關係다.					
病理分類		虛		實			經脈
病理機轉		肺陰虛	肺氣虛	外感風寒	邪熱蘊肺	痰濕阻肺	
症狀		乾咳 痰少 咯血 午後潮熱 頰紅色 盜汗 口乾咽燥 舌紅少苔 脈細數	咳嗽 痰淸澄稀薄 惡風 自汗 倦怠 言語 無力 顔面蒼白 舌痰苔白 脈虛弱	惡寒發熱 頭痛 骨節疼痛 無汗 鼻塞 流涕 咳嗽 痰稀薄 白苔 脈浮緊	咳嗽粘痰 氣喘 胸悶胸痛 身熱 口渴 鼻淵 鼻衄 喉痺 舌乾紅 苔黃 脈數	咳嗽氣喘 喉鳴 痰粘稠 痰多 肋滿痛 息切 舌紅 黃苔 脈滑數	咽喉腫痛
治療穴	原	太淵	太淵	太淵			
	絡			列缺		孔最	
	郄						
	募						
	兪	肺兪	肺兪, 脾兪	肺兪	肺兪	肺兪	
八會			膻中		膻中		
下合穴							
五輸				尺澤	尺澤	尺澤	尺澤
奇穴					豐隆	豐陰	耳尖
循經		魚際	魚際		少商	少商	少商
鍼法		+	+	−	−	−	−
灸		−	△	+	−	−	+

經絡	手陽明大腸經				
生理	大腸은 傳導之官으로 糟粕을 傳導한다. 위로는 肺를 絡하고, 齒齦을 通한다.				
病理	병리기전은 傳導기능 실조. 肺와 表裏關係며, 胃·脾와 밀접한 관계를 갖는다.				
病理分類	寒	熱	虛	實	經脈
病理機轉	大腸虛寒	大腸實熱	大腸氣虛	大腸邪實	
症狀	腹痛 下痢 腸鳴 舌苔白滑 脈沈遲	肛門熱痛 大便惡 下血 下痢 腸癰 黃苔 脈滑數	大便失禁 脫肛 舌痰薄苔 脈細弱	腹痛 拒按腹 便秘 裏急後重 厚苔 脈沈實	齦腫 齒痛 頸腫 口臭 紅舌黃苔 脈洪滑
治療穴 原					
治療穴 絡					
治療穴 郄					
治療穴 募	天樞	天樞		天樞	
治療穴 兪				大腸兪	
八會					
下合穴	上巨虛	上巨虛	曲池	上巨虛	二間
五輸	曲池	二間	曲池	二間	二間
奇穴			百會, 長强		牙痛穴
循經					合穴
鍼法	+	−	+	−	−
灸	△	−	△	−	+

經絡		足太陰脾經					
生理		脾는 소화흡수(運化)를 담당한다. 상승하는 성질이 있다. 血을 統한다. 胃와 表裏關係다.					
病理		병리기전은 脾의 運化기능 감퇴. 上升作用 감퇴에 따르는 下陷 현상. 출혈.					
病理分類		虛		實	寒	熱	經脈
病理機轉		運化減退	脾陽不振	濕毒停滯	脾寒實	脾實熱	
症狀		顏面黃 呼吸淺 言語無力 消化不良 下痢 胃內停水 痰白舌 白滑苔 脈緩弱	腹滿 下痢 消化不良 胃內停水 四肢冷 浮腫 痰白舌 白滑苔 脈弱遲	腹脹腹痛 顏色黃 尿赤 骨重 大小便不利 四股重 體重 紅舌滑苔 脈濡數	腹痛下痢 消化不良 四肢冷 小便淸澄 痰白舌 白苔 脈沈遲	體重 口粘 食慾不振 口甘 唾液多 小便黃 舌苔黃膩 脈濡數	舌痛 咽痛
治療穴	原	太白	太白		太白		
	絡			公孫	公孫	公孫	
	郄						
	募	章門	章門	章門	章門	章門	
	兪	脾兪	脾兪	脾兪	脾兪	脾兪	
八會							
下合穴							
五輸		大都	大都	商丘	大都	商丘	商丘
奇穴							通里
循經							
鍼法		+	+	−	+	−	−
灸		△	+	−	+	−	+

經絡	足陽明胃經				
生理	胃는 穀을 거둔다. 下降性을 갖는다. 腐熟하고 소화흡수해서 轉輸한다.				
病理	升降性 失調로 停滯, 下逆 현상이 나타난다. 脾와 表裏關係다.				
病理分類	虛	實	寒	熱	經絡
病理機轉	胃正氣虛	胃邪實	胃虛寒	胃實熱	
症狀	胸胃部痞 食慾不振 噯氣 氣鬱 無力 痰紅舌 右關脈弱	胃火盛 大食 口渴冷飮 宿食 胃部脹悶感 疼痛 拒按 紅舌黃厚苔 右關脈洪大	胃部脹滿 嘔吐 呃逆 침이 고임 好溫飮食 手足冷 白滑苔 右關脈沈遲	口渴 好冷飮食 食則吐 便秘 黃厚燥苔 脈洪大	口渴 脣部濕疹 頸腫 喉腫 齒痛 齦腫 黃苔 脈洪
治療穴 原					
治療穴 絡		豐隆			
治療穴 郄					
治療穴 募	中脘	中脘	中脘	中脘	
治療穴 兪	胃兪	胃兪	胃兪	中脘	
八會		中脘	中脘	中脘	
下合穴	足三里	足三里	足三里	足三里	
五輸	解谿	厲兌	解谿	厲兌	厲兌
奇穴					合谷
循經		足三里	足三里	足三里	足三里
鍼法	+	+	−	+	−
灸	+	−	+	−	+

經絡		手少陰心經				
生理		心은 血脈과 神을 담당한다. 小腸과 表裏關係다.				
病理		병리기전은 血脈의 과부족. 정신감정의 이상.				
病理分類		虛		實		經絡
病理機轉		心陽不足	心陰不足	心	痰火蒙蔽	
症狀		動悸 恐事物 呼吸淺 喘鳴 手足冷 畏寒 淡白舌 薄白苔 脈微弱	動悸 煩悶 淺眠 多夢 盜汗 健忘 掌心熱 紅舌少苔 脈細數	口內炎 舌麻痺 鈍重感 咽痛口苦 尿少 尿赤 吐血 衄血 脈數 紅絳舌黃苔	意識昏迷 譫語 不眠 더위를 탐 赤顔 舌赤乾裂 黃苔 脈滑洪數	經脈循行部의 痛症 鈍重感 麻痺
治療穴	原	神門	神門	神門	神門	
	絡				通里	
	郄				陰郄	
	募					
	兪	心兪	心兪	心兪		
八會		太淵	太淵	太淵		
下合穴						
五輸		少衝	少衝	神門	神門	
奇穴		內關			十宣十二井	
循經		神門	內關	通里		少海
鍼法		+	+	+	+	+
灸		+	+	−	−	+

經　絡	手太陽小腸經		
生　理	小腸은 受盛之官. 清濁을 나눈다. 心과 表裏關係다.		
病　理	병리기전은 小腸의 寒熱에 의한 대소변 실조.		
病理分類	虛	實	經絡
病理機轉	小腸虛寒	小腸實熱	
症　狀	腸鳴泄瀉 小便量少 腹痛 好按腹 畏寒 冷症(眞寒假熱) 白苔 脈遲	小便赤熱感 小便澁痛症 心煩 口渴冷飮 口內炎 血尿 舌尖紅 脈數	頸項, 肩腕 등 小腸經絡上의 痛症 鈍重感 麻痺
治療穴 原			腕骨
治療穴 絡		支正	
治療穴 郄			
治療穴 募	關元		
治療穴 兪			
八　會			
下合穴	下巨虛	下巨虛	
五　輸	後谿	小海	小海
奇　穴		中極, 委中	
循　經			肩貞
鍼　法	−	+	+
灸	+	−	+

經絡	足少陰腎經				
生理	腎은 水를 담당하고 精을 藏한다. 元氣의 根, 命門火의 源. 精氣를 目에 흘러들어가게 한다.				
病理	병리기전은 腎陰虛, 腎陽虛. 膀胱과 表裏關係다.				
病理分類					
病理機轉	腎陽不足	氣不納	陽虛水滯	腎陰虛	經絡
症狀	陽痿 早漏 尿失禁 遺尿 腰痛 膝脚無力 頭昏 耳鳴 畏寒 淡白舌 脈弱	息切 喘逆 自汗 言語無力 眩氣症 足冷 畏寒 淡白舌 脈浮弱	全身性浮腫 腹冷 潤滑舌 脈沈遲	頭昏 不眠 健忘 遺精 多夢 口乾咽燥 潮熱 腰痛脚軟 咳嗽血痰 紅舌少苔 脈細數	下肢 腎經上의 冷痛 鈍麻 視力減退 腰脚弱
治療穴 原	太谿	太谿	太谿	太谿	
治療穴 絡					
治療穴 郄					
治療穴 募					
治療穴 兪	腎兪	腎兪	腎兪	腎兪	腎兪
八會	膻中	膻中			
下合穴					
五輸	復溜	復溜	復溜	復溜	
奇穴	中極	氣海	水分		
循經	太谿	太谿			陰谷
鍼法	−	+	−	+	+
灸	+	+	+	−	+

<table>
<tr><td colspan="2">經　絡</td><td colspan="3">足太陽膀胱經</td></tr>
<tr><td colspan="2">生　理</td><td colspan="3">膀胱은 津液의 腑로, 소변을 배출한다. 腎과 表裏關係다.</td></tr>
<tr><td colspan="2">病　理</td><td colspan="3">병리기전은 膀胱의 氣化작용 실조.</td></tr>
<tr><td colspan="2">病理分類</td><td>虛</td><td>實</td><td>經絡</td></tr>
<tr><td colspan="2">病理機轉</td><td>膀胱虛寒</td><td>膀胱實熱</td><td></td></tr>
<tr><td colspan="2">症　狀</td><td>小便頻數
遺尿(夜尿)
滑苔
脈弱</td><td>小便量少
小便混濁不利
尿閉
尿中膿血
尿中砂石
尿道熱痛
少腹脹滿
脈實數</td><td>項背强
後頭部痛
膀胱經上의 痛症
鈍重感
麻痺</td></tr>
<tr><td rowspan="5">治療穴</td><td>原</td><td></td><td></td><td></td></tr>
<tr><td>絡</td><td></td><td></td><td></td></tr>
<tr><td>郄</td><td></td><td>金門</td><td></td></tr>
<tr><td>募</td><td>中極</td><td>中極</td><td></td></tr>
<tr><td>兪</td><td>膀胱兪</td><td>膀胱兪</td><td></td></tr>
<tr><td colspan="2">八　會</td><td></td><td></td><td></td></tr>
<tr><td colspan="2">下合穴</td><td>委中</td><td>委中</td><td></td></tr>
<tr><td colspan="2">五　輸</td><td>至陰</td><td>束骨</td><td></td></tr>
<tr><td colspan="2">奇　穴</td><td>中極</td><td>中極</td><td></td></tr>
<tr><td colspan="2">循　經</td><td>崑崙</td><td>崑崙</td><td>束骨</td></tr>
<tr><td colspan="2">鍼　法</td><td>－</td><td>＋</td><td>＋</td></tr>
<tr><td colspan="2">灸</td><td>＋</td><td>－</td><td>＋</td></tr>
</table>

<table>
<tr><td colspan="2">經　絡</td><td colspan="2">手厥陰心包經</td></tr>
<tr><td colspan="2">生　理</td><td colspan="2">心包는 心의 궁성으로 心을 호위한다. 三焦와 表裏關係다.</td></tr>
<tr><td colspan="2">病　理</td><td colspan="2">병리기전은 心과 동일하다.</td></tr>
<tr><td colspan="2">病理分類</td><td>心과 동일</td><td>經絡</td></tr>
<tr><td colspan="2">病理機轉</td><td>血脈의 과부족에 따름</td><td></td></tr>
<tr><td colspan="2">症　狀</td><td>意識昏迷
譫語
히스테리
冷症
動悸
口內炎</td><td>心包經上의 통증
鈍重感
麻痺</td></tr>
<tr><td rowspan="5">治療穴</td><td>原</td><td>大陵</td><td>大陵</td></tr>
<tr><td>絡</td><td></td><td></td></tr>
<tr><td>郄</td><td></td><td></td></tr>
<tr><td>募</td><td></td><td></td></tr>
<tr><td>兪</td><td>厥陰兪</td><td></td></tr>
<tr><td colspan="2">八　會</td><td>太淵</td><td></td></tr>
<tr><td colspan="2">下合穴</td><td></td><td></td></tr>
<tr><td colspan="2">五　輸</td><td>中衝</td><td></td></tr>
<tr><td colspan="2">奇　穴</td><td>內關</td><td>曲澤</td></tr>
<tr><td colspan="2">循　經</td><td></td><td>內關</td></tr>
<tr><td colspan="2">鍼　法</td><td>+</td><td>+</td></tr>
<tr><td colspan="2">灸</td><td>+</td><td>+</td></tr>
</table>

經　絡	手少陽三焦經			
生　理	三焦는 氣化작용과 水道의 通調작용을 담당한다. 心包와 表裏關係다.			
病　理	병리기전은 氣化기능 실조로 인한 水道通調의 不利. 上中下焦의 기능 실조를 가져온다.			
病理分類		虛	實	經絡
病理機轉		三焦正氣虛	三焦邪實	
症　狀		全身腫脹 腹脹 氣道冷 腹冷 遺尿 白滑苔 脈沈細	熱感 汗出 全身腫脹 尿閉 紅舌黃苔 脈滑數	耳聾을 유발하는 耳鳴 外眥痛 目赤痛 頰腫 腋下腫 瘰癧 肋痛 身熱 咽乾 紅舌黃苔 脈數
治療穴	原			
	絡			外關
	郄			會宗
	募	石門	石門	
	兪	三焦兪	三焦兪	
八　會				
下合穴		委陽	委陽	
五　輸		中渚	天井	中渚
奇　穴				
循　經				外關
鍼　法		−	+	+
灸		+	−	+

經絡		足厥陰肝經				
生理		肝은 條達性이 있고, 血을 藏하고 筋을 담당한다. 目에 開竅. 膽과 表裏關係다.				
病理		병리기전은 肝氣鬱滯로 目 · 筋 · 生殖器 · 肝臟에 질병을 가져오는 것이다.				
病理分類					虛	經絡
病理機轉		肝氣鬱滯	肝風內動	肝火上逆	肝陽上亢	
症狀		胸脇苦滿 乾嘔 腹痛 目眩 善怒 焦燥 口乾 顔蒼白 紅舌白膩苔 脈弦	卒倒驚氣 角弓反張 痙攣 口乾 目眩 焦燥 善怒 半身不遂 言語困難 紅舌厚白苔 脈弦	頭目腫脹痛 巓頂痛 目眩 目充血 心煩 不眠 黃苔 脈弦	頭目昏眩 目乾 肢體麻痺 震顫 口燥咽乾 不眠多夢 紅舌少津 脈弦細數	睾丸偏墜 脹痛 少腹牽引 白滑苔 脈沈弦
治療穴	原	太衝	太衝	太衝	太衝	太衝
	絡					
	郄		中都			蠡溝
	募	期門				
	兪	肝兪	肝兪	肝兪	肝兪	
八會					陽陵泉	
下合穴						
五輸		行間	行間	行間	曲泉	
奇穴		支溝	人中, 十宣	中封, 陽輔		
循經			陽陵泉			
鍼法		+	+	+	+	+
灸		△	−	−	△	+

經　絡	足少陽膽經			
生　理	膽은 결단을 담당하고, 性은 剛强. 肝과 表裏關係다.			
病　理	병리기전은 주로 肝火에 의해 膽火에 이르는 일이 많다.			
病理分類		虛	實	經絡
病理機轉		膽正氣虛	膽實熱	
症　狀		多怯 無氣力 驚恐 不眠 視力減退 白滑苔 脈細弱	頭痛 目充血 口苦 咽乾 吐酸 耳鳴 紅舌有刺 脈弦數	膽經上의 통증 鈍重感 麻痺
治療穴	原			
	絡	光明		
	郄			
	募	日月	日月	
	兪	膽兪	膽兪	
八　會				
下合穴				陽陵泉
五　輸		俠谿	陽輔	陽輔
奇　穴				
循　經				環跳
鍼　法		+	+	+
灸		+	−	+

經　絡		任脈	督脈
生　理		陰脈의 海. 一身의 陰을 맡는다. 임신, 생육과 관계한다.	一身의 陽脈을 통제한다. 척주가 뇌를 絡하고 있다.
病　理		瘀血에 의한 부인병 등	氣滯에 의한 척주와 뇌의 질병
病理分類			
病理機轉		瘀血	氣滯
症　狀		疝氣, 帶下, 腹中結塊	脊柱强直, 痛症, 角弓反張, 頭痛
治療穴	原		
	絡		
	郄		
	募		
	兪		
八　會			大杼, 陽陵泉
下合穴			
五　輸			
奇　穴		帶脈	
循　經		關元, 中極	大椎, 脊中, 命門
鍼　法		+	+
灸		+	+

(附記) 십사경교회혈표十四經交會穴表

經穴	交會經脈	出典
中府(중부)	手足太陰會	鍼灸大成
臂臑(비노)	手陽明絡會 일설에 手足太陽, 陽維會	類經圖翼
肩髃(견우)	手陽明, 陽蹻會 일설에 手太陽, 手陽明, 陽蹻會.	甲乙經 類經圖翼
巨骨(거골)	手陽明, 陽蹻會	甲乙經
迎香(영향)	手足陽明, 陽蹻會	甲乙經
承泣(승읍)	陽蹻, 任脈, 足陽明會	甲乙經
巨髎(거료)	陽蹻, 手足陽明會	類經圖翼
地倉(지창)	手足陽明, 陽蹻會 일설에 手足陽明, 任脈, 陽蹻會	外臺秘要 類經圖翼
下關(하관)	足陽明, 足少陽會	甲乙經
頭維(두유)	足少陽, 足陽明會 일설에 足少陽, 陽維會	銅人腧穴鍼灸圖經
人迎(인영)	足陽明, 足少陽會	鍼灸大成
氣衝(기충)	衝脈이 일어나는 곳	鍼灸大成
三陰交(삼음교)	足太陰, 足厥陰, 足少陰會	甲乙經
衝門(충문)	足太陰, 足厥陰會	甲乙經
府舍(부사)	足太陰, 足厥陰, 陰維會	甲乙經
大橫(대횡)	足太陰, 陰維會	甲乙經
腹哀(복애)	足太陰, 陰維會	甲乙經
臑兪(노수)	手足太陽, 陽維, 陽蹻會	外臺秘要
秉風(병풍)	手少陽, 手陽明, 足少陽會	甲乙經
顴髎(권료)	手少陽, 手太陽會	甲乙經
聽宮(청궁)	手足少陽, 手太陽會	甲乙經
睛明(정명)	手足太陽, 足陽明, 陰蹻, 陽蹻會	鍼灸大成
大杼(대저)	足太陽, 手太陽會 일설에 督脈別絡, 手足太陽 三脈會	甲乙經 類經圖翼
風門(풍문)	督脈, 足太陽會	甲乙經
上髎(상료)	足太陽, 足少陽會	甲乙會
中髎(중료)	足厥陰, 足少陽會	鍼灸大成
下髎(하료)	足厥陰支別이 足太陽, 足少陽과 이어지는 곳	類經圖翼

跗分(부분)	手足太陽會	外臺秘要
跗陽(부양)	陽蹻郄	甲乙經
申脈(신맥)	陽蹻가 생기는 곳	鍼灸大成
僕參(복삼)	足太陽, 陽蹻會	外臺秘要
金門(금문)	陽維가 나뉘는 곳	甲乙經
橫骨(횡골)	衝脈, 足少陰會	甲乙經
大赫(대혁)	衝脈, 足少陰會	甲乙經
氣穴(기혈)	衝脈, 足少陰會	甲乙經
四滿(사만)	衝脈, 足少陰會	甲乙經
中注(중주)	衝脈, 足少陰會	甲乙經
肓兪(황수)	衝脈, 足少陰會	甲乙經
商曲(상곡)	衝脈, 足少陰會	甲乙經
石關(석문)	衝脈, 足少陰會	甲乙經
陰都(음도)	衝脈, 足少陰會	甲乙經
腹通谷(복통곡)	衝脈, 足少陰會	甲乙經
幽門(유문)	衝脈, 足少陰會	甲乙經
照海(조해)	陰蹻가 생기는 곳	甲乙經
甲信(갑신)	陰蹻郄	甲乙經
築賓(축빈)	陰維郄	甲乙經
天池(천지)	手足厥陰, 足少陽會	外臺秘要
臑會(노회)	手少陽, 陽維會 일설에 手陽明, 手少陽 二絡의 氣會	鍼灸大成 素問·氣府論의 王注
天髎(천료)	手足少陽, 陰維會	鍼灸大成
翳風(예풍)	手足少陽會	甲乙經
角孫(각손)	手太陽, 手足少陽會	素問·氣府論의 王注
和髎(화료)	手足少陽, 手太陽會	甲乙經
瞳子髎(동자료)	手太陽, 手足少陽會	甲乙經
上關(상관)	手足少陽, 足陽明會	素問·氣府論의 王注
頷厭(함염)	手足少陽, 足陽明會	銅人腧穴鍼灸圖經
懸顱(현로)	手足少陽, 足陽明會	鍼灸大成
懸釐(현리)	手足少陽, 足陽明會	甲乙經
曲鬢(곡빈)	足太陽, 足少陽會	甲乙經
天衝(천충)	足太陽, 足少陽會	素問·氣府論의 王注
浮白(부백)	足太陽, 足少陽會	甲乙經
足竅陰(족규음)	足太陽, 足少陽會	甲乙經
完骨(완골)	足太陽, 足少陽會	甲乙經
本神(본신)	足少陽, 陽維會	甲乙經

陽白(양백)	手足陽明, 手足少陽, 陽維五脈會	鍼灸大成
頭臨泣(두임읍)	足太陽, 足少陽, 陽維會	甲乙經
目窓(목창)	足少陽, 陽維會	甲乙經
正營(정영)	足少陽, 陽維會	甲乙經
承靈(승령)	足少陽, 陽維會	甲乙經
腦空(뇌공)	足少陽, 陽維會	甲乙經
風池(풍지)	足少陽, 陽維, 陽蹻會	甲乙經
肩井(견정)	手足少陽, 足陽明, 陽維會	鍼灸大成
日月(일월)	足太陰, 足少陽, 陽維會	銅人腧穴灸圖經
環跳(환도)	足少陽, 足太陽會	素問·氣府論의 王注
帶脈(대맥)	足少陽, 帶脈會	甲乙經
五樞(오추)	足少陽, 帶脈會	甲乙經
維道(유도)	足少陽, 帶脈會	甲乙經
居髎(거료)	足少陽, 陽蹻會	甲乙經
陽交(양교)	陽維郄	甲乙經
章門(장문)	足厥陰, 足少陽會	甲乙經
期門(기문)	足厥陰, 足太陰, 陰維會	甲乙經
承漿(승장)	足陽明, 任脈會 일설에 任督, 手足陽明會	甲乙經 鍼灸大成
廉泉(염천)	陰維, 任脈會	甲乙經
天突(천돌)	陰維, 任脈會	甲乙經
膻中(전중)	足太陰, 足少陰, 手太陽, 手少陽, 任脈會	鍼灸大成
上脘(상완)	足陽明, 手太陽, 任脈會	甲乙經
中脘(중완)	手太陽, 手少陽, 足陽明, 任脈會	鍼灸大成
下脘(하완)	足太陰, 任脈會	甲乙經
陰交(음교)	任脈, 衝脈, 足少陰會	甲乙經
關元(관원)	足三陰, 任脈會 일설에 足三陰, 陽明, 任脈會	甲乙經 類經圖翼
中極(중극)	足三陰, 任脈會	甲乙經
曲骨(곡골)	足厥陰, 任脈會	甲乙經
會陰(회음)	任脈, 督脈, 衝脈이 일어나는 곳	鍼灸大成
神庭(신정)	督脈, 足太陽, 足陽明會	外臺秘要
水溝(수구)	督脈, 手足陽明會	甲乙經
齦交(은교)	任脈, 督脈, 足陽明會	鍼灸大成
百會(백회)	督脈, 足太陽會 일설에 督脈, 足太陽, 手足少陽, 足厥陰會	甲乙經 類經圖翼

腦戶(뇌호)	督脈, 足太陽會	甲乙經
風府(풍부)	足太陽, 督脈, 陽維會	鍼灸大成
瘂門(아문)	督脈, 陽維會	甲乙經
大椎(대추)	手足三陽, 督脈會	銅人腧穴鍼灸圖經
陶道(도도)	督脈, 足太陽會	甲乙經
長强(장강)	足少陰, 足少陽會	銅人腧穴鍼灸圖經

제3장

奇經八脈

제1절 개론概論

六臟六腑와 직접 관계하고 전신을 도는 正經十二經脈(정경십이경맥) 외에 奇經(기경)이 있다. 이 奇經은 陰陽(음양), 氣血(기혈), 營衛(영위) 등 여러 가지 생리활동을 상호 관련짓고 조절하는 작용을 맡고 있다. 그러나 六臟六腑와 직접 관계하지 않고, 正經十二經脈의 구속을 받지 않기 때문에 奇經이라고 불린다. 요컨대 正經十二經脈은 幹線(간선)에, 奇經은 副線(부선)에 해당한다.

奇經論(기경론)은 《난경難經》에 처음 체계적으로 나온다. 《난경難經 · 이십칠난二十七難》에 따르면 "脈에 奇經八脈(기경팔맥)이 있으니, 十二經에 구애되지 않는다."고 했으며, 〈이십팔난二十八難〉에서는 주행을 보이고, 〈이십구난二十九難〉에서는 병증에 대해서 언급하고 있다. 《내경內經》에도 다소의 기재는 있지만 《난경難經》만큼 완벽하지는 않다. 奇經八脈에는 督脈(독맥), 任脈(임맥), 衝脈(충맥), 帶脈(대맥), 陽蹻脈(양교맥), 陰蹻脈(음교맥), 陽維脈(양유맥), 陰維脈(음유맥)이 있다.

이들의 특징을 요약하면 다음과 같다.

(1) 臟腑로부터 독립한 존재다

正經十二經脈은 직접 臟腑와 관계하면서 表裏(표리) · 屬絡(속락) · 連接(연접)관계를 가지고 있지만, 奇經八脈은 陰陽 二經과 밀접한 연접관계가 있다고는 할 수 없고, 또 腎은 제외하고 다른 장부와의 속락관계를 갖고 있는 것도 아니다.

(2) 正經十二經脈의 순행으로부터 독립해 있다

正經十二經脈과 絡脈(낙맥)인 十五大絡(십오대락)을 합한 二十七氣는 上下가 서로 따르고, 陰陽이 서로 관통하며, 원에 끝이 없는 것처럼 始終一環(시종일환)한다. 그러나 奇經八脈은 任脈과 督脈을 빼고는 모두 正經十二經脈의 周流循環(주유순환)으로부터 독립되어 있다.

(3) 正經十二經脈의 氣血을 조절한다

正經이 강의 주류라 한다면, 奇經은 호수와 지류에 해당한다. 따라서 奇經은 正經十二經脈의 氣血을 저장하고 분배 · 공급하는 조절작용을 한다.

(4) 조직기관을 자윤滋潤 · 보온保溫하는 작용을 한다

正經十二經脈은 氣血營衛(기혈영위)를 전신으로 끊임없이 돌리지만, 奇經은 精血(정혈) 및 陰陽의 氣를 보존하고, 체내 조직기관과 피부를 적시고 장부조직을 따뜻하게 한다.

奇經八脈은 이상과 같은 특징과 작용이 있고, 正經十二經脈의 氣血 운행과 그 밖의 여러 가지 생리활동에 대해서 통합조절기능을 다하고 있다. 이제 그 流注(유주)를 살펴보자.

제2절 기경팔맥奇經八脈의 유주流注와 특징

1. 督脈독맥

(1) 독맥督脈의 유주流注

督脈의 流注는 네 가닥이다.

① 會陰部(회음부)에서 일어나 척주를 돌아 올라가 후두부의 風府(풍부)로 가서[長强(장강)→風府(풍부)] 뇌로 들어간다[腦戶(뇌호)]. 올라가 巓頂(전정)을 지나서[强間(강간)→百會(백회)] 前額部(전액부) 중앙으로 가며[前頂(전정)→神庭(신정)], 내려와 콧마루 끝[素髎(소료)]을 지나 윗입술 赤白部(적백부) 중앙에 이른다[水溝(수구)→齦交(은교)].

② 少腹(소복)의 胞中(포중)에서 일어나 내려와서 陰部에 이르며 會陰部로 간다. 尾骨先端(미골선단)을 지나 둔부를 비스듬히 돌아서 足少陰腎經의 대퇴 내측을 상행하는 脈 및 足太陽膀胱經과 만난다. 다시 돌아 척주에 깊게 들어가 腎에 屬(속)한다.

③ 足太陽膀胱經과 함께 눈의 內眥[내제, 睛明(정명)]에서 일어나 이마로 올라가 巓頂으로 가서[百會(백회)] 腦(뇌)에 들어가 絡(낙)한다. 다시 나뉘어 頸項(경항)을 내려와서 척주 양 옆을 하행해 腰中(요중)에 이르고, 腎으로 들어가 남자는 陰莖(음경)을, 여자는 陰器(음기)를 돈다.

④ 少腹 바로 위에서 일어나서 배꼽을 지나 심장을 관통한다. 인

후부로 들어가서 다시 올라가 脣(순)을 돌며, 빰을 올라가 下眼瞼(하안검) 중앙[足陽明胃經의 承泣(승읍)]에 도달한다.

【요약】

① 會陰部 → 脊柱 → 後頭部 → 巓頂 → 額 → 鼻柱 → 鼻下

② 胞中 → 陰器 → 會陰 → 尾骨 → 大腿 內側 → 脊柱 → 腎

③ 內眥 → 巓頂 → 腦內 → 頸項 → 脊柱 兩旁 → 腰 → 腎 → 陰部

④ 少腹 → 腹臍 → 心臟 → 咽喉 → 脣 → 目下

【참고】

督脈은 足太陽膀胱經, 足少陰腎經, 衝脈, 任脈과 관계가 있다.

(2) 관계하는 장부臟腑와 기관器官

腦, 脊髓, 腎, 生殖器, 鼻, 眼, 口脣.

(3) 경혈經穴

長强(장강), 腰兪(요수), 腰陽關(요양관), 命門(명문), 懸樞(현추), 脊中(척중), 中樞(중추), 筋縮(근축), 至陽(지양), 靈臺(영대), 神道(신도), 身柱(신주), 陶道(도도), 大椎(대추), 瘂門(아문), 風府(풍부), 腦戶(뇌호), 强間(강간), 後頂(후정), 百會(백회), 前頂(전정), 顖會(신회), 上星(상성), 神庭(신정), 素髎(소료), 水溝(수구), 兌端(태단), 齦交(은교) 28穴.

(4) 교회혈交會穴

任脈 : 會陰(회음), 承漿(승장).

足太陽膀胱經：風門(풍문).

【참고】

원대 문헌 기재：督脈은 手太陽小腸經의 後谿(후계)와 상통한다.

(5) 증후症候

督脈은 뇌와 척수를 지날 뿐 아니라 巓頂에서 足厥陰肝經과 교회하므로 督脈의 經氣가 조체하면 척주의 强痛(강통)을 일으키고, 허한 때는 頭重(두중), 眩暈(현훈), 腰痛(요통)을 일으킨다.《영추靈樞 · 경맥經脈》에 "實하면 등이 굳고, 虛하면 머리가 무겁고 현기증이 일어난다."고 했는데, 머리가 무겁고 현기증이 나는 증상은 陽虛(양허)로 淸陽(청양)이 오르지 않을 때, 또는 陰虛(음허)로 虛陽(허양)이 上擾(상요)할 때에 일어난다. 그렇지만 모두 督脈과 관련되어 있다.

또《소문素問 · 풍론風論》에서 말하는 '腦風(뇌풍)'은 뇌질환으로, 風邪(풍사)가 督脈을 침범하여 뇌에 들어온 경우에 일어난다. 督脈의 經氣(경기)가 크게 실조하면 '어른은 癲(전), 소아는 風癎(풍간)'(《맥경脈經 · 권이卷二》) 및 角弓反張(각궁반장)을 일으킨다. 요컨대 발광하거나 경기를 일으키기도 하고, 척주에 경련이 일어나 등이 가슴 쪽으로 휘어 들어온다.

더욱이 督脈의 支別(지별)은 少腹을 올라가므로 督脈의 經氣가 실조하면 少腹의 氣가 올라가 心을 찌르고, 대소변이 통하지 않는 '衝疝(충산)'(《소문素問 · 골공론骨空論》)과 癃閉(융폐, 배뇨곤란과 요폐 등으로 하복부가 창만하는 증후), 遺尿(유뇨), 痔(치), 不姙(불임), 태아를 영양할 수 없는 증상 등을 일으킨다.

(6) 독맥督脈의 작용

督脈에는 두 가지 작용이 있다. 하나는 전신의 陽氣(양기)를 통제하는 것이고, 하나는 전신의 元氣(원기)를 보존하는 것이다.

十二經脈 중 手足三陽經(도합 六陽經)은 모두 督脈과 만나기 때문에, 督脈은 陽氣를 조절하는 중요한 역할을 한다. 또 아래에서 위로 척주를 관통해 腎에 屬하고, 그 別絡(별락)도 오르내리며 腰部(요부)를 돌아 腎을 絡하기 때문에, 元氣(원기)[原氣(원기), 眞氣(진기)]와도 관계가 밀접하다.

腎은 先天(선천)의 근본이다. 左腎은 水에 속하고, 右腎은 火에 속하며, 생명이 처음으로 생기는 門이다. 따라서 "척추를 관통해 腎에 屬한다.", "요부를 돌아 腎을 絡한다."는 말은 督脈이 좌우 腎과 屬絡의 관계이며, 그것은 元氣의 문인 命門(명문)과 관련이 깊다는 의미다.

요컨대 척주를 관통해 상행하는 脈은 "陰으로 陽에 屬한다."고 하는데, 아래의 陰에서 일어나서 올라가 척주를 관통해 右腎에 屬한다. 또 足太陽膀胱經과 함께 내제[睛明(정명)]에서 일어나 하행하는 脈은 "陽으로 陰을 絡한다."고 하는데, 위의 陽에서 일어나서 내려와 요부를 돌아 左腎을 絡한다.

결국, 이런 관계로부터 督脈은 상하로 좌우 腎에 屬絡하고, 元氣를 보존한다고 말한다.

督脈에 변동이 생기면 實인 경우는 등이 굳고, 虛인 경우는 머리가 무겁다. 등이 굳는 것은 經氣가 조색된 때문이고, 머리가 무거운 것은 淸陽이 오르지 않기 때문이다.

또 督脈은 전신의 陽氣를 통제해 陰氣를 絡하기 때문에 병변이 생기면 腰背(요배)가 굳고 아플 뿐만 아니라, 심한 때에는 陰陽 經氣의 평형이 흐트러져 어른은 癲癎(전간)을 일으키고, 아이는 경련을 일으킨다. 따라서 임상에서 癲癎과 角弓反張인 자는 督脈의 百會(백회)를 취한다.

또 督脈은 뇌를 絡하기 때문에 風氣가 침입한 때에는 腦風(뇌풍)[2]을 일으킨다. 또 督脈의 別絡(별락)이 少腹으로부터 올라가 돌기 때문에, 少腹의 氣가 상충해서 心을 찌르면 衝疝症(충산증)[3]과 痔(치), 癃(융)[4], 遺尿(유뇨), 불임(不姙) 등의 질환을 초래한다.

2. 任脈임맥

(1) 임맥任脈의 유주流注

任脈의 유주는 두 가닥이다.

① 少腹 中極(중극) 아래 會陰(회음)에서 일어나며, 음모의 가장자리[曲骨(곡골)]로 올라가 복부 안쪽[中極(중극)]을 돌아 올라가 關元(관원)으로 나온다. 다시 복부와 흉부의 정중선을 따라 올라가 인후부로 간다[石門(석문)→天突(천돌)]. 다시 올라가 下脣(하순) 중앙에 도달해[承漿(승장)] 구순을 돌아 上脣(상순) 중앙에서 督脈

2 腦風(뇌풍) : 項과 背部가 오한하고, 腦戶(풍부혈 위에서 독맥. 족태양방광경이 교회하는 곳) 부근에 냉증을 느끼고, 심한 두통이 나며, 頰과 齒쪽에까지 통증이 이어지는 증상을 나타낸다.

3 衝疝(충산) : 《素問·骨空論》에 "督脈에 病이 생기면 少腹에서 心으로 치솟아 통증이 오고 대소변이 통하지 않는 衝疝이 생긴다."고 했다. 腹에 강렬한 동통이 있고, 대소변이 秘結한 것을 말한다.

4 癃(융) : 배뇨가 곤란하고, 조금씩밖에 나오지 않으며, 하복부가 창만하는 증후를 말한다. 방광염, 전립선비대 등.

의 齦交(은교)와 만나고, 나뉘어 빰을 타고 올라가 下眼瞼(하안검) 중앙에서 足陽明胃經의 承泣(승읍)과 만나 눈으로 들어간다.

② 胞中(흉중)에서 일어나 척주를 관통해 올라가 背部(배부)를 순행한다.

【요약】

① 中極 아래(會陰) → 陰毛際 → 腹裏 → 關元 → 咽喉 → 下脣 → 上脣 → 頰 → 眼下 → 眼中

② 胞中 → 脊柱 → 背部

【참고】

任脈은 足少陰腎經, 督脈, 衝脈과 관계가 밀접하다.

(2) 관계하는 장부臟腑와 기관器官

生殖器, 口脣, 眼

(3) 경혈經穴

會陰(회음), 曲骨(곡골), 中極(중극), 關元(관원), 石門(석문), 氣海(기해), 陰交(음교), 神闕(신궐), 水分(수분), 下脘(하완), 建里(건리), 中脘(중완), 上脘(상완), 巨闕(거궐), 鳩尾(구미), 中庭(중정), 膻中(전중), 玉堂(옥당), 紫宮(자궁), 華蓋(화개), 璇璣(선기), 天突(천돌), 廉泉(염천), 承漿(승장) 24穴.

(4) 교회혈交會穴

足陽明胃經 : 承泣(승읍)

督脈 : 齦交(은교)

【참고】

원대 문헌 기재 : 任脈과 手太陰肺經의 列缺(열결)은 상통한다.

(5) 증후症候

任脈은 陰經(음경)의 經氣가 모인 곳이기 때문에 任脈이 실조하면 陰經, 특히 肝과 腎에 영향을 미쳐 그 증상이 나타난다. 《소문素問 · 골공론骨空論》에서는 "남자는 內結(내결)해 七疝(칠산)이 생기고, 여자는 帶下(대하)와 癥瘕積聚(징가적취)가 발생한다."고 했으며, "任脈의 脈氣가 虛耗(허모)하면 地道(지도, 음경의 맥동)가 통하지 않으므로 몸이 노쇠해 자식을 가질 수 없다."(《소문素問 · 상고천진론上古天眞論》)고 하여 任脈이 임신과 태육에 중요한 역할을 하고, 腎氣(신기) 및 자궁, 난소와 밀접한 관계가 있는 것을 설명한다.

하복부가 땅기듯 아픈 증후는 任脈이 少腹을 순행하는 足三陰經 모두를 예속하기 때문에 온다. 任脈의 脈氣가 실조된 병리현상이다.

(6) 임맥任脈의 작용

任脈은 '陰脈(음맥)의 바다'라고도 하며, 三陰經, 陰維脈(음유맥), 衝脈(충맥) 모두와 만나 전신의 陰氣를 조절하고 통합한다.

인체 부위를 陰陽으로 나눌 경우 배부는 陽에 속하고, 흉부는 陰에 속하며, 少腹은 아래에 있어 陰中陰(음중음)에 속한다. 이 陰에 닿는 부위는 任脈이 일어나는 장소에 해당한다. 그리고 任脈에 관계하는 질병은 下焦(하초)의 소복부에 많고, 남자는 내결해 七疝

(칠산)[5]을 앓고, 여자는 대하와 瘕聚(가취)[6]를 앓는다.

足三陰의 脈은 모두 少腹으로 순환하여 任脈의 통제를 받으므로 《맥경脈經》에서는 任脈의 병에 대해서 "통증이 움직이는데, 少腹에서 臍下(제하)를 돌아 橫骨(횡골)로 이어진다. 陰中(음중)이 끊어질듯이 아프다."고 했다. 任脈이 병들면 少腹의 통증을 호소하는데, 배꼽 주위부터 경련이 일어나 恥骨(치골) 결합부의 가운데까지 통증을 느낀다고 한다. 또 腹中(복중)에 덩어리가 있고, 거기에 병이 心 쪽으로 밀어 올리기 때문에 拘急(구급)해서 엎드리거나 반듯이 누울 수 없다. 任脈이 아프면 이상과 같은 증상이 나타난다. 내과와 부인과에서는 중요한 사항이다.

실제로 임상에서는 經血病(경혈병), 疝氣(산기), 帶下(대하), 癲癇(전간) 환자에 대해, 침구치료에는 任脈의 關元(관원)을 잘 이용하고, 약을 씀에는 龜鹿二仙膠(구록이선교)라고 하여 龜版(구판), 鹿茸(녹용), 仙靈脾(선령비, 음양곽), 仙茅(선모), 阿膠(아교) 등을 쓰는데, 여자의 淋瀝(임력), 漏下(누하)에, 남자의 陽痿(양위), 早漏(조루) 등에 상용한다. 그 목적은 바로 任脈과 督脈의 虛損(허손)을 보충하는 것이다.

---

5 七疝(칠산) : 하복부가 아프고 고환이 땅기거나 붓고 아픈 증후인 疝氣(산기)는 일곱 가지로 나뉜다. 《內經》에서는 厥疝(궐산), 衝疝(충산), 瘕疝(가산), 狐疝(호산), 癃疝(융산), 㿗疝(퇴산)으로, 《諸病源候論》에서는 厥疝(궐산), 癥疝(징산), 寒疝(한산), 氣疝(기산), 盤疝(반산), 胕疝(부산), 狼疝(낭산)으로 분류한다.

6 瘕聚(가취) : 임맥의 병증으로, 복부 제하에 경결이 있는데 밀면 이동하여 통증의 장소도 일정하지 않은 증후를 말한다.

3. 衝脈충맥

(1) 충맥衝脈의 유주流注

衝脈의 유주는 다섯 가닥이다.

① 少腹 내부에서 나와 足陽明胃經의 氣衝(기충)에서 일어난다. 足少陰腎經과 나란히 올라가[橫骨(횡골)→中注(중주)[7] 任脈의 陰交(음교)와 만나 배꼽 옆으로 상행하고[肓兪(황수)→幽門(유문)], 胸中에서 분산한다.

② 胸中에서 분산한 후, 상행해서 鼻腔(비강)을 통하고 인후와 額部(액부)에서 분산한다.

③ 少腹에서 腎下(신하)로 흘러 들어가 氣衝(기충)으로 나온다. 대퇴 내측을 따라 내려와 슬와로 들어간다. 脛骨內緣(경골내연)을 지나 內踝(내과)의 뒤를 통해 발바닥에 이른다.

④ 脛骨內緣에서 비스듬히 외연으로 향하고, 내려와 足踝(족과)로 들어간 다음 발등에 이르러 拇趾(무지)로 산포한다.

⑤ 少腹의 胞中(포중)에서 나와 안으로 척주를 관통해 背部(배부)를 순행한다.

【요약】

① 氣衝 → 足少陰腎經과 나란하다 → 臍旁 → 胸中에서 흩어진다.

② 胸中 → 鼻腔 → 額部

③ 少腹 → 腎下 → 氣街 → 大腿 內側 → 膝窩中 → 脛骨內緣

7 《難經·二十八難》에서는 足陽明胃經과 나란하다고 했다.

→ 內踝後 → 足底

④ 脛骨內緣 → 脛骨外緣 → 足踝 → 足背 → 拇趾

⑤ 少腹 → 胞中 → 脊柱 → 背部

【참고】

衝脈은 복부에서는 足少陰腎經과 나란하고, 인후부터 눈 아래까지는 任脈과 나란하며, 腎經과 任脈의 脈氣와는 긴밀하게 관계된다. 또 拇趾 사이에서 足厥陰肝經의 脈氣와 상통하며, 肝經의 太衝(태충)은 衝脈의 별명(《소문素問 · 상고천진론上古天眞論》의 太衝脈)에서 비롯되었다. 옛사람은 이 太衝의 맥박을 진찰하고 衝脈 脈氣의 성쇠를 판단했다.

(2) 관계하는 장부臟腑와 기관器官

生殖器(子宮), 腎, 口脣, 眼.

(3) 경혈經穴

없음.

(4) 교회혈交會穴

任脈 : 會陰(회음), 陰交(음교)

足陽明胃經 : 氣衝(기충)

足少陰腎經 : 橫骨(횡골), 大赫(대혁), 氣穴(기혈), 四滿(사만), 中注(중주), 肓兪(황수), 商曲(상곡), 石關(석관), 陰都(음도), 腹通谷(복통곡), 幽門(유문)

【참고】

원대 문헌 기재 : 衝脈과 足太陰脾經의 公孫(공손)은 상통한다.

(5) 증후症候

衝脈과 任脈, 督脈은 같은 곳에서 나와 따로따로 흐르지만, 衝脈은 胞中(포중, 자궁)에서 나오기 때문에 부인과질환과 밀접한 관계가 있다. 衝脈이 부조하게 되면 '絶孕(절잉)'(《맥경脈經 · 권이卷二》), 불임이 된다. 또 衝脈과 任脈의 脈氣가 虛損(허손)해 통제작용을 잃으면 임부는 유산하고 만다.

남성에게 衝脈의 실조는 '逆氣(역기)로 인한 裏急(이급)'(《난경難經 · 이십구난二十九難》), '逆氣上行(역기상행)', 혹은 '躁熱(조열)'(《기경팔맥고奇經八脈考》) 등 上逆의 증상을 일으킨다. 또 소복통을 일으키며, 上逆해 心을 찌르는 '瘕疝(가산)'(《맥경脈經 · 권이卷二》), '喘動(천동, 뱃속이 요동침)'(《소문素問 · 거통론擧痛論》), '痿症(위증)'(《소문素問 · 위론痿論》) 등의 喘症(천증)과 발과 허리에 힘이 없어지는 증상을 일으킨다.

(6) 충맥衝脈의 작용

衝脈에 대해서 《영추靈樞 · 동수動輸》에서는 '十二經脈의 바다'라고 했고, 《부인양방婦人良方》에서는 '血海(혈해)'라고 했다. 그것은 衝脈이 올라가 '諸陽(제양)에 들어가고' 내려가 '諸陰(제음)에 들어가는'(《영추靈樞 · 역순비수逆順肥瘦》), 요컨대 經脈과 臟腑의 氣血을 모아 공급 · 분배하는 작용을 하는 동시에, 足陽明胃經과 "宗筋(종근)에 합하고 氣衝(기충)으로 모인다.", 足少陰腎經과 "足少

陰의 大絡(대락)으로 흘러들어 온다."고 하듯이 순행에서 足陽明胃經과 足少陰腎經에 관계하기 때문이다.

즉 足少陰腎經은 선천 元氣의 근본으로, 五臟六腑의 元氣와 관계한다. 足陽明胃經은 후천 元氣의 근본이고, 中氣(중기)가 나오는 곳이다. 이 때문에 衝脈은 선천과 후천의 元氣와 밀접하게 관계하고, '十二經脈의 바다'라 불린다.

督脈은 '陽脈의 바다', 任脈은 '陰脈의 바다', 또 衝脈은 '血海'라고 한다. 또 이들은 함께 胞中에서 나오기 때문에 '一源三岐(일원삼기)'라고 한다. 이런 의미에서 衝脈은 생식기능과 관계가 밀접하다. 血海라 불리듯이 여자의 생리, 임신 등과 관계하기 때문에 衝脈이 부조하면 불임증을 초래한다. 특히 胞中에서 나온 衝脈과 任脈이 부조하면 漏胎(누태)를 일으킨다.

衝脈은 여성의 월경 · 임신 등과 관계가 있을 뿐만 아니라, 전신의 經脈血氣를 조절 · 통제하는 작용도 한다. 또 衝脈은 足陽明胃經과 宗筋(종근)[8]에 합하고, 근골의 생리기능과 관절의 운동기능과도 크게 관계한다.

'逆氣(역기)로 인한 裏急(이급)', '瘕疝(가산), 少腹의 통증이 올라가 心을 찌르는' 등의 증상에 이른 것은 衝脈이 少腹에서 위쪽으로 돌기 때문이다.

실제 임상에서는 氣가 올라 心을 찌르는 경우와 少腹의 통증 등의 증상에 처했을 때 衝脈과 상통하는 足太陰脾經의 公孫(공손)을 잘 이용한다.

---

8 宗筋(종근) : 이 경우의 종근은 大筋(대근)에 해당한다.

《소문素問 · 위론痿論》에서는 "陽明(胃)은 오장육부의 바다로, 宗筋(종근)을 滋潤(자윤)하는 것을 담당하며, 宗筋은 뼈와 뼈를 이어서 관절을 이롭게 한다."고 하여, 經筋(경근)이 골격과 관절운동과 관계하는 것을 설명한다. 經筋에 대해서는 다음 장을 참조할 것.

4. 帶脈대맥

(1) 대맥帶脈의 유주流注

季脇部(계협부), 足厥陰肝經의 章門(장문)에서 일어나, 足少陽膽經의 帶脈(대맥)을 통해 五樞(오추), 維道(유도)와 교회한다. 배꼽과 제2요추를 통해 허리를 돈다.

【요약】

季脇 → 腰 → 周

(2) 관계하는 장부臟腑와 기관器官

腎, 生殖器.

(3) 경혈經穴

없음.

(4) 교회혈交會穴

足少陽膽經 : 帶脈(대맥), 五樞(오추), 維道(유도).

【참고】

원대 문헌 기재 : 帶脈과 足少陽膽經의 足臨泣(족임읍)은 상통

한다.

(5) 증후症候

帶脈은 요복부를 띠 모양으로 감고 있기 때문에, 帶脈의 실조는 '腹滿(복만)과 허리에 힘이 없고 물속에 앉은 것 같은 증상'(《난경難經 · 이십구난二十九難》)을 유발한다. 여자의 경우 생리불순, 대하 등과 관계가 있다. 또 발에 힘이 없어지기도 하고, 허리의 통증이 內股(내고)로 이어지는 증상을 일으킨다.

(6) 대맥帶脈의 작용

帶脈은 모든 脈과 교차하고, 상호간의 통제를 담당한다. 몸을 일주해 腰(요)를 絡하기 때문에, 帶脈에 변동이 생기면 腹滿과 허리 아래가 수중에 앉아 있는 것과 같이 차가워지는 증상이 나타난다. 帶下(대하)의 명칭이 帶脈에서 유래했듯이, 월경의 부조화와 帶下에도 帶脈이 관계한다.

그 원인에 대해 금원사대가의 한 명인 張子和(장자화)는 "모든 經脈은 상하로 왕래하면서 帶脈과의 사이에 熱을 남긴다. 寒熱이 抑鬱(억울)하면 白物(백물)이 가득 넘쳐 흘러내리는 것이 면면하여 끊임이 없다."하여 帶脈의 흐름이 부조하기 때문에 氣血이 막히고, 그것이 가득 쌓여서 帶下가 내려오는 것이라고 설명했다.

상기 증상뿐 아니라 足陽明經과 衝脈도 帶脈에 속한 것이어서, 帶脈이 부조하면 발이 쇠약해지는 증상이 나타나기도 하는데, 《소문素問》에서는 "陽明이 虛하면 宗筋이 느슨해지고, 帶脈이 이끌지 않아 발이 쇠약해져 쓰지 못한다."고 하여 이 관계를 설명한다.

5. 陽蹻脈양교맥 · 陰蹻脈음교맥

陽蹻脈

(1) 양교맥陽蹻脈의 유주流注

陽蹻脈은 足外踝 아래 足太陽膀胱經의 申脈(신맥)에서 일어난다. 足太陽膀胱經을 따라서 외과 뒤를 통해[僕參(복삼)] 하퇴 뒤 바깥쪽[附陽(부양)]을 올라가, 대퇴 뒤 바깥쪽에서 하복부로 가서 腸骨(장골) 앞인 足少陽膽經의 居髎(거료)에서 만나고, 脇肋(협륵)의 뒤 바깥쪽을 지나 액와 뒤에서 手太陽小腸經의 臑兪(노수)와 만난다. 다시 올라가 어깨 앞에서 手陽明大腸經의 肩髃(견우) · 巨骨(거골)과 만나고, 頸(경)을 올라가 인후와 턱을 거쳐 나와 口角(구각)에서 足陽明胃經의 地倉(지창)과 만난다. 빰에서 足陽明胃經의 巨髎(거료)와 만나고, 눈 아래에서 足陽明胃經의 承泣(승읍)과 만나며, 내제의 足太陽膀胱經 睛明(정명)에서 陰蹻脈(음교맥)과 교회한다. 올라가 髮際(발제)로 들어갔다가 귀 뒤로 내려가 유양돌기 뒤 足少陽膽經의 風池(풍지)에 이르고, 風府(풍부)에서 뇌로 들어간다.

【요약】

外踝下(申脈) → 下腿 뒤 바깥쪽 → 大腿 뒤 바깥쪽 → 下腹部 → 脇肋 → 肩 → 口角 → 頰 → 內眥 → 側頭部 乳樣突起 뒤(風池) → 風府 → 腦

(2) 관계하는 장부臟腑와 기관器官

腦, 眼, 口.

(3) 경혈經穴

없음.

(4) 교회혈交會穴

足太陽膀胱經：申脈(신맥), 僕參(복삼), 跗陽(부양), 睛明(정명)

足少陽膽經：居髎(거료)

足陽明胃經：地倉(지창), 巨髎(거료), 承泣(승읍)

手陽明大腸經：肩髃(견우), 巨骨(거골)

手太陽少腸經：臑兪(노수)

(5) 증후症候

《난경難經 · 이십구난二十九難》에 "陽蹻가 병들면 陰이 이완되고 陽이 급해진다."고 했다. 陽蹻脈이 실조하면 陰氣不足으로 陽氣가 성해져 불면을 초래한다. 또 癲癎(전간)과 下肢痙攣(하지경련), 外翻足(외번족)을 일으킨다.

陰蹻脈

(1) 음교맥陰蹻脈의 유주流注

足內踝 안쪽 아래, 足少陰腎經의 照海(조해)에서 일어난다. 내과를 올라가 足少陰腎經의 交信(교신)과 만나고, 대퇴 안쪽을 지나 陰部(음부)로 들어가서 복부와 흉부를 올라가 쇄골상와에 이르고, 인후에서 足陽明胃經의 人迎(인영) 앞으로 나오고, 얼굴로 들

어가 내제의 足太陽膀胱經 睛明(정명)에서 陽蹻脈과 교회해 함께 腦로 들어간다.

【요약】

內踝下(照海) → 內踝上(交信) → 大腿 內側 → 生殖器 → 腹部, 胸部 → 咽喉 → 內眥(睛明) → 陽蹻脈과 함께 腦로 들어간다.

(2) 관계하는 장부臟腑와 기관器官

腦, 眼, 生殖器.

(3) 경혈經穴

없음.

(4) 교회혈交會穴

足少陰腎經 : 照海(조해), 交信(교신)

足太陽膀胱經 : 睛明(정명)

(5) 증후症候

《난경難經 · 이십구난二十九難》에서 "陰蹻가 병들면, 陽이 이완되고 陰이 급해진다."고 했다. 陰蹻脈이 실조하면 陽氣不足으로 陰氣가 성해져 多眠(다면)하게 된다. 또 癲癎(전간)과 下肢痙攣(하지경련), 內翻足(내번족)을 일으킨다.

陽蹻脈은 족외과에서 시작하고, 陰蹻脈은 족내과에서 시작하는데, 모두 올라가 눈에서 만난다. 《영추靈樞 · 맥도脈度》에서 "氣가 서로 감싸며 눈을 자윤한다."고 했는데, 두 蹻脈은 腎의 정기를 눈으로 운반하고 자윤한다. 따라서 蹻脈의 失調不和(실조불화)는 "氣가 영양하지 않으면 눈을 감지 못한다."고 했듯이 안질환을 초래한다.

陰蹻脈과 陽蹻脈은 만나서 상호간에 陰陽의 氣를 조절하고 합친다. 그래서 脈氣의 陰陽이 偏亢(편항)하면 문제가 생기는데, 《영추靈樞 · 한열寒熱》에서는 "陽氣가 성하면 눈을 감지 못하고, 陰氣가 성하면 눈을 뜨지 못한다."고 하였다.

또 《소문素問 · 무자론繆刺論》에서는 "邪(사)가 족부 陽蹻脈에 침입하면 눈의 內眥부터 아프기 시작한다."고 했고, 《영추靈樞 · 열병熱病》에서는 "눈이 충혈되고 아픈 것이 內眥에서 시작하는 경우에는 陰蹻를 취한다."고 했으니, 外眥에 통증이 일어나면 陽蹻脈을, 內眥에 통증이 일어나면 陰蹻脈을 취해 처치한다.

앞에서 "陰蹻가 병들면 陽이 이완되고 陰이 급해지며, 陽蹻가 병들면 陰이 이완되고 陽이 급해진다."고 했다. 이는 足踝(족과)의 이상과 관련이 있는 말이다. 陰蹻脈의 긴장은 하퇴 내측의 긴장으로, 외측은 이완된다. 또 陽蹻脈의 긴장은 하퇴 외측이 긴장으로, 내측은 이완된다. 이런 이유로 內翻足(내번족)과 外翻足(외번족)이 일어난다. 이들 완급현상은 癲癎(전간)이나 癱瘓(탄탄)이라 하는 中氣(중기), 驚風(경풍) 등으로 수족이 경련하는 瘈瘲(계종) 등에서 보인다. 근육의 상호연관기능이 실조된 것이다.

陽蹻脈은 足太陽膀胱經의 支別(지별)에 속하며, 陽蹻脈 실조는 요배동통과 몸의 강직 등으로 나타난다. 陰蹻脈은 足少陰腎經의 支別에 속하며, 陰蹻脈의 실조는 소복통과 요천부의 생식기 쪽으로 이어지는 통증이나 《기경팔맥고奇經八脈考》에 나오는 '남자의

陰疝(음산), 여자의 漏下(누하)' 등을 일으킨다.

6. 陽維脈양유맥 · 陰維脈음유맥

陽維脈

(1) 양유맥陽維脈의 유주流注

足外踝 앞 足太陽膀胱經의 金門(금문)에서 일어난다. 하퇴 외측을 올라가 足少陽膽經의 陽交(양교)와 만나고, 대퇴 외측을 올라 하복부 장골 앞에서 足少陽膽經의 居髎(거료)와 교회한 다음, 협륵으로 올라가 足少陽膽經의 日月(일월)과 교회한다. 다시 옆가슴을 지나 上腕(상완) 외측으로 나와서 手陽明大腸經의 臂臑(비노)와 만난다. 어깨 앞으로 올라가 手太陽小腸經의 臑兪(노수), 手少陽三焦經의 天髎(천료), 足少陽膽經의 肩井(견정)과 만나며, 여기서 목덜미를 올라가 督脈의 瘂門(아문) · 風府(풍부)와 교회한다. 또 足少陽膽經과 함께 주행하여 후두부에서는 風池(풍지)와 腦空(뇌공), 측두부에서는 承靈(승령) · 正營(정영) · 目窓(목창) · 頭臨泣(두임읍) · 陽白(양백) · 本神(본신)과 교회하고, 측두 髮際部(발제부)에서 足陽明胃經의 頭維(두유)와 교회하고 마친다.

【요약】

外踝前(金門) → 下腿 外側 → 大腿 外側 → 脇肋 → 側胸 → 上腕 外側 → 肩 → 後頭部 → 側頭部

(2) 관계하는 장부臟腑와 기관器官

脇肋, 口角, 眼, 胸.

(3) 경혈經穴

없음.

(4) 교회혈交會穴

足太陽膀胱經 : 金門(금문)

足少陽膽經 : 陽交(양교), 居髎(거료), 日月(일월), 肩井(견정), 風池(풍지), 腦空(뇌공), 承靈(승령), 正營(정영), 目窓(목창), 頭臨泣(두임읍), 陽白(양백), 本神(본신)

足陽明胃經 : 頭維(두유)

手太陽少腸經 : 臑兪(노수)

手少陽三焦經 : 天髎(천료), 臑會(노회)

手陽明大腸經 : 臂臑(비노)

督脈 : 風府(풍부), 瘂門(아문)

【참고】

원대 문헌 기재 : 陽維脈은 手少陽三焦經의 外關(외관)과 상통한다.

(5) 증후症候

陽維脈은 제 陽을 絡하는 衛(위)를 담당하기 때문에, 陽維脈이 실조되면 衛氣(위기)도 부족해진다. 衛氣는 체표기능을 담당하기 때문에 오한, 발열 등의 外感病(외감병)과 관계한다.

陰維脈

(1) 음유맥陰維脈의 유주流注

足內踝 위 足少陰腎經의 築賓(축빈)에서 일어난다. 하퇴 내측과 대퇴 내측을 통해 소복부로 들어가고, 足太陰脾經과 나란히 올라가[衝門(충문) → 腹哀(복애)] 足厥陰肝經의 期門(기문)과 만난다. 횡격막을 관통하고, 올라가 任脈의 天突(천돌)과 교회하며, 任脈의 廉泉(염천)과 인후부에서 교회하고 마친다.

【요약】

足內踝上(築賓) → 腿內側 → 少腹部 → 咽喉部(廉泉).

(2) 관계하는 장부臟腑와 기관器官

少腹, 脇肋, 膈, 胸內, 咽喉, 舌根.

(3) 경혈經穴

없음.

(4) 교회혈交會穴

足少陰腎經：築賓(축빈)

足太陰脾經：衝門(충문), 府舍(부사), 大橫(대횡), 腹哀(복애)

足厥陰肝經：期門(기문)

任脈：天突(천돌), 廉泉(염천)

【참고】

원대 문헌 기재：陰維脈은 手厥陰心包經의 內關(내관)과 상통

한다.

(5) 증후症候

陰維脈은 제 陰을 絡하는 營(영)을 담당하기 때문에, 營血(영혈)과 관계해 心에 영향을 준다. 따라서 陰維脈이 실조되면 심통, 위통, 흉복통 등의 裏症(이증)을 보인다.

維脈은 "제 脈의 綱維(강유)를 행한다."고 한다. 요컨대 모든 脈을 絡하는 상호관계를 맺고 있다. 陽維脈은 모든 陽이 모이는 곳에서 일어나고, 陰維脈은 모든 陰이 만나는 곳에서 일어난다. 그 중 陽維脈은 모든 陽經을 연결하고, 督脈과 교회한다. 陽維脈은 手足三陽經과 관계하는데, 특히 足太陽膀胱經, 足少陽膽經과 밀접한 관계가 있다. 膀胱經은 몸의 表를 담당하고, 膽經은 半表半裏(반표반리)를 담당하기 때문에 표부의 足太陽膀胱經과 足少陽膽經 두 經에 병이 생기면 한열증상이 나타난다. 太陽病에서는 惡寒發熱(오한발열)하고, 少陽病에서는 寒熱往來(한열왕래)한다. 따라서 太陽과 少陽 두 經의 經氣가 실조되면 그것은 陽維脈에 영향을 미치고, 역으로 陽維脈의 실조는 太陽과 少陽 두 經에 반영된다. 이것이 《난경難經 · 이십구난二十九難》의 "陽維가 병들면 寒熱로 고통스럽다."는 말의 이론적 근거다.

陰維脈은 모든 陰經을 연결하는데, 특히 足太陰脾經, 足少陰腎經, 足厥陰肝經과 밀접하게 관계하며, 任脈과 함께 마친다. 이들 經脈은 흉복부와 협부를 순행하기 때문에 《난경難經 · 이십구난二十九難》에 기재된 것과 같이 "陰維가 병들면 心痛으로 고통스러운" 증상을 나타낸다.

陽維脈은 表를 담당하고 陽에 屬하는 것이어서, 陽維脈이 병들면 陽盛(양성) 현상이 나타난다. 頭目眩暈(두목현훈), 氣喘(기천), 피부의 피로와 통증, 腰部腫痛(요부종통), 어깨를 쳐드는 등의 증상이 나타난다.

陰維脈은 裏를 담당하고 陰에 속하는 것이어서, 그 질병은 陰氣內結(음기내결)에 의한 흉중의 통증, 脇下苦滿(협하고만), 요통, 생식기 통증 등의 증상이 나타난다. 흉부의 동통은 足太陰脾經과 足少陰腎經의 寒凝(한응)과 氣阻塞(기조색) 혹은 厥氣橫逆(궐기횡역)이라 불리는 冷症으로 인한 氣血의 鬱滯(울체) 및 任脈의 상충(머리에 피가 쏠림)과 관계가 깊다. 이런 증상에는 內關(내관)을 자주 이용한다.

陽維脈과 陰維脈의 협조작용이 실조되면 염좌(捻挫), 癲癇(전간)과 言語失調(언어실조)를 일으킨다.

제3절 기경팔맥奇經八脈 총론總論

(1) 십이경맥十二經脈을 서로 밀접하게 한다

奇經八脈(기경팔맥)은 十二經脈과 교회하여 十二經脈을 더욱 더 밀접하게 한다. 예를 들면, 督脈은 手足三陽經과 관계하는데, 大椎(대추)에서는 모든 陽經의 經氣가 교회한다. 또 任脈은 三陰經과 관계하는데, 足三陰經은 모두 關元(관원)과 中極(중극)에서 교회한다.

任脈과 督脈 이외의 奇經에서, 衝脈(충맥)은 '氣衝(기충)에서 일어나 少陰經과 나란히 배꼽을 사이에 두고 상행'하므로 足陽明 · 足少陰 두 經과 밀접한 관계가 있으며, 또 任脈과 마찬가지로 胞中(포중)에서 일어나 脊部(척부)를 올라가 돌기 때문에 任脈 · 督脈과도 밀접한 관계가 있다. 그래서 衝脈을 '十二經脈의 바다'라 일컫는다.

또 帶脈(대맥)은 腰腹(요복)을 순환함으로써 胴部(동부)를 통하는 經絡과 서로 밀접한 관계를 만든다. 陽維脈(양유맥), 陰維脈(음유맥), 陽蹻脈(양교맥), 陰蹻脈(음교맥)은 각각 十二經脈의 陰經과 陽經이 상호 협력하는 작용에 깊이 관계한다. 그 중 陰 · 陽維脈은 十二經脈을 그물처럼 연결함으로써, 또 陰 · 陽蹻脈은 그 교차와 교회 관계를 빈틈없이 함으로써 十二經脈을 서로 밀접하게 한다.

(2) 십이경맥十二經脈을 정리 · 통합한다

正經十二經脈 각각의 經은 각기 작용과 성질이 있는데, 그중에는 비슷한 작용과 성질을 가진 것이 있다. 奇經八脈은 그 비슷한 것을 조합하고 다른 것을 분류하여, 正經十二經脈을 통합 · 정리하는 역할을 한다.

예를 들어 十二經脈 가운데 陰經과 陽經은 陽維脈과 陰維脈을 통해 표리관계로 밀접하게 조합되고, 陰蹻脈과 陽蹻脈은 인체의 좌우내외의 陰陽 관계를 분류한다. 이와 같이 奇經八脈은 十二經脈을 분류 · 조합하고, 그것들을 통합 · 정리한다.

督脈은 모든 陽經을 통제하는 동시에 腎과 腦와도 밀접한 관계가 있다. 또 足厥陰肝經에도 영향을 미치는데, 이는 督脈이 陽氣를 통합해 거느리며, 眞元氣(진원기)를 통제한다는 의미다.

또 "任은 포태(胞胎)를 담당한다."(《부인양방婦人良方》)고 했듯이, 任脈은 생식기능과 관계가 깊다. 임신, 출산, 생리와 그 밖의 부인병 등은 陰血(음혈)과 특히 관계가 깊기 때문에 任脈은 부인과 계통과 밀접한 관련이 있다. 요컨대 任脈은 陰經 脈氣의 통제와 생식기능을 담당한다.

衝脈은 '一源三岐(일원삼기)', 요컨대 督脈 · 任脈과 함께 胞中에서 일어나며, 또 足少陰腎經 · 足陽明胃經 두 經絡과 관계한다.

腎은 '五臟六腑의 本(본), 十二經脈의 根(근)'(《난경難經 · 팔난八難》)이라 불리듯이 선천의 근본으로 原氣(원기)가 발생하는 곳이다. 또 胃에 대해서는 "사람은 穀(곡)에서 氣를 받는데, 水穀이 胃로 들어오면 肺로 전도되어 五臟六腑가 모두 그 氣를 받는다."(《영추靈樞 · 영위생회營衛生會》), "氣는 胃에 쌓인 후 營衛(영위)를 통하여 각각의 길(곧 脈)로 운행한다."(《영추靈樞 · 자절진사刺節眞邪》)고 한다. 요컨대 胃는 후천의 근본이고 榮衛의 氣가 나오는 곳이다. 또 督脈은 온몸의 陽氣를 담당하고, 任脈은 온몸의 陰氣를 담당한다. 따라서 衝脈은 이들과 관계하는 것이기 때문에 五臟六腑와 十二經脈의 관계로 보아 매우 중요한 역할을 하고 있으며, 이들의 기능을 통합 · 정리한다.

衝脈은 胞中에서 일어나기 때문에《부인양방婦人良方》에서는 '血海(혈해)'라고 했으며, 또 五臟六腑와 十二經脈에 큰 기능을 하는 것이라서《영추靈樞 · 동수動輸》에서는 '十二經脈의 바다',《영추靈樞 · 역순비수逆順肥瘦》에서는 '五臟六腑의 바다'라고 했다.

帶脈은 胴部(동부)를 통하는 經絡과 횡으로 이어진다. 요컨대 하지를 통하는 經脈은 모두 帶脈의 통제를 받는다.

陰蹻脈과 陽蹻脈은 하지의 내외측을 통하는 陰陽의 經脈을 통제하고, 또 內眥(내제)에서 足太陽膀胱經과 만나며, 머리와 뇌로 통하기 때문에 이곳을 통하는 經脈을 통제한다.

陽維脈과 陰維脈에 대해 살펴보면, 陽은 表를 담당하고, 陰은 裏에 속하기 때문에, 陽維脈은 온몸 表의 작용을 담당하며, 陰維脈은 裏의 작용을 담당한다.

이상으로 經絡 전체를 보면 十二經脈은 간선에, 奇經의 대부분은 十二經脈에서 나뉜 지선에 비유된다. 이것은《난경집주難經集注 · 이십칠난二十七難》의 주석에서 '별도의 기행'이라고 말하는 이유이고, 각 經脈과 교회하여 十二經脈을 조합해 통합 · 정리하는 것이다.

(3) 정경십이경맥正經十二經脈의 기혈조절氣血調節 작용을 한다

奇經八脈은 十二經脈 사이에 분포하여 순행하는데, 十二經脈의 氣가 왕성한 때에는 氣血의 유출을 제한하고, 필요한 때에는 공급하는 역할을 다한다.

《소문素問 · 상고천진론上古天眞論》에 腎氣(신기)가 충만한 경우가 기록되어 있는데, "任脈이 통하고, 太衝脈(衝脈)이 성하며, 주기적으로 월경한다."고 하여 任脈과 衝脈이 腎氣를 충만하게 하고, 그것을 월경으로 배출하는 것을 설명한다.

《영추靈樞 · 역순비수逆順肥瘦》에 衝脈은 "올라가 제 陽經에 스며들어 精氣를 공급하고, 내려와서는 三陰經에 스며들며, 제 絡脈에 스며들어 肌肉(기육)을 따뜻하게 한다."고 기록되어 있다. 또《소문素問 · 풍론風論》에는 陰維脈과 陽維脈이 "모든 經을 관개한다." 고 논술하고 있다. 이것은 奇經이 十二經脈과 五臟六腑의 氣血을 조절하는 작용을 하고, 肌肉과 피부를 자윤하고 따뜻하게 한다는 의미다.

(4) 기경이론奇經理論의 임상

앞에 기술한 바와 같이 奇經은 經絡 전체를 분류 · 조합해서 통제하는 작용을 한다. 따라서 奇經의 병증은 각 經脈과의 관련성으로부터 각 奇經이 통괄하는 經脈과의 종합적 증후로 나타난다.

예를 들어 陰維脈은 足少陰腎經 · 足太陰脾經 · 足厥陰肝經 · 任脈 등과 밀접한 관계가 있고, 또 足陽明胃經과 相合(상합)하기 때문에, 그 병증은 그들의 經脈에 소속한 장부와 기관의 종합적 병증을 나타낸다. 부인과와 관계있는 임신 · 출산 · 생리 · 대하 등은

經 名	機 能	症 候
督 脈	① 諸陽을 통제 ② 諸陽의 海	手足拘攣, 震顫, 抽搐, 中風으로 인한 言語困難, 痙攣, 히스테리, 頭痛, 目充血, 腫痛, 泣目, 腰背膝脚의 疼痛, 頸項硬結, 感氣, 咽喉腫痛, 齒痛, 手足麻痺, 破傷風, 盜汗 등
任 脈	① 諸陰을 통제 ② 諸陰의 海 ③ 생식기를 담당한다	痔, 下痢, 瘧疾, 咳嗽, 吐血, 下血, 齒痛, 咽腫, 小便不利, 胸腹部疼痛, 噎膈(식도가 막히는 느낌), 産後中風, 腰痛, 死産하여 나오지 않는 것, 臍周冷感, 嘔吐, 呃逆, 乳房痛, 崩漏下血 등
衝 脈	① 十二經脈의 海 ② 血海 ③ 十二經의 氣血을 번지게 해 흘러 들어간다	心部疼痛, 胸部疼痛, 結胸, 反胃(소화불량성구토), 飮食의 停滯, 腸鳴, 下痢, 噎膈, 息切, 脇部張滿, 臍腹痛, 腸炎으로 인한 下血, 瘧疾, 胎盤이 나오지 않음, 産後 眩氣症 · 冷症 등.
帶 脈	諸經을 約束	中風으로 인한 癱瘓(中風麻痺), 四肢痛 · 麻痺 · 拘攣, 發熱, 이동하는 두통, 頸項腫脹, 頤腫脹, 頰腫脹, 目充血, 目痛, 齒痛, 咽喉腫痛, 頭眩, 耳聾, 蕁痲疹, 근육이 땅겨 펼 수 없음, 腿部痛, 脇肋部疼痛 등.
陽蹻脈	左右의 陽을 담당한다	腰背强急, 腿部腫脹, 腰痛, 自汗頭痛, 갑작스런 두통, 頭汗, 目充血, 目痛, 眉棱骨痛, 骨節疼痛, 手足麻痺, 拘攣, 厥逆, 젖이 넘쳐 나옴, 耳聾, 鼻衄, 癲癎, 反身腫滿 등.
陰蹻脈	左右의 陰을 담당한다	咽喉閉塞, 小便淋瀝, 膀胱痛, 腸鳴, 腸炎으로 인한 下血, 吐瀉, 反胃, 大便難, 難産, 昏迷, 腹中積塊, 胸膈에서 트림이 나옴, 梅核氣, 黃疸 등
陽維脈	① 諸陽을 維絡 ② 表를 담당한다	傷寒發熱, 有汗, 肢節疼痛, 頭項疼痛, 眉棱骨痛, 手足熱感, 麻痺, 大腿內側의 筋骨疼痛, 四肢無力, 盜汗, 破傷風, 膝寒冷感, 腫痛,脚跟腫脹, 目充血痛 등.
陰維脈	① 諸陰을 維絡 ② 裏를 담당한다	胸部滿悶感과 痞脹, 腸鳴泄瀉, 脫肛, 反胃噎膈, 腹中痞塊, 脇肋引痛, 婦女의 脇部疼痛, 瘧疾 등.

衝脈 · 任脈 · 帶脈이 크게 관계하지만, 肝 · 脾 · 心 · 腎 및 子宮 등에 屬絡(속락)하는 經絡과도 관계가 깊다. 결국 衝脈 · 任脈 · 帶脈은 이들 經脈과 내장을 더욱 밀접하게 하는 역할을 다한다.

用藥(용약)에서도 任脈과 督脈 계통을 보충하는 약은 실제로 肝과 腎의 陰精(음정)과 元陽(원양)을 보충하는 작용을 하는 약이다.

결국 十二經脈은 각각의 經脈과 장부를 하나하나 개별적으로 표현하고 있는 것에 비해, 奇經八脈은 그들 經脈을 서로 관련짓고 종합적으로 표현하는 것이다. 따라서 奇經을 응용한 병증치료는 이상에서 서술한 원리를 기본으로 하여 행한다.

奇經八脈 중 任脈과 督脈은 각각 독자의 經穴이 있으니, 두 脈에 관계하는 經絡과 장부기관에 나타나는 질환에 대해서 치료혈로 응용할 수 있다. 그러나 다른 여섯 가닥의 奇經은 독자적인 經穴이 없기 때문에 치료에서는 交會穴(교회혈)을 응용한다. 이것을 '八總穴(팔총혈)'이라 하는데, 陽維脈은 外關(외관)을 취하고 陰維脈은 內關(내관)을 취한다. 帶脈은 臨泣(임읍), 衝脈은 公孫(공손), 陽蹻脈은 申脈(신맥), 陰蹻脈은 照海(조해)를 취하며, 또 督脈은 後谿(후계), 任脈은 列缺(열결)을 취한다. 이것은 十二經脈의 사지 끝에 있는 經穴을 奇經의 치료혈로 취한 것이지만, 奇經八脈의 치료혈은 반드시 이 八總穴에 한정되는 것은 아니고, 각각의 交會穴을 응용할 수 있다.

제4장

經別,別絡,經筋,皮部

제1절 십이경별十二經別

1. 槪論개론

'經別(경별)'은 正經十二經脈(정경십이경맥)에서 나온 支脈(지맥)과 十五絡脈(십오낙맥)과는 다른 別正經(별정경)에 속하는 經脈이다. '別行正經(별행정경)'이라고도 하며, 줄여서 '經別'이라고 한다. 十二經脈에서 나왔기 때문에 열두 가닥이다.

支脈은 正經에서 나뉘어 나온 다음 다시 本經으로 되돌아가는 것이 적으나, 經別은 이와 다르다. 陽經의 經別은 나뉘어 나온 陽經의 本經으로 다시 되돌아가며, 陰經의 經別은 나뉘어 나온 陰經과 표리관계에 있는 陽經으로 반드시 되돌아간다. 이것은 正經의 陽經과 陰經의 표리관계를 명확히 하는 것이다.

또한 十五絡脈은 사지의 淺部(천부)에서 표리관계를 깊게 하지만, 十二經別의 경우는 몸의 深部(심부)를 통해서 그 표리관계를 강하게 한다.

이상과 같이 十二經別은 陽經과 陰經에서 나온 것을 불문하고 모두 각각의 여섯 陽經으로 되돌아가며, 거기에서 陰陽 經別이 서로 합류하기 때문에 陰陽 經別 한 조에서 여섯 조가 만들어지는데, 이것을 '六合(육합)'이라 일컫는다.

經別은 신체 내부를 통하는 脈이기 때문에 위(머리)에서 내려오는 것도 있지만, 대부분은 肘膝(주슬) 이상에서 시작되고, 다시 臟

腑로 들어가 頸項(경항)으로 가며, 안면과 머리에 이른다. 이러하므로 經別은 臟腑와 직접적인 관계가 깊고, 사지 · 얼굴 · 머리와도 밀접한 관계가 있다. 이는 임상에서 대단히 중요한 사항이다.

經別의 순행에 관해서 말하자면, 足陽經(족양경)의 經別은 모두 心을 통해서 머리로 가고, 手三陰經의 經別은 모두 腋部(액부)에서 내장으로 가며, 인후를 지나 머리에 이르러 陽經에 귀착한다. 따라서 經別에는 특정 腧穴(수혈)은 없지만, 임상에서는 十二正經 腧穴의 主治(주치) 범위와 일치하며, 그 腧穴을 응용한다.

十二正經에 근거한 취혈은 직접적이며 일반적이지만, 經別에 의한 취혈은 간접적이며 융통성이 풍부하다. 예를 들어 인후부에는 手厥陰心包經이 유주하지 않지만, 그것에 관계없이 인후병은 心包經의 大陵(대릉)과 間使(간사)를 이용해 효과를 본다. 그것은 手厥陰經의 經別이 인후부를 돌고 있기 때문이다. 생선뼈가 인후에 걸렸을 때 間使穴을 조작하여 없앨 수 있다.

특효혈을 노래 형식으로 요약한 〈百症賦(백증부)〉와 〈玉龍歌(옥룡가)〉, 〈靈光賦(영광부)〉, 〈馬丹陽天星十二訣(마단양천성십이결)〉, 〈肘後歌(주후가)〉 등에서는 痔(치)에 대해서 足太陽膀胱經의 承山(승산)을 기재하고 있다. 足太陽膀胱經의 유주에는 '항문에 들어간다'는 기재가 없음에도 承山穴이 치에 효과가 있다고 한 것은 그 經別이 항문에 들어가기 때문이다. 이 경우 督脈의 長强(장강)을 동시에 이용하면 더 나은 효과를 기대할 수 있다. 이것도 경락이론에서 나온 配穴(배혈)방법이다.

그 외 脾經病(비경병)에 胃經의 腧穴을, 胃經病(위경병)에 脾經의 腧穴을 이용해 효과가 있는 것도 이 經別에 의한 것이다.

正經六陰經(정경육음경)의 유주는 대부분 頸項 이하에서 끝나지만, 六陰經의 經別은 모두 頸項에 이르며, 다시 안면과 머리를 올라 陽經에 귀속하므로 正經의 腧穴을 이용해 두면부의 질환을 치료할 수 있다.

足厥陰肝經만이 巓頂(전정)에 이르고, 다른 陰經은 경항부에서 끝나기 때문에 머리와 안면에 대한 작용은 없어 보이지만, 六陰經別은 머리와 안면에 이르러 六陽經別과 합류하며 六陽經別에 氣血을 돌린다. 그러므로 六陰經도 머리와 안면에 대해 작용하게 된다.

그러면 다음으로 《영추靈樞 · 경별經別》을 참고하여 十二經別의 유주를 보도록 하자.

2. 十二經別십이경별의 流注유주

經別의 유주는 肘膝(주슬) 이상에서 나뉘어 일어나 體腔(체강)의 장부를 지나 頸項 부근에 이르며, 뒤에 陰陽絡(음양락)이 합류한다. 그리고 그것은 모두 표리관계를 이루는 陽經에 합류해 귀착한다. 따라서 陰經의 유주는 모두 목과 얼굴로 올라간다.

足太陽의 經別과 足少陰의 經別은 아래에서는 膝에서 합류하고, 위에서는 項에서 합류한다. 足少陽의 經別과 足厥陰의 經別은 陰毛部(음모부)에서 합류하며, 위로는 外眥(외제)에서 합류한다. 足陽明의 經別과 足太陰의 經別은 股(고)에서 합류하며, 위로는 눈 아래에서 합류한다. 手太陽의 經別과 手少陰의 經別은 內眥(내제)에서 합류한다. 手少陽의 經別과 手厥陰의 經別은 完骨(완골) 아래에서 합류한다. 手陽明의 經別과 手太陰의 經別은 咽

(인)에서 합류한다.

이와 같은 유주가 각각 一合(일합)을 형성한다.

(1) 족태양足太陽과 족소음足少陰의 경별經別(一合)

① 足太陽(족태양)의 經別(경별)

足太陽膀胱經과 膝窩(슬와)의 委中(위중) 부근에서 나뉘어 안으로 들어가, 尻(고)에서 5촌 내려간 承扶(승부)에 이르며, 여기에서 支別(지별)이 항문으로 들어가고, 膀胱에 屬하며, 腎에 퍼진다. 또 그것은 척추를 돌아 心에 들어가 흩어진다.

직행한 脈은 척추에서 다시 오르며 項(항)으로 가 足太陽膀胱經에 귀속한다.

② 足少陰(족소음)의 經別(경별)

足少陰腎經과 膝窩에서 나뉘어 陰谷(음곡) 부근에서 안으로 들어가며, 足太陽의 經別과 함께 하여 腎까지 오른다. 腎兪(신수)에서 나와 제2요추에서 帶脈에 屬한다. 직행한 脈은 올라가 혀뿌리에 이어지며, 다시 項으로 나와 大杼(대저)에서 足太陽膀胱經에 귀속한다.

(2) 족소양足少陽과 족궐음足厥陰의 경별經別(二合)

① 足少陽(족소양)의 經別(경별)

足少陽膽經과 대퇴 상부에서 나뉘어 허벅지를 돌고 음모부에 들어가며, 여기에서 足厥陰의 經別과 합류한다. 따로 季脇(계륵) 사이로 들어가 胸(흉) 안을 돌며 膽에 屬하고, 肝으로 퍼진다. 여기에서 心으로 향해 관통하며, 인후로 올라 턱에서 뺨으로 퍼진다.

그것은 눈으로 가 目系(목계)로 이어지며, 外眥의 瞳子髎(동자료)에서 足少陽膽經에 귀속한다.

② 足厥陰(족궐음)의 經別(경별)

足厥陰肝經과 足背(족배)에서 나뉘어 올라 음모부로 가고, 足少陽의 經別과 합류해 그것과 나란히 순행하며, 外眥의 瞳子髎(동자료)에서 足少陽膽經에 귀속한다.

(3) 족양명足陽明과 족태음足太陰의 경별經別(三合)

① 足陽明(족양명)의 經別(경별)

足陽明胃經과 대퇴 상부에서 나뉘어 허벅지로 올라가 腹(복) 안으로 들어가며, 胃에 屬하고 脾로 퍼진다. 올라가 心을 통하고, 咽을 돌아 입으로 올라가며, 鼻柱(비주)를 지나 目系에 이어진다. 눈꺼풀 아래 承泣(승읍)에서 足陽明胃經에 귀속한다.

② 足太陰(족태음)의 經別(경별)

足太陰脾經과 대퇴 상부에서 나뉘어 허벅지에서 足陽明의 經別을 향해 주행하며, 足陽明의 經別과 합류해 올라가서 인후부를 돌아 혀를 관통하고, 承泣(승읍)에서 足陽明胃經에 귀속한다.

(4) 수태양手太陽과 수소음手少陰의 경별經別(四合)

① 手太陽(수태양)의 經別(경별)

手太陽小腸經, 足太陽膀胱經과 합류해 睛明(정명)에서 내려가며(《영추靈樞 · 경별經別》에서는 “땅을 가리킨다.”고 하여, 위에서 내려온 것을 의미), 어깨 뒤의 肩貞(견정) 부근에서 나뉘어 겨드랑이 아래로 들어가 주행하여 心에 들어가고, 小腸에 이어진다.

② 手少陰(수소음)의 經別(경별)

手少陰心經과 腋窩의 두 筋(근) 사이의 極泉(극천) 부근에서 나뉘어 胸中으로 들어가 心에 屬한다. 상향해서 인후를 통해 안면으로 나와 內眥의 睛明(정명)에서 手太陽小腸經에 귀속한다.

【참고】

이리에 쇼우(入江正)가 지은《경별經別 · 경근經筋 · 기경요법奇經療法》에서는 다음과 같이 해독한다.

① 小腸經의 經別은 睛明(정명)에서 출발해 心과 小腸에 관계하고, 肩髃(견우) 부근에서 체표 근처로 나오며, 小腸經脈과 병행하면서 손가락까지 흐른다.

② 心經의 經別은 睛明에서 출발하여 心에 관계하며, 淵腋(연액) 부근에서 팔로 나와 手少陰心經과 동일한 유주를 한다.

(5) 수소양手少陽과 수궐음手厥陰의 경별經別(五合)

① 手少陽(수소양)의 經別(경별)

完骨(완골) 아래(옛날에는 유양돌기를 완골이라 불렀다), 手少陽三焦經의 天牖(천유) 부근에서 올라가며(《영추靈樞 · 경별經別》에 "하늘을 가리킨다."고 하여, 아래에서 오른 것을 의미), 巓頂(전정)의 百會(백회)에서 나뉘어 내려가 足陽明胃經의 缺盆(결분)에 들어가며, 하행하여 三焦를 통해 胸中에 흩어진다.

② 手厥陰(수궐음)의 經別(경별)

手厥陰心包經과 腋窩 아래 3촌 天泉(천천) 부근에서 나뉘고, 胸中으로 들어가 나뉘어서 三焦에 屬한다. 올라가 인후를 돌며, 귀 뒤로 나와 完骨 아래의 天牖(천유)에서 手少陽三焦經에 귀속한다.

【참고】

이리에 쇼우(入江正)는 다음과 같이 해독한다.

① 三焦의 經別은 完骨에서 출발해서 百會(백회)로 오르며 다시 체내로 들어가 心에 관계하고, 三焦를 경유해서 肩井(견정)이나 天髎(천료) 부근에서 팔로 나와 三焦經과 병행해 역으로 유주하면서 손가락까지 흐른다.

② 心包의 經別은 完骨에서 출발해 몸속으로 들어가 心에 관계해고, 三焦를 돌며 天地(천지) 부근에서 팔로 나와 心包經과 표리를 이루며 손가락까지 흐른다.

(6) 수양명手陽明과 수태음手太陰의 경별經別(六合)

① 手陽明(수양명)의 經別(경별)

手陽明大腸經과 손목 부근에서 나뉘어 상지로 올라가며, 側胸(측흉), 乳房(유방) 부근에 분포한다. 別支(별지)는 手陽明大腸經의 肩髃(견우) 부근에서 나뉘고, 肩背(견배) 뒤쪽의 大椎(대추)로 들어간다. 내려와 大腸을 향하고, 肺에 屬한다. 상행하는 선은 인후를 따라 주행하고, 鎖骨上窩(쇄골상와)의 足陽明胃經의 缺盆(결분)으로 나와 手陽明大腸經에 귀속한다.

② 手太陰(수태음)의 經別(경별)

手太陰肺經과 雲門(운문) 부근에서 나뉘고, 手少陰經 앞으로 주행하여 胸中으로 들어간다. 肺를 통해 大腸으로 산포한다. 상행해서 足陽明胃經의 缺盆(결분)으로 나와 인후를 돌며, 扶突(부돌) 부근에서 手陽明大腸經에 귀속한다.

【참고】

이리에 쇼우(入江正)는 다음과 같이 해독한다.

① 手陽明大腸經의 經別은 손에서 유방과 흉부를 돌고, 또 하행해서 大腸에 이르며, 肺에 屬하고, 기관지를 올라가 缺盆(결분), 곧 쇄골상와로 나와 手陽明大腸經과 합한다.

② 手太陰肺經의 經別은 淵腋(연액) 앞쪽에서 나뉘어 肺로 들어가 大腸으로 散行(산행)하고, 올라가 缺盆(결분)으로 나와 氣管(기관)을 돌며, 다시 手陽明大腸經과 회합한다.

이상이 '六合流注(육합유주)'다.

3. 十二經別십이경별의 작용과 임상적 의의

(1) 정경십이경맥正經十二經脈의 표리관계表裏關係를 강화한다

正經十二經脈의 순행을 보면 表經(표경)과 裏經(리경)이 서로 교류한다. 陽經은 表이고 腑에 속해 臟을 絡하며, 陰經은 裏이고 臟에 속해 腑를 絡한다. 十二經別(십이경별)은 이 표리관계의 작용을 강화한다.

각 經別은 동명의 經脈에서 나오는데, 陰經의 經別은 대부분 陽經의 經別을 통해 주행한다. 또 胸腹(흉복) 안으로 들어간 經別은 모두 그 正經에 屬絡하는 장부로 순행하며, 특히 陽經의 經別은 모두 그 正經과 관계하는 장부에 이른다. 이와 같이 一臟一腑(일장일부)로 배합하여 表裏의 두 經을 신체 내부에서 깊이 관계 맺게 한다.

이상과 같은 관계에서 表裏屬絡(표리속락)의 이론이 임상에도 응용된다. 예를 들어 두통에는 肺經의 列缺(열결)을 이용하는데, 이것은 表經 질병에 裏經을 응용한 것이다. 또 肺經의 邪(사)에 의한 발열에는 大腸經의 合谷(합곡)을 이용하는데, 이것은 裏經 질병에 表經을 응용한 것이다.

臟腑의 질병에 대해서도 동일하다. 脾虛(비허)로 인한 소화불량, 복창, 설사 등에 胃經의 三里(삼리)를 이용하고, 위통에는 脾經의 公孫(공손)을 이용한다. 腑病에는 臟에 속한 經穴을 취하고, 臟病에는 腑에 속한 經穴을 이용한 예다.

이상과 같이 표리관계를 응용한 취혈법은 임상에서 자주 행하며, 대단히 효과가 있다.

(2) 경별經別은 두면부에 경기經氣를 집중시킨다

正經十二經脈에서 두면부를 순행하는 것은 陽經이다. 陰經은 足厥陰肝經이 巓頂(전정)으로, 手少陰心經이 目系(목계)로 가지만, 다른 것은 모두 두면부에 이르지 않는다. 단, 이 二經은 내부를 통하는 支脈(지맥)이다.

그러나 經別의 경우 陽經의 經別은 말할 것도 없이 두면부로 가며, 足三陰經의 經別은 陽經의 經別과 합류해서 두면부에 이르고, 手三陰經의 經別은 腋部(액부)에서 내장으로 들어간 뒤 인후를 통해 두면부에 달한다.

經別만이 아니라 奇經(기경)도 포함해서 인체의 經氣 대부분이 두뇌, 안면 및 오관부에 집중되고 있다. 氣街學說(기가학설)에서는 '頭氣街(두기가)'라고 일컫는데, 經別과 奇經을 통해서 모든 經氣가 두면부에 집중된다. "氣는 腦로 나온다."고 하는 설에서도 이해할 수 있다.

《영추靈樞 · 사기장부병형邪氣藏府病形》에서는 "十二經脈과 三百六十五絡(삼백육십오락)을 흐르는 血氣는 모두 안면으로 올라가 空竅(공규)로 주행한다. 그 陽氣의 精(정)은 눈으로 올라가 보게 하고, 그 別氣(별기)는 귀로 가 듣게 하며, 그 宗氣(종기)는 코로 올라가 나와 냄새 맡게 한다. 그 濁氣(탁기)는 胃로 나오고, 입술과 혀로 가 맛보게 한다. 그 기의 津液(진액)은 모두 올라가 얼굴로 스며든다."고 했는데, 이 말은 머리와 안면, 오관에는 經氣가 많이 모이고, 중요한 관계를 맺고 있음을 설명한 것이다. 침구치료의 방법에는 耳鍼療法(이침요법), 眼鍼療法(안침요법), 頭鍼療法(두침요법), 面鍼療法(면침요법), 鼻鍼療法(비침요법) 등이 있다. 이들은 머리와 안면, 오관에 전신의 經氣가 모여 있는 것을 말해주는 것이다. 또 望診(망진)에서는 얼굴의 蒙色(몽색)을 살펴 神(신)의 유무 또는 병의 陰陽을 판단하는데, 이것도 面部와 五官에 전신의 經氣가 집중되는 것에서 비롯된 것이다.

(3) 다른 장부 사이의 관계를 밀접하게 한다

十二經別은 순행 · 분포하여 十二正經과 사지, 내장과의 관계를 한층 밀접하게 한다. 요컨대 經別은 十二正經의 순행 · 분포가 이르지 않는 조직기관과 장부를 묶고, 그 사이의 관계를 밀접하게 하는 것이다.

이에 따라 인체 각 부분이 서로 관계를 맺는다. 예를 들면 心과 腎은 진단에서나 치료에서나 대단히 중요한 관계에 있다. 十二正經 중 足少陰腎經의 유주는 '心을 絡'하고 있지만, 手少陰心經의 유주는 腎에 이르지 않는다. 그러나 經別 중 足太陽經別의 유주는 膀胱에 屬하며, 腎에 퍼져 心에 이른다. 이에 따라 心과 腎 사이에 밀접한 관계를 만든다.

또 胃와 心도 깊은 관계에 있다. 《소문素問 · 역조론逆調論》에서는 "胃가 和(화)하지 않으면 편하게 누울 수 없다."고 했으며, 한약에서도 胃에 대한 생약 외에 茯苓(복령), 縮砂(축사), 酸棗仁(산조인), 遠志(원지) 등을 배합해 심신을 안정시키는 식으로 배려한다. 그런데 十二正經 중 足陽明胃經의 유주는 心에 이르지 않고, 또 手少陰心經의 유주는 胃에 이르지 않는다. 그러나 足陽明經別은 胃에 속하며, 脾로 흩어지고, 올라가 心에 도달함으로써 胃와 心과의 관계를 깊게 한다. 이것으로부터 胃와 心의 질병 관계가 설명되며, 동시에 치료에 대해서도 이 이론에 근거해 응용된다.

또 腎의 虛實은 부인과의 帶下(대하)에 크게 영향을 미치며, 帶脈(대맥)과도 관계가 깊다. 足少陰腎經은 帶脈의 제약을 받지만, 足少陰經別의 유주는 확실히 帶脈에 속하며, 그 관계를 한층 강화한다.

제2절 십오별락十五別絡

1. 槪論개론

絡脈(낙맥)은 經脈에서 나뉘어 나온 支脈(지맥)으로, 十二正經의 絡脈과 任脈(임맥)과 督脈(독맥)의 絡脈에 脾大絡(비대락)을 더하여 十五絡脈이 있다. 이에 胃大絡(위대락)를 포함해서 十六絡脈이라고도 한다. 또 별도의 설로 十二正經의 絡脈과 脾大絡에 陽蹻脈(양교맥)과 陰蹻脈(음교맥)의 絡脈을 더하여 十五絡脈이라고도 한다. 여기서는 十二正經의 絡脈과 任脈과 督脈의 絡脈, 그리고 脾大絡, 胃大絡을 더하여 十六絡脈이라 한다.

十五絡脈의 분포 부위는 일정하다. 사지에서 陰經의 絡脈은 표리관계에 있는 陽經을 지나며, 陽經의 絡脈 역시 표리관계의 陰經을 지난다. 몸통에서 任脈의 絡脈은 복부로 흩어지고, 督脈의 絡脈은 머리에 올라가 흩어지며 足太陽膀胱經과 나란히 내려간다. 또 脾와 胃의 大絡은 흉협부로 산포한다.

絡脈은 일반적으로 큰 支脈을 가리킨다. 그런데 絡脈에서 다시 가는 支脈이 나오는데, 이를 '孫絡(손락)'이라 일컫는다. 《영추靈樞 · 맥도脈度》에 "絡別(낙별)은 孫(손)이라고 한다."는 기재가 있다. 또 피부 표면에 떠 보이는 것을 '浮絡(부락)'이라 일컫는다. 그 浮絡 중에서도 모세혈관이 보이는 것을 '血絡(혈락)'이라 하며, 《영추靈樞 · 잡병雜病》에 "腰脊(요척)이 굳어지는 경우 足太陽 膕中(괵중)의 血絡을 취한다(요배가 굳어지는 경우 足太陽膀胱經의 슬 血絡을 취한다)."고 기재되어 있다.

絡脈은 나뉘어 나온 후 점점 가늘어지며 평면적으로 확산해간다. 그 결과 신체 각 조직에 한층 치밀하게 經氣가 퍼져간다.

絡脈에는 본 經脈에서 나뉘어 나온 곳의 혈명을 이용하는데, 총칭해서 '絡穴(낙혈)'이라 한다.

2. 絡脈낙맥의 분포

① 手太陰肺經(수태음폐경)의 絡脈

나뉘어 나오는 곳은 列缺(열결)이다. 手陽明大腸經으로 주행한다. 別絡은 手太陰肺經과 평행하게 掌中에 들어가며, 魚際(어제)에서 흩어진다.

② 手少陰心經(수소음심경)의 絡脈

나뉘어 나오는 곳은 通里(통리)다. 手太陽小腸經으로 주행한다. 別絡은 상행하여 心經의 經脈을 따라 心中으로 들어가고, 올라가 舌本으로 이어지며, 目系에 속한다.

③ 手厥陰心包經(수궐음심포경)의 絡脈

나뉘어 나오는 곳은 內關(내관)이다. 양 筋 사이로 흩어지고, 心包經의 經脈을 따라 상행하여 心包로 이어지고, 心系를 絡한다.

④ 手陽明大腸經(수양명대장경)의 絡脈

나뉘어 나오는 곳은 偏歷(편력)이다. 手太陰肺經으로 주행한다. 別絡은 大腸經을 따라 올라가 肩髃(견우)에 도달하고, 상행해서 頰(협)을 돌아 齒肉(치육)을 絡한다. 그 分支는 귀로 들어가 宗脈

(종맥)[9]에서 만난다.

⑤ 手太陽小腸經(수태양소장경)의 絡脈

나뉘어 나오는 곳은 支正(지정)이다. 手少陰心經으로 주행한다. 別絡은 상행해 肘部(주부)를 지나 肩髃(견우) 부위를 絡한다.

⑥ 手少陽三焦經(수소양삼초경)의 絡脈

나뉘어 나오는 곳은 外關(외관)이다. 팔 외측을 상행해서 胸中으로 들어가며, 手厥陰心包經과 만난다.

⑦ 足陽明胃經(족양명위경)의 絡脈

나뉘어 나오는 곳은 豐隆(풍륭)이다. 足太陰脾經으로 주행한다. 別絡은 脛骨(경골) 외측을 상행하여 頭項部(두항부)를 絡하고, 제經氣와 만나며, 내려가 인후부를 絡한다.

⑧ 足太陽膀胱經(족태양방광경)의 絡脈

나뉘어 나오는 곳은 飛揚(비양)이다. 足少陰腎經으로 주행한다.

⑨ 足少陽膽經(족소양담경)의 絡脈

나뉘어 나오는 곳은 光明(광명)이다. 足厥陰肝經으로 주행하고, 내려가 발등 위로 퍼진다.

⑩ 足太陰脾經(족태음비경)의 絡脈

나뉘어 나오는 곳은 公孫(공손)이다. 足陽明胃經으로 주행한다. 別絡은 본경을 따라 오르며, 복부로 들어가 위장 계통으로 들어간다.

⑪ 足少陰腎經(족소음신경)의 絡脈

나뉘어 나오는 곳은 大鐘(대종)이다. 발꿈치를 돌며 足太陽膀胱經으로 주행한다. 別絡은 본경을 따라 올라 心包 아래로 가며, 요

---

9 宗脈(종맥) : 《靈樞·口問》에 '눈은 宗脈이 모인 곳' '귀는 宗脈이 모인 곳'이라 하며, 눈과 귀 등 중요 기관에 분포하는 곳의 經脈이 모여 형성하는 主脈(주맥) 또는 大脈(대맥)을 말한다.

배를 관통한다.

⑫ 足厥陰肝經(족궐음간경)의 絡脈

나뉘어 나오는 곳은 蠡溝(여구)다. 足少陽膽經으로 주행한다. 別絡은 상행하여 고환부 및 생식기 전체로 간다.

⑬ 任脈(임맥)의 絡脈

나뉘어 나오는 곳은 흉골 검상돌기 아래다. 내려와 鳩尾(구미)로 가며, 복부 전체로 퍼진다.

⑭ 督脈(독맥)의 絡脈

나뉘어 나오는 곳은 長强(장강)이다. 척주 양방을 올라가 頸項(경항)을 돌며, 巓頂(전정)로 퍼진다. 다음 견갑부 부근으로 내려가고, 좌우로 갈라지면서 足太陽膀胱經으로 주행하며, 안으로 들어가 척추를 관통한다.

⑮ 脾大絡(비대락)

나뉘어 나오는 곳은 大包(대포)다. 흉협부로 퍼지며, 전신의 血脈에 망라한다.

⑯ 胃大絡(위대락)

나오는 곳은 胃部(위부)다. 胃部에서 올라가 횡격막을 관통하고, 좌측 유방 아래로 흩어진다. 虛里(허리)라 불리며, 脈氣는 끊임없이 박동하고, 손으로 느낄 수 있다. 이것은 다시 肺를 돈다.

3. 絡脈낙맥의 병증

① 手太陰(수태음)의 絡脈 : 列缺(열결)

實證 : 손바닥과 손목 부위의 熱感(열감)

虛證：하품, 숨이 참, 頻尿(빈뇨), 夜尿(야뇨)

② 手少陰(수소음)의 絡脈：通里(통리)

實證：胸膈部(흉격부)의 脹滿感(창만감)

虛證：말을 할 수 없다

③ 手厥陰(수궐음)의 絡脈：內關(내관)

實證：心痛(심통)

虛證：心煩(심번)

④ 手太陽(수태양)의 絡脈：支正(지정)

實證：관절의 이완, 肘關節(주관절)의 무력

虛證：疣贅(우췌, 사마귀), 痂疥(가개, 부스럼딱지)

⑤ 手少陽(수소양)의 絡脈：外關(외관)

實證：肘關節의 拘攣(구련)

虛證：肘關節이 이완되어 굽힐 수 없다

⑥ 手陽明(수양명)의 絡脈：偏歷(편력)

實證：齲齒(우치), 耳聾(이롱)

虛證：齒冷感(치냉감), 음식물이 원활하게 내려가지 않는다

⑦ 足太陽(족태양)의 絡脈：飛揚(비양)

實證：鼻塞(비색), 묽고 맑은 콧물, 頭痛(두통), 背痛(배통)

虛證：묽고 맑은 콧물, 鼻血(비혈)

⑧ 足少陽(족소양)의 絡脈：光明(광명)

實證：下肢厥冷(하지궐냉)

虛證：下肢癱瘓(하지탄탄), 기립불능

⑨ 足陽明(족양명)의 絡脈：豐隆(풍륭)

實證：癲癎(전간), 히스테리

虛證 : 脛部(경부) 근육의 위축과 이완으로 屈曲(굴곡) 곤란

본 絡脈 氣의 厥逆(궐역), 痺阻(비조) : 喉部腫痛(후부종통)과 啞(아)

⑩ 足太陰(족태음)의 絡脈 : 公孫(공손)

實證 : 腹部絞痛(복부교통)

虛證 : 腹部鼓脹(복부고창)

본 絡脈 氣의 厥逆, 痺阻 : 吐瀉霍亂(토사곽란)

⑪ 足少陰(족소음)의 絡脈 : 大鐘(대종)

實證 : 尿瀦留(요저류)와 대소변불통

虛證 : 요통

본 絡脈 氣의 厥逆, 痺阻 : 心煩(심번), 胸悶(흉민)

⑫ 足厥陰(족궐음)의 絡脈 : 蠡溝(여구)

實證 : 陰器强直(음기강직)

虛證 : 陰部搔痒(음부소양)

본 絡脈 氣의 厥逆, 痺阻 : 睾丸腫脹(고환종창), 疝氣(산기)

⑬ 任脈(임맥)의 絡脈 : 鳩尾(구미)

實證 : 복부 피부의 동통

虛證 : 복부 피부의 소양

⑭ 督脈(독맥)의 絡脈 : 長强(장강)

實證 : 척주가 강직하며, 俛仰(면앙)할 수 없다

虛證 : 머리가 무겁게 흔들린다. 頭眩(두현)

⑮ 脾大絡(비대락) : 大包(대포)

實證 : 전신동통

虛證 : 사지관절의 이완과 무력

⑯ 胃大絡(위대락) : 虛里(허리)

實證 : 심하게 헐떡거리며 때로는 호흡이 멎는다(복중에 병이 있다). 脈이 結해서 亂積(난적)을 만든다

虛證 : 脈이 끊기고 다시 되돌아가지 못하게 되어 죽는다

【참고】

胃大絡(위대락)에 대해서는 《소문素問 · 평인기상론平人氣象論》에 "심하게 헐떡거리며 자주 끊기는 것은 병이 中에 있는 것이다. 結해서 橫하는 것은 積(적)이며, 끊어져 이르지 않으면 죽는다. 유방 아래의 움직임이 옷에서도 느껴지는 것은 宗氣(종기)가 泄(설)하는 것이다."라는 기재가 있다.

4. 絡脈낙맥의 작용

(1) 정경십이경맥正經十二經脈의 표리관계를 강화한다

絡脈의 작용 중 하나는 表裏關係를 강화하는 것이다. 이것은 經別에 대해서도 마찬가지다. 經別의 경우는 내부의 깊은 곳을 통하고, 經脈의 表裏經을 서로 연접하며, 內行한 經脈臟腑의 屬絡關係를 강화한다. 그것에 비해서 絡脈은 표층을 통해 사지말단 근처에서 표리관계의 연접을 하며, 陰經과 陽經의 表裏關係를 강화한다. 개중에는 胸腹 裏面으로 들어가 내장과 만나는 絡도 있지만, 확실한 屬絡關係를 갖지는 않는다.

(2) 전신의 낙맥絡脈을 통제한다

十五(六)絡脈은 주도적인 絡脈으로 大絡(대락)이라고도 한다.

그밖에 經脈 여러 군데에서 나온 짧은 일반적인 絡脈과 거기에서 나오는 가장 가는 孫絡(손락), 浮絡(부락), 血絡(혈락) 등이 무수히 있다. 大絡은 이들을 통제하는 작용을 한다. 그리고 그 요충이 되는 장소가 '絡穴(낙혈)'이다. 絡穴은 각각의 經絡脈의 脈氣가 모이는 장소(經穴)이며, 그 중추다.

任脈의 絡脈은 복부를 도는 제 陰經의 絡脈을 통제하는 작용을 하고, 督脈의 絡脈은 長强(장강)이 絡穴이며, 그 脈氣는 머리 위로 흩어지고, 나뉘어 足太陽膀胱經을 통하며, 頭背部의 제 陽經의 絡脈을 통제하는 작용을 한다.

胃大絡(위대락)은 經脈 속의 宗氣(종기, 上焦의 氣)가 모이는 곳에서 전신 經脈의 氣를 내보내 돌게 하는 작용을 하고, 脾大絡(비대락)은 "脾는 血을 통솔한다."는 말처럼 전신의 血絡을 통제한다.

(3) 전신의 각 조직기관에 영양을 공급한다

絡脈이 있으므로 해서 전신의 각 조직기관 구석구석까지 氣血을 순환시키며, 영양을 공급할 수 있다. 이것은 十五(六)絡脈에 의한 것이 아니라, 孫絡의 존재가 있어 비로소 가능하게 된다. 孫絡이 그물 모양으로 전신의 조직기관에 세밀하게 분포하여 經脈 속의 氣血이 골고루 분배되고, 그 결과 생리활동이 영위되며 생체가 길러진다.

《영추靈樞 · 옹저癰疽》에서는 "中焦에서 나온 氣는 이슬 같아 계곡(전신의 經穴)으로 흘러 들어가 孫脈(손맥)에 스며들어서 津液(진액)과 조화하며, 변화해 붉은 血이 된다. 血의 운행이 조화로우면 우선 孫脈이 넘쳐흐른다."고 하여 孫絡이 조직기관을 濡養(유양)·溫養(온양)함을 말했다.

따라서 임상에서 보이는 출혈성 병증은 이 絡脈과 크게 관계가 있다.《영추靈樞·백병시생百病始生》에서 "陽絡(양락)이 상하면 血이 밖으로 넘치고, …… 陰絡(음락)이 상하면 血이 안으로 넘친다."고 하여 絡脈이 출혈성 질환과 관계가 있음을 설명했다. 또《소문素問·조경론調經論》에 "孫絡이 밖으로 넘치면 經에 血이 머무른다."는 기재가 있는데, 孫絡이 손상되면 瘀血(어혈)이 형성됨을 설명한 것이다.

5. 絡脈낙맥이론의 임상적 의의

《내경內經》에는 絡脈의 병후에 대한 기재가 적지만, 絡脈 脈氣의 변동에 따라 나타나는 증상은 기본적으로 十二經脈 臟腑病(장부병)의 범위다. 게다가 실제로 絡脈이 대상이 되는 병증은 十二經脈의 本經病(본경병)에 그치지 않고 表裏의 經에 걸쳐 있다.

예를 들어 足陽明胃經의 絡穴인 豐隆(풍륭)은 후두염, 히스테리, 스트리킹, 腹脹痛 등 足陽明胃經의 병후 및 안면부종, 四肢水腫(사지수종), 煩心(번심), 심통, 胸刺痛(흉자통), 身重(신중), 구토 등 足太陰脾經의 증후를 주치한다. 또 "脾는 능히 血을 통솔한다."고 했으므로, 豐隆(풍륭)은 崩漏(붕루), 월경부조 등에도 응용된다. "痿(위)를 치료하는 데 단지 陽明을 취한다."(《소문素問·위론痿論》)고 하여, 絡穴인 豐隆(풍륭)은 足無力(족무력)과 足이 여위는 경우 등에도 유효하다. 그리고 肺와 胃는 脈氣가 통하므로 咳嗽(해수), 痰(담)이 나오는 경우에도 이용한다. 이와 같이 絡穴

은 표리의 경에 걸쳐 치료효과를 미칠 수 있다.

이 원리에 근거를 둔 치료방법이 '原絡配穴法(원락배혈법)'이다. 예를 들어 手少陰心經의 질환에 手太陽小腸經의 絡穴인 支正(지정)과 본경인 心經의 原穴인 神門(신문)을 이용하고, 역으로 手太陽小腸經의 질환에 手少陰心經의 絡穴인 通里(통리)와 본경인 小腸經의 原穴인 陽池(양지)를 이용하는 것이다.

이밖에 絡脈理論(낙맥이론)에는 浮絡(부락), 血絡(혈락), 孫絡(손락)의 치료방법이 있다. 이것은 피부 표면의 色澤(색택)을 살펴 진단·치료하는 방법이다. 《영추靈樞·경맥經脈》에는 "대개 絡脈을 진찰해 색이 푸르면 寒하고 아프며, 붉으면 熱이 있다."고 했고, 《소문素問·經絡論경락론》에서는 "寒이 많으면 곧 凝泣(응읍)한다. 凝泣하면 곧 검푸르다. 熱이 많으면 곧 淖澤(요택, 매끄러움)한다. 淖澤하면 곧 황적색을 띤다."고 했다. 피부 絡脈의 色澤을 진찰해 푸른 것은 냉증이 있는 것이며, 붉은 것은 열이 있는 것이고, 냉이 많으면 단단하게 응결해 검푸른 빛이 나타나고, 열이 많으면 광택이 나타난다고 했다.

또 치료에 관해 《영추靈樞·잡병雜病》에서는 "……요배가 굳어지면 足太陽 膕中(괵중)의 血絡을 취한다."고 했으며, 《영추靈樞·경맥經脈》에서는 "……絡脈을 찌를 때는 반드시 그 응결한 위를 찌르고, 심하면 瘀血이 없어도 찌른다."고 하여 血絡이 치료점이 됨을 나타내고 있다. 水腫(수종)에 대해서는 《영추靈樞·수창水脹》에서 "먼저 脹(창)한 血絡을 쏟은 후에 經을 조절한다."고 하여 결국 血絡을 瀉血(사혈)하여 經氣를 조절하는 것을 설명했다.

제3절 십이경근十二經筋

1. 槪論개론

經筋(경근)에 대해서는 《영추靈樞 · 경근經筋》에 그 분포와 증후에 대한 구체적 기재가 있고, 경락계통과 근육계통과의 상관성을 시사한다.

十二經筋(십이경근)이란, 經絡系에 속한 골격근계통의 개념이다. 十二經絡(십이경락)의 작용은 '근골을 적시고 관절을 부드럽게 하는' 것이다. 근육은 그 十二經絡의 氣血濡養(기혈유양)과 조절작용을 받으므로 12계통으로 나눌 수 있다. 그리고 이 十二經絡의 유주에 따라 계통적으로 관련을 맺는 골격근계의 개념, 그것이 十二經筋이다.

근육은 운동을 담당하는 조직기관이며, 병리적으로는 痙攣(경련), 땅김, 통증 등의 증상이 나타난다. 옛사람은 이 근육계의 제반 현상을 경락의 유주와 관련시켜 계통으로 만들었다. 요컨대 근육에는 大筋(대근), 小筋(소근), 筋膜(근막) 등 여러 가지가 있지만, 經筋은 단지 개개의 근육 혹은 근육 개개의 활동을 가리키는 것이 아니라 근육 상호의 운동성에 생기는 계통적인 상호작용이며, 그것을 十二經絡을 근거로 종합 · 분류한 근육계통의 개념이다.

經筋은 골격근에서 보이듯이 체표에서의 근육계통 기능이며, 내장과는 관계가 없다고 한다. 그러나 經絡의 지배하에 있다는 것은

經筋을 통해서 내장과 관계가 있음을 나타낸다. 이것은 내장의 이상이 經筋, 즉 근육기능에 반영되고, 역으로 근육계통, 즉 經筋의 이상이 내장에 반영된다는 뜻이다.

經筋治療(경근치료)는 경근이론의 범주에서 설명되고, 그 방법은 燒鍼(소침)이다. 따라서 寒에 의한 痹(비)에는 환부에 직접 치료를 시행하는 대상요법을 쓴다. 임상에서 치료효과는 체형에 나타난다. 經絡을 조절하는 것은 골격근이라는 운동계를 조절하는 것이므로, 그 결과 체형이 조정된다. 체형이 조정되면 내부의 이상도 차차 제거되어 간다.

2. 十二經筋십이경근의 流注유주

기본적으로는 經絡의 흐름과 일치한다. 그 시작점은 모두 사지말단에 있고, 배나 등을 주행하며, 胸背部(흉배부)나 頭部(두부)에 이른다. 太陽과 少陰은 뒤, 少陽과 厥陰은 옆, 陽明과 太陰은 앞을 주행한다.

이들 각 經筋의 귀착점과 經筋 상호간의 관련성은 '起(기)' '結(결)' '聚(취)'란 글자로 표현된다. 예를 들어 足太陽經筋은 앞으로는 肩髃(견우)로 이어져 手陽明經筋과, 위로는 完骨(완골)로 이어져 手少陽經筋과 관계를 만든다. 또 足少陽經筋은 앞으로는 伏兎(복토)로 이어져 足陽明經筋과, 뒤로는 臀部(둔부)로 이어져 足太陽經筋과 관계를 만든다. 足陽明經筋은 위로는 고관절로 이어져 足少陽經筋과, 뒤로는 脊(척)에 속하며 足太陽經筋과 관계를 만든다.

《소문素問 · 궐론厥論》에서는 "前陰(전음)은 宗筋(종근)이 모인 곳"이라 했는데, 足三陰과 足陽明의 經筋은 생식기부에 結聚(결취)한다. 그 다음 足太陰經筋은 다시 배를 올라가 脊(척)에 닿고, 足少陰經筋은 다시 척을 돌아 項(항)에 이르는데, 도중에 足太陰經筋과 만난다.

手三陽의 經筋은 올라가 頭面에 퍼지고, 頭角(두각, 관자놀이)에 이어진다. 手三陰의 經筋은 뇌 안에 퍼지는데, 그 안에서 手太陰經筋은 다시 脇部(협부)에 미치며, 手少陰經筋은 다시 臍部(제부)로 간다.

이상을 상세하게 요약하면 다음과 같다.

① 足三陽 經筋의 분포 범위는 넓다. 太陽은 뒤, 少陽은 옆, 陽明은 앞. 이들은 모두 缺盆(결분)을 통하며, 눈 주위에 도달한다. 이때 太陽은 目上網(목상망)을, 陽明은 目下網(목하망)을, 少陽은 目外維(목외유)를 각각 형성한다.

② 手三陽 經筋은 머리를 지나고, 관자놀이에 도달한다. 이때 陽明은 안면과 머리를 일주하고, 少陽은 귀 앞을 통하며, 太陽은 귀 뒤에서 귀 앞으로 통한다.

③ 足三陰의 經筋은 陰器(음기)에 맺힌다. 太陰은 다시 脇(협)에 이어지고, 胸中(흉중)에 흩어지며, 脊(척)에 닿는다. 少陰은 다시 脊 내를 돌며, 脊을 사이에 두고 外後頭結節(외후두결절)에 이어진다.

④ 手三陰의 經筋은 胸中에 이른다. 太陰은 다시 내려가 季脇(계협)에, 少陰은 臍(제)에 이어진다.

(1) 족태양방광경근足太陽膀胱經筋

① 순행

새끼발가락 바깥쪽에서 일어난다. 上筋(상근)은 外踝 앞 丘墟(구허, 膽) 부근에 이어지고, 비스듬히 올라가 무릎 바깥쪽 陽陵泉(양릉천, 膽) 부근에 이어진다. 下筋(하근)은 발 외측을 통해 外踝 뒤 崑崙(곤륜, 膀胱) 부근에 이어지고, 발꿈치를 따라 올라가 膝窩(슬와)의 委中(위중, 膀胱) 하부 부근에 이어진다. 別筋(별근)은 委中(위중)에 이르는 筋과 장딴지에 이어지고, 나뉘어 膝窩 외측 委陽(위양, 방광)의 바깥 부근에서 이어지며, 앞의 委中에 이른 筋과 병행해서 올라 둔부 秩邊(질변, 膀胱)에 이어지고, 척주를 사이에 두고 상행해 項(항)에 이른다. 도중 肝兪(간수, 膀胱) 부근에서 나뉘어 견갑골 외연을 돌고, 겨드랑이 뒤에서 肩髃(견우, 大腸)에 이어진다. 도중 갈라진 筋이 겨드랑이 아래를 통해 올라가며 缺盆(결분, 胃)으로 나온 다음 올라가 完骨(완골, 膽)에 이어진다. 또 缺盆에서 다시 나뉜 支筋(지근)은 비스듬히 올라가 內眥(내제) 아래 顴骨部(권골부)에 이어진다.

또 목 아래에서 나뉜 筋은 안으로 들어가 舌根(설근)에 이어진다. 뒷목에서 직상해 枕骨(침골, 외후두결절)의 天柱(천주) 부근에 이어지고, 머리로 올랐다가 안면으로 내려와 코에 이어진다. 내제 부근에서 나뉜 근은 上眼瞼(상안검)에 분포하고, 目上網[목상망, 일설에는 綱(강)]을 형성하고, 눈 주위를 돌며 내려가 코 옆 顴骨部로 이어진다.

② 증후

새끼발가락에 경련이 일어난다. 뒤꿈치가 붓고 아프다. 슬관절 등 관절부의 攣急(연급) 및 척주가 굳고 뒤로 젖혀진다. 頸項에 경련이 일어난다. 어깨를 들 수 없다. 腋窩(액와)가 땅기며 강직하고, 缺盆(결분) 부위에 경련이 일어나며 아프기 때문에 머리와 어깨를 좌우로 움직일 수 없다.

(2) 족소양담경근足少陽膽經筋

① 순행

넷째발가락 외측에서 일어난다. 올라가 외과 앞 丘虛(구허, 膽) 부근에 이어지고, 경골 외측을 따라 오르며, 무릎 외측[陽關(양관)과 犢鼻(독비) 사이 부근]에 이어진다. 도중에 陽陵泉(양릉천) 부근에서 나뉘어 상행하고, 대퇴 외측으로 環跳(환도, 膽) 부근을 향해 진행한다. 도중에 中瀆(중독, 膽) 부근에서 나뉘어 전방으로 올라가 伏兎(복토, 胃)에 이어진다. 또 環跳 부근에서 후방으로 가 薦骨(천골) 외연 부근에 이어진다.

環跳 부근에서 직상한 筋은 복부 옆 季肋(계륵) 아래에서 나뉘고, 앞으로 오른 筋은 유방 외측을 통해 缺盆에 이어진다. 季肋 아래에서 직상한 筋은 겨드랑이로 나와 缺盆을 관통하고 뒷목에서 足太陽經筋 앞의 完骨部로 나와 귀 뒤를 따라 額角(액각)으로 올라간 후 정수리에서 만나며, 다시 下顎(하악)으로 내려간 다음 올라가 鼻旁에 이어진다. 다른 筋은 頰骨(협골) 부근에서 나뉘어 외제[瞳子髎(동자료) 부근]에 이어지고, 目外維(목외유)를 형성한다.

② 증후

넷째발가락에 경련이 일어난다. 무릎 외측에도 경련이 일어나

屈伸(굴신)이 불가능하며, 膝窩에도 경련이 일어난다. 앞으로는 대퇴부가 땅기고, 뒤로는 둔부가 땅긴다. 脇下(협하)에서 季肋部에 걸쳐 아프다. 위로는 缺盆(결분), 유방, 앞목을 잇는 筋이 땅기고 경련이 일어난다. 머리에서 좌우의 筋이 교차하는데, 膽經筋이 오른쪽 額角(액각)에서 奇經의 蹻脈(교맥)과 병행하고 陰陽蹻脈(음양교맥)과 교차하기 때문에 좌에서 우로 가는 經筋이 경련을 일으키면 반대쪽인 오른쪽 눈이 뜨이지 않게 된다. 따라서 왼쪽 관자놀이 經筋에 상처를 입으면 오른발에 장애를 초래해 쓰지 못한다. 이것을 '維筋相交(유근상교, 연결하고 있는 근이 서로 교차함)'라고 한다.

(3) 족양명위경근足陽明胃經筋

① 순행

둘째발가락 외측에서 일어나며, 셋째 · 넷째발가락에도 이어진다. 올라가 발등의 衝陽(충양, 胃) 부근에 이어진다. 나뉘어 비스듬히 외측으로 올라가 무릎 바깥 비골소두의 陽關(양관, 膽) 부근에 이어지고, 직상해서 環跳(환도, 膽) 부근에 이어지며, 脇部를 올라가 척추[膈兪(격수)~胃兪(위수) 부근]에 속한다.

衝陽(충양) 부근에서 나뉘어 직상한 筋은 경골을 따라 올라가 足三里(족삼리, 胃) 부근에 이어지고, 여기에서 나뉜 筋이 陽關(양관) 부근에 이어져 足少陽經筋과 합한다. 足三里 부근에서 직행한 筋은 伏兎(복토, 胃)를 거쳐 대퇴 상부 전면의 衝門(충문, 胃) 부근에 이어지고 음부로 모인다. 복부에 분포해 缺盆(결분, 胃)에 이어지고, 목을 올라가 입을 사이에 두고 코 옆에서 회합하며, 아래로는 코에 이어지고, 위로는 足太陽經筋과 합한다. 足太陽經筋은 上眼瞼(상안검)에서 目上網(목상망)이 되며, 足陽明經筋은 下眼瞼(하안검)에서 目下網(목하망)이 된다.

다른 筋이 뺨에서 나뉘어 귀 앞에 이어진다.

② 증후

셋째발가락에 경련이 일어난다. 하퇴에 경련이 일어난다. 하지가 실룩거리며 굳어진다. 伏兎(복토) 부근에 경련이 일어나고, 대퇴 앞쪽이 붓는다. 음낭이 붓고, 내부에 膿血(농혈)이 생겨 아프다[癀疝(퇴산)]. 복근에 경련이 일어나고, 缺盆(결분)이 땅기는 감이 뺨까지 미친다. 갑작스레 입이 돌아가고, 경련하는 쪽의 눈꺼풀을 개폐할 수 없게 된다. 열이 나면 經筋이 이완되어 눈이 떠지지 않는다. 頰部(협부) 經筋에 寒이 있으면 뺨이 땅겨 입이 벌어지고, 熱이 있으면 經筋이 이완하여 수축할 수 없기 때문에 입이 삐뚤어진다.

(4) 족태음비경근足太陰脾經筋

① 순행

엄지발가락 내측에서 일어난다. 올라가 內踝(내과) 앞, 商丘(상구, 脾) 부근에 이어진다. 직상해서 무릎 내측(경골관절 내과)의 陰陵泉(음릉천, 脾) 부근에 이어지고, 대퇴 내측을 올라가 대퇴 상부의 衝門(충문) 부근에 이어지고, 음부에 모인다. 다시 복부를 올라가 배꼽에 이어지고, 복부를 따라 늑골에 이어지며 胸中에 퍼진다. 복부에서 안으로 들어간 筋은 척추에 부착한다.

② 증후

엄지발가락에 경련이 일어난다. 內踝에 경련이 일며 아프다. 슬

경골 내측에 통증이 있다. 대퇴 내측이 땅기며 아프다. 陰器(음기)가 잡아 묶은 듯이 아프다. 상부의 배꼽 부위가 땅기고 양쪽 옆구리가 아프다. 양쪽 흉부가 땅기고 배부 안쪽이 아프다.

(5) 족궐음간경근足厥陰肝經筋

① 순행

엄지발가락 위쪽에서 일어난다. 올라가 내과 전방의 中封(중봉, 肝) 부근에 이어지고, 경골 내연을 따라 올라가 경골관절 내과의 하방 曲泉(곡천) 부근에 이어진다. 다시 대퇴 내측을 올라가 음부에 이어지고, 각 經筋과 이어진다.

② 증후

엄지발가락에 경련이 일어난다. 內踝 앞이 아프다. 슬경골 내측이 아프다. 대퇴 내측이 아프고 경련이 일어난다. 陰器를 쓸 수 없다. 방사가 과도하면 陽痿(양위, 발기가 안 되는 상태)가 된다. 또 寒으로 상하면 음기가 오그라들고, 熱로 상하면 음기가 이완된 채로 수축되지 않는다.

(6) 족소음신경근足少陰腎經筋

① 순행

발바닥 湧泉(용천, 腎) 부근에서 일어난다.[10] 足太陰脾經筋과 병행하여 비스듬히 內踝 하방의 照海(조해, 腎)～水泉(수천, 腎) 부근의 뒤꿈치에 이어지고, 足太陽膀胱經筋과 회합하며, 올라가

---

10 《靈樞·經筋》에는 '小趾之下'로 기재되어 있으나, 《甲乙經》과 《千金方》에는 '小趾之下' 다음에 '入足心' 세 자가 더 기재되어 있다. 책의 저자는 《甲乙經》과 《千金方》을 따른 듯하다. –편집자 주

경골관절 내과 아래의 陰谷(음곡, 腎) 부근에 이어진다. 다시 足太陰脾經筋과 병행해서 대퇴 내측을 올라가 음부로 이어진다. 척주 내측을 따라 척주를 사이에 두고 뒷목으로 오르며, 외후두결절에 이어지고, 足太陽經筋과 회합한다.

② 증후

발바닥에 경련이 일어난다. 본경을 순행하는 부위와 이어진 부위에 통증과 경련이 일어난다. 주요 병증으로는 癎症(간증, 전간), 瘈瘲(계종, 수족이 펴지기도 하고 움츠러들기도 함), 驚風(경풍) 등이다. 病邪(병사)가 외부(배부)에 미치면 앞으로 굽히지 못하고, 내부(흉복부)에 미치면 몸을 뒤로 젖힐 수 없다. 따라서 陽(배부)이 아프면 허리가 뒤로 젖혀지며[角弓反張(각궁반장)], 머리를 숙일 수 없고, 陰이 아프면 뒤로 젖힐 수 없다.

(7) 수태양소장경근手太陽小腸經筋

① 순행

새끼손가락 외측에서 일어난다. 손목관절 외측의 陽谷(양곡, 小腸) 부근에 이어지고, 前腕(전완) 척측을 따라 올라가 팔꿈치관절 내측 상과 후방의 小海(소해, 小腸) 부근에 이어진다. 내측을 상행해서 겨드랑이 아래 臑兪(노수, 小腸) 부근에 이어지고, 겨드랑이 뒤쪽으로 가며 견갑부를 돈다. 올라가 목 옆을 따라 足太陽經筋의 전방으로 나와 귀 뒤 유양돌기 부위의 完骨(완골, 膽) 부근에 이어진다. 여기에서 다른 筋이 나뉘어 귀 속으로 들어간다. 직행한 筋은 귀 위로 나온 후 내려가 턱의 大迎(대영, 胃) 부근에 이어지고, 다시 올라가 外眥의 瞳子髎(동자료, 膽) 부근에 속한다. 또 하악골

후단 아래에서 상행하여 귀 앞을 통해 外眥에 속하고, 올라가 額角에 이어지는 筋이 있다.

② 증후

새끼손가락에 경련이 일며 아프다. 팔꿈치 내측 뒤쪽이 아프다. 상완 내측을 따라 겨드랑이 아래로 땅기며, 겨드랑이 아래 및 뒤쪽에 통증이 있다. 견갑 주위가 땅기며 頸部(경부)가 아프다. 귓속이 울리면서 아프고, 아래로 향해서 아래턱에 통증이 있다. 시력이 떨어진다. 만일 頸部의 筋에 경련이 일어나면 筋에 힘이 없어진다. 목이 붓는 것은 목 부위에 寒熱의 邪氣가 침입했기 때문으로 寒熱 증상이 나타난다.

(8) 수소양삼초경근手少陽三焦經筋

① 순행

넷째손가락 외측에서 일어난다. 손목관절 배면 중앙의 陽池(양지, 三焦) 부근에 이어지고, 前腕 외측 중앙을 올라가 팔꿈치 天井(천정, 三焦) 부근에 이어진다. 上腕 외측을 올라가 어깨를 통해 목 부위에 이르러 手太陽經筋과 회합한다. 여기에서 다른 筋이 頰車(협거, 胃) 부근에서 안으로 들어가 舌根에 이어진다. 또 다른 筋은 송곳니 부위 부근에서 올라가며, 귀 앞을 따라 外眥에 속하고, 올라가 額角에 이어진다.

② 증후

본경 筋의 순행 부위가 땅기고 경련이 나며, 혀가 꼬부라진다.

(9) 수양명대장경근手陽明大腸經筋

① 순행

둘째손가락 내측에서 일어난다. 손목관절 요골 쪽의 陽谿(양계, 大腸) 부근에 이어지고, 前腕의 요측을 올라가 팔꿈치 曲池(곡지, 大腸) 부근에 이어진다. 上腕 외측을 올라가 견봉돌기 외방의 肩髃(견우, 大腸) 부근에 이어지며, 나뉜 筋은 견갑부를 돌며 척주를 사이에 둔다.

직행한 筋은 肩髃(견우) 부근에서 목으로 오르며, 나뉜 筋은 뺨을 통해 코 옆의 迎香(영향, 大腸) 부근에 이어진다. 목에서 직행한 筋은 올라가 手太陽經筋의 앞을 지나 額角으로 오르며, 머리를 통해 좌우측 턱으로 내려간다.

② 증후

본경 筋의 순행 부위가 땅기고 경련이 나며 아프다. 어깨를 들 수 없으며, 목을 좌우로 움직일 수 없다.

(10) 수태음폐경근手太陰肺經筋

① 순행

엄지손가락 안쪽에서 일어난다. 魚際(어제, 肺) 부근에 이어지고, 요골경상돌기 내측을 통해서 주관절 전면 외측의 尺澤(척택, 肺) 부근에 이어진다. 上腕 내측을 올라가 겨드랑이 아래로 가며, 缺盆(결분, 胃)으로 나가 肩髃(견우) 앞 雲門(운문, 肺) 부근에 이어지고, 거기에서 缺盆으로 가서 이어진다. 내려가 胸中으로 이어지고, 흩어져 胃 噴門部(분문부)를 관통하며, 다시 噴門에서 합류해 季肋部(계륵부)에 이른다.

② 증후

본 經筋의 순행 부위가 땅기고 경련이 나며 아프다. 심한 때에는 '息賁(식분, 肺氣가 울결하고 痰熱이 몰리고 막혀 우측 옆구리 아래에 덩어리가 생긴다)'이 생기는데, 옆구리 아래에 경련이 일어난다. 토혈한다.

(11) 수궐음심포경근手厥陰心包經筋

① 순행

셋째손가락 안쪽에서 일어난다. 手太陰經筋과 병행해 상행하며, 팔꿈치 내측의 曲澤(곡택, 心包) 부근에 이어지고, 上腕 내측을 올라가 겨드랑이 아래에 이어져 하행하며, 협륵을 끼고 옆구리 앞뒤로 흩어진다. 나뉜 筋이 겨드랑이로 들어가 胸中으로 흩어져 噴門에 이어진다.

② 증후

본 經筋의 순행 부위가 땅기고 경련이 난다. 앞으로 향해서 흉부에 미치는 때에는 흉통이 생기고, 息賁 증상이 나타난다.

(12) 수소음심경근手少陰心經筋

① 순행

새끼손가락 내측에서 일어난다. 손목관절 내측의 神門(신문, 心) 부근에 이어지고, 상행해서 팔꿈치 내측의 少海(소해, 心) 부근에 이어진다. 상행해서 겨드랑이로 들어가며, 手太陰經筋과 만난다. 유방 안으로 들어가 胸中에 이어지고, 噴門을 내려가 배꼽 부위에 이어진다.

② 증후

내부에 경련이 일어나고, 心下(심하)에 적취해서 '伏梁(복량, 氣血結滯에 의한 심하부의 응어리)'이 생기고, 上肢에서는 본 經筋의 순행 부위가 땅기고 경련이 일며 아프다.

3. 十二經筋십이경근의 임상적 의의

十二經筋(십이경근)의 병에 대해서, 《소문素問 · 비론痹論》에서는 "무릇 痹證(비증)은 寒을 만나면 오그라들고, 熱을 만나면 늘어진다."고 했다. 痹는 風寒濕邪(풍한습사)에 의한 것으로, 十二經筋 치료의 경우는 어느 經이 三邪(삼사)를 감수하든지 관계없이 筋痹(근비)로 간주하여 치료할 수 있다.

임상에서는 《천금방千金方》에 나오는 天應穴(천응혈) 또는 阿是穴(아시혈)을 취하는데, 통증이 있는 곳을 腧穴(수혈)로 삼는다. 隋나라의 楊上善(양상선)은 《황제내경태소黃帝內經太素 · 경근經筋》에서 "經筋은 음양의 氣를 돕는 곳이다. 邪氣(사기)가 肌腠(기주)로 들어가 筋을 침범하여 병이 되면 氣가 이동할 수 없는데, 병들어 아픈 곳을 腧穴로 삼는다. 《명당明堂》에서 腧穴에 의거해 筋病(근병)을 치료한다고 했는데, 다시 말하면 脈에 의거해 筋氣(근기)를 이끈다는 말이다."라고 하여, 邪氣가 表로 들어가 筋을 덮쳐 통증을 일으키고 정체해 있을 때는 아픈 환부에 施治(시치)한다고 설명했다. 곧 증상이 있는 환부에서 치료점을 구하라는 말이다. 이 경우에는 내장병과는 관계없이 행한다.

제4절 십이피부十二皮部

1. 概論개론

《소문素問 · 피부론皮部論》에 "皮에는 分部(분부, 나뉘어 속하는 부위)가 있다."고 하여 피부 표면에 다른 작용을 하는 영역이 있음을 나타내고 있다.

피부는 五臟六腑와 十二經脈의 氣血營衛(기혈영위)가 통하는 表在(표재) 부위이며, 365穴과 絡脈(낙맥), 孫絡(손락)이 분포하는 곳이다. 또 "皮部는 經脈을 紀(기)로 삼는다."고 하여 피부는 氣血營衛가 통하는 곳이며, 특히 衛氣(위기)가 넘치며 그 지배 영역임을 나타낸다. 《소문素問 · 피부론皮部論》에 "이런 이유로 백병이 일어날 때는 반드시 먼저 皮毛(피모)에서 시작되는데, 邪氣가 皮毛에 침입하면 腠理(주리)가 열리고, 腠理가 열리면 곧 絡脈(낙맥)으로 들어가 머문다. 絡脈에 邪氣가 가득 차면 經脈(경맥)으로 흘러들어가고, 經脈이 가득 차면 臟腑(장부)로 들어가 머물게 된다. 그러므로 皮膚(피부)에는 分部(분부)가 있으니 치료하지 않으면 큰 병을 일으키게 된다."고 하여 六淫邪(육음사)에 저항하고, 백병으로부터 몸을 지키는 중요한 곳임을 설명했다.

《영추靈樞 · 경맥經脈》에서 말한 是動病(시동병)과 所生病(소생병) 증상에는 이 皮部와 관계있는 것이 많다. 예를 들어, 足陽明經의 經氣가 성할 때는 신체 앞면이 모두 뜨겁고, 虛하면 신체 앞면

이 모두 冷하다. 手陽明經의 經氣가 성할 때는 어깨와 팔을 유주하는 經脈에 열이 나고 부으며, 虛하면 한기가 난다.

《소문素問 · 자열刺熱》에 "肝에 열이 있는 병은 먼저 왼쪽 빰이 붉어지고, 心에 열이 있는 병은 먼저 이마가 붉어지고, 脾에 열이 있는 병은 먼저 코가 붉어지고, 肺에 열이 있는 병은 먼저 오른쪽 빰이 붉어지고, 腎에 열이 있는 병은 먼저 턱이 붉어진다."고 했다. 또《영추靈樞 · 논질진척論疾診尺》에 "손에만 열이 나는 것은 허리 아래에 열이 있다. 팔꿈치 앞쪽에만 열이 나는 것은 가슴 부위에 열이 있다. 팔꿈치 뒤쪽에만 열이 나는 것은 견배에 열이 있다. 臂部(비부) 중앙에만 열이 나는 것은 요복에 열이 있다. …… 魚際(어제) 白肉(백육) 부위에 푸른 血脈이 있는 것은 胃 속에 寒이 있다.", "尺部(척부)의 피부가 매끄럽고 윤택한 것은 風이다. 尺部의 피부가 거친 것은 風痹(풍비)다. 尺部의 피부가 마른 비늘처럼 거친 것은 水濕(수습)이 넘치는 것이다."고 했는데, 이런 내용은 모두 질병이 皮部에 반영되는 것을 의미한다.

또 癰疽(옹저)가 생기는 경우, 입 언저리에 생긴 癰疽는 少陽經에 속하고, 입 중앙에 생긴 癰疽는 督脈에 속하며, 입 옆에 생긴 癰疽는 足太陽膀胱經에 속한다. 伏兎(복토)에 생긴 癰疽는 足陽明胃經에 속하고, 허리에 생긴 癰疽는 足少陰腎經에 속하는 것도 五臟六腑의 병변이 皮部에 나타남을 의미하는 것이다.

이들 이론은 辨證論治(변증논치)에서 중요한 사항이다.

2. 十二皮部십이피부의 임상적 의의

十二皮部(십이피부)의 임상적 의의에는 전체적인 것과 국소적인 것이 있다. 전체적 의의는 체표 전체가 외계 기후와 조화작용을 갖는 것이며, 국소적 의의는 十二經絡의 유주 범위와 관계하는 것이다.

(1) 전체적 의의

皮部는 체표 표면의 기능을 의미하기 때문에 항상 외계 기후변화의 영향을 받으며 그 조화를 유지하고 있다. 이것에 관해《소문素問 · 생기통천론生氣通天論》에서는 "바깥을 보호하며 안정시킨다."고 설명한다. 그리고 이것은 正氣(정기)인 衛氣(위기)에 의한 것이다.

이 皮部의 기능을 담당하는 衛氣에 관해서는《황제내경黃帝內經》에 "피부 속을 돈다."(《소문素問 · 비론痹論》), "피부를 충실히 한다."(《영추靈樞 · 본장本藏》), "우선 피부를 돈다."(《영추靈樞 · 경맥經脈》) 등 많은 기재가 있어 중요성을 강조하고 있다. 그리고 그 衛氣가 화하면 "皮膚가 정돈되고 부드러우며, 腠理(주리)가 치밀하다."(《영추靈樞 · 본장本藏》), "正氣 안에 존재하면 邪(사)가 침범할 수 없다."고 하여 六淫邪(육음사)에 저항하는 힘이 있음을 설명한다.

또 皮膚에 위기가 채워지기 위해서는 폐기능이 관계해야 함을 서술하고 있다. "皮毛는 肺와 상응한다."고 했고(《소문素問 · 해론咳論》), 肺가 허하면 衛氣도 허하여 "皮毛가 먼저 邪氣를 받으면, 邪氣가 그 상응하는 곳에 이르게 된다. …… 곧 肺咳(폐해)가 발생한다."고 했다(《소문素問 · 해론咳論》).

肺氣를 운행하게 하는 작용, 皮毛를 따뜻하게 하는 작용은 皮膚를 도는 衛氣의 순행에 의한 것이다. "衛는 上焦로 나온다."고 했으며(《태소太素 · 권십이卷十二》), "上焦에서 시작되어 오곡의 精微(정미)를 퍼뜨려 皮膚를 데우며, 신체를 충실히 하고, 모발을 윤택하게 하여 안개와 이슬이 적시듯 하는 것을 氣라 한다."고 했다(《영추靈樞 · 결기決氣》). 上焦는 肺를 의미한다. 傷寒(상한)과 溫病(온병)에 관계없이 外感病(외감병) 초기는 모두 表證(표증)이라 하는데, 그것은 肺氣인 衛氣가 도는 皮部의 기능임을 강조한 것이다.

요컨대 "傷寒에서는 皮部의 衛氣가 허하여 '皮膚가 우선 사기를 받으면' 태양경증후군을 초래하고, 溫病에서는 '溫邪(온사)를 위로 받으면' 먼저 폐를 침범한다."고 하여 皮部의 중요성을 설명하고 있다(葉天士의 《외감온열편外感溫熱篇》).

또 《외감온열편外感溫熱篇》에서는 "肺는 氣를 담당하고, 衛에 속한다.", "肺는 氣를 담당하고, 皮毛에 상응한다. 고로 表에 있다."고 하여 溫病과 皮部의 관계를 설명한다.

이상이 皮部의 전체적 의의다.

(2) 국소적 의의

皮部의 국소적 의의는 十二經脈이 통한다는 것이다. 《소문素問 · 피부론皮部論》에 "皮部는 經脈을 紀(기)로 삼는다."고 했는데, 經脈 열두 가닥을 따라서 열두 區(구)로 나뉘며 十二皮部를 형성한다. 그것과 동시에 이 구분에 따라서 絡脈(낙맥)과 浮脈(부맥)도 그 구분과 관계해 왔다. 결국 《소문素問 · 피부론皮部論》에서 '무릇 十二經의 絡脈은 皮部'라 한 것과 같이, 皮部를 형성하는 것은 絡

脈과 浮脈이다. 이에 따라 經脈의 流注에 대응하는 면을 皮膚에 형성하고, 피모를 담당하는 것이다.

따라서 《소문素問 · 피부론皮部論》에 "邪氣가 皮毛에 침입하면 腠理가 열리고, 腠理가 열리면 곧 絡脈으로 들어가 머문다. 絡脈에 邪氣가 가득차면 經脈으로 흘러들어가고, 經脈이 가득차면 臟腑로 들어가 머물게 된다. 그러므로 皮에는 分部(분부)가 있으니 치료하지 않으면 큰 병을 일으키게 된다."고 하여 皮部의 병변이 經絡을 통해 내부로 침입하고, 그것이 五臟六腑의 병변을 일으켜 큰 병에 이르게 함을 설명하고 있다.

제5장

經絡과 經穴의 相關關係論

제1절 경락經絡의 기본 작용

1. 經絡경락의 작용

《영추靈樞 · 경맥經脈》에 "經脈(경맥)은 생사를 결정하고 백병을 다루고 虛實(허실)을 조절하므로 통하지 않으면 안 된다."고 했는데, 이는 經絡(경락)이 인체의 생리 · 병리, 질병치료와 예방에 매우 중요한 존재라는 의미다. 그 생리에서는 氣血(기혈)을 순행시키고, 병리에서는 투병과 증후의 출현에 관계하며, 치료에서는 經穴(경혈)의 조작과 氣의 조절에 관여하고, 예방에서는 氣血虛實(기혈허실)의 조절과 관계가 있다. 經絡은 인체 내에서 氣血을 순행시킴으로써 이상과 같은 역할을 하는 것이다.

(1)기혈氣血을 순행시키고 음양陰陽의 평형을 주도한다

《영추靈樞 · 본장本藏》에서는 "血氣(혈기)를 순행시켜 陰陽(음양)을 다스리고 근골을 윤택하게 하고 관절을 원활하게 한다."고 했다. 血氣를 순행시킨다고 했는데, 이 血氣를 순행시키는 것이 宗氣(종기)다. 《영추靈樞 · 사객邪客》에 "宗氣는 胸中(흉중)에 쌓이고 喉嚨(후롱)으로 나오고, 心脈(심맥)[《태소太素》에는 心肺(심폐)]을 통해서 호흡을 순행시킨다."고 하여 宗氣는 心肺의 기능을 총괄해서 말한 것이라고 설명한다.

다음으로 중요한 것은 臍下(제하) 腎間(신간)의 元氣(원기)다.

《난경難經 · 팔난八難》에서는 "배꼽 아래 腎間動氣(신간동기)는 '오장육부의 本(본)이자 십이경맥의 根(근)'이다."라고 했다. 이 腎間動氣는 腎이 지니는 精氣(정기)의 표현으로, 인체의 생명활동을 추진하는 근본적인 근원이다.

이밖에 營氣(영기)와 衛氣(위기)가 있다. 이는 음식에서 얻는 것으로, 營氣는 영양이 변화해서 혈액이 되어 그 血의 작용을 행하는 氣고, 衛氣는 病邪(병사)에 대한 저항이나 체온조절, 땀이나 津液(진액)의 조절, 피부의 기능과 肉을 보양하는 여러 가지 작용을 주도하는 氣다.

《영추靈樞 · 영위생회營衛生會》에 "사람은 穀(곡)에서 氣를 받는다. 穀이 胃로 들어가면 肺로 傳導(전도)되며, 五臟六腑가 모두 그 氣를 받는다. 그 중 맑은 것은 營(영)이 되고, 탁한 것은 衛(위)가 된다. 營은 경맥 속을 흐르고 衛는 경맥 밖을 흐르는데, 각각 쉬지 않고 돌아 50번 돌고 다시 만난다. 陰陽은 서로 관통하여 끝이 없는 고리와 같다."고 했다.

原氣의 존재와 宗氣의 추진 작용에 의해 營氣와 衛氣는 전신을 순행하는데, 이것은 經絡의 氣血을 순행하게 하는 기능이다. 이 原氣 · 宗氣 · 衛氣 · 營氣와 經絡의 존재를 포함하여, 이들 氣를 '經氣(경기)'라 칭한다.

經氣는 宗氣의 추진 작용에 의해서 순행하는데, 옛사람은 宗氣의 호흡과 맥박의 관계에서 營氣가 가는 속도를 추측했다.

사람은 1呼(호)에 脈이 2회 뛰고, 그 사이에 氣는 3寸을 간다. 또 1吸(흡)에 脈이 2회 뛰고, 그 사이에 氣는 3寸을 간다. 결국 1호흡에 氣는 6寸을 간다. 《영추靈樞 · 맥도脈度》에 의하면 전신 經脈

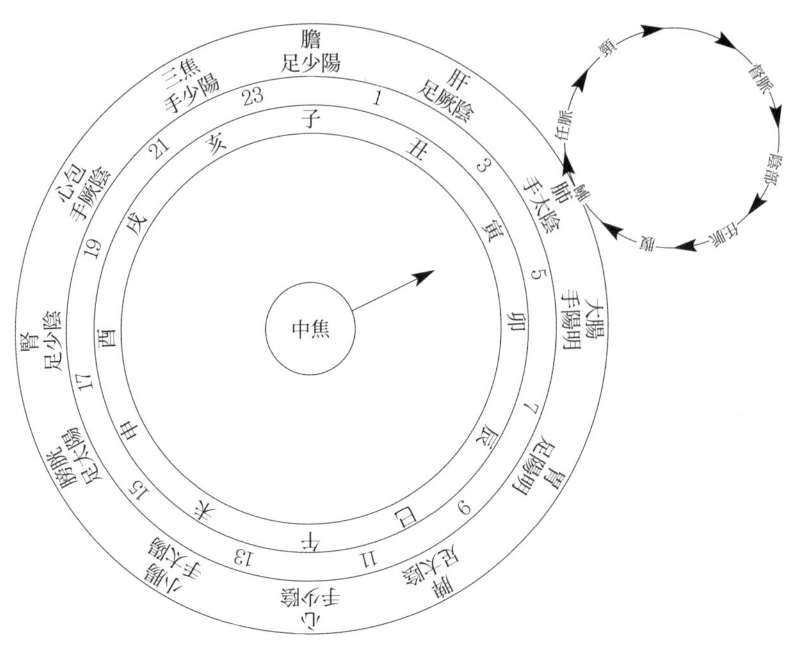

그림 5-1 十四經脈時間流注圖

의 길이는 16丈 2尺으로, 이것을 호흡으로 환산하면 270息(식)에 해당하고, 그 시간에 宗氣는 營氣를 전신에 일주시킨다. 사람은 1주야에 호흡을 약 13,500회 하고, 그 사이에 營氣는 810丈을 가는데, 이는 전신을 50周하는 것이 된다.

이상은 營氣와 氣血이 經脈 안을 흐르는 속도를 추측한 것이다. 다음으로 이 營氣가 유주하는 시각과 순서가 있다. 요컨대 寅時(인시)에 中焦(중초)에서 나와 手太陰肺經(수태음폐경)으로 흘러 들어가고, 卯時(묘시)에는 手陽明大腸經(수양명대장경)으로 들어가며, 辰時(진시)에는 足陽明胃經(족양명위경)으로 가는 식으로 1時에 1經씩 十二地支(십이지지)의 時를 돌고, 十二經脈에 배속된다. 다음날 丑時(축시)에는 足厥陰肝經(족궐음간경)으로 들어가며, 다음 寅時(인시)에 다시 手太陰肺經으로 되돌아간다. 이 법칙을 '納支法(납지법)'이라 한다. 또 여기에 다른 經絡의 순환이 있는데, 營氣가 肺에서 올라가 任脈(임맥)으로 흐르고, 頸(경)에서 나뉘어 巓頂(전정)으로 올라간다. 督脈(독맥)을 돌아 하행하며, 陰部(음부)를 돌고, 任脈과 胸腹部(흉복부)를 올라가 다시 肺로 들어가는 순행이다.

經脈 밖으로 흐르는 衛氣에 대해 《소문素問 · 비론痹論》에서는 "衛氣는 水穀(수곡)에서 나온 세찬 氣로, 그 氣가 빠르고 매끄러워 脈으로 들어갈 수 없다. 그 때문에 皮膚(피부) 속과 分肉(분육) 사이를 돌며, 肓膜(황막)을 熏(훈)하고, 흉복으로 흩어진다."고 했다. 衛氣의 작용에 대해서는 《영추靈樞 · 본장本藏》에서 "衛氣는 分肉을 따뜻하게 하고, 皮膚를 채우며, 腠理(주리)를 살찌우고, 開闔(개합)을 담당한다.", "衛氣가 조화로우면 分肉이 매끄럽고, 皮膚가 부드러우며, 腠理가 치밀하다."고 하여 衛氣가 經脈 밖을 가고, 몸을 따뜻하게 하고, 피부기능을 충실히 하고, 外邪(외사)로부터 몸을 보호하는 작용을 함을 설명했다.

또 《영추靈樞 · 위기행衛氣行》에서는 衛氣의 순행 속도에 대해 서술하고 있다. "주야로 50바퀴 돈다. 낮에는 陽分(양분)으로 들어가 25바퀴 돌고, 밤에는 陰分(음분)으로 들어가 25바퀴 돌며, 五臟을 돈다."

결국, 아침(날이 밝을 무렵)에 陰이 끝나면 陽氣가 눈에서 나오는데, 눈이 뜨이면 올라가 머리로 가며, 목덜미를 돌아 足太陽膀胱經(족태양방광경)을 따라 등을 돌아 내려가 새끼발가락 말단 외

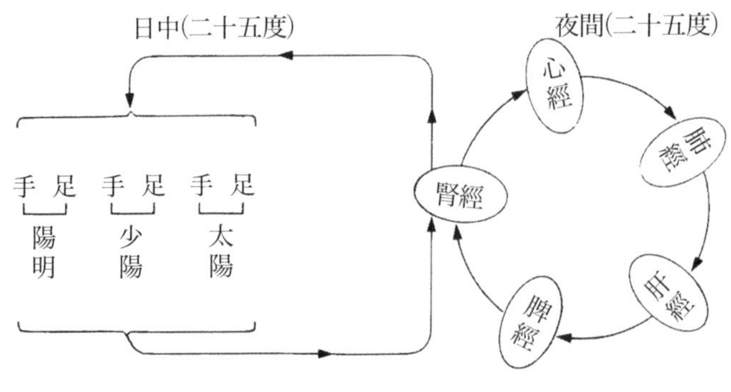

그림 5-2 衛氣晝夜循行圖

측에 이른다. 머리에서 흩어진 衛氣는 外眥(외제)에서 나뉘어 聽宮(청궁)으로 가고, 手太陽小腸經(수태양소장경)을 내려가 새끼손가락 말단 외측에 이른다. 外眥에서 나뉜 다른 分支(분지)는 瞳子髎(동자료)에서 足少陽膽經(족소양담경)을 내려가 넷째발가락 말단 외측으로 흘러들어간다. 다시 거기에서 올라가 手少陽三焦經(수소양삼초경)을 따라 내려가 넷째손가락 말단 외측에 이른다. 여기에서 나뉘어 흩어진 衛氣는 올라가 귀 앞으로 와서 頷脈(함맥, 턱 부위의 경맥)에 합해서 承泣(승읍)에서 足陽明胃經(족양명위경)으로 흘러들어가 내려가며, 발등의 衝陽(충양)을 지나 둘째발가락 밀단 외측으로 들어간다. 머리에서 흩어진 衛氣의 또 다른 分支는 귀 아래에서 내려가 大腸經의 迎香(영향)으로 가며, 手陽明大腸經(수양명대장경)을 따라 내려가 엄지 사이에서 손바닥으로 들어간다. 이와 같이 낮에 陽經을 25周 하고, 밤에 陰經을 25周 한다. 밤에 돈 것은 足少陰腎經(족소음신경)에 이르는데, 발바닥 湧泉(용천)에서 內踝(내과)로 나와 陰分으로 가며, 이 足少陰腎經

에서 手少陰心經(수소음심경), 手太陰肺經(수태음폐경), 足厥陰肝經(족궐음간경), 足太陰脾經(족태음비경)으로 간다. 이와 같이 밤에 陰經을 25周 한다. 그리고 다음날 새벽에 陰經 주행이 끝나고 陽經이 다시 氣를 받는다. 그때에는 눈을 뜨면 눈에 會하고, 足太陽膀胱經의 睛明(정명)에서 시작된다. 이렇게 해서 50周다.

이상과 같이 氣血이 經絡을 돎으로 해서 '안으로 臟腑를 적시고, 밖으로 腠理를 적실 수 있고'(《영추靈樞 · 맥도脈度》), 臟腑와 五官七竅(오관칠규), 근육, 骨 등 모든 조직기관이 그 생리활동을 영위할 수 있다.

《영추靈樞 · 해론海論》에 "무릇 十二經脈은 안으로 臟腑에 屬하고, 밖으로 支節을 絡한다."고 했다. 內外를 그물과 같이 주행하는 經絡은 正經十二經脈을 주체로 해서 十二經別 · 奇經八脈 · 十五絡脈과 전신의 絡脈 · 孫絡이라는 經絡體系를 갖고, 그것은 안으로 五臟六腑에 이어지며, 밖으로 四肢百骸(사지백해) · 근육 · 피부 · 五官七竅에 미치고, 각각의 사이를 긴밀히 이어주며, 전체와 부분의 생리활동을 통일 · 제어한다. 이와 같이 經絡은 內臟體表反射(내장체표반사)와 體表內臟反射(체표내장반사)를 담당한다.

(2) 자연방위력을 발휘한다

經絡은 病邪(병사)에 대해 자연방위력을 발휘한다. 《소문素問 · 기혈론氣穴論》에 "孫絡(손락)은 …… 奇邪(기사)를 제거함으로써 營衛를 통하게 한다."고 기재되어 있다.

孫絡은 전신에 세세하게 분포하기 때문에 최초로 邪氣와 접촉한다. 그때 營衛, 특히 衛氣가 그 邪에 작용하여 제거함으로써 營

氣와 衛氣를 통하게 해서 氣血이 막히지 않도록 한다. 요컨대 자연방위력을 갖는 것이다. 또 "營衛에 머물면 衛가 흩어지고 營이 넘쳐 氣가 고갈되어 營血(영혈)이 응체하므로, 밖으로는 熱이 나고 안으로는 氣가 적어진다."고 하였다.

이 孫絡이 '邪氣를 제거해 營衛를 통하게' 하여 孫絡과 衛氣가 방위력을 발휘하면 체표에 반응점이 나타나는데, 그 장소가 바로 '經穴'이 된다.

따라서 經穴 또는 반응점은 孫絡이 분포하는 곳이며, 또 邪氣가 침입했을 때 衛氣가 막히기 쉬운 장소다. 《소문素問 · 오장생성五藏生成》에 "…… 이는 모두 衛氣가 머무는 곳이자 邪氣가 침입해 머무르는 곳이다. 鍼石(침석)으로 이것을 제거한다."고 했다. 正氣와 邪氣가 싸울 때 체표에 이상 현상이 나타나는 곳이 經穴 또는 반응점이다.

이번에는 邪를 孫絡部에서 쫓아내지 못할 때 일어나는 상황을 알아보자. 이에 대해서는 《소문素問 · 무자론繆刺論》에 다음과 같이 기재되어 있다. "무릇 邪가 인체에 침입하면 반드시 먼저 皮毛에 머문다. 머물러 제거되지 않으면 孫脈(손맥)으로 들어가 머물고, 머물러 제거되지 않으면 絡脈(낙맥)으로 들어가 머물고, 머물러 제거되지 않으면 經脈(경맥)으로 들어가 머묾으로써 내부의 오장으로 이어져 腸胃로 퍼진다. 陰陽이 모두 감수하면 五臟이 상한다. 이것이 邪가 皮毛로 침입해 오장에서 극에 달하는 순서다." 또 《영추靈樞 · 백병시생百病始生》에서는 "이 때문에 虛邪(허사)가 인체에 침입할 때는 皮膚로부터 침입하는데, 皮膚가 이완되면 腠理(주리)가 열린다. 腠理가 열리면 邪가 毛髮로 들어간다. 들어가면 깊게 이른다. …… 머물러 제거하지 않으면 絡脈(낙맥)으로 들어간다. …… 머물러 제거하지 않으면 전해서 輸(수)로 들어간다. 輸에 있을 때는 六經이 통하지 않는다."고 했다. 이것은 病邪(병사)가 진행되어 表(표)에서 裏(리)로 들어가는 순서다. 요컨대 孫絡(손락)에서 絡脈(낙맥), 經脈(경맥)으로 진행하는 각 시기의 증상을 설명한 것이다.

漢나라 張仲景(장중경)의 저작인《상한론傷寒論》에서는 이 傳變(전변)을 '太陽病, 陽明病, 少陽病, 太陰病, 少陰病, 厥陰病'으로 표현했고, 溫病論(온병론)에서는 '衛, 氣, 營, 血'의 개념을 이용해 설명했으며, 八綱理論(팔강이론)에서는 '陰陽, 表裏, 寒熱, 虛實'로 이 병의 傳變을 설명했다. 이들 설명의 기초가 되는 근거는 經絡의 傳變이다.

그런데 병이 상기한 경로와 역으로 진전하는 경우가 있다.《영추靈樞 · 사기장부병형邪氣藏府病形》에서 "小腸이 병들면 …… 귀 앞부분에 열이 난다. …… 膀胱이 병들면 …… 어깨 위에 열이 난다."고 했고,《소문素問 · 장기법시론藏氣法時論》에서는 "肝이 병들면 양쪽 옆구리 아래가 아프고 아랫배가 땅긴다. 心이 병들면 …… 양팔의 안쪽이 아프다. 脾가 병들면 …… 배가 그득하다. 肺가 병들면 …… 어깨와 등이 아프다. 腎이 병들면 …… 大腹小腹이 아프다."고 했다. 요컨대 外邪가 表로 침입해 裏에 전해지는 것과는 반대로 내장의 病邪가 經絡에 전해져 외부에 증상이 나타나는 것이다.

經絡은 臟腑와 이상과 같이 상호관계가 있고, 내장체표반사와 체표내장반사를 담당하며, 내외평형을 이룬다. 따라서 질병 시에도 이 관계에서 서로 영향을 미치고, 내외의 병증이 반사해 合한다. 이렇듯 經絡은 본래 명백히 나타나는 생체기구다.

《영추靈樞 · 경맥經脈》에 기재된 十二經脈의 증후와 十五絡脈의 증후에는 臟腑의 증후가 반드시 들어간다. 이것은 요컨대 孫絡, 絡脈, 經脈, 臟腑 사이에 내외상호반사계가 성립함을 의미하는 것이다.

(3) 경락經絡은 증상을 표현한다

經絡은 국부적으로 혹은 하나 또는 몇 개의 經에 전체적으로 증상을 나타내는데, 經絡의 氣血 과부족에 의해 각각 다른 증상을 나타낸다. 氣血 과부족을 허실로 표현하면, 經絡의 虛證(허증)에는 氣血運行 부족과 陰氣 부족, 陽氣 부족이 있고, 實證(실증)에는 氣血이 經絡에 阻滯(조체)해 通利하지 않는 경우와 그 氣血의 鬱積(울적)이 熱에 변화한 경우를 일반적인 예로 든다.

經絡의 氣血運行 부족인 경우는 그 부위에 마비와 저림, 피부위축, 기능감퇴 등을 일으킨다. 陽氣(위기, 원기)가 부족한 경우에는 그 부위에 냉증이 가해지고, 陰氣(영기, 혈)가 부족한 경우에는 五心煩熱(오심번열, 음허내열로 수족과 얼굴이 화끈거림) 또는 전신에 걸친 虛熱이 나타난다. 또 經絡에 氣血이 阻滯해 通하지 않는 경우는 그 부위에 동통 또는 腫脹(종창)이 일어나고, 이 氣血의 鬱滯가 熱에 변화된 때에는 발적, 종창, 동통, 발열 등 이른바 염증상태를 나타낸다.

이와 같이 표현되는 寒熱虛實의 다양한 증상도 결국은 經絡의 陰陽氣血의 성쇠현상이다.

이들 經絡의 증상은 인체의 모든 곳에서 나타난다. 《영추靈樞 ·

경맥經脈》에 따르면, 大腸經病에서는 치통과 코피, 胃經病에서는 口眼喎斜(구안와사)와 입술 부위의 습진, 脾經病에서는 舌本의 강직과 통증, 心經病에서는 目黃(목황), 小腸經病에서는 耳聾(이롱)과 目黃 등이 나타난다고 하여, 經絡과 五官七竅(오관칠규)의 관계를 들고 있다. 이밖에 肺經이 아프면 팔 안쪽이 아프고 차갑다. 요컨대 肺經을 따라 냉통 증상이 나타나고, 大腸經에서는 엄지와 둘째손가락을 사용할 수 없게 되는 등 사지의 근육과 관절 등에도 經絡에 의한 병리현상이 나타난다.

또 經絡에 나타나는 증상에 대해《영추靈樞 · 경맥經脈》에서 肺經과 心經의 是動病(시동병)은 臂厥(비궐)이라 했는데, 胃經의 是動病은 骭厥(한궐), 膽經의 是動病은 陽厥(양궐), 膀胱經의 是動病은 踝厥(과궐), 腎經의 是動病은 骨厥(골궐)이라 한다. 또《소문素問 · 궐론厥論》에도 十二經脈의 厥症(궐증)에 대한 기재가 있다. 이 '厥'이라는 증상은 經氣가 실조한 때에 經氣가 上逆(상역)하는 상태를 말한다. 經氣가 厥逆(궐역)하면 營衛가 막히고 氣血이 돌지 않게 된다. 그 결과 經脈이 屬絡(속락)하는 곳과 순행하는 내장기관에 질병이 일어난다.

《영추靈樞 · 경맥經脈》에 手少陰心經(수소음심경)의 氣가 끊긴 상태가 서술되어 있다. "手少陰의 氣가 끊기면 脈이 통하지 않는다. 脈이 통하지 않으면 血이 흐르지 않고, 血이 흐르지 않으면 얼굴에 윤기가 없다. 그러므로 그 얼굴이 옻칠을 한 것처럼 검은 것은 血이 먼저 죽은 것이다. 壬日(임일)에 위독하고 癸日(계일)에 죽는데, 水가 火를 제압한 것이다." 壬癸는 水에 속하니, 五行相克(오행상극)의 관계에서 그 병상을 판단한 것으로, 이것은 經氣

가 고갈되어 끝난 때를 기재한 것이다. 《소문素問 · 진요경종론診要經終論》에도 상세히 기재되어 있는데, 한 經의 脈氣가 단독으로 끝나버린 경우에는 그 經이 담당하는 곳 또는 순행하는 내장기관의 생리현상이 쇠갈된다. 또 三陰三陽의 經氣가 동시에 끝난 때에는 눈이 돌고, 땀이 나와 위독한 상태가 된다.

(4) 자극을 전달해 허실을 조정한다

鍼灸(침구)를 비롯하여 안마, 기공, 導引(도인) 등 여러 가지 치료법과 예방법이 있는데, 이들은 결국 일종의 자극으로 氣血을 돌게 해 허실을 조정하는 것이다. 湯液(탕액)도 동일하다. 《영추靈樞 · 관능官能》에 "신중히 氣機(기기)를 조정하고, 經絡에 밝아야 한다."고 하여 이들 방법을 이용할 경우 신중하게 氣機를 조정하고, 經絡의 흐름을 명확히 알아야 한다고 설명한다. 요컨대 辨證施治(변증시치)가 중요하기 때문에, 氣失調(기실조)의 상태를 어떻게 조정하면 좋을지를 분명히 하고, 어떤 經絡이 관계하고 있는지를 명확히 해야만 한다고 말한 것이다.

經絡 가운데의 原氣, 宗氣, 營氣, 衛氣를 총칭해서 經氣라 한다. 鍼灸 등으로 氣를 조정할 때 得氣(득기)와 行氣(행기)의 현상이 느껴진다. 이것은 氣를 조정할 때의 經氣 흐름의 표현이다. 이 經氣가 調滿하는 생명현상의 모습을 가리켜 神(신)이라 칭한다.

《황제내경黃帝內經》에 "泥丸(니환), 百節(백절)이 모두 神을 갖는다."고 했는데, 腦 및 전신의 百節(節은 神氣가 출입하는 곳이며 經穴로 보아도 좋다) 모두 神氣가 활동하는 곳이라는 의미다. 經穴을 조작할 때 느껴지는 得氣와 行氣는 氣인데, 이 氣와 神은 밀접한 관계에 있다. 《영추집주靈樞集注 · 행침편行鍼篇》에 "氣가 돌면 곧 神이 돌고, 神이 돌면 곧 氣가 돈다."고 했는데, 得氣하고 行氣하여 經氣가 도는 것은 神氣도 성하게 되어 생체가 활성화되는 것을 의미한다.

李時珍(이시진)은 《본초강목本草綱目》의 辛夷條(신이조)에서 '腦는 元神의 府'라고 서술했는데, 《내경內經》에서는 腦와 神을 心과 脈과의 관계로 설명하여 "心은 脈을 저장하고, 脈은 神이 머무르는 곳이다.", "두려움이나 思慮가 지나치면 神을 상한다."(《영추靈樞 · 본신本神》)고 하였다. 결국 心은 血脈을 담당하고 氣血을 돌게 하는데, 이것은 代謝力(대사력)을 성하게 해 에너지를 만든다는 의미다. 에너지를 채우고 있는 생생한 氣의 충실한 모습, 이것이 神이다. 이것은 당연히 腦의 생리활동과도 관계하기 때문이다.

따라서 經氣를 조정하고 氣血을 돌리는 것은 神을 만드는 것으로, 이 神이 있는(有神) 모습은 자연치유력이 생생하고 왕성한 모습이다.

得氣, 行氣하면 환자의 모습에 神이 나타난다. 그 有神의 모습이 나타나게 하는 것이 치료의 목적이다. 뒤는 그것에 의한 자연치유력이 치료해가는 것이다. 이것을 대증치료의 標治法(표치법)에 대해서 本治法(본치법)이라 한다.

(5) 경락經絡의 진단 응용

經絡의 특성으로 內臟體表反射(내장체표반사)와 體表內臟反射(체표내장반사)가 있는데, 내부의 相을 반영하고 체표에 반응점으로 표현된다. 그 빈도가 잦은 곳이 經穴이다. 胃에 부담을 주어

胃熱이 생긴 경우, 입가의 地倉(지창) 부근에 피부염이 일어나기도 하고, 承泣(승읍) 부근에 麥粒腫(맥립종, 다래끼)이 생기기도 한다.

따라서 經穴의 상태를 진단하여 經絡의 氣血 상태를 알고, 내부평형의 흩어짐을 판단할 수 있다. 《영추靈樞 · 경맥經脈》에서는 "經脈은 死生을 결정하고, 百病을 다스리며, 虛實을 조화롭게 한다. 통하지 않으면 안 된다."고 하여 진단에서 대단히 중요함을 설명했다.

經絡의 진단법으로서 浮絡(부락)과 血絡(혈락)을 보는 것, 접촉해서 硬結(경결) · 堅軟(견연) · 壓痛(압통) · 寒熱(한열) 등을 살피는 것이 있는데, 이들 중에서도 脈診(맥진)은 한의학의 특징 중 하나다. 《소문素問 · 삼부구후론三部九候論》에는 전신을 이용하는 진단법이 기재되어 있다. 이 진단법은 머리와 상지, 하지 세 부분으로 나누며, 다시 각 부분마다 上中下로 나누어 動脈(동맥)을 진단하는 것이다. 따라서 三部九候(삼부구후)라 한다.

머리에서 上은 이마 양쪽에 있는 動脈處로 奇穴(기혈)인 太陽穴(태양혈)에서 머리의 병을 살피고, 中은 양쪽 귀 앞의 動脈處인 手少陽三焦經의 耳門(이문)에서 눈과 귀의 병을 살피고, 下는 두 뺨의 動脈處인 足陽明胃經의 大迎(대영) 또는 地倉(지창)에서 口齒의 병을 살핀다. 上肢에서 上은 手太陰肺經의 動脈處인 寸口部[촌구부, 列缺(열결) · 經渠(경거) · 太淵(태연)]에서 肺를 살피고, 中은 手少陰心經의 動脈處인 神門(신문)에서 心을 살피고, 下는 手陽明大腸經의 動脈處인 合谷(합곡)에서 胸中을 살핀다. 下肢에서 上은 足厥陰肝經의 動脈處인 足五里(족오리), 부인은 太

衝(태충)에서 肝을 살피고, 中은 足太陰脾經의 動脈處인 箕門(기문)에서 脾를 살피고, 胃氣를 살필 때는 足陽明胃經의 動脈處로 衝陽(충양)에서 살피며, 下는 足少陰腎經의 動脈處인 太谿(태계)에서 腎을 살핀다.

이들 動脈處는 十二經脈에 있어서 각각의 氣를 살필 수 있는 것이다. 그러나 실제 임상에서는 간편화하여 手太陰肺經의 寸口(촌구)로 진단한다. 《난경難經 · 일난一難》에 "十二經 모두 動脈이 있는데, 寸口만으로 五臟六腑의 生死와 吉凶을 살필 수 있다. …… 寸口는 十二經脈의 氣가 모두 모이는 곳으로, 手太陰의 脈이 뛰는 곳이다."라고 했다. 寸口部를 寸(촌) · 關(관) · 尺(척) 三部로 나누고, 다시 이것을 浮(부) · 中(중) · 沈(침)으로 나누니 三候(삼후)다. 이것도 三部九候(삼부구후)라 불리는 진단법이다.

또 張仲景(장중경)의 《상한론傷寒論》에서는 三部의 脈으로 人迎脈(인영맥, 胃經 人迎部의 動脈), 寸口脈(촌구맥, 肺經 寸口部의 動脈), 趺陽脈(부양맥, 胃經 衝陽部의 動脈)을 모아서 脈氣를 살핀다.

또 《영추靈樞 · 경맥經脈》에 기재된 脈診法(맥진법)은 '人迎氣口(인영기구)' 진단법으로, 각 經 經氣의 허실을 살핀다. 人迎은 胃經의 人迎部로, 氣口는 肺經의 寸口로 살피며, 그 대소를 진찰하는 것이다. 陰經의 虛證에는 寸口가 반드시 人迎보다 작고, 實證에는 寸口가 반드시 人迎보다 크다. 陽經의 虛證에는 寸口가 반드시 人迎보다 크고, 實證에는 寸口가 반드시 人迎보다 작다.

이상은 經脈 氣血의 성쇠를 판단하는 것인데, 絡脈의 虛實을 진단할 경우는 皮部를 관찰한다. 皮部가 빨갛고 부어있으면 絡脈에

邪가 있는 것으로 보고, 거무스름하게 꺼져있으면 絡脈의 虛, 곧 正氣不足이라 판단한다.

주의할 것으로 十二經脈 중에는 동일한 증상을 나타내는 것이 있다. 예를 들어 咳嗽(해수)에는 肺經에서 온 것과 腎經에서 온 것이 있다. 肺經에서 온 咳嗽는 肺氣의 壅滯(옹체)가 원인으로, 肺脹滿(폐창만)을 수반한다. 하지만 腎經에서 온 咳嗽는 陰虛火動(음허화동)하여 腎이 氣를 모을 수 없게 되어 衝逆(충역, 머리로 피가 올라감)을 일으키고, 咳嗽할 경우에 血痰(혈담)을 수반하는 일이 있다. 이것은《영추靈樞 · 경맥經脈》에 기재되어 있다.

따라서 經絡에 의거해 진단할 경우에도 병인론과 臟腑學說 등을 숙려하면서 병리기전을 판단하고, 證을 명확히 해야만 한다.

(6) 치료에 관해서

經絡을 응용한 치료는 말할 필요도 없이 經絡의 체표내장반사를 이용한 것이다.

생체가 정상일 때는 氣血이 잘 돌고 陰陽이 조화롭다. 그러나 질병 시에는 氣血이 돌지 않고 陰陽이 偏勝(편승)하며, 허실의 증후가 나타난다. 치료는 바로 이 陰陽의 偏勝을 조정하는 일이다. 이것은 침구치료에 한정되는 것이 아니다. 調氣(조기)와 治神(치신), 요컨대 氣를 조정하고 神을 치료하며, 扶正祛邪(부정거사, 정기를 돕고 사기를 물리침)해서 몸을 회복시킨다.

經絡에는 본래 허실을 조정하는 힘이 있다. 소위 자연회복력인데, 이는 몸이 정상인 경우 그 범주에서의 음양의 조화작용이다. 이에 따라서 허실이 조화되고 생리기능이 균형을 잡을 수 있다. 그러나 음양의 偏勝이 자연회복력의 범위를 넘을 경우는 허실이 조화되지 않아 각종 증상이 나타나게 된다. 이것이 질병이다. 이때는 상응하는 經穴을 이용하여 적절한 施法를 해서 經絡의 자연회복력이 높아지도록 돕는다.

經絡의 조정이란 《영추靈樞 · 자절진사刺節眞邪》에서 말했듯이 '그 有餘(유여)를 瀉하고 그 不足을 補하여 陰陽을 안정되고 평온하게 회복'하는 것이다. 예를 들어 건강한 사람과 건강하지 않은 사람에 관계없이 足三里(족삼리)와 手三里(수삼리)에 자극을 가하면, 胃運動이 약한 자는 활발하게 되며, 긴장하고 있는 자는 느슨해진다. 특히 병적인 사람의 경우에는 이 효과가 현저하다는 보고가 있다.

이 실험이 증명하듯이 經穴에 대한 자극은 각각의 臟腑에 대해서 항진하는 경우에는 억제하고, 억제하는 경우에는 흥분시키는 조절작용이 있다는 것이다.

또 임상에서도 말하듯이, 각 經絡經穴에 대한 특정 자극은 각각의 특성이 있다. 心經의 神門(신문)과 心包經의 曲澤(곡택)과 內關(내관) 등의 經穴에 자극을 가하면 부정맥은 정상화되고, 심전도의 결과도 양호해진다. 脾經의 三陰交(삼음교)와 胃經의 足三里(족삼리), 膀胱經의 崑崙(곤륜) 등도 각각 특유의 결과를 나타낸다. 이들은 經絡經穴의 존재를 인정해야만 하는 증거다.

《영추靈樞 · 경별經別》에서 "무릇 十二經脈은 사람이 생존하는 수단이요, 병이 형성되는 원인이요, 사람을 치료하는 수단이요, 병을 치료하는 수단이다."라고 말했듯이, 생리와 병리, 치료와 예방은 모두 經絡과 밀접한 관계가 있다.

제2절 경락경혈經絡經穴의 방법론

인체는 五臟六腑를 중심으로 모든 조직기관이 그 생리기능을 영위하고 있다. 그 臟腑와 조직기관을 연결하고 氣血을 돌게 하는 것이 經絡이다. 經脈의 氣血이 막힘없이 원활하게 순행하면 각 조직기관의 생리활동도 순조롭게 영위되고, 神氣가 가득 찬 有神의 모습이 보인다. 이것이 건강체의 모습이다.

이에 반해서 질병을 가진 모습은 일반적으로는 원기가 없고 생생하지 않은, 요컨대 無神의 모습이다. 그것은《소문素問 · 조경론調經論》에 "五藏의 길은 모두 經絡으로 나오고, 이로써 血氣이 운행한다. 血氣가 조화롭지 않으면 百病이 변화해서 생간다."고 말한 것과 같이 血氣가 조화롭지 않음을 의미한다.

《천금익방千金翼方》을 저술한 唐의 孫思邈(손사막)은 그 〈鍼灸篇〉에서 "모든 병은 血氣가 壅滯(옹체)해 통하지 못하는 것이다. 鍼으로 이것을 開導하고, 灸로 이것을 溫暖하게 한다."고 서술하고, '血氣의 조화롭지 않음'과 '壅滯'가 병의 원인이며, 鍼과 灸로 이것을 제거하라고 추천한다.

결국 經絡의 氣血이 부족하면, 그 국소의 신진대사가 저하하고 기능이 감퇴한다. 심할 때는 조직의 위축을 일으키는 虛證 현상을 보인다. 또 氣血의 흐름이 막힐 때는 氣滯(기체)와 瘀血(어혈)에 의한 腫脹과 동통, 또는 기능장애 등의 實證 현상이 나타난다. 따라서 그 병증과 관련한 經穴에 조작을 가하여 氣血의 宣通(선통)

을 헤아리면 회복된다.

이에 經穴의 선정법이 문제가 되는데, 이 選穴(선혈) 방법으로는 국소에서 직접 經穴을 구하는 直接選穴法(직접선혈법), 가까운 곳에서 구하는 間接選穴法(간접선혈법), 먼 곳에서 구하는 遠隔選穴法(원격선혈법), 또 전체를 조절하는 全體調整法(전체조정법)이 있다.

直接選穴法은 국소치료를 목적으로 하는 가장 기본적인 방법이며, 間接選穴法과 遠隔選穴法은 그 經穴의 主治 범위를 넓히고, 질환부에 대해서 온화하게 작용함과 동시에 氣血의 치우침을 조정하는 작용이 있다. 또 全體調整法은 몸 전체 氣血의 조정을 목적으로 하는 방법으로, 太極治療(태극치료)와 함께 대단히 중요한 치료방법이다.

(1) 직접선혈법直接選穴法

일반적으로 經穴 자체가 치료점이다. 반응이 나타나는 經穴 자체에 치료를 시행하는 기본적인 치료방법이다.

눈병에는 눈 주위의 經穴을, 귓병에는 귀 주위의 經穴을, 어깨결림에는 어깨에 있는 經穴을 이용하는 등, 그 국소질환과 증상을 제거할 때 이용되는 방법이다. 예를 들어 원형탈모증에는 머리가 빠진 국소에 뜸을 뜨고, 뾰루지에는 가볍게 散鍼(산침)을 한다. 견관절주위염(오십견)에는 국소의 血絡에서 瀉血(사혈)을 한다. 또 〈백증부百症賦〉에서 편두통에는 足少陽膽經의 懸顱(현로)나 頷厭(함염)을 취한다는 것과, 〈옥룡가玉龍歌〉에서 안면부종에는 任脈의 水溝(수구)나 督脈의 前頂(전정)을 취하고, 耳聾(이롱)에는 足少

陽膽經의 聽會(청회)나 手少陽三焦經의 翳風(예풍)을 취하고, 안질환에는 足太陽膀胱經의 睛明(정명)이나 奇穴인 太陽(태양)과 魚尾(어미)를 취한다는 것 등이 直接取穴法이다.

虛하면 補하고 實하면 瀉하여 직접 국소 氣血의 치우침을 조정하는 방법이다.

요컨대 標本根結(표본근결)[11]이론의 標結 혹은 氣街(기가)가 관계하는 부위 내의 국소에 치료를 시행한다.

(2) 간접선혈법間接選穴法

이 방법은 환부가 하나인 경우에도 이용되지만, 복수로 있거나 몸 내부에 있는 경우에도 이용되는데, 각각 환부와 서로 관련하는 經穴을 이용하는 방법이다. 여기에는 몇 가지 방법이 있다.

① 循經取穴法(순경취혈법)

환부를 지나가는 經脈을 따라서 치료하는 방법으로, 환부가 하나인 경우와 복수인 경우가 동일하며, 그 인근의 經穴을 이용한다. '經脈이 통하는 곳 및 그곳을 主治'하는 원리에 기초를 둔 방법이다. 이때 환부에 복수의 經脈이 관계하는 경우는 증상에 따라 경맥과 경혈을 선택하는 것이 중요하다.

예를 들어 대식가로 명치 언저리가 쓰리고 아프며 위염 증상이 있는 사람이 衄血(육혈)을 호소할 때는 足陽明胃經의 巨髎(거료)를 이용하고, 초조한 사람이 위통 또는 肋間痛(늑간통)을 호소할

11 標本根結(표본근결) : 標와 結은 몸체와 두면에 위치한 경혈을 나타내고, 根과 本은 사지말단에 있는 경혈을 나타낸다.

때는 肝氣橫逆(간기횡역)으로 판단하고 足厥陰肝經의 章門(장문) 이용한다.

그밖에 前額部(전액부)의 두통이나 안질환 등 복수의 증후가 있을 때는 奇穴로 미간 중앙에 있는 印堂(인당)이 額部와 眼部, 鼻部의 근처에 있기 때문에 이들 질환에 유효한 穴이 된다. 또 印堂의 자리는 腦와도 관계하기 때문에 경련 등 腦와 관련된 병에도 유효하다. 관자놀이와 눈 사이에 위치한 奇穴인 太陽(태양)도 측두부의 통증과 안충혈에 유효하다.

흉복부에서는 標結(표결)과 氣街(기가)를 응용하는데, 肺질환에는 肺兪(폐수)·風門(풍문)·天突(천돌)·膻中(전중)을 이용하고, 心脾의 질환에는 心兪(심수)·巨闕(거궐)·食竇(식두)·脾兪(비수)·章門(장문)을 이용하며, 胃腸질환에는 中脘(중완)·梁門(양문)·天樞(천추)·胃兪(위수)·大腸兪(대장수)를 이용하고, 비뇨기와 생식기질환에는 腎兪(신수)·關元(관원)·氣海(기해)·中極(중극)·維道(유도) 등을 이용한다.

② 左右取穴法(좌우취혈법) : 巨刺(거자)

《영추靈樞·관침官鍼》에 九變(구변)의 刺法(자법) 중 하나로 左는 右를 취하고, 右는 左를 취하는 巨刺(거자)의 방법이 나온다. 그리고 《소문素問·무자론繆刺論》에는 左에 통증이 있으면 右를 찌르고, 右에 통증이 있으면 左를 취한다고 설명하면서 이를 繆刺(무자)라고 했다. 이들은 모두 經絡의 좌우상관을 응용한 방법으로, 국부의 반대쪽에 있는 같은 經穴을 이용하는 것이다. 이 경우 巨刺는 經脈을 찌르고, 繆刺는 絡脈을 찌른다는 구별이 있다.

③ 兪募取穴法(수모취혈법)

이것은 標結(표결)의 관련 범위에 대한 經穴의 이용으로, 실제로는 氣街(기가)이론의 응용이다. 배부와 흉복부에는 背兪穴(배수혈)과 募穴(모혈)이라는 중요한 經穴이 있는데, 이것을 이용해 체강 내의 臟腑를 치료하는 것이 여기에서 말하는 兪募取穴法(수모취혈법)이다. 배부와 흉복부의 횡관계를 응용한 방법이다.

經穴	背腰	兪穴	肺兪	厥陰兪	心兪	肝兪	膽兪	脾兪	胃兪
	胸腹	募穴	中府	膻中	巨闕	期門	日月	章門	中脘
主治範圍			肺	心包	心	肝	膽	脾	胃
			上焦		中焦				

三焦兪	腎兪	大腸兪	小腸兪	膀胱兪
石門	京門	天樞	關元	中極
三焦	腎	大腸	小腸	膀胱
下焦				

④ 得氣取穴法(득기취혈법)

證과 증상에 관계없이 근처의 허실 어느 것이든 經穴에 조작을 가해 得氣(득기)하여 치료하는 방법이다. 근처의 經穴이라고는 할 수 없지만, 허실 어느 것이든 반응을 나타내는 經穴에 조작을 가해 響(향)을 얻어 치료하는 방법이다. 예를 들어 膽經의 風池(풍지)와 奇穴인 翳明(예명)에 조작을 가해 得氣하여 눈에 이르면 안질환을 치료하고, 任脈의 中極(중극)과 關元(관원)에 조작을 가해 得氣하여 생식기에 이르면 생식기질환을 치료할 수 있다.

(3) 원격취혈법遠隔取穴法

환부에서 멀리 떨어진 위치에서 取穴하는 방법이다.

머리와 안면, 몸통, 또는 내장질환에는 사지의 經穴을 이용하고, 사지질환에는 머리와 안면, 몸통의 經穴을 이용한다. 소위 根結標本(근결표본)의 원리에 기초를 둔 방법이다. 이 경우 사지의 穴을 이용한 방법을 本根取穴法(본근취혈법)이라 하고, 머리와 안면, 몸통의 經穴을 이용한 방법을 標結取穴法(표결취혈법)이라 한다. 둘을 합쳐서 標本根結取穴法(표본근결취혈법)이라 한다.

또 遠隔取穴法은 사지의 상하 상호관계에 따라 上肢 질환에는 下肢의 經穴을 이용하고, 下肢 질환에는 上肢의 經穴을 이용하는 방법이다. 이것을 下肢取穴法(하지취혈법)과 上肢取穴法(상지취혈법)이라 한다.

① 標結取穴法(표결취혈법)

標本根結(표본근결)이론은 상하내외 經氣의 대응원칙을 기초로 한 經絡의 上下相關性(상하상관성)을 의미한다. 이 성질에서 上病은 下를 취하고, 中病은 旁을 취하는(내병은 외를 취한다) 치료원칙이 성립한다. 사지 끝의 經穴을 이용해서 頭 · 胸 · 腹 · 背部의 질환을 치료할 수 있다. 이 원리는 또 역으로 下病은 上을 취하고, 旁病은 中을 취하는 치료법칙을 만들어낸다. 머리와 안면, 흉복, 배요부의 經穴을 이용해 사지질환을 치료할 수 있다. 이 원리는 頭部와 背部에는 모든 陽을 통합하는 督脈과 전신의 表 및 五臟六腑의 兪穴을 갖는 足太陽膀胱經이 통하고, 흉복부에는 모든 陰을 통합하는 任脈 및 五臟六腑를 담당하는 募穴이 있는 것을 봐서도 쉽게 이해된다.

•두 · 면 · 배요부 취혈

특히 督脈은 경항부에서 많은 經脈과 만나는데, 大椎(대추)에서는 手足三陽經과 모두 교회하며, 요추 2번에서 帶脈에 속하고, 하지를 통하는 모든 經을 통합한다. 따라서 四肢癱瘓(사지탄탄)에는 神庭(신정)을, 다리 질환에는 風府(풍부)를, 유행성감기에는 大椎(대추)를, 下肢癱瘓(하지탄탄)에는 腰陽關(요양관)을, 좌골신경통에는 命門(명문)을, 痔(치)에는 百會(백회)를 이용한다.

또 督脈의 絡脈을 받은 足太陽膀胱經에는 五臟六腑의 兪穴(수혈)이 있어서 각각의 經脈 변동을 치료한다. 그밖에 督兪(독수)는 피부소양 · 모낭염 · 癤(절) · 癰(옹) 등을, 膈兪(격수)는 빈혈 · 출혈성 질환 · 담마진 · 식도협착 등을 치료한다.

머리, 특히 안면부에는 膀胱經을 포함한 手足三陽經이 모두 통하기 때문에, 그 부위의 經穴로 사지질환을 치료할 수 있다.

頭鍼療法에 의한 상 · 하지의 치료, 面鍼요법, 鼻鍼요법 등도 이 부류에 속한다.

특히 중요한 방법으로 夾脊[협척, 華佗夾脊(화타협척), 佗脊(타척)] 취혈법이 있고, 得氣하여 치료할 수 있다. 경추 4번에서 흉추 1번은 상지질환에 관여하고, 요추 2번에서 천추 2번은 하지질환에 관여한다. 주 치료 대상은 四肢癱瘓과 疼痛이다. 또 夾脊穴은 膀胱經으로 통하는 督脈 絡脈上에 위치하기에 膀胱經의 兪穴과 동일 주치 범위를 갖는다. 예를 들면, 足少陽膽經上의 癱瘓에 膽兪(담수)와 水平位의 夾脊穴을 선택하여 조작을 가하면 膽經上에

響(향)을 얻을 수 있다.

그밖에 足痿軟(족위연)에는 浮白(부백)을 취하고(《외대비요外臺秘要》), 手足痿弱(수족위약)에는 地倉(지창)을 취하며(《갑을경甲乙經》), 사지근육의 攣縮痿痛(연축위통)에는 魂門(혼문)을 취한다(《표유부標幽賦》). 四肢癱瘓(사지탄탄)과 半身劇痛(반신극통)에는 腎兪(신수)에 뜸을 뜨고, 두 손의 완고한 마비에는 五臟의 兪穴에 뜸을 뜬다(《편작심서扁鵲心書》). 四肢癱瘓(사지탄탄)과 癱瀝(탄력)에는 膈兪(격수)를 이용한다(《약급구법略急灸法》).

•복부 취혈

다음으로 사지질환에 대한 복부 經穴의 작용이 있는데, 복부 정중앙에는 任脈이 통하고 陰經을 통합하는 것 외에 五臟六腑를 담당하는 募穴이 있다. 募穴 가운데 膻中(心包), 巨闕(心), 中脘(胃), 石門(三焦), 關元(小腸), 中極(膀胱)은 任脈上에 있다. 그 외의 募穴도 포함해 모두 그 조작은 각각의 經으로 치료효과를 가져온다. 中脘을 조작하면 胃經上의 질환을 치료하고, 天樞에서 大腸經의 질환을 치료하는 것은 자주 경험하는 일이다. 《편작심서扁鵲心書》에는 關元穴의 灸로 半身不遂(반신불수)를 치료한다는 기록이 있다.

이 背兪穴과 募穴을 이용하면서 經絡의 時間陰陽相關性을 응용하면 효과가 올라간다.

② 本根取穴法(본근취혈법)

이 방법은 上病은 下를 취하는, 經絡의 上下相關에 의한 標本

根結(표본근결)의 원칙을 응용한 치료법이다. 그리고 그 取穴을 本部와 根部에 하는 것이다. 이것에는 循經取穴法(순경취혈법), 同名經取穴法(동명경취혈법), 接經取穴法(접경취혈법) 등이 있고, 이에 더하여 時間性陰陽取穴法(시간성음양취혈법), 子母取穴法(자모취혈법), 相克取穴法(상극취혈법), 原絡取穴法(원락취혈법) 등이 있다. 후술하는 取穴法을 응용한다면 한층 효과를 높일 수 있을 것이다.

• 循經取穴法(순경취혈법)

이것은 전술한 것과 같이 환부에 어느 經이 관여하는가를 판단하고 取穴하는 것이다. 이 경우는 주로 肘膝 이하에 取穴할 뿐인데, 예를 들면 咳嗽(해수)가 手太陰肺經에서 오는 경우 列缺(열결)을 이용하고, 偏頭痛(편두통)이 足少陽膽經에서 오는 경우 風市(풍시)를, 頭頂痛(두정통)이 足厥陰肝經에서 오는 경우 太衝(태충)을, 足太陽膀胱經에서 오는 경우 束骨(속골)을 이용하는 것 등이다. 이것에 表裏取穴法을 응용하면, 足太陽膀胱經의 虛에 의한 遺尿症(유뇨증)에는 足少陰腎經의 太谿(태계) 또는 復溜(부류)를 취한다. 또 足陽明胃經의 虛寒에 의한 胃痛에는 足太陰脾經의 陰陵泉(양릉천) 또는 公孫(공손)을 취하고, 任脈의 崩漏(붕루)에서 오는 병에는, 足三陰經은 任脈과 關元(관원)에서 교회하고 足太陰脾經이 血을 統하므로, 關元(관원)과 隱白(은백)을 취한다. 또 小腸의 絞痛(교통)에는, 下巨虛(하거허)가 小腸經의 下合穴이므로, 下巨虛를 取하는 등 여러 가지 取穴 원리의 응용이 가능하다.

이 경우 經穴의 단독 取穴도 좋고, 다른 穴과의 배합 取穴도 좋지만, 일반적으로 원격치료 시에는 환부의 경혈도 동시에 取穴하는 경우가 많다. 예를 들면 견갑부에 동통이 있을 때, 小腸經이 순행하는 곳이라면, 小腸經의 後谿(후계)를 取穴하는 동시에 견갑 환부의 天宗(천종) 또는 肩貞(견정)이나 부근의 阿是穴을 취하는 것이다.

• 接經取穴法(접경취혈법)

接經取穴法이란 正經의 순행 순서에서 유래한 取穴法이다. 正經은 肺經에서 일어나고, 大腸經과 胃經 등으로 이동해 마지막으로 肝經에 이르렀다가 다시 肺經으로 되돌아간다. 결국 肺經의 太陰에서 시작되고, 다음으로 大腸經의 陽明, 다음으로 胃經의 陽明으로 가고, 다음으로 脾經의 太陰로 간다. 그 다음에는 少陰의 心經에서 太陽의 小腸經으로 가고, 거기에서 太陽의 膀胱經으로 가는 식으로 經이 상접하고 있다. 이 상접하는 관계를 取穴에 이용하는 것이다.

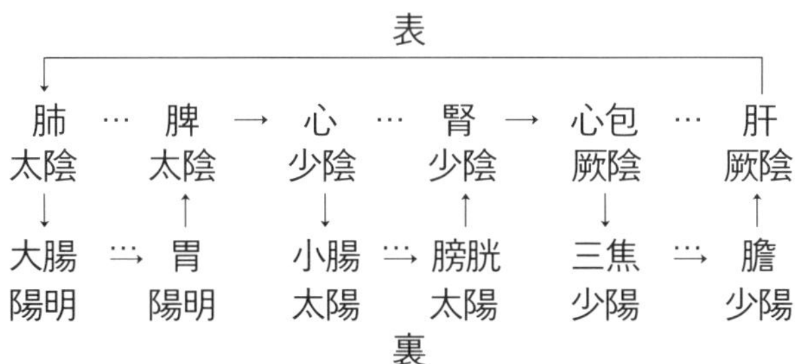

이 取穴法을 이용하는 경우에는 질환이 어느 經에 속하는가를 판단해 실행한다. 이때의 取穴에는 같은 쪽 또는 반대편의 상하 接經

표 5-1

症候	疾病經名	接經經名	取穴
咽喉痛	手太陰肺經	手陽明大腸經	合谷
舌强	足太陰脾經	手少陰心經	通里
齒痛	足陽明胃經	手陽明大腸經	合谷
失眠	手少陰心經	足太陰脾經	三陰交
胃痛	足陽明胃經	足太陰脾經	公孫
眩暈	足厥陰肝經	足少陽膽經	陽輔
腸痛	手陽明大腸經	足陽明胃經	足三里
腹脹	足太陰脾經	足陽明胃經	足三里
肩痛	手陽明大腸經	足陽明胃經	條口
肩痛	手太陽小腸經	足太陽膀胱經	飛揚
肩痛	手少陽三焦經	足少陽膽經	陽陵泉
下肢痛	足陽明胃經	手陽明大腸經	溫溜
下肢痛	足太陽膀胱經	手太陽小腸經	腕骨
下肢痛	足陽明胃經	手陽明大腸經	手三里
下肢痛	足太陽膀胱經	手太陽小腸經	支正
下肢痛	足少陽膽經	手少陽三焦經	外關
腰痛	足少陰腎經	足太陽膀胱經	委中
足跟痛	足少陰腎經	手厥陰心包經	大陵
脇肋痛	足少陽膽經	手少陽三焦經	支溝

의 五輸穴(오수혈) 또는 郄穴(극혈), 絡穴(낙혈)이 자주 이용된다.

接經取穴法에서는 經氣가 서로 접속하는 經을 이용하는데, 이때 手足의 상하관계에 있는 經의 경우는 거리가 멀어지기 때문에 經氣가 잘 통하며, 특히 이때 반대쪽으로 取穴하면 통하는 작용과 평형작용이 한층 증가하고 효과가 올라간다.

接經取穴에서는 반드시 정해진 經穴을 이용할 필요는 없고, 對側의 같은 위치를 取穴하면 대단히 효과가 있다. 예를 들어 팔꿈치 질환에는 무릎을, 팔 관절 질환에는 다리 관절을 이용하는 것이다. 발목과 손목의 捻挫(염좌)에 이 방법을 이용하면 대단한 효과를 얻는다.

接經取穴法은 사지질환에 효과가 좋지만, 흉복부 질환에도 유효하다. 예를 들어 胃痛(胃經)에는 公孫(공손, 脾), 흉부의 腎經을 따르는 통증에는 心包의 郄門(극문)을 이용하는 것 등이다.

• 同名經取穴法(동명경취혈법)

楊上善(양산선)은 "그 上下가 相接하기 때문에 手太陰과 手陽明의 病은 마땅히 足太陰과 足陽明을 치료해야만 하고, 足太陰과 足陽明의 병은 마땅히 手太陰과 手陽明을 치료해야만 한다."고 하여 同名經取穴法을 주창했다. 이것은 同名經 六經의 상통하는 관계를 이용한 取穴法이다. 接經取穴法의 연장이라 말하지만, 經絡取穴法의 하나다.

표 5-2 十二正經連接表

<table>
<tr><th>連接點(穴名)</th><th>經 絡</th><th>連接點(穴名)</th></tr>
<tr><td rowspan="2">第二指端
(商陽)</td><td>手太陰</td><td></td></tr>
<tr><td>手陽明</td><td rowspan="2">鼻孔旁
(迎香)</td></tr>
<tr><td rowspan="2">第一指端內側
(隱白)</td><td>足陽明</td></tr>
<tr><td>足太陰</td><td rowspan="2">心中</td></tr>
<tr><td rowspan="2">第五指端
(少衝 · 少澤)</td><td>手少陰</td></tr>
<tr><td>手太陽</td><td rowspan="2">目內眥
(睛明)</td></tr>
<tr><td rowspan="2">第五趾端
(至陰)</td><td>足少陽</td></tr>
<tr><td>足少陰</td><td rowspan="2">胸中</td></tr>
<tr><td rowspan="2">第四指端
(關衝)</td><td>手厥陰</td></tr>
<tr><td>手少陽</td><td rowspan="2">目外眥
(瞳子髎)</td></tr>
<tr><td rowspan="2">第一趾端外側
(大敦)</td><td>足少陽</td></tr>
<tr><td>足厥陰</td><td rowspan="2">腋內</td></tr>
<tr><td></td><td></td></tr>
</table>

표 5-3 三陰三陽同名經連接表

手經	相接穴(부위)	足經
手太陰	中府	足太陰
手少陰	心中	足少陰
手厥陰	天池	足厥陰
手太陽	睛明	足太陽
手少陽	瞳子髎	足少陽
手陽明	迎香	足陽明

요컨대 六經相通(육경상통)이란 太陰은 太陰으로, 陽明은 陽明으로, 少陰은 少陰으로, 太陽은 太陽으로, 厥陰은 厥陰으로, 少陽은 少陽으로 각각 三陰三陽이 상통한다는 것으로, 經絡의 同名相關性의 응용이다.

이 同名經取穴法에는 일반적으로 巨刺法을 이용한다. 또 이때

표 5-4 六經同名經上下相關穴簡例表

病 位	所屬經絡	治療穴	所屬經絡
陽谿	手陽明	解谿	足陽明
陽池	手少陽	丘墟	足少陽
陽谷	手太陽	崑崙	足太陽
魚際	手太陰	公孫	足太陰
大陵	手厥陰	中封	足厥陰
神門	手少陰	太谿	足少陰
陷谷	足陽明	合谷	手陽明
臨泣	足少陽	中渚	手少陽
束骨	足太陽	後谿	手太陽
陰陵泉	足太陽	尺澤	手太陰
蠡溝	足厥陰	郄門	手厥陰
少海	手少陰	陰谷	手少陰

반대쪽의 상응하는 장소를 취한다. 반드시 經穴에 구애될 필요는 없다. 예를 들어 膀胱經의 承山(승산) 부위에 통증이 있을 때는 반대편 前腕의 상응하는 장소에 조작점을 취할 수 있다.

同名經取穴法도 대단한 효과가 있고, 사지질환뿐만 아니라 몸통부의 질환에도 유효하다. 예를 들어 흉부의 兪府(수부, 腎經) 부근이 아플 때 心經의 少海(소해) 또는 神門(신문)을 取穴하면 유효하다. 이때 角度法(각도법)을 이용하면 더욱더 유효하다.

(4) 전체조정법全體調整法 : 일반조작법

지금까지 서술해온 取穴法은 대부분 국소질환의 치료를 목적으로 하는 대증요법적인 방법이었다. 그러나 全體調整法(전체조정법)은 국소질환을 대상으로 할 뿐만 아니라, 몸 전체를 조정하여 자연치유력을 높임으로써 전체적으로 질환을 치유해가는 것을 목적으로 하는 방법이다.

우발적인 타박과 손상은 별도로 하고, 급만성의 모든 질환에도 반드시 원인은 있을 것이다. 또한 우발적인 타박과 손상이라 해도 그것에 의한 몸의 불균형이 꼭 발생한다. 어쨌든 몸이 지속적으로 강한 스트레스를 받으면, 그 원인을 제거하지 않는 한 전체적으로 균형을 잃는다. 그때 국소질환에 구애받는 것은 장님이 코끼리를 더듬는 격으로, 일부에 구애되어 전체를 잊는 사태를 초래한다. 몸 전체가 불균형한 상태인데 국소의 질환만을 치료해봐야 소용이 없다. 설령 국소증상이 사라졌다 하더라도 그것은 현상의 일부가 진정된 것일 뿐이며, 전체는 여전히 불균형 상태에 있거나 더욱 심해지기도 한다.

따라서 치료에서 全體調整法은 대단히 중요하다. 전체조정만으로도 국소질환이 개선되는 일이 자주 있다. 단 오래된 질환인 경우, 그것만으로는 좀처럼 개선되지 않는 경우가 있다. 그러나 전체조정에 의해 새로운 불균형이 소실되고, 깊은 환부가 명확하게 된다. 그때 전술한 치료법을 이용하여 개선해 가는 것이다.

이 全體調整法은 標本治療(표본치료)의 本治法(본치법)으로 불리기도 한다. 이 경우 標治法(표치법)은 대증요법에 속하고, 本治法은 全體調整法이다.

이 本治法을 행하는 데는 우선 辨證(변증)이 중요하며, 변증을 바탕으로 시치한다. 따라서 우선 望聞問切(망문문절)을 통해 자각·타각증상의 정보를 정리하고, 병의 본질을 구한다. 이것이 辨證이다. 그 치료법에는 여러 가지가 있는데, 脈診(맥진)을 통해 조정을 요량하는 일이 중요하다. 방법론은 뒤에 서술한다.

치료할 때에는 먼저 本治法으로 전체를 조정한 후 標治法을 행하는 것이 원칙이지만, "급하면 그 標를 치료하고, 느슨하면 그 本을 치료한다."는 기본원칙이 있다. 本은 原發病(원발병)이며, 標는 그 續發症(속발증)이다. 그리고 급·만성을 불문하고 촌각을 다툴 때, 또는 증상이 심할 때는 먼저 標治法을 행하고, 증상의 경감을 헤아린 후에 本治法을 행한다.

예를 들어 心臟性水腫(심장성수종)으로 소변이 癃閉(융폐)할 때 심장병은 本이며, 癃閉는 標다. 이 경우 소변이 나오지 않는 것이 생명에 지장을 줄 정도일 때는 먼저 復溜(부류, 腎)와 陰陵泉(음릉천, 脾)을 이용해 소변을 通利(통리)한다. 급박한 증상이 원래대로 돌아간 후 心包經의 內關(내관)과 間使(간사)를 이용해 本治法을 시행하고 전체를 조정한다.

급박한 증상이 나타나지 않을 때는 本과 標를 명확히 해 시치한다. 예를 들어 편두통을 호소할 때, 그것이 자궁의 혈행 장애가 원인이라면 편두통의 특효혈인 列缺(열결)을 이용해도 根治할 수 없다. 자궁질환과 관계하는 三陰交(삼음교) 또는 血海(혈해), 橫骨(횡골) 등을 이용해 자궁질환을 치료하여 편두통을 치료하도록 하는 것이다. 이것은 本治法이 된다.

그러나 이 경우 자궁질환에 이르게 하는 원인은 그 위에 있을 것이다. 그것은 五臟六腑의 불균형이다. 그것을 치료하는 것은 전체조정을 헤아리는 것이 된다. 이것도 本治法이다. 다시 거슬러 올라가면 그 五臟六腑의 불균형을 일으킨 원인이 있을 것이다. 그것은 생활 본연의 자세다. 이것을 고치는 일도 本治法이 된다.

여기에서 자궁질환은 편두통의 標에 대해서 本이다. 그러나 五臟六腑의 불균형에서 보면 자궁질환은 標이며, 五臟六腑의 불균형이 本이다. 그리고 생활의 불균형은 다시 그 위의 本이 된다.

따라서 標本은 상대적인 관계이며, 그 本을 치료하는 것이 전체조정에 관련한다.

그러나 여기에서의 本治法은 五臟六腑의 불균형을 고치는 것이다. 그것은 몸 전체가 五臟六腑를 중심으로 해 모든 조직기관이 그 생리활동을 영위하고 있기 때문이다.

全體調整의 방법은 여러 가지가 있지만, 어느 쪽이든 氣血의 변조를 조정하고, 五臟六腑의 생리적 평형을 조정하는 것이다.

이 경우 일반적으로 자주 이용되는 것이 肘膝 이하에 있는 五輸穴(오수혈)이다. 그러나 이밖에도 全體調整에 관계하는 經穴이 있다. 그것은 그 經穴의 위치와 소속 經脈의 관계에서 그 主治작용이 그 소속 經脈의 범위를 넘고, 다른 臟腑와 經絡에도 미치고, 몸 전체의 생리 · 병리에 크게 영향을 주는 經穴이다.

전체를 조정하는 本治法에서 五輸穴에 의한 조정을 제외하고도, 이들 經穴의 取穴은 대단히 유효하며 중요하다. 그 개요를 요약해 본다.

① 자연치유력을 높이는 經穴

몸이 병과 불균형에서 회복한다는 것은 신체 항상성의 회복이자 면역력의 증강이다. 요컨대 氣血이 조정되고 五臟六腑의 평형이 유지되는 것으로, 이것은 어디까지나 자연치유력과 자연회복력에 의한 것이다. 이 자연치유력, 소위 생명력을 한의학에서는 元氣(원기) 또는 眞氣, 原氣라 칭하고, 그 元氣의 근원은 丹田部(단전부)의 腎間動氣(신간동기)에 있다.(《난경難經 · 육십육난六十六難》)

臍下(제하)의 腎間動氣는 元氣가 발생하는 곳이며, 元氣를 補益(보익)하고, 腎精(신정, 선천 · 후천의 근원)을 固攝(고섭, 단단하게 당김)하는 작용을 하는 중요한 곳이다. 腎精은 五臟六腑의

힘, 생식능력, 발육, 성장, 뇌력, 면역력 등 생리활동력으로, 곧 精力(정력)이다. 《소문素問 · 영란비전론靈蘭秘典論》에서 "腎은 作强之官(작강지관)으로, 伎巧(기교)가 이것에서 나온다."고 한 것이 바로 이것이다.

그리고 이 丹田을 통하는 중요한 經脈으로는 任脈이 있다. 그 任脈에서 특히 神闕(신궐), 石門(석문), 關元(관원), 中極(중극)은 益元固本(익원고본)을 담당하는 중요한 經穴이다.

任脈은 흉중에서 일어나고 神闕(신궐, 臍中)에 屬하는데, 《십이경락전의十二經絡典義》에 "사람의 몸에 命門(명문)이 있는데, 背骨에 붙고 臍에 대한다."고 했으며, 더하여 精(정)을 저장하고 胞(포)와 관계한다고 설명했다. 그리고 "眞陽氣(진양기, 곧 元氣)는 命門에 쌓인다."고 하여(明代의 《경락휘편經絡彙編》), 元氣를 저장하는 기능이 臍中에 있음을 나타내고 있다.

元氣가 돌연 쇠미하는 虛脫症(허탈증)은 생명과 직결되는데, 關元(관원)과 命門(명문), 湧泉(용천)은 回陽救逆(회양구역)하는 효과가 있다. 湯液으로는 回陽救逆湯(회양구역탕), 즉 四逆湯(사역탕, 부자 · 건강 · 적감초)을 이용한다.

따라서 神闕灸(신궐구, 回陽救逆할 때 이용), 石門, 關元, 命門은 元陽을 회복[回陽]하는 작용이 있고, 자연치유력을 높이는 經穴이다. 그리고 이들은 각 原穴에 관계되는 것이다.

② 인사불성을 깨우는 經穴

의식의 혼미, 昏暈 등 인사불성 현상은 체내 陰陽 두 氣가 閉阻(폐조)하여 신경과 정신계통에 영향을 미쳐 일어난다. 이것을 昏厥

症(혼궐증)이라 한다. 이와 같은 때에는 陰陽 두 氣의 閉阻를 풀어 주면 좋다. 자주 이용되는 經穴은 사지말단과 人中溝(인중구), 會陰部(회음부)에 있는 穴이다.

十二經脈의 陰經과 陽經은 사지말단에서 서로 교접하는데, 사지말단의 穴로는 손가락 말단의 열두 井穴(정혈) 및 奇穴 중에 十宣穴(십선혈), 氣端穴(기단혈)이 자주 이용된다.

또 任脈과 督脈은 전신의 陰陽諸經을 통합하는데, 위로는 人中溝의 齦交(은교)와 水溝(수구), 아래로는 會陰部의 會陰(회음)이 자주 이용된다. 卒中(졸중) 등에서 인사불성에 빠질 때는 水溝(수구)에 뜸과 함께 강한 자극을 준다.

③ 전신의 기혈을 잘 순환시키는 經穴

전신의 氣血을 잘 순환시키는 것은 代謝力(대사력)을 높이는 것이자 기능의 정상화를 꾀하는 것으로, 곧 자연치유력을 높이는 것이 된다. 인체의 기능과 대사는 陽氣가 담당하며, 陽經과 관계가 깊다. 그리고 이들 목적에 적합한 經穴은 陽經이 만나는 곳이다. 특히 배부의 大椎(대추)는 督脈과 手足三陽經이 교회하는 곳이다. 그밖에 風門(풍문)은 督脈과 足太陽經이 교회하는 곳이다.

경락학설에서는 '手足三陽은 모든 陰經의 表經(표경)'이라 해석하고, 또 足太陽膀胱經은 '전신의 表를 담당하고', '諸陽의 울타리'이므로 表 중의 表로 파악한다. 따라서 大椎와 風門은 전신의 氣血循行을 좋게 하고, 대사력을 높이며, 表를 풀어 熱을 없애는 작용을 한다.

手足의 陽經은 모든 陰經의 表經이므로, 手陽明經은 肺經의

表經이다. 특히 肺는 '百脈의 朝'로, 전신의 氣와 皮毛를 담당하며, 皮毛는 전신의 表에 위치하기 때문에 大腸經도 역시 전신의 氣血循行을 좋게 하고, 대사력을 높이며, 表를 풀어 熱을 없애는 작용을 한다.

다음으로 모든 陽經을 묶어 絡하고 表를 담당하며 衛를 담당하는 陽維脈(양유맥) 또한 전신의 氣血循行을 좋게 하고, 대사력을 높이며, 表를 풀어 熱을 없애는 작용을 한다.

따라서 이상 기록한 것과 같이 大椎를 비롯하여 風門, 大腸經經穴, 陽維脈穴[外關(외관) 외 열다섯 혈]은 전신의 氣血循行을 좋게 하고, 대사를 높이고, 皮毛를 조정하는 작용(衛氣, 즉 陽氣가 도는 것에 의함)을 한다.

④ 관련된 모든 기관 전체를 조정하는 經穴

어떤 經穴은 그 장부계통, 또는 관련 기관 전체를 조정하는 작용을 한다. 예를 들어 足三里(족삼리)는 소화기계를 조정하고, 영양의 소화흡수기능을 강화하며, 전신적 강장작용을 한다. 中脘(중완)도 소화기계통을 조절하는 동일한 작용을 한다.

胃經은 辰時로, 時間陰陽相關에서 心包經과 관계하며, 또 同名經 관계에서는 大腸經과, 五運에서는 腎과, 표리관계에서는 脾와 관계한다. 心包 · 大腸 · 腎도 時間陰陽相關 · 五運 · 표리관계에서 각각 다른 臟腑와 관계를 갖는다. 그러므로 하나의 經穴로 전체에 영향을 미칠 수 있다.

그밖에 血會로서의 膈兪(격수), 三陰을 치료하는 三陰交(삼음교)가 있으며, 또 肝은 目에 開竅(개규)하기 때문에 肝兪(간수)는

穴位	督脈	佗脊	足太陽膀胱經	그 외
主治 上肢	神庭 大椎 陶道	頸椎 4번 ≀ 胸椎 1번	大杼 및 上肢 臟腑 兪穴	崇骨, 肩外兪, 肩井, 肩中兪, 肩髃 등
下肢	神庭 風府 大椎 命門 腰陽關	腰椎 2번 ≀ 薦椎 2번	氣海兪, 關元兪, 上髎, 次髎, 胞肓, 秩邊 및 下肢 臟腑 兪穴	下極兪, 17椎下, 腰眼 등

눈병을 치료하고, 腎은 올라가 心을 도와주므로 太谿(태계)는 불면을 치료하고, 또 혈관을 부드럽게 하는 작용(左)이 있다.

제3절 특정요혈特定要穴

1. 特定要穴특정요혈이란

特定要穴(특정요혈)이란 經穴의 작용 능력을 기초로 분류 · 호칭하는 것으로, 각각 일정한 작용을 한다. 그것에는 다음과 같은 종류가 있다.

肘膝(주슬) 이하에 있는 五輸穴(오수혈) · 原穴(원혈) · 絡穴(낙혈) · 郄穴(극혈) · 八脈交會穴(팔맥교회혈), 背部에 있는 背兪穴(배수혈), 胸腹部에 있는 募穴(모혈), 十二經脈과 奇經八脈의 交會穴(교회혈) 및 八會穴(팔회혈) 등이 이 特定要穴에 속한다.

(1) 원락배혈응용原絡配穴應用

原穴과 絡穴은 단독으로도 이용할 수 있지만, 양자를 배합하여 더욱더 효과를 높일 수 있다. 이것을 主客配穴法(주객배혈법)이라고도 칭한다.

구체적으로는 표리관계에 있는 經絡의 原穴과 絡穴을 이용한다. 즉 肺經病의 경우 手太陰肺經의 原穴인 太淵(태연)을 主로 하고, 手陽明大腸經의 絡穴인 偏歷(편력)을 客으로 한다. 역으로 大腸經의 病에서는 大腸經의 原穴인 合谷(합곡)을 主로 하고, 肺經의 絡穴인 列缺(열결)을 客으로 한다.

原絡配合(원락배합)은 이상의 요령인데, 반드시 原穴과 絡穴을

主　客	症　　候
肺　大腸 (太淵) (偏歷)	氣管支炎, 咽喉炎, 息切, 多痰, 有汗, 手掌煩熱, 肩內側通, 兩乳通.
大腸　肺 (合谷) (列缺)	齒齦炎, 牙神經痛, 頷下淋巴腺炎, 耳下腺炎, 咽喉炎, 口乾, 目黃, 稀薄淸澄한 鼻水, 肩前側部의 痛症
脾　胃 (太白) (豐隆)	舌强, 腹痛, 嘔吐, 身重無力, 便秘, 黃疸, 下肢內側痛, 瘧疾, 腹脹.
胃　脾 (衝陽) (公孫)	鼻出血, 顔面神經麻痺, 神經衰弱, 下肢前側痛, 瘧疾, 腹脹.
心　小腸 (神門) (支正)	心絞痛, 動悸, 口乾, 目黃, 上肢尺側痛.
小腸　心 (腕骨) (通理)	下頷腫痛, 肩痛, 頭痛, 耳聾, 上肢外後側痛.
腎　膀胱 (太谿) (飛揚)	神經衰弱, 精神不安, 食慾減退, 視力減退, 腰痛, 下肢無力, 面色暗色.
膀胱　腎 (京骨) (大鐘)	眼痛, 頸痛, 腰背 및 下肢의 疼痛, 癲癇, 神經症, 角弓反張, 鼻血, 脫肛, 痔, 瘧疾.
三焦　心包 (陽池) (內關)	耳聾, 咽喉炎, 肩背痛, 脊間痛, 便秘, 尿閉, 遺尿.
心包　三焦 (大陵) (外關)	前腕 및 手指의 痙攣, 疼痛, 胸脇痛, 心悸, 心煩, 心痛, 手掌煩熱, 잘 웃음.
肝　膽 (太衝) (光明)	睾丸炎, 疝氣, 胸滿嘔吐, 복통, 腹瀉, 尿閉, 遺尿.
膽　肝 (丘墟) (蠡溝)	胸脇痛, 頭痛, 眼痛, 頸部 림프성 結核, 甲狀腺腫, 瘧疾.

모두 쓸 필요는 없고, 단독으로도 자주 이용된다. 예를 들면 手太陽小腸經을 따라서 腕疼痛을 호소할 경우 手少陰腎經의 原穴인 太谿(태계)를 取穴하는 것과 같이 표리관계에 있는 原穴을 取穴하는 것이다.

또 絡穴에 관해서도 마찬가지로, 이것에는 다음의 세 가지 응용방법이 있다.

① 表裏經(표리경) 질환 시

胃經과 脾經 두 經에 걸친 때는 胃經의 絡穴인 豐隆(풍륭) 또는 脾經의 絡穴인 公孫(공손)을 이용하고, 膀胱經과 腎經 두 經에 걸친 때는 膀胱經의 絡穴인 京骨(경골) 또는 腎經의 絡穴인 大鐘(대종)을 이용한다.

② 五臟別通(오장별통)의 응용

心과 膽, 肝과 大腸, 脾와 小腸, 肺와 膀胱, 腎과 三焦는 각각 通合해 있기 때문에 이 관계에 絡穴을 응용한다. 心經病에 膽經의 絡穴인 光明(광명), 大腸經病에 肝經의 絡穴인 蠡溝(여구)를 이용한다. 대단히 유효한 방법으로, 巨刺法(거자법)을 이용한다. 통증에 효과가 현저하다.

③ 刺絡法(자락법)

흉부의 타박을 치료하는 경우 肺經의 絡穴인 列缺(열결)에서 瀉血하는 것과 같은 방법이다. 原絡穴을 이용한다는 한계는 없지만, 五臟六腑의 表裏經 응용뿐만 아니라 三陰三陽, 요컨대 六經의 表裏經을 응용할 수 있다. 즉 太陰經과 陽明經, 少陰經과 太陽經, 厥陰經과 少陽經을 말하는 表裏配穴의 확대 응용이다. 따라서 肺와 胃, 大腸과 脾, 心과 膀胱, 腎과 小腸, 心包와 膽, 肝과 三焦의 관계를 토대로 原絡을 단독 또는 상호 응용한다.

(2) 하합혈下合穴

《영추靈樞 · 사기장부병형邪氣藏府病形》에 "滎輸는 外經을 치료하고, 合은 內腑를 치료한다.", "陽脈의 別은 안으로 들어가고, 腑에 속한다."고 했고, 또《영추靈樞 · 본수本輸》에서는 "六腑 모두 足三陽으로 나오고, 위로 手에 合한다."고 했다. 즉 하지 三陽經 五輸穴 중의 合穴은 腑病에 대해서 특별한 작용을 갖는다고 한다. 이것을 '六腑의 下合穴(하합혈)'이라 하고, 足陽明胃經, 足少陽膽經, 足太陽膀胱經 五輸穴의 合穴은 手陽明大腸經, 手少陽三焦經, 手太陽小腸經의 下合穴이 된다. 별명으로 '手三陽의 下輸(하수)'라고도 불린다. 이것은 脈氣가 足三陽經에서 올라가 나뉘어 六腑로 들어가서 오는 足三陽經과 手三陽經과의 밀접한 관계를 의미한다.

구체적으로는 大腸의 下合穴은 胃經의 巨虛上廉(거허상렴), 즉 上巨虛(상거허)고, 小腸의 下合穴은 胃經의 巨虛下廉(거허하렴), 즉 下巨虛(하거허)다. 小腸이 胃에서 연접해 내려오므로 合穴은 巨虛下廉에서 나오고, 小腸에서 이어진 大腸이 위로 올라가 上廉으로 합하므로《영추靈樞 · 본수本輸》에서는 "大腸, 小腸 모두 胃에 속한다."고 했다. 이것은 그 上下相承(상하상승)하는 관계에서 온 것이다. 또 三焦의 下輸는 膕中外廉(괵중외렴)으로 나오고 委陽(위양)이 그 下合穴이다. 三焦는 水道를 담당하므로 膀胱과 관계한다. 足三陽經의 合은 胃經이 足三里(족삼리)로 合하고, 膽經이 陽陵泉(양릉천)으로 合하며, 膀胱經이 委中(위중)에 合한다. '腑病合輸(부병합수)'라고도 불린다.

임상에서는 복통 또는 腹瀉를 호소하는 환자에게 上巨虛를 취하면 뚜렷한 효과를 본다. '合은 內腑를 치료한다'는 이론의 응용이다.

六腑下合穴表

胃	…	足三里	足陽明經
大腸	…	上巨虛	
小腸	…	下巨虛	
膀胱	…	委中	足太陽經
三焦	…	委陽	
膽	…	陽陵泉	足少陽經

이상으로 五輸穴과 그 임상응용을 기재했는데, 여기에 요약함으로써 《내경內經》을 기초로 한 응용원칙을 들어 본다.

① 井穴(정혈) : 급성병, 발열, 혼미.

혼미 – 十二井穴(십이정혈).

咽喉腫痛 – 少商(소상), 商陽(상양).

血崩症 – 隱白(은백), 大敦(대돈).

② 滎穴(형혈)과 輸穴(수혈) : 內經病, 外經病.

陰經의 滎穴과 輸穴은 內臟病. 특히 輸穴.

陽經의 滎穴과 輸穴은 그 經脈이 도는 곳의 머리, 안면, 체간 및 오관 등의 外經病.

③ 六腑下合穴(육부하합혈) : 六腑病.

④ 五輸穴(오수혈)의 對證 選穴 : 《난경難經》에 기재되고, 후에 明나라 때의 《침구취영鍼灸聚英》에 정리되어 있지만, 心包經과 三焦經이 기재되지 않았다.

(3) 원혈原穴

原穴(원혈)은 臟腑의 原氣(원기)가 지나는 곳이자 머무는 곳이다. 요컨대 인체의 原氣와 대단히 관계가 깊고, 인체의 자연치유에 영향을 미치는 중요한 곳이다.《난경難經 · 육십육난六十六難》에서는 "배꼽 아래 腎間動氣(신간동기)는 사람의 생명이자 十二經의 근본이다. 고로 原이라 한다. 三焦는 原氣의 別使(별사)로, 三氣(宗氣, 營氣, 衛氣)를 통행시키고, 五臟六腑로 가게 한다. 原은 三焦를 높여 부르는 것으로, 그 머무르는 곳을 原穴이라 한다. 五臟六腑에 병이 있는 경우 모두 그 原穴을 취한다."고 하여 原穴에 대해 설명했다.

곧 原穴은 臟腑經絡의 原氣가 머무는 곳으로, 그 原氣란 배꼽 아래의 石門(석문, 三焦의 募穴), 關元(관원, 小腸經의 募穴) 부근에 닿는 腎間動氣이며, 거기에서 原氣가 일어나고, 三焦를 통과해서 五臟六腑 및 十二經脈으로 흩어진다. 그리고 그 十二經脈의 原氣가 모이는 곳을 原穴이라 한다.

따라서《도주팔십일난경圖注八十一難經》에서 "脈은 資, 腎間動氣로 시작한다."고 했고,《난경難經 · 육십육난六十六難》에서 "머무르는 곳을 原穴이라 한다."고 했다. 인체 생명활동의 근본적 힘인 原氣가 모이는 각 經의 原穴은 인체의 자연치유력, 저항력, 생리활동력 등과 관계하는 곳이며, 그 原穴에 조작을 가하면 이들 능력이 향상된다.

그러므로 十二經脈 중 六陰經의 原穴은 '後天 原氣(元氣)의 本'의 관계에서 兪土穴(수토혈)과 동일 혈위가 된다. 하지만 六陽經의 原穴의 경우《난경難經 · 육십이난六十二難》에 "三焦는 諸陽으로 가므로, 一兪(일수)를 더 두어 原穴이라 한다."고 한 것과 같이, 三焦의 原氣가 밖으로 가서 陽經의 脈氣를 성하게 하기 때문에 五輸穴(오수혈)과 다른 原穴로서 兪土穴과 經金穴(경금혈) 사이에 존재한다.

그리고 《영추靈樞 · 순기일일분위사시順氣一日分爲四時》에서 "原穴은 홀로 五時에 상응하지 않으나, 本經에 이를 배합함으로써 그 數에 상응한다."고 하여, 原穴은 독립적으로 시간변화에 따르지는 않으나, 작용은 五輸穴의 작용과 연동하며, 같이 五時라는 시간변화 중에 있음을 나타낸다.

따라서 原穴의 작용은 五輸穴의 범위에 귀속하고, 또 經絡의 本部로서 존재한다.

이밖에 《영추靈樞 · 구침십이원九鍼十二原》에서는 "膏(고)의 原穴은 鳩尾(구미)에서 나오며 鳩尾는 하나다. 肓(황)의 原穴은 脖胦(발앙)에서 나오며, 脖胦은 하나다."라고 했다. 여기에서 '膏'는 臟腑 외면을 둘러싼 지방이며, '肓'은 臟腑 외면의 점막을 의미한다. 鳩尾는 흉골 하단의 명치며, 脖胦은 臍(제, 배꼽)를 말한다. 《소문素問 · 복중론腹中論》에서는 "肓의 原穴은 배꼽 아래에 있다."고 했는데, 배꼽 아래는 氣海(기해) 부근을 의미한다. 어쨌든 肓의 原穴은 脖胦, 즉 臍에 나타난다. 요컨대 鳩尾는 인체 지방의 原氣가 집중하는 부위이며, 氣海는 인체 점막의 原氣가 집중하는 곳이다.

다음으로 역시 《영추靈樞 · 구침십이원九鍼十二原》에 "五臟에 병이 있으면 十二原穴에 나타나므로, 十二原穴에 각기 나타나는 바를 근거로 그 원인을 명확히 알 수 있고, 그 반응을 보면 五臟의 병변을 알 수 있다."고 했다. 이것은 十二經脈의 성쇠를 잘 진단해서

臟腑의 성쇠를 아는 것을 의미한다.

따라서 임상에서 응용할 때는 原穴의 壓痛(압통), 過敏(과민), 皮電量(피전량) 등에 따라 經絡과 臟腑의 상태를 살피고, 각종 방법으로 치료를 시행한다.

(4) 낙혈絡穴

絡穴(낙혈)은 十五絡脈(십오낙맥)이 經脈에서 나뉘어 나오는 곳의 혈위를 말한다. 十二正經(십이정경)의 絡穴은 사지의 팔꿈치와 무릎 이하에 있고, 任脈(임맥), 督脈(독맥), 脾大絡(비대락)의 絡穴은 체간의 전·후·측면에 있다. 그밖에 胃部에서 나온 胃大絡(위대락)이 있지만, 그 絡穴은 따로 존재하지 않는다.

十二經脈에서의 絡穴은 그 표리관계를 강화하는 역할을 다한다. 十五絡脈에는 일정한 분포 영역과 그 증후가 있기 때문에 임상에서는 絡脈이 순행하는 부분의 질환 및 그 증후의 허실에 따라 取穴하여 치료한다. 그러나 十二經脈의 질병 또는 그 臟腑의 질병에는 本經에서 取穴하는 것 외에 표리관계에 있는 絡穴을 동시에 이용한다. 이때 자주 이용하는 방법이 原絡取穴法(원락취혈법)이다.

"초기의 병은 經에 있고, 오랜 병은 絡에 있다."고 했으며, "痰飮(담음), 積聚(적취) 같은 유형물은 經에서 絡에 막히는 것이 보통이다."라고 하여, 內傷에 의한 만성질환에 자주 絡穴이 이용된다.

예를 들어, 脾經의 公孫(공손)은 脾病에 유효할 뿐만 아니라, 胃病에도 효력을 발휘하고, 陽明頭痛(양명두통)을 잘 치유한다.

十五絡穴表

經 名		穴名
手太陰肺經	…………	列缺
手少陰心經	…………	通里
手厥陰心包經	…………	內關
手少陽三焦經	…………	外關
手太陽小腸經	…………	支正
手陽明大腸經	…………	偏歷
足少陽膽經	……………	光明
足太陽膀胱經	…………	飛揚
足陽明胃經	……………	豊隆
足太陰脾經	……………	公孫
足少陰腎經	……………	大鐘
足厥陰肝經	……………	蠡溝
任脈	…………………	鳩尾
督脈	…………………	長强
脾大絡	………………	大包

《영추靈樞 · 경맥經脈》에 따르면 氣逆(기역)과 血絡(혈락)의 實證은 絡穴에서 사혈한다. 각 絡穴의 주요 증후는 다음과 같다.

肺經絡穴 … 列缺 … 手掌의 煩熱을 없앤다.

心經絡穴 … 通里 … 支膈(지격, 흉격부의 조색감)을 없앤다.

心包經絡穴 …	內關 …	心痛을 없앤다.
小腸經絡穴 …	支正 …	肘關節을 통하는 통증을 없앤다.
大腸經絡穴 …	偏歷 …	齒痛, 耳聾을 없앤다.
三焦經絡穴 …	外關 …	肘攣急을 없앤다.
膀胱經絡穴 …	飛揚 …	鼻血, 背部痛을 없앤다.
胃經絡穴 …	豐隆 …	精神錯亂을 없앤다.
膽經絡穴 …	光明 …	氣逆하고 厥함을 없앤다.
脾經絡穴 …	公孫 …	腸切痛을 없앤다.
腎經絡穴 …	大鐘 …	癃閉를 없앤다.
肝經絡穴 …	蠡溝 …	睾丸腫脹, 疝氣를 없앤다.
督脈絡穴 …	長强 …	脊背의 굳어짐을 없앤다.
任脈絡穴 …	鳩尾 …	腹皮의 急痛을 없앤다.
脾大絡 …	大包 …	全身의 통증을 없앤다.

(5) 극혈郄穴

郄(극)은 '隙(극)'의 음을 따온 것으로, 郄穴의 위치가 각 經의 氣血이 깊게 모여 있는 間隙(간극, 곧 틈)에 있다는 의미다.

郄血은 胃經의 梁丘(양구)를 제외하고는 모두 肘膝 이외에 있고, 十二經脈 각각에 1개씩 있으며, 奇經의 陰維脈, 陽維脈, 陰蹻脈, 陽蹻脈에도 각각 1개씩 있다. 따라서 十六郄穴(십육극혈)이라 총칭한다.

絡穴이 만성증에 이용되는 것에 반해, 郄穴은 급성증에 자주 이용된다. 예를 들면 폐병으로 咯血(각혈)할 때는 肺經의 郄穴인 孔最(공최)를 이용하고, 협심증으로 심장이 아플 때는 心包經의 郄

穴인 郄門(극문) 또는 心經의 郄穴인 陰郄(음극)을 이용하며, 담낭통에는 膽經의 郄穴인 外丘(외구), 급성위통에는 胃經의 郄穴인 梁丘(양구)를 이용한다.

(6) 수모혈兪募穴

兪(수)는 '輸(수)', 募(모)는 '幕(막)'의 의미다. 元나라 의가 滑壽(활수)의 저서《난경본의難經本義 · 육십칠난六十七難》에서 말하는 募는 募結(모결)로, 經氣가 모이는 것을 의미하고, 兪는 委輸(위수)로, 經氣를 운반하는 것을 의미한다.

募穴(모혈)은 복부의 장부에 가까운 곳이며, 臟腑經絡의 氣가 모이기 쉬운 곳에 위치한다. 그에 반해 兪穴(수혈)은 배부 足太陽膀胱經 상에 있는데, 이들은 督脈의 氣가 足太陽經으로 통하고 거기서 다시 내장으로 유주하는 곳에 위치한다. 淸나라의 張志聰(장지총)이《영추집주靈樞集注 · 배수편背兪篇》에서 "五臟의 兪는 모두 太陽을 本으로 하고 督脈에 상응한다."고 말한 것처럼 足太陽膀胱經 제1 · 2행 선상의 穴과 정중선 督脈의 척추극돌기 직하에서 나란한 양쪽의 夾脊穴(협척혈)을 포함한다.

그리고 兪穴과 募穴은 체간에서 十二經脈의 標部(표부)이며, 胸腹 氣街(기가)의 氣가 정지하는 곳이다. 元나라의 滑壽는《난경본의難經本義》에서 兪穴과 募穴의 관계에 대해 "陰陽經絡은 氣가 서로 만나 관통하고, 臟腑腹背는 氣가 서로 통하여 응한다."고 했고, 明나라의 張介賓(장개빈)은 "十二兪(六臟六腑의 背兪穴) 모두 臟氣에 통한다."고 하여 背兪와 六臟六腑의 관계를 설명했다. 결국 臟腑에서 背兪 그리고 募穴은 상통하며 밀접한 관계에 있다.

따라서 臟腑가 病邪에 걸리면 그 반응이 兪穴과 募穴에 나타난다. 《소문素問 · 거통론擧痛論》에 "寒氣가 背兪(배수)의 脈에 침범하면 血脈이 원활하지 않다. 脈이 원활하지 않으면 血이 부족해진다. 血이 부족해지면 통증이 발생하는데, 背兪는 心으로 들어가므로 배부와 흉부가 서로 땅기고 아프다."고 하여 邪에 침습당하면 그 반응이 背兪에 나타나고, 거기에서 여러 가지 증상을 일으키는 것을 설명했다. 또 《소문素問 · 기병론奇病論》에 "膽이 虛하여 氣가 위로 넘치면 입이 쓰다. 膽募(담모)와 膽兪(담수)로 이것을 치료한다."고 하여 臟腑疾病에 兪穴과 募穴을 이용함을 서술했다. 그래서 胃病에는 中脘(중완) 또는 胃兪(위수)를, 大腸病에는 天樞(천추) 또는 大腸兪(대장수)를 이용한다. 이 경우 《난경難經》에 "陰病은 陽으로 이끌고, 陽病은 陰으로 이끈다."는 원칙이 있다. 결국 五臟病은 《소문素問 · 장극절론長刺節論》에 "臟을 핍박하면 背에 자침한다."고 한 것처럼, 陽에 속하는 背部의 兪穴을 취하고, 六腑病은 陰에 속하는 腹部의 募穴을 취한다. 이것은 또 "陰으로써 陽을 치료하고, 陽으로써 陰을 치료한다."는 치료원칙에 따른 것이다. 胃가 아프고 구토하는 등 胃經의 증상에는 中脘[중완, 胃募(위모)]을 취하고, 感冒로 咳嗽하는 肺經의 병변에는 肺兪(폐수)를 취한다.

또 兪募穴은 단지 臟腑의 질환에만 관계하는 것은 아니고, 그것과 관련하는 조직기관의 질병에도 유효하다. "肝은 筋을 담당한다.", "肝은 目에 開竅(개규)한다."고 하여, 그 질병치료에는 肝兪(간수) 또는 그것과 나란한 위치에 있는 背兪穴을 이용한다. 특히 肝兪와 수평위의 극돌기 사이에 있는 督脈의 筋縮(근축)은 근육의 경련 抽筋(추근)을 치유하는 작용이 있다.

여기에서 《난경難經》, 《침구취영鍼灸聚英》, 《동원침법東垣鍼法》 등에서 兪穴과 募穴의 응용에 대해 요약한 것을 들면 다음과 같다.

① 일반적으로 臟病에는 兪穴, 腑病에는 募穴이 이용된다.

② 일반적으로 급성증에는 兪穴, 만성증에는 募穴이 이용되다.

③ 일반적으로 實證에는 兪穴, 虛證에는 募穴이 이용된다.

(7) 팔회혈八會穴

八會穴(팔회혈)의 기재는 《난경難經》에 처음으로 보이고, 인체의 臟 · 腑 · 氣 · 血 · 筋 · 脈 · 骨 · 髓 여덟 經氣가 모이는 穴이다.

《난경難經 · 사십오난四十五難》에 "經에 八會라고 하는 것은 무엇인가? 腑會(부회)는 太倉(태창), 臟會(장회)는 季脇(계협), 筋會(근회)는 陽陵泉(양릉천), 髓會(수회)는 絶骨(절골), 血會(혈회)는 膈兪(격수), 骨會(골회)는 大杼(대저), 脈會(맥회)는 太淵(태연), 氣會(기회)는 三焦 밖의 一筋으로 양쪽 가슴 사이에 닿는다. 熱病이 안에 있으면 그 氣가 모이는 會穴을 취한다."고 했다. 太倉은 곧 中脘(중완)이고, 季脇은 곧 章門(장문)이며, 絶骨은 곧 懸鐘(현종)이고, 양쪽 가슴 사이는 膻中(전중)이다.

이들 八會穴은 熱證의 치료가 主가 되는데, 증상에 대해서 광범위하게 이용되고, 이 여덟에 속하는 질병에는 모두 응용할 수 있다. 예를 들어 혈액에 관한 병에는 血會인 膈兪를 취하고, 氣喘(기천)이나 少氣(소기) 등 호흡에 관한 병에는 氣會인 膻中을 취한다.

臟腑	督脈	夾脊穴	足太陽經		募穴
			一行線(兪穴)	二行線	
肺	身柱	胸椎三	肺兪	魄戶	中府
主治	호흡기계 병증. 咳嗽, 천식, 胸部脹滿 등.				
心包		胸椎四	厥陰兪	膏肓	膻中
主治	심장질환. 心部絞痛, 心動悸, 위질환 등				
心	神道	胸椎五	心兪	神堂	巨闕
主治	심장질환, 心動悸, 신경증, 위질환, 위통, 膽疾患 등.				
	靈臺	胸椎六	督兪	譩譆	
主治	心內外膜炎, 복통, 腸鳴, 胸筋痙攣, 유선염, 皮膚搔痒.				
	至陽	胸椎七	膈兪	膈關	
主治	빈혈, 만성출혈성질환, 담마진, 위암, 식도협착 등.				
膵		胸椎八	膵兪		
主治	당뇨병, 胃病, 肋間神經痛.				
肝	筋縮	胸椎九	肝兪	魂門	期門
主治	肝胃疾患. 肝部의 통증, 구토, 呑酸 등.				
膽	中樞	胸椎十	膽兪	陽綱	日月
主治	肝膽疾患. 季肋部痛, 황달, 口苦, 心疾患 등.				
脾	脊中	胸椎十一	脾兪	意舍	章門
主治	肝脾疾患. 肝脾腫大, 동통, 복통, 소화불량 등.				
胃		胸椎十二	胃兪	胃倉	中脘
主治	胃部疾患. 위통, 胃脹, 식욕부진 등.				
三 焦	懸樞	腰椎一	三焦兪	肓門	石門
主治	水質代謝低下症. 水腫, 腹水, 腹泄. 부인과질환 등.				
腎	命門	腰椎二	腎兪	志室	京門
主治	腎臟 및 생식기계질환. 요통, 정력감퇴, 배뇨이상 등.				
大腸	腰陽關	腰椎四	大腸兪		天樞
主治	腸疾患. 변비, 腹瀉, 복통, 腎疾患 등.				
小腸		上髎	小腸兪		關元
主治	小腸, 膀胱 및 생식기질환, 腸痛, 疝氣, 遺尿, 尿肺 등.				
膀胱		次髎	膀胱兪	胞肓	中極
主治	膀胱 및 생식기질환. 遺尿, 尿閉, 생리불순 등.				

(8) 교회혈交會穴

두 개 또는 그 이상의 經氣가 서로 만나고 회합하는 것을 '交會(교회)'한다고 하며, 그 혈위를 交會穴이라 칭한다. 전신에는 약 103개의 交會穴이 있다. 交會하는 經脈의 질병을 동시에 치료할 수 있다. 예를 들어 肩井(견정)은 足少陽膽經이지만, 자주 翻胃(번위, 소화불량에 의한 胃증상)를 치료한다. 이것은 이 肩井이 足陽明胃經과의 交會穴이기 때문이다. 地倉(지창)은 足陽明胃經이지만, 癱瘓(탄탄)을 치료한다. 이것은 地倉에서 陽蹻脈과 交會하기 때문이다. 또 風池(풍지)는 足少陽膽經에 속하지만, 解表去風(해표거풍) 작용이 있다. 여기에서 陽維脈과 交會하기 때문이다. 三陰交(삼음교)도 脾經과 腎經, 肝經이 여기에서 만나기 때문에 중요한 交會穴이 된다.

(9) 팔맥교회팔혈八脈交會八穴

奇經八脈의 十二經脈과의 交會穴로, 이 혈위는 사지의 肘膝 이하 十二經脈의 本部(본부)에 있다. 이것에 의해서 奇經八脈은 十二經脈과 그 脈氣를 상통하게 되고, 十二經脈의 本部와 奇經八脈이 분포하는 標部(표부)가 상교할 수 있다.

八穴의 응용 手足上下의 八穴을 조합하여 그 주치 범위를 치료한다. 예를 들어 心 · 胸 · 胃 부위의 질환에는 內關(내관)과 公孫(공손)을 취한다. 이때 반드시 양쪽을 취할 필요는 없다.

2. 五輸穴오수혈의 의의 및 기본 응용

五輸穴(오수혈)은 무릎 이하에 있는 正經十二經脈의 特定穴을 말한다. 이 五輸穴은 그 氣血運行의 성쇠에 따라서 井(정), 滎(형), 兪[수, 輸(수)], 經(경), 合(합)으로 분류되고, 각각 그 작용이 다르다.

《영추靈樞 · 구침십이원九鍼十二原》에 "나오는 곳을 井이라 하고, 흐르는 곳을 滎이라 하고, 흘러들어가는 곳을 輸라 하고, 가는 곳을 經이라 하고, 들어가는 곳을 合이라 한다."고 했다. 이것은 經氣가 나오는 곳, 요컨대 물로 예를 들면 그 水源(수원)을 '井'이라 칭하고, 經氣가 통과하는 곳, 요컨대 수원에서 나온 물이 얕게 흐르는 곳이 '滎'이며, 經氣가 흘러들어가는 곳, 요컨대 흐르는 물이 얕은 곳으로부터 깊은 곳으로 흘러들어가는 것을 '輸'라 하고, 이 흘러들어가 모인 호수로부터 개울이 되어 흐르는 곳이 '經', 이것이 바다로 흘러들어가는 곳이 '合'이다.

《난경難經 · 육십팔난六十八難》에서는 이들 五輸穴의 구체적인 작용을 "井은 心下滿(심하만)을 담당하고, 滎은 身熱(신열)을 담당하고, 兪는 體重節痛(체중절통)을 담당하고, 經은 喘咳寒熱(천해한열)을 담당하고, 合은 逆氣(역기)와 泄(설)을 담당한다. 五臟六腑의 井滎兪經合이 담당하는 병이 이것이다."라고 설명한다.

井(정)은 臟에서는 木에 속하고(腑에서는 金에 속한다) 肝과 관계한다. 肝은 膽汁(담즙)을 분비하고, 십이지장으로 음식물을 보내며 소화작용을 한다. 그래서 肝이 그 疏泄(소설)작용을 잃고 鬱結(울결)을 일으키면 中脘(중완)에 반드시 痞滿(비만)이 나타난다.

이것으로부터 心下滿을 담당한다.

滎(형)은 臟에서는 火에 속하고 心과 관계한다. 心은 血脈을 담당하고, 脈은 전신에 영양을 공급한다. 그래서 外邪의 침입을 받은 경우에는 영양공급의 촉진이 저해되고, 신진대사기능에 변화를 초래한다. 이것으로부터 身熱을 담당한다고 한다.

兪(수)는 臟에서는 土에 속하고 脾와 관계한다. 脾는 소화흡수를 담당하고, 濕을 돌게 한다. 그래서 그 작용을 실조한 경우에는 濕이 막히기 때문에 몸이 무겁게 되고, 風濕寒의 관계에서 節痛이 생긴다. 요컨대 兪는 體重節痛을 담당한다.

經(경)은 臟에서는 金에 속하고 肺와 관계한다. 肺는 皮毛로 合하고, 호흡과 체온조절 등을 담당한다. 그래서 肺의 실조는 惡寒과 發熱 등의 寒熱現象을 나타내고, 더욱이 肺가 肅降(숙강)作用을 잃으면 肺氣의 上逆, 즉 喘咳(천해)를 만든다. 이것으로부터 한열, 천해를 담당한다.

合(합)은 臟에서는 水에 속하고 腎과 관계한다. 腎은 精(정)을 저장하고, 陰陽 二氣의 本이며, 大小便을 담당한다. 그래서 腎의 기능이 실조되면 머리로 피가 올라가고 설사를 한다. 이것으로부터 合穴은 逆氣와 泄을 담당한다.

이상의 것으로부터 五輸穴의 구체적 응용을 보자. 예를 들어 사지가 무겁고 아플 때 그것이 風寒에 의한 感冒(감모)로 일어난 경우에는 肺經의 兪土穴(수토혈)인 太淵(태연)을 이용하고, 소화불량을 일으키든지 또는 일어나고 있는 경우에는 脾經의 兪土穴인 太白(태백)을 이용한다. 또 脾虛 때문에 설사하는 경우에는 脾의 合水穴(합수혈)인 陰陵泉(음릉천)에서 구하고, 급성 세균성 下痢

(하리)인 경우에는 大腸經의 上合土穴(상합토혈)인 曲池(곡지)와 胃經의 下合土穴(하합토혈)인 上巨虛(상거허)를 選穴한다. 五心煩熱(오심번열)의 경우에는 心包經의 滎火穴(형화혈)인 勞宮(노궁)을 취한다.

《영추靈樞 · 순기일일분위사시順氣一日分爲四時》에 "병이 臟에 있으면 井을 취하고, 병변이 안색에 나타나면 滎을 취하고, 병세가 완화됐다 악화됐다 하면 兪를 취하고, 병변이 소리로 나타나면 經을 취한다. 經脈이 滿해서 어혈이 있는 경우와 병이 胃에 있거나 무절제한 식생활로 병을 얻은 경우에는 合을 취한다."고 했다. 이것은 五輸가 五變을 主治하는 원칙과 응용을 기록한 것이다. 그 밖의 篇에서도 五輸穴의 主治에 대해서 서술했는데, 이들을 요약해 보면 다음과 같다.

(1) 정혈井穴

정신과 감정의 돌연한 발작에 대한 救急(구급) 및 염증성의 초기 통증, 장기의 기능 저하 등에 이용된다. 예를 들어 癲癎(전간)으로 발작하여 인사불성인 경우 足厥陰肝經의 井穴인 大敦(대돈)에 뜸을 뜬다.

《영추靈樞 · 본장本藏》에 의하면, 五臟은 精 · 神 · 血 · 氣 · 魂 · 魄을 저장하는데, 옛사람은 인사불성으로 의식불명에 빠진 경우 臟에 병이 있다고 생각했으며, 이때는 井穴을 이용해 치효를 올렸다. 따라서 臟에 병이 있을 때에는 井穴을 취한다.

이밖에 難産(난산)에는 足太陽膀胱經의 井穴인 至陰(지음)에, 月經過多(월경과다)에는 足厥陰肝經의 井穴인 大敦(대돈)에 각각 灸를 하고, 咽喉腫痛(인후종통)과 편도선염 초기에는 手太陰肺經의 井穴인 少商(소상)을 조작한다.

(2) 형혈滎穴

각 經의 질환이 초기 단계에서 색택의 변화를 나타내는 경우 및 原發性(원발성) 신경통 등에 이용해 효과를 본다.

예를 들어 肺熱에 의한 급성 기관지염으로 喘咳(천해)하고 오른 뺨이 빨개지는 발병 초기에는 手太陰肺經의 滎火穴인 魚際(어제)와 手陽明大腸經의 滎水穴인 二間(이간)을 이용해 열을 없애고 喘咳를 가라앉힌다.

《영추靈樞 · 오사五邪》에 의하면 邪가 肝에 있고 脇中이 아플 때는 肝經의 滎火穴인 行間(행간)을 취하면 좋다. 肝經은 脇下(협하)를 돌기 때문에 임상에서 肋間神經痛(늑간신경통)에는 行間을 찌른다.

(3) 수혈俞(輸)穴

兪穴은 만성적인 신경통과 간헐성 발열에 자주 이용되며 유효하다. 《난경難經 · 육십팔난六十八難》에 "兪는 體重節痛(체중절통)을 담당한다."고 했다. 임상에서 잘 보이는 風濕性 관절통은 대부분 만성적으로 일어나기도 하고 그치기도 하는 동통인데, 상지 관절통에는 太淵(태연), 大陵(대릉) 등의 兪穴이, 하지 관절통에는 太谿(태계), 太衝(태충) 등의 兪穴이 이용된다. 또 間歇熱(간헐열)에는 手太陽小腸經의 兪穴인 後谿(후계)가 유효하다. 이들 穴은 "병세가 완화됐다 악화됐다 하면 兪를 취하라."는 원칙과 일치하는 곳이다.

(4) 경혈經穴

각 經의 변동 및 각 기관의 기능 저하와 실조에 유효하다. 특히 '經脈이 滿해서 瘀血이 있는' 경우 그 血絡(혈락)의 瀉血은 그 기관의 기능 저하와 실조에 대단히 유효하다. 예를 들면 喘咳에 肺經의 經穴인 列缺(열결)을 瀉血하면 호흡기능을 조정하고 喘咳를 가라앉힌다. 또 脾經脈은 舌本에 이어지고 舌下로 흩어지기 때문에, 《침구대성鍼灸大成》에는 經穴인 商丘(상구)가 舌의 硬直(경직)과 痛症 등을 완화한다고 기재되어 있다.

(5) 합혈合穴

肘膝關節部(주슬관절부)에 많이 존재하고, 내장기관의 생리기능 활동을 조정하는 작용이 있다. 《영추靈樞 · 오사五邪》에 胃中의 寒腹脹(한복창), 요컨대 배가 차갑고 부풀 때에는 足陽明胃經의 合穴인 足三里(족삼리)를 이용한다고 했다. 또 《난경難經 · 육십팔난六十八難》의 "合은 逆氣(역기)와 泄(설)을 담당한다."는 이론을 근거로, 氣喘[기천, 요컨대 肺氣의 上逆(상역)]에 手太陰肺經의 合穴인 尺澤(척택)을 이용하고, 또 腹瀉(복사)에 足太陰脾經의 合穴인 陰陵泉(음릉천)을 이용해 배뇨작용을 촉진해 지사한다.

그밖에 手足陽明經(大腸經, 胃經)의 合穴인 手三里와 足三里는 모두 소화흡수와 호흡기능, 신진대사를 촉진하고, 強壯保健(강장보건)하는 작용을 한다.

이상이 五輸穴의 개략이다.

상기한 井 · 滎 · 兪(輸) · 經 · 合은, 陰經(臟)에서 井은 木, 滎은 火, 兪(輸)는 土, 經은 金, 合은 水에 속하고, 陽經(腑)에서는

井은 金, 滎은 水, 兪(輸)는 木, 經은 火, 合은 土에 속한다. 이것에 대해서 《난경難經 · 육십사난六十四難》에서는 "이것이 剛柔(강유)다. 陰井(음정)은 乙木(을목)이고, 陽井(양정)은 庚金(경금)이다. 陽井이 庚(경)인 것은 庚이 乙의 綱(강)이기 때문이다. 陰井이 乙(을)인 것은 乙이 庚의 柔(유)이기 때문이다. 乙은 木이니 그 때문에 陰井을 木이라 한다. 庚은 金이니 그 때문에 陽井을 金이라 한다. 나머지가 모두 이와 같다."고 하여 剛柔 관계로 설명한다. 요컨대 陰經에 대해서는 陰(臟)井은 《난경難經 · 육십오난六十五難》에서 "井은 東方이고 春이다."라고 한 것과 같이 陰의 乙木에 속한다. 그리고 이것과 剛柔의 관계, 요컨대 부부관계에 있는 것이 陽庚金(양경금)이다. 따라서 여기에서 陰經은 井木에서 시작되고, 陽經은 井金에서 시작된다.

또 井滎兪經合은 '井은 心下滿(심하만), 滎은 身熱(신열), 兪는 體重節痛(체중절통), 經은 喘咳寒熱(천해한열), 合은 逆氣(역기)와 泄(설)을 담당'하는 작용이 있지만, 이것과는 다르게 이 五輸穴의 의의가 또 있다. 그것은 각 臟腑 중에 거듭 五行(오행)이 있다는 것이다. 예를 들면 肝의 木火土金水, 腎의 木火土金水, 膽의 木火土金水, 胃의 木火土金水가 있는 것이다. 그리고 그 순서가 陰經은 말단의 木穴에서 시작되어 火土金水의 순을, 陽經은 말단의 金穴에서 시작되어 水木火土의 순을 취한다. 이때의 그 위치를 井 · 滎 · 兪 · 經 · 合이라 칭한다.

여기에서 구별해야만 하는 것은 井 · 滎 · 兪 · 經 · 合의 작용이 '井은 心下滿, 滎은 身熱, 兪는 體重節痛, 經은 喘咳寒熱, 合은 逆氣와 泄을 담당'하는 것이며, 이것은 임상에서 그 증상에 따라서

取穴할 수 있다. 그러나 子母配穴法(자모배혈법)과 五門十變配穴法(오문십변배혈법)에서는 五輸穴의 五行 관계를 이용해서 取穴한다.

井 · 榮 · 兪 · 經 · 合의 임상응용을 요약해 보면 다음과 같다.

•臟腑 井 · 滎 · 兪 · 經 · 合의 主治

① 脈이 弦(현)하다. 꼼꼼한 성격, 안색이 푸르고 초조해하며 성내기 쉽다. 이것은 膽의 특징적인 병변이다. 이와 같은 사람이 다음과 같은 증상을 나타낼 때의 選穴이다.

心下滿 …………… 足少陽膽經의 井金穴인 足竅陰(족규음)
身熱 ……………… 足少陽膽經의 滎水穴인 俠谿(협계)
體重節痛 ………… 足少陽膽經의 兪木穴인 足臨泣(족임읍)
喘咳寒熱 ………… 足少陽膽經의 經火穴인 陽輔(양보)
逆氣하고 泄함 …… 足少陽膽經의 合土穴인 陽陵泉(양릉천)
동시에 膽經의 原穴인 丘墟(구허)를 이용한다.

② 脈이 弦하다. 소변이 새는 듯하며 나오기 어렵고, 근육이 경련을 일으키며, 배꼽 좌측에 動悸(동계)를 느낀다. 이것은 肝의 병변이다. 이와 같은 사람이 다음과 같은 증상을 나타낼 때의 選穴이다.

心下滿 …………… 足厥陰肝經의 井木穴인 大敦(대돈)
身熱 ……………… 足厥陰肝經의 滎火穴인 行間(행간)
體重節痛 ………… 足厥陰肝經의 兪土穴인 太衝(태충)
喘咳寒熱 ………… 足厥陰肝經의 經金穴인 中封(중봉)

逆氣하고 泄함 …… 足厥陰肝經의 合水穴인 曲泉(곡천)

③ 脈이 浮洪(부홍)하다. 얼굴이 붉고 입이 마르며 잘 웃는 것은 小腸의 병변이다. 이때의 選穴은 다음과 같다.

心下滿 …………… 手太陽小腸經의 井金穴인 少澤(소택)

身熱 ……………… 手太陽小腸經의 滎水穴인 前谷(전곡))

體重節痛 ………… 手太陽小腸經의 兪木穴인 後谿(후계)

喘咳寒熱 ………… 手太陽小腸經의 經火穴인 陽谷(양곡)

逆氣하고 泄함 …… 手太陽小腸經의 合土穴인 小海(소해)

이상과 함께 小腸經의 原穴인 腕骨(완골)을 이용한다.

④ 脈이 浮洪하다. 心이 煩悶(번민)하고 痛症을 호소하며, 손바닥에서 열이 나고 재채기(딸꾹질)를 하며, 배꼽 위에 動悸를 느끼는 것은 心의 병변이다. 이와 같은 사람이 다음과 같은 증상을 나타낼 때의 選穴이다.

心下滿 …………… 手少陰心經의 井木穴인 少衝(소충)

身熱 ……………… 手少陰心經의 滎火穴인 少府(소부)

體重節痛 ………… 手少陰心經의 兪土穴인 神門(신문)

喘咳寒熱 ………… 手少陰心經의 經金穴인 靈道(영도)

逆氣하고 泄함 …… 手少陰心經의 合水穴인 少海(소해)

⑤ 脈이 浮緩(부완)하다. 안색이 누렇고 트림을 자주 하며, 이것저것 생각하며 괴로워하기도 하고, 노래 부르기를 좋아하는 것은 胃의 병변이다. 이런 사람이 다음과 같은 증상을 보일 때의 選穴

이다.

心下滿 …………… 足陽明胃經의 井金穴인 厲兌(여태)
身熱 ……………… 足陽明胃經의 滎水穴인 內庭(내정)
體重節痛 ………… 足陽明胃經의 兪木穴인 陷谷(함곡)
喘咳寒熱 ………… 足陽明胃經의 經火穴인 解谿(해계)
逆氣하고 泄함 … 足陽明胃經의 合土穴인 足三里(족삼리)
이에 더하여 胃經의 原穴인 衝陽(충양)을 취한다.

⑥ 脈이 浮緩하다. 腹이 脹滿하고 소화불량이 되기 쉬우며, 몸이 무겁고 때때로 風濕痛(풍습통, 관절통)이 있다. 怠惰(태타)하여 몸을 가로놓게 되고 수족이 생각처럼 움직여지지 않고, 배꼽에 動悸를 느끼고, 누르면 단단해 아픈 것은 脾의 병변이다. 이런 사람이 다음과 같은 증상을 보일 때의 選穴이다.

心下滿 …………… 足太陰脾經의 井木穴인 隱白(은백)
身熱 ……………… 足太陰脾經의 滎火穴인 大都(대도)
體重節痛 ………… 足太陰脾經의 兪土穴인 太白(태백)
喘咳寒熱 ………… 足太陰脾經의 經金穴인 商丘(상구)
逆氣하고 泄함 …… 足太陰脾經의 合水穴인 陰陵泉(음릉천)

⑦ 脈이 浮하다. 안색이 창백하고, 자주 재채기를 하며, 사물을 비관적으로 보고, 잘 우는 것은 大腸의 병변이다. 이런 사람이 다음과 같은 증상을 보일 때의 選穴이다.

心下滿 …………… 手陽明大腸經의 井金穴인 商陽(상양)
身熱 ……………… 手陽明大腸經의 滎水穴인 二間(이간)

體重節痛 ………… 手陽明大腸經의 兪木穴인 三間(삼간)

喘咳寒熱 ………… 手陽明大腸經의 經火穴인 陽谿(양계)

逆氣하고 泄함 …… 手陽明大腸經의 合土穴인 曲池(곡지)

이에 더하여 大腸經의 原穴인 合谷(합곡)을 취한다.

⑧ 脈이 浮하다. 喘咳하고, 오슬오슬 한기를 느끼며 발열한다. 배꼽 우측에 動悸를 느끼며, 누르면 단단하고 아픈 것은 肺의 병변이다. 이런 사람이 다음과 같은 증상을 보일 때의 選穴이다.

心下滿 …………… 手太陰肺經의 井木穴인 少商(소상)

身熱 ……………… 手太陰肺經의 滎火穴인 魚際(어제)

體重節痛 ………… 手太陰肺經의 兪土穴인 太淵(태연)

喘咳寒熱 ………… 手太陰肺經의 經金穴인 經渠(경거)

逆氣하고 泄함 …… 手太陰肺經의 合水穴인 尺澤(척택)

⑨ 脈이 沈遲(침지)하다. 안색이 검고 불안증, 자주 하품을 하는 것은 膀胱의 병변이다. 이런 사람이 다음과 같은 증상을 보일 때의 選穴이다.

心下滿 …………… 足太陽膀胱經의 井金穴인 至陰(지음)

身熱 ……………… 足太陽膀胱經의 滎水穴인 足通谷(족통곡)

體重節痛 ………… 足太陽膀胱經의 兪木穴인 束骨(속골)

喘咳寒熱 ………… 足太陽膀胱經의 經火穴인 崑崙(곤륜)

逆氣하고 泄함 …… 足太陽膀胱經의 合土穴인 委中(위중)

이와 함께 膀胱經의 原穴인 京骨(경골)을 취한다.

⑩ 脈이 沈遲하다. 氣가 상충하고, 小腸이 아프며, 下痢(하리)를 심하게 한다. 정강이가 차갑고[厥逆(궐역)], 머리로 피가 올라간다. 배꼽 아래에 動悸가 느껴지며, 누르면 단단하고 통증을 수반한다. 이것은 腎의 병변이다. 이런 사람이 다음과 같은 증상을 보일 때의 選穴이다.

心下滿 …………… 足少陰腎經의 井木穴인 湧泉(용천)
身熱 ………………… 足少陰腎經의 滎火穴인 然谷(연곡)
體重節痛 ………… 足少陰腎經의 兪土穴인 太谿(태계)
喘咳寒熱 ………… 足少陰腎經의 經金穴인 復溜(부류)
逆氣하고 泄함 …… 足少陰腎經의 合水穴인 陰谷(음곡)

3. 子母配穴法자모배혈법

이 방법은 臟腑질환에 많이 이용되지만, 經絡의 병증에도 물론 이용할 수 있다. 따라서 먼저 병이 어느 臟腑에 관계하는지 또는 어느 經에 발병했는지 판단해 그 虛實을 결정해야 한다. 다음으로 '虛하면 그 母를 補(보)하고, '實하면 그 子를 瀉(사)하는' 치료원칙을 기초로 本經 또는 다른 經의 五輸穴을 取穴해 補瀉한다. 여기에는 臟腑經絡과 五行의 關係, 五輸穴의 속성(五輸穴 屬性表 참조)이 관계한다. 臟腑經絡과 五行의 관계는 다음과 같다.

肺와 大腸은 표리관계로 金에 속하고, 腎과 膀胱은 표리관계로 水에 속한다. 肝과 膽은 표리관계로 木에 속하고, 心과 小腸은 표리관계로 火에 속한다. 心包와 三焦는 표리관계로 火에 속하고, 脾와 胃는 표리관계로 土에 속한다.

五行의 母子關係(모자관계)는 다음과 같다. 나를 낳은 것은 母고, 내가 낳은 것은 子다. 예를 들면 火의 母는 木이고, 火의 子는 土다. 水의 母는 金이고, 水의 子는 木이다. 五行의 相生關係(상생관계)에서는 火는 土를 生하고, 土는 金을 生하고, 金은 水를 生하고, 水는 木을 生하고, 木은 火를 生한다. 또 五行의 相克關係(상극관계)에서는 火는 金을 克하고, 金은 木을 克하고, 木은 土를 克하고, 土는 水를 克하고, 水는 火를 克한다.

예를 들어 大腸經 虛證의 경우, 大腸은 金에 속하고, 金의 母는 土(土生金)이므로 大腸經의 合土穴인 曲池(곡지)를 취한다. 이 예의 경우에는 大腸經 本經을 취하지만, 이때 胃經의 合土穴인 足三里(족삼리)를 取穴해도 좋다. 이것은 異經取穴法(이경취혈법)으로, 母子補瀉法에 의한 것이다.

母子補瀉法에 經絡의 時間流注(시간유주)를 적용하면 효과는 한층 배가된다. 예를 들어 腎虛(신허)인 환자라면 酉時(유시)에 復溜(부류)를 補한다.

4. 五門十變配穴法오문십변배혈법

五門十變(오문십변)은 《소문素問 · 천원기대론天元紀大論》의 내용을 기초로 한 것으로, 陰陽剛柔(음양강유)의 배합원리에서 발전한 사고방식이다. 요컨대 합하면 5가 되고, 이것을 나누면 10이 되는 것이다.

따라서 이 五門(오문)은 두 가지로 해석된다. 하나는 天干(천간)의 演變(연변)이 5종의 相合 형식을 갖는 것, 즉 《소문素問》에 따른 부부 상호관계다. 다른 하나는 十二經脈의 井(정)·滎(형)·兪(수)·經(경)·合(합), 즉 五輸穴의 五行相生 관계 및 '虛는 그 母를 補하고, 實은 그 子를 瀉하는' 원리에서 온 것이다.

〈하도(河圖)〉의 數에 의하면, 1·2·3·4·5는 生數(생수)며, 6·7·8·9·10은 成數(성수)다. 이들은 오행의 生成數(생성수)라 칭하는데, 天干을 이 數에 적용시키면 天干의 陽干(양간)과 陰干(음간)은 이 生成數 순서에 따라 다섯 간격으로 相合한다. 이것을 干合(간합)이라 한다.

결국 "天은 一로 水를 낳고, 地六이 그것을 이룬다."는 것으로부터 甲(갑)과 己(기)가 干合하고, "地는 二로 火를 낳고, 天七이 그것을 이룬다."는 것으로부터 乙(을)과 庚(경)이 干合하고, "天은 三으로 木을 낳고, 地八이 그것을 이룬다."는 것으로부터 丙(병)과 辛(신)이 干合하고, "地는 四로 金을 낳고, 天九는 그것을 이룬다."는 것으로부터 丁(정)과 壬(임)이 干合하고, "天은 五로 土를 낳고, 地十이 그것을 이룬다."는 것으로부터 戊(무)와 癸(계)가 干合한다.

또 天干의 臟腑配合은 甲은 膽, 乙은 肝, 丙은 小腸, 丁은 心, 戊는 胃, 己는 脾, 庚은 大腸, 辛은 肺, 壬은 膀胱, 癸는 腎이 된다.

이런 종류의 방법은 《내경內經》에 보이지만, 그 운용에 관해서는 별로 자세하지 않다. 여기에 세세하게 서술하면 다음과 같다.

예를 들어 甲乙合해서 土로 化한다고 하는 것은 甲(膽經)의 本穴(木穴)이 己(脾經)의 本穴(土穴) 太白(태백)에 加해서 土와 같게 된다는 것을 의미한다.

따라서 이 이론에서 임상의 운용은 補瀉에서 두 經의 本穴을 조작하는 것이 된다. 그렇게 하여 이 化合치료의 효과를 강화할 수 있다. 구체적 取穴法으로 다음 세 가지가 있다.

(1) 화합치료법化合治療法

○ 肝經과 膽經은 木에 속한다.

實證 … 火로 瀉한다. 戊癸合(무계합)해서 火로 化하므로 胃經의 本穴인 足三里(족삼리)와 腎經의 本穴인 陰谷(음곡)을 이용한다.

虛證 … 水로 補한다. 丙辛合해서 水로 化하므로 小腸經의 本穴인 陽谷(양곡)과 肺經의 本穴인 經渠(경거)를 이용한다.

○ 小腸經과 心經은 火에 속한다.

實證 … 土로 瀉한다. 甲己合해서 土로 化하므로 膽經의 本穴인 足臨泣(족임읍)과 脾經의 本穴인 太白(태백)을 이용한다.

虛證 … 木으로 補한다. 丁壬合해서 木으로 化하므로 心經의 本穴인 少府(소부)와 膀胱經의 本穴인 足通谷(족통곡)을 이용한다.

○ 脾經과 胃經은 土에 속한다.

實證 … 金으로 瀉한다. 乙庚合해서 金으로 化하므로 肝經의 本穴은 大敦(대돈)이지만 行間(행간)을 취하고, 大腸經의 本穴은 商陽(상양)이지만 二間(이간)을 취한다(井을 瀉하는 때는 滎을 瀉하기 때문이다).

虛證 … 火로 補한다. 戊癸合해서 火로 化하므로 胃經의 本穴인 足三里(족삼리)와 腎經의 本穴인 陰谷(음곡)을 이용한다.

○ 肺經과 大腸經은 金에 속한다.

實證 … 水로 瀉한다. 丙辛合해서 水로 化하므로 小腸經의 本穴인 陽谷(양곡)과 肺經의 本穴인 經渠(경거)를 이용한다.

虛證 … 土로 補한다. 甲己合해서 土로 化하므로 膽經의 本穴인 足臨泣(족임읍)과 脾經의 本穴인 太白(태백)을 이용한다.

○ 膀胱經과 腎經은 水에 속한다.

實證 … 木으로 瀉한다. 丁壬合해서 木으로 化하므로 心經의 本穴인 少府(소부)와 膀胱經의 本穴인 足通谷(족통곡)을 이용한다.

虛證 … 金으로 補한다. 乙庚合해서 金으로 化하므로 肝經의 本穴은 大敦이지만 曲泉(곡천)을 취하고, 大腸經의 本穴은 商陽이지만 曲池(곡지)를 취한다(井을 補하여 合을 補하기 때문이다).

(2) 호합치료법互合治療法

膽經(甲)의 병변에 脾經(己)의 本穴인 太白(태백)을 취한다.

脾經(己)의 병변에 膽經(甲)의 本穴인 足臨泣(족임읍)을 취한다.

肝經(乙)의 병변에 大腸經(庚)의 本穴은 商陽(상양)이지만, 二間(이간)으로 대신한다(井을 瀉하는 것으로 滎을 瀉한다).

大腸經(庚)의 병변에 肝經(乙)의 本穴은 大敦(대돈)이지만, 行間(행간)으로 대신한다(井을 瀉하는 것으로 滎을 瀉한다).

小腸經(丙)의 병변에 肺經(辛)의 本穴인 經渠(경거)를 취한다.

肺經(辛)의 병변에 小腸經(丙)의 本穴인 陽谷(양곡)을 취한다.

心經(丁)의 병변에 膀胱經(壬)의 本穴인 足通谷(족통곡)을 취한다.

膀胱經(壬)의 병변에 心經(丁)의 本穴인 少府(소부)를 취한다.

胃經(戊)의 병변에 腎經(癸)의 本穴인 陰谷(음곡)을 취한다.

腎經(癸)의 병변에 胃經(戊)의 本穴인 足三里(족삼리)를 취한다.

이상의 치료법은 사지의 질병에 특히 효과를 나타낸다.

(1), (2)의 치료법에서 '井을 瀉해 滎을 瀉하고, 井을 補하여 合을 補한다'는 법칙은 특히 주의가 필요하다.

(3) 오문십변五門十變의 자오유주법子午流注法으로의 응용

이것은 子午流注法(자오유주법)에서 閉時(폐시)의 選穴 방법으로의 응용이다. 요컨대《침구대성鍼灸大成》에서는 陽日(양일)의 陽時(양시)에는 陽穴(양혈)이, 陰日(음일)의 陰時(음시)에는 陰穴(음혈)이 각각 열리고, 陽은 陰으로써 닫히고 陰은 陽으로써 닫히며, 陽日의 陰時에는 陽穴이 닫히고 陰日의 陽時에는 陰穴이 닫혀 選穴할 수 없다. 그러므로 五門十變(오문십변)의 응용 방법은 두 가지가 있다. 하나는 閉時와 本時(본시)의 天干과 상합하는 穴을 동시에 응용하는 방법이고, 다른 하나는 陽日의 陰時 또는 陰日의 陽時에 닫히는 穴과 相合하는 穴로 대용하는 것이다.

甲(갑)과 己(기)의 合穴을 예로 들면, 甲의 膽穴(담혈)과 己의 脾穴(비혈)을 동시에 이용한다. 丙(병)과 辛(신)의 合穴에서는 丙의 小腸穴(소장혈)과 辛의 肺穴(폐혈)을 동시에 이용한다.

甲日(갑일)의 乙亥時(을해시)는 陰時이기 때문에 穴이 닫혀 있다. 이때 相合하는 己日(기일) 乙亥時의 開穴인 中封(중봉)을 대용한다. 乙日(을일) 丙戌시(병술시)는 陽時이기 때문에 閉穴한다. 이때 相合하는 庚日(경일) 丙戌時의 開穴인 陽谷(양곡)을 대용한다.

5. 四時分刺法사시분자법

(1) 사계분자법四季分刺法

《영추靈樞 · 본수本輸》에 "봄에는 絡脈(낙맥), 滎穴 및 大筋과 分肉 사이를 취하되, 심하면 깊게 찌르고 심하지 않으면 얕게 찌른다. 여름에는 兪穴, 孫絡(손락) 및 肌肉, 皮膚上에 취한다. 가을에는 合穴을 취하고, 나머지는 봄과 같다. 겨울에는 井穴과 兪穴을 취하는데, 깊게 찔러두어야 한다."[12]고 했다. 또 《영추靈樞 · 순기일일분위사시順氣一日分爲四時》에서는 "藏은 겨울을 주관하므로, 겨울에는 井을 찌른다. 色은 봄을 주관하므로, 봄에는 滎을 찌른다. 時는 여름을 주관하므로, 여름에는 兪를 찌른다. 音은 長夏를 주관하므로, 長夏에는 經을 찌른다. 味는 가을을 담당하므로, 가을에는 合을 찌른다."고 하여 자연계의 기후변화와 인체의 臟腑 및 五輸穴과의 상관성을 설명한다.

요컨대 五臟은 精을 저장하는 기본적인 작용이 있고, 겨울은 閉藏(폐장)의 계절이며, 井은 水가 나오는 수원이다. 이것은 겨울에 一陽이 처음 생기는 것과 동일하다. 따라서 內臟에 병변이 있다는 것은 겨울의 閉藏氣와 상응하는 것으로 받아들여진다. 그래서 臟의 병변, 요컨대 精을 저장하는 것에 문제가 있을 때는 상응하는 각 經의 井穴에 조작을 가한다. 각 井穴에는 閉를 열고 竅를 통하게 하는 작용이 있다.

다음으로, 오색찬란한 모습은 봄의 초목이 발생하는 기세를 연

12 여름에 취하는 兪는 十二經 五輸穴의 兪穴이며, 겨울에 취하는 兪는 背兪穴이다.

상시킨다. 그리고 滎에는 졸졸 흐르는 개천이라는 의미가 있는데, 처음 수원을 나온 물은 그 힘이 아직 작다. 즉 氣가 아직 미미하다는 뜻이다. 이것은 陽氣가 차차로 많아져 가는 봄의 모습과 비슷하다. 즉 五色과 봄 및 滎穴 三者는 상관성을 갖게 되며, 질병 시 氣色의 변화가 나타나는 것은 봄에 氣가 發生하는 것과 상응한다. 따라서 병이 색에 관계할 때에는 상응하는 각 經의 滎穴을 조작한다. 滎穴은 열을 瀉하고 血行을 조정하는 작용을 하기 때문이다.

자주 頭暈(두훈)을 호소하는 사람은 下眼瞼(하안검)이 거무튀튀한 경우가 많은데, 色은 滎에 상응한다는 원칙으로부터 心經의 滎火穴인 少府(소부)를 취해 특효를 얻는 일이 있다.

이상과 같이 五輸穴은 脈氣가 미약하다가 차차 흐름이 성해질 때마다 井 · 滎 · 兪 · 經 · 合으로 진행한다. 이것을 冬 · 春 · 夏 · 長夏 · 秋와 상응시켜 생각하면 좋다.

病症	季節	輸穴
藏	冬	井
色	春	滎
時	夏	俞
音	長夏	經
味	秋	合

여기에서 임상에서의 구체적 응용례를 들면 다음과 같다.

① 열이 나고 경련이 일며 땅기는 증상을 봄에 호소하는 경우, 《내경內經》에 "봄은 肝을 주관하며, 그 병변은 잘 놀라고 구급(拘

急)하는 것이다."라는 설명에 肝과 놀라는 것과의 관계 및《침구대성鍼灸大成》의 "行間(행간)은 소아의 급성 驚風(경풍)을 치료한다."는 내용을 가미하고, 다시 이 四季分刺法(사계분자법)의 "봄에는 滎을 찌른다."는 원칙을 응용해서 肝經의 滎火穴인 行間을 取穴한다. 그 결과 열이 내리고, 놀란 것이 진정되며, 땅기는 것을 완화할 수 있다.

② 여름에 요통이 발병한 경우, 요통은 膀胱經에 속하기 때문에 "여름에는 兪를 찌른다."는 원칙으로부터 膀胱經의 兪木穴인 束骨(속골)을 取穴한다.

③ 가을에 脇痛(협통)을 호소하면, 脇은 膽經과 관계하고 "가을에는 合을 찌른다."는 원칙이 있으니 膽經의 合土穴인 陽陵泉(양릉천)을 選穴한다.

이상과 같이 經絡의 五輸穴은 임상응용 시 계절성과도 밀접히 관계한다.

이 四季分刺法은 대단히 간결하지만, 臟腑經絡의 병의 소재를 명확히 하고, 다시 거기에 계절성을 가미해서 五輸穴을 選穴해야만 한다. 상당한 효과를 나타내는 치료법이다.

(2) 일일사시분자법–日四時分刺法

《영추靈樞 · 순기일일분위사시順氣一日分爲四時》에 "봄에는 생겨나고, 여름에는 자라고, 가을에는 수렴되고, 겨울에는 저장되는 것이 氣의 정상적인 상태다. 인체 또한 이에 상응한다. 하루를 四時로 나누면, 아침은 봄, 낮은 여름, 저녁은 가을, 밤은 겨울과 같다. 아침에는 인체의 正氣가 생기고 病氣가 쇠하므로 몸이 가뿐하다. 낮에는 인체의 正氣가 성하여 邪氣를 이기기 때문에 안정된다. 저녁에는 인체의 正氣가 쇠하기 시작하고 邪氣가 생기기 시작하기 때문에 병이 가중된다. 밤에는 인체의 正氣가 內臟으로 들어가 邪氣가 홀로 몸에 있기 때문에 심해진다."고 했다. 이것은 하루를 춘하추동 四時로 나누어 질병의 일일변화를 나타낸 것이다. 一日四時分刺法(일일사시분자법)은 이와 같이 하루를 1년 사계로 나누어 그것을 기초로 치료하는 방법이다.

예를 들어 風濕을 외감하여 발열과 咳嗽(해수)를 호소하는 환자가 이른 아침 증상이 점차 경감할 즈음에 내진한 경우, 그 증상과 그 내진한 시간을 기초로 肺經의 滎火穴인 魚際(어제)를 이용한다. 만일 이 환자가 정오에 내진했고 이미 증상이 진정되고 있는 경우에는, 특히 조용한 때에 심하다는 증상과 그 내진시간과의 관계에서 肺經의 兪土穴인 太淵(태연)을 取穴한다.

다음으로, 평소 음식섭생을 않는 사람이 저녁에 痰이 많은 기침을 하고, 심한 때에 내진한 경우 肺經의 合水穴인 尺澤(척택)을 取穴하여 痰을 제거하고, 肺氣를 肅降(숙강)한다. 이 사람이 심야에 喘咳하고, 陰寒의 氣가 성한 심야에 내진한 경우에는 肺經의 井木穴인 少商(소상)을 取穴한다.

이상과 같이 四時分刺法은 적은 穴로 효과를 올릴 수 있고, 그 때 한두 개의 특효혈을 가하면 더욱더 효과를 기대할 수 있는 방법이다. 예를 들어 風寒으로 인한 感冒에 咳嗽가 심한 사람이 저녁에 내진한 경우에는 合水穴인 尺澤을 取穴하고, 이를 보조해서 天突(천돌)과 肺兪(폐수) 또는 特効奇穴 등을 이용한다.

6. 同氣相求法동기상구법

同氣相求法(동기상구법)은 같은 氣를 서로 구하는 방법으로, 五輸穴과 계절 및 臟腑와의 상관관계를 응용한 것이다.

한의학에서 同氣相求法은 여러 가지 분야에서 보인다. 예를 들면 약물에서도 荔枝(여지)는 그 形이 睾丸(고환)과 비슷하기 때문에 疝氣(산기) 치료에 이용되고, 또 馬兜鈴(마두령)은 肺와 形이 비슷하여 肺 치료에 이용한다. 그밖에 봄에 발아하는 것은 肝에 좋고, 여름에 발아하는 것은 心에 좋다. 이들도 '同氣相求'라 부르는 원칙이다.

이 원칙을 응용한 조작법의 예를 들면 다음과 같다. 癲頂頭痛(전정두통)인데 厥陰肝經의 木虛證으로 진단한 경우, 腎經의 湧泉(용천)을 취한다. 이것은 湧泉은 水經의 木穴이며, 水는 木을 낳고, 木은 木으로 통해 같은 氣를 서로 구하기 때문이다. 腹瀉하고 동시에 脇痛을 겸할 경우, 腹瀉는 大腸經 병에 속하고, 脇痛은 肝膽經 병에 속한다. 그래서 膽은 肝의 腑인 것도 고려하여 五門十變의 配穴法에서 '乙庚의 合은 金으로 化함', 요컨대 肝과 大腸의 合은 肺와 大腸에 化한다고 하므로 金을 補한다. 그래서 이 경우 曲池(곡지, 井을 補할 때는 合을 補한다)를 이용하는 방법도 가능하지만, 同氣相求法을 이용해 大腸經의 三間(삼간)을 이용해도 효과가 있다. 결국 三間은 陽經의 兪木穴이며, 木은 木으로 통하는 원칙에 따른다.

이상으로 五輸穴에 대한 응용방법의 주가 되는 것으로서 五輸穴의 의의 및 그 기본응용, 子母配穴法, 五門十變配穴法, 四時分

刺法, 同氣相求法과 五法에 대해서 서술했다. 五輸穴의 응용 범위는 넓으며, 子午流注法(자오유주법)과 靈龜八法(영귀팔법)에 대해서는 별도의 章을 만들어 기술하는 것으로 한다.

제4절 경락경혈經絡經穴의 상관성相關性

1. 上下相關상하상관

(1) 표본상관標本相關

'標本(표본)'관계라는 말은 자주 사용되지만, 대상에 따라서 의미가 달라진다. 병의 경중, 치료의 경중과 완급, 病邪와 正氣, 병의 新舊, 증상과 證 등 각각 상대적 관계에 있는 것에 대해 이용된다. 그런데 여기에서의 標本은 經絡에서의 標本관계를 가리키며, 經脈의 상하와 내외의 상관성을 의미하는 상대적 개념이다.

標(표)는 말초, 本(본)은 근본이다. 여기에서 말초는 위를, 근본은 아래를 의미한다. 위는 頭 · 面 · 胸 · 腹 · 背部를 가리키고, 아래는 사지의 肘膝(주슬) 이하를 가리킨다. 요컨대 十二經脈의 標는 頭 · 面 · 胸 · 腹 · 背 부위를 말하고, 十二經脈의 本은 사지의 肘膝 이하를 의미한다. 또 十二經脈의 標 중 陽經의 標는 頭面에 있고, 陰經의 標는 背腰와 咽喉에 있다.

이 標本관계는 《영추靈樞 · 위기衛氣》에 기재가 있는데, 다음과 같다.

① 足標本(족표본)

❶ 足太陽膀胱經

本 : 足跟의 위 약 5寸의 장소에 있다 … 附陽(부양)

標 : 좌우 兩絡의 命門에 있다(命門은 目) … 睛明(정명)

❷ 足少陽膽經

本 : 足竅陰(족규음) 사이에 있다 … 足竅陰穴

標 : 窗籠(창롱)의 앞에 있다(窗籠은 耳) … 聽宮(청궁)

❸ 足陽明胃經

本 : 厲兌(여태)의 장소에 있다 … 厲兌

標 : 人迎, 頰挾頏顙에 있다(頰下咽上, 상악골의 上竅) … 人迎(인영), 地倉(지창)

❹ 足太陰脾經

本 : 中封(중봉)의 前上 4寸의 가운데에 있다 … 三陰交(삼음교)

標 : 背兪(배수)와 舌本(설본)에 있다. … 흉추11번 兩旁의 脾兪(비수)에 있고, 또한 舌根部에 미친다.

❺ 足少陰腎經

本 : 內踝의 아래에서 위로 3寸 올라가 가운데에 있다 … 內踝 아래 1寸의 照海(조해)를 기본으로 하고, 여기에서 위로 3寸 올라가 가운데, 즉 內踝 위 2寸의 復溜(부류)와 交信(교신) 두 穴의 장소

標 : 背兪와 舌下의 兩脈에 있다 … 요추 2번 兩旁의 腎兪(신수), 또한 舌下 兩脈의 廉泉(염천)에 미친다

❻ 足厥陰肝經

本 : 行間(행간) 위 5寸의 장소에 있다 … 行間 위 약 5寸의 中封(중봉)

標 : 背兪에 있다 … 요추 9번 兩旁의 肝兪(간수)

② 手標本(수표본)

❶ 手太陽小腸經

本 : 外踝 뒤에 있다 … 手外踝의 뒤, 養老(양로)

標 : 命門 위 1寸에 있다 … 睛明(정명) 위 1寸의 장소, 攢竹(찬죽)

❷ 手少陽三焦經

本 : 小指와 四指의 사이에서 위로 2寸에 있다 … 무명지 끝에서 위로 2寸, 液門(액문)

標 : 眉後에 있다 … 眉毛의 外端 陷中, 絲竹空(사죽공)

❸ 手陽明大腸經

本 : 肘骨 中에 있고, 올라가 別陽(별양)에 이른다 … 肘의 橈骨(요골)과 上腕骨(상완골) 사이의 曲池(곡지)에서 7寸 직상한 臂臑(비노)

標 : 顔下에 있고, 鉗上에 合하게 된다 … 顔面 髮際의 頭維(두유)

❹ 手太陰肺經

本 : 寸口 中에 있다 … 太淵(태연)

標 : 腋內의 動에 있다 … 腋下 3寸 臂臑內廉, 上腕 내측의 動脈中, 天府(천부)

❺ 手少陰心經

本 : 銳骨의 끝에 있다 … 尺骨端의 神門(신문)

標 : 背兪에 있다 … 흉추 5번 兩旁의 心兪(심수)

❻ 手厥陰心包經

本 : 掌後 兩筋의 사이 2寸 중에 있다 … 掌後腕을 지나 2寸의

橈骨과 尺骨 사이, 內關(내관)

標 : 腋下 아래 3寸에 있다 … 乳頭 바깥 1寸의 天池(천지)

이상이 標本의 구체적인 예다.

(2) 근결상관根結相關

요컨대 經絡의 標本관계는 經絡이 갖는 上下相關性을 의미하는 이론이다. 그리고 또 이 이론은 經絡의 根結(근결)관계도 만든다. 根은 根源(근원), 結은 結聚(결취)의 의미다. 이것은 《영추靈樞 · 근결根結》에 기재가 있는데, 經脈의 根部는 사지말단의 井穴(정혈)이고, 結部는 頭 · 面 · 胸 · 腹이다. 고대 문헌인 〈표유부標幽賦〉에 "經脈의 根結이란 '四根, 三結'이다."라고 서술되어 있다. 요컨대 手足六經은 사지말단을 根으로 하므로 四根이라 하며, 頭 · 胸 · 腹 三部로 이어지므로 三結이라 한다.

《영추靈樞 · 근결根結》에 다음과 같은 기재가 있다. "부정한 邪氣가 經에 침입하면 다 헤아릴 수 없는데, 根結(시작과 끝)을 모르면 五臟六腑의 關門이 손상되고 樞(추) · 開(개) · 闔(합) 기능이 실조되어 精이 빠져나가므로, 陰陽이 크게 실조하여 다시 취할 수 없다. 九鍼의 오묘함은 시작과 끝을 파악하는 데 있다. 그 때문에 능히 終始를 알면 한마디로 끝낼 수 있으며, 終始를 알지 못하면 鍼道가 모두 끊어진다."

병의 종류는 얼마든지 있다. 따라서 根結을 알지 못해서 엉터리로 치료하면 五臟六腑의 精氣平衡(정기평형)이 흐트러지고, 신체 음양의 균형이 깨지며, 아주 만회할 수 없게 돼버린다. 九鍼의 바른 요령이 '終始'에 있기 때문에, 그 終始의 도리를 잘 이해하면 鍼道를 마칠 수 있다. 그렇지 않으면 鍼道는 전혀 이해할 수 없다고 서술한 것이다.

또 같은 篇에서 "足太陽膀胱經은 至陰(지음)에서 시작하여 命門(명문)에서 끝난다. 命門은 目이다. 足陽明胃經은 厲兌(여태)에서 시작하여 顙大(상대)에서 끝난다. 足少陽膽經은 足竅陰(족규음)에서 시작하여 窗籠[창롱)에서 끝난다. …… 足太陰脾經은 隱白(은백)에서 시작해서 太倉(태창)에서 끝난다. 足少陰腎經은 湧泉(용천)에서 시작하여 廉泉(염천)에서 끝난다. 足厥陰肝經은 大敦(대돈)에서 시작하여 玉英(옥영)에서 끝나고, 膻中(전중)으로 이어진다."고 하였다.

※顙(상)은 이마로, 顙大(상대)는 頭維(두유)다. 窗籠(창롱), 즉 窓籠(창롱)은 聽會(청회)다. 太倉(태창)은 中脘(중완)이다. 廉泉(염천)은 陰維脈과 任脈과의 會穴이다. 玉英(옥영)은 任脈의 玉堂(옥당)이다.

요약하면 다음과 같다.

① 足太陽膀胱經

根 : 至陰　　結 : 命門

結과 標는 같다. 根과 本이 다르다.

② 足少陽膽經

根 : 竅陰.　　結 : 窗籠(聽會)(耳)

結과 標, 根과 本이 같다.

③ 足陽明胃經

根 : 厲兌　　結 : 顙大(頭維)(面)

結과 標, 根과 本이 같다.

④ 足太陰脾經

根 : 隱白　　結 : 太倉(中脘)(上腹部)

結과 標, 根과 本이 같다.

⑤ 足少陰脾經

根 : 湧泉　　結 : 廉泉(喉)

結과 標가 가깝고, 根과 本이 다르다.

⑥ 足厥陰肝經

根 : 大敦　　結 : 玉英(玉堂)(胸)

結과 標, 根과 本이 다르다.

注: 手根結은《영추靈樞 · 근결根結》에 기재가 없다.

이상과 같이 足六經의 根은 하지말단의 井穴이고, 結은 頭 · 面 · 胸 · 腹에 있다. 그 중 陽經의 結은 頭 · 面에, 陰經의 結은 胸 · 腹에 있다.

이와 같이 根結은 標本과 같고, 經脈의 上下相關性을 형성한다. 그 공통점을 들면 다음과 같다.

① 根과 本은 사지의 肘膝 이하에 있고, 結과 標는 頭 · 面 · 胸 · 腹에 있다. 이 上下相關은 임상에서 원격치료를 가능하게 하는 중요한 법칙이다.

② 陽經의 結과 標는 頭 · 面에, 陰經의 結은 胸 · 腹에 있다. 이것은 임상에서 목적에 따른 選經을 가능하게 한다.

(3) 동명경상관同名經相關

十二經脈 중 手三陰三陽經은 위에, 足三陰三陽經은 아래에 있고, 上下의 三陰三陽經이 한 쌍의 '同名經相關(동명경상관)'을 형성한다. 요컨대 手足太陽經, 手足少陽經, 手足陽明經, 手足太陰經, 手足少陰經, 手足厥陰經이 同名經으로 여섯 쌍의 上下相關關係를 형성한다.

이 관계는 생리 · 병리상 의미가 있다. 요컨대 心腎의 氣가 相交하는 생리는 手足少陰經이 相接(상접)하기 때문이고, 心包의 相火가 肝膽에 붙기 쉬운 것도 手足厥陰經이 相接하기 때문이다.

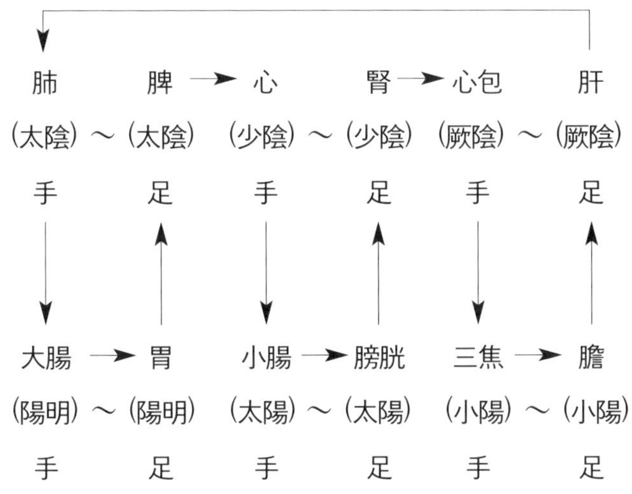

《소문素問 · 열론熱論》의 '六經의 熱病(열병)'과 《상한론傷寒論》의 '六經辨證(육경변증)'은 이 이론에 기초를 두고 있다.

(4) 기경상관奇經相關

金元시대의 침구가에 의해서 奇經八脈(기경팔맥)의 配穴이 고안되었다. 이 配穴은 手足의 상하로 조작을 시행하는 上下相關性의 응용이다.

公孫(공손, 足太陰)은 衝脈(충맥)으로 통하고, 內關(내관, 手厥陰)은 陰維脈(음유맥)으로 통하며, 양자는 心 · 胸 · 胃에서 합류한다. 後谿(후계, 手太陽)는 督脈(독맥)으로 통하고, 申脈(신맥, 足太陽)은 陽蹻脈(양교맥)으로 통하며, 양자는 項 · 肩胛部 · 耳 · 內眥에서 합류한다. 足臨泣(족임읍, 足少陽)은 帶脈(대맥)으로 통하고, 外關(외관, 手少陽)은 陽維脈(양유맥)으로 통하며, 양자는 項 · 肩胛部 · 頰 · 耳 · 外眥에서 합류한다. 列缺(열결, 手太陰)은 任脈(임맥)으로 통하고, 照海(조해, 足少陰)는 陰蹻脈(음교맥)으로 통하며, 양자는 咽喉 · 胸膈에서 합류한다.

결국 手太陽經의 後谿는 督脈으로 통하며 督脈의 병후를 치유한다. 또 足太陽經의 申脈은 陽蹻脈으로 통하며 陽蹻脈의 증후를 치유하므로 양자가 配穴된다. 마찬가지로 足少陽經의 足臨泣은 帶脈으로 통하며 帶脈의 증후를 치유하고, 手少陽經의 外關은 陽維脈으로 통하며 陽維脈의 증후를 치유하므로 이 양자가 配穴된다.

이상의 네 穴은 모두 陽經이며, 督脈은 陽脈의 海, 陽蹻脈은 전신 좌우의 陽을 담당한다. 또 帶脈은 諸脈을 통제하고, 陽維脈은 전신의 表를 담당한다. 그리고 이들이 합류하는 곳은 肩背 · 項 · 耳 · 內外眥로 陽에 속하는 곳이다.

다음으로 手厥陰인 內關은 陰維脈(음유맥)으로 통하며 陰維脈의 증후를 치유한다. 또 足太陰經의 公孫은 衝脈으로 통하며 衝

脈의 증후를 치유한다. 그러므로 이 양자가 配穴된다. 마찬가지로 手太陰經의 列缺은 任脈으로 통하며 任脈의 증후를 치유하고, 足少陰腎經의 照海는 陰蹻脈으로 통하며 陰蹻脈의 증후를 치유하므로 이 양자가 配穴된다.

이상의 네 穴은 모두 陰經이며, 陰維脈은 전신의 裏를 담당하고, 衝脈은 三陰을 스미게 하며 十二經脈의 海이다. 또 任脈은 陰脈의 海이며, 陰蹻脈은 전신 좌우의 陰을 담당한다. 그리고 이들이 합류하는 곳은 心 · 胸 · 胃 · 咽喉로 陰에 속하는 곳이다.

표 5-5 奇經相關

操作 經穴	關連奇經	主作用
後谿, 手太陽經 申脈, 足太陽經	督 脈 陽 脈	陽脈의 海 전신 좌우의 陽
臨泣, 足少陽經 外關, 手少陽經	帶 脈 陽 維 脈	諸派의 통제 전신의 表
內關, 手厥陰經 公孫, 足太陰經	陰 維 脈 衝 脈	전신의 裏 十二經脈의 海
列缺, 手太陰經 照海, 足少陰經	任 脈 陰 脈	陰脈의 海 전신 좌우의 陰

표 5-6 經絡의 縱橫相關性

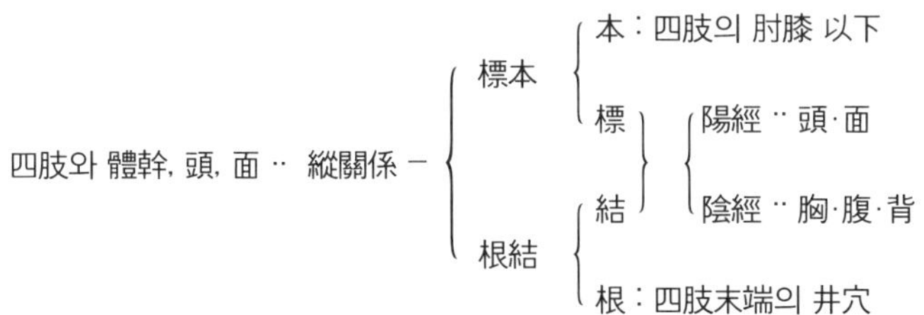

臟腑器官과 胸背 ···· 橫關係 - 氣街

2. 前後相關전후상관

前後(전후)는 복부와 배부를 말한다. 經絡學說은 그 유주의 존재방식으로부터 標本 · 根結이론과 같은 상하관계, 즉 '縱(종)'의 관계만을 연상해서 알았지만, 그밖에 前後 '橫(횡)'의 관계도 있다. '氣街(기가, 기의 통로)'이론이 그것이다.

고인이 말한 '胸氣(흉기)의 街'와 '腹氣(복기)의 街'란, 흉복부를 통하는 經氣가 앞뒤, 즉 背部와의 橫關係(횡관계)를 만드는 것을 의미한다. 더욱이 《영추靈樞 · 위기衛氣》에서는 "氣가 운행하는 통로로 말하자면, 胸의 氣, 腹의 氣, 頭의 氣, 脛의 氣가 각각 운행하는 통로가 있다. 따라서 머리에 있는 氣는 腦로 모이고, 가슴에 있는 氣는 양쪽 胸脇과 背兪穴에 모이고, 복부에 있는 氣는 背兪穴과 衝脈 및 배꼽 양쪽의 動脈에 모이고, 다리에 있는 氣는 氣街穴과 承山穴 및 복숭아뼈 위아래에 모인다."고 하여 체강과 체표, 前胸과 後背 사이, 체강 내에 있는 臟腑器官과 胸背 체표와의 사이에는 橫으로 연결된 관계가 있음을 설명한다. 이것을 '氣街'라고 한다.

十二經脈은 체간, 사지, 頭 · 胸 · 腹 · 背部에 脈氣를 돌리는데, 앞에 서술한 것과 같이 이것을 縱의 상하관계로 정리하면 標本과 根結의 標結關係 범위이다. 그러나 橫의 관계에서는 지금 서술한 經絡學說의 하나인 氣街를 형성한다.

氣街理論은 이들의 부위에 經氣가 많이 모여 있으므로 街라 칭하는데, 그것이 頭部 · 胸部 · 腹部(背部도 포함) · 脛部의 네 개 부분인 四街이다. 그래서 《영추靈樞 · 사기장부병형邪氣藏府病形》에

"十二經脈, 三百六十五絡, 그 血氣는 모두 面에 오르고 空竅(공규)로 통한다."고 했다. 空竅는 頭·腦·五官으로, 거기에 모든 血氣가 모여 있다고 설명한다. 이것으로부터 "머리에 있는 氣는 腦에 모인다."(《영추靈樞·위기衛氣》)는 頭部氣街理論(두부기가이론)이 나왔다. 手足三陽經의 標結의 관련 범위가 모두 頭·面·耳·目 등에 있는 것도 이 頭部氣街理論으로 이해할 수 있다.

또 "가슴에 있는 氣는 양쪽 胸脇과 背兪穴에 모이고, 복부에 있는 氣는 背兪穴과 衝脈 및 배꼽 양쪽의 動脈에 모인다."(《영추靈樞·위기衛氣》)고 했다. 腹部에는 衝脈이 통하고, 背部에는 背兪穴이 있어 足太陽經이 통한다. 그리고 복부 중앙에는 任脈이 통하고, 背部 중앙에는 督脈이 통하며, 胸·腹·背·腰의 經氣를 통합한다.

여기에서 특히 중요한 經은 督脈이다. 督脈은 背部 正中을 통하는 主幹(주간)이며, 足太陽經은 그 分支(분지)에 해당한다. 그리고 督脈에서 絡脈이 좌우로 나뉘고, 足太陽經에 통한다. 淸나라의 張志聰(장지총)이《영추집주靈樞集注·배수편背兪篇》에서 "太陽과 督脈은 상통하지 않는다."고 서술했는데, 이것은 督脈과 足太陽經이 背部에서 횡관계를 구성한다는 것이다. 뿐만 아니라 督脈은 任脈·衝脈과도 상통한다. 衝脈은 앞으로는 足少陰經을 主幹으로 하고, 뒤로는 督脈을 主幹으로 하며, 스스로 支脈의 역할을 다한다. 거듭 足陽明經의 脈氣를 받아 앞뒤를 잇고, 胸·腹·背·腰의 관계를 한층 강화한다. 그래서 '脈氣의 街' 부위는 "背兪와 衝脈에 모인다."고 설명된다. 또 다시 督脈은 요추 12번의 장소에서 帶脈과 관계한다.

帶脈은 督脈에서 나뉘어 나와 腰腹을 횡으로 돈다. 이것은 腰部와 腹部의 經氣를 서로 교류시킨다는 의미다. 이밖에 督脈의 絡脈은 背部에, 任脈의 絡脈은 腹部에, 脾大絡은 側胸部에 분포하면서 前後와 側部의 횡관계를 다시 강화한다.

표 5-7 氣街理論

頭部 氣街 ·· 手足三陽經
胸部 氣街 ·· 側胸(脾大絡), 背俞穴
腹(背)部 氣街
- 腹部
  - 衝脈
    - 앞에는 足少陰經의 支脈
    - 뒤에는 督脈의 支脈
    - 足陽明經의 脈氣를 받는다
  - 任脈
- 任脈·督脈
  - 胸·腹·背·腰의 經氣를 통합한다
  - 任脈, 衝脈, 帶脈, 足太陽經과 相通한다
- 背部
  - 督脈
    - 帶脈 ·· 督脈에서 나뉘어 腰腹의 經氣를 交流
  - 足太陽經(背俞穴) ·· 督脈의 分支
  - 督脈의 脈氣를 받는다 ·· 背部에서 橫關係
- (이상) 背俞와 衝脈
脛部 氣街 ·· 少腹의 氣街로 모인다.

이상과 같이 十二經脈 장부의 氣는 胸 · 腹 · 背 · 腰에 聚散循行(취산순행)하는데, 그 氣가 모이기 쉬운 장소로 背部에는 五臟六腑의 兪穴이, 복부에는 五臟六腑의 募穴이 있다. 이것으로부터 手三陰經의 標(표)는 胸 · 胸脇 · 背部에, 足三陰經의 標는 背兪部에 관계하는 것이 이해된다. 이것에는 衝脈이 크게 관계한다. 이것은 血海로서만이 아니라 十二經脈의 海이기 때문이다.

또 下肢를 통하는 經脈의 脈氣가 少腹(소복)의 氣街에 많이 모여 있기 때문에 "다리에 있는 氣는 氣街에 모인다."(《영추靈樞 · 위기衛氣》)고 한다.

이상이 氣街論의 구체적인 내용이다. 요컨대 《영추靈樞 · 동수動

輸》에서 "四街는 氣의 경로다."라고 말한 바와 같이 經脈은 頭·腦·體幹에 聚散循行하고 經氣를 돌릴 따름이지만, 이것에 의해 목적으로 하는 부위를 통하는 經脈의 經穴을 이용해 국소 질병과 그 經과 관계하는 臟腑의 질병 및 사지의 질병을 치료할 수 있다.

元나라 滑壽(활수)가 지은《난경본의難經本義·육십칠난六十七難》의 "臟腑腹背, 氣가 상통하고 응한다."는 말은 背部에서는 兪穴이, 복부에서는 募穴이 五臟六腑의 대표혈이 되고 횡의 氣街 관계를 만든다는 의미다. 따라서 "가슴에 있는 氣는 胸脇과 背兪에 모이고, 복부에 있는 氣는 背兪와 衝脈에 모인다."고 하여 胸腹의 氣街는 모두 背兪에 모인다고 서술했다. 이것은 背部의 兪穴과 腹部의 募穴 간의 횡관계를 말하고, 또 手足六陰經의 標가 背兪, 胸腹穴과 관계하는 것도 의미한다. 결국 街는 위에서 標結이 관계하는 곳이며, 횡관계를 갖는 곳이다. 手足三陰三陽은 아래에서 本結이 관계하는 곳이며, 각 臟腑와 상응한다. 그 중《영추靈樞·본수本輸》에 "六腑는 모두 足三陽으로 나오고, 위에서 手로 合한다."고 한 것과 같이, 六腑의 氣는 모두 足三陽經에서 나온다.

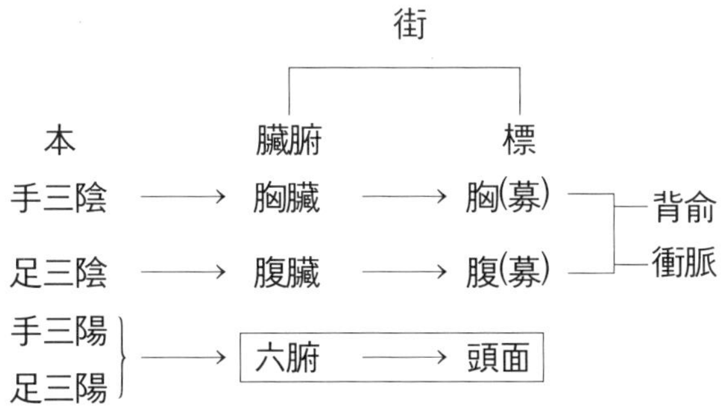

3. 表裏關係표리관계

手足三陰三陽經 및 經別과 絡脈은 交會 · 조합하고, 正經은 여섯 쌍의 표리관계를 형성하고 있다. 구체적으로는 다음과 같다.

① 체표에서 十二經脈의 표리(陽陰) 兩經은 사지 말단부에서 접속한다. 또 絡脈에서 연접한다.

② 체내에서 十二經脈은 표리관계에 있는 臟腑와 屬絡(속락)관계를 맺는다. 또 그들의 經別은 經脈이 屬絡하는 臟腑를 통하는 것 외에 六陰經의 經別이 체내에서 체표로 나오고, 표리관계에 있는 六陽經으로 모두 합류한다.

이상의 관계에서 十二經脈은 표리관계를 맺고, 한층 그것을 강화한다.

元나라의 滑壽는 《난경본의難經本義 · 육십칠난六十七難》에서 "陰陽의 經絡은 氣가 相交하고 관통한다."고 표현했다.

4. 左右關係좌우관계

經絡에는 左右相關性(좌우상관성)이 있다. 이것은 氣街論에서 말하는 횡관계와는 다르며, 經絡의 交會관계에서 오는 성질이다.

十二經脈은 任 · 督 兩脈과 체표에서 交會하는 것 외에, 체내에서 臟腑에 屬絡하는 것에 의해 좌우의 脈氣를 만나게 한다. 이것으로부터 左右相關性이 생긴다.

5. 時間相關關係시간상관관계

한의학의 학설을 지탱하는 기본적 개념은 五臟六腑를 중심으로 생각하는 것이다. 五臟六腑는 木火土金水의 五行氣를 담당하는데, 그것은 사계의 오행에 대응한다. 木火土金水의 오행은 자연계의 기본 요소이고, 자연계에서 생긴 인체 또한 이 오행의 관계에 따르는 것은 지극히 당연하다. 오행의 운동 형식은 陰陽의 운동에 의한 사계의 변화에 기초한다. 그 변화를 표현한 것이 天干(천간)과 地支(지지)다.

6. 臟腑經絡相關性장부경락상관성

《황제내경黃帝內經》에 臟腑經絡 간의 상관관계로서 "心과 膽은 상통하기 때문에, 心이 아플 때는 膽을 따뜻하게 하고, 膽이 아플 때는 心을 補한다. 마찬가지로 肝과 大腸은 상통하니, 肝이 아플 때는 大腸을 소통하고, 大腸이 아플 때는 肝을 진정시킨다. 脾와 小腸은 상통하니, 脾가 아플 때는 小腸의 火를 泄하고, 小腸이 아플 때는 脾를 자윤한다. 肺와 膀胱은 상통하니, 肺가 아플 때는 膀胱의 水를 깨끗이 배설시키고, 膀胱이 아플 때는 肺氣를 맑게 한다. 腎과 三焦는 상통하니, 腎이 아플 때는 三焦를 조정하고, 三焦가 아플 때는 腎을 補한다."는 기재가 있다.

실제로 심질환에는 膽이 허한 경우가 많고, 심장에서 오는 불면을 초래하기 쉽다. 이와 같은 불면에는 溫膽湯(온담탕)이 자주 이용된다. 또 고혈압과 저혈압은 자주 頭暈(두훈, 현기증)을 일으키기도 하는데, 이와 같은 風症은 간질환과 관계하기 때문에 고혈압은 肝陽上亢(간양상항), 저혈압은 肝陰不足(간음부족)에 의한 경우가 많다. 肝과 大腸은 상통한다는 원칙으로부터 大腸經의 曲池(곡지)가 자주 이용된다.

또 腎虛로 인한 요통에 中渚(중저)가 자주 이용되는데, 三焦와 腎의 相關性에 의한 것이기 때문이며, 특히 三焦經의 五輸穴인 關衝(관충), 液門(액문), 中渚(중저), 陽池(양지), 支溝(지구), 天井(천정) 등은 水의 생리 · 병리와 관계가 깊다.

第5절 경혈經穴 명칭의 운용

經穴의 명칭을 잘 조사해보면 대단히 깊은 의미를 느낄 수 있다. 해부학적 유래에 의한 명칭과 작용도 있지만, 진단과 치료 시에 대단히 유익한 경우가 많다.

명칭의 유래에 대해서 예를 들어본다.

① 經穴이 위치하는 곳의 형태로부터 온 것

膝下의 犢鼻(독비), 대퇴 앞쪽의 伏兎(복토), 胸間의 鳩尾(구미) 등.

② 經穴이 위치하는 곳 내외의 음양으로부터 온 것

복부의 陰交(음교), 背部의 陽綱(양강) · 至陽(지양) · 會陽(회양), 상지 외측의 陽池(양지) · 陽谿(양계) · 陽谷(양곡), 상지 내측의 陰郄(음극), 하지 외측의 陽陵泉(양릉천) · 陽輔(양보), 하지 내측의 陰陵泉(음릉천) · 陰谷(음곡) 등.

③ 經穴이 위치하는 곳의 깊이로부터 온 것

융기한 곳에서는 陵(릉), 丘(구), 墟(허)가 해당된다. 손목의 大陵(대릉), 膝上의 梁丘(양구), 踝前의 商丘(상구) · 後谿(후계), 前腕의 支溝(지구) · 四瀆(사독), 腕關節의 陽谷(양곡) · 陽谿(양계), 足下의 太谿(태계) · 然谷(연곡) 등. 또 海(해), 池(지), 泉(천)은 깊은 곳에 이용된다. 肘部의 曲池(곡지) · 尺澤(척택) · 小海(소해) · 少海(소해), 膝部의 曲泉(곡천) · 陽陵泉(양릉천) · 陰陵泉(음릉천) 등.

④ 조직기관명으로부터 온 것

耳門(이문), 肩髃(견우), 大椎(대추), 勞宮(노궁), 聽宮(청궁) 등.

⑤ 작용면으로부터 온 것

❶ 背部 兪穴로 肝兪(간수), 心兪(심수), 脾兪(비수), 小腸兪(소장수), 胃兪(위수) 등.

❷ 五志(오지)에 기초를 둔 것으로, 心은 神을 담당하고, 肝은 魂, 脾는 意, 肺는 魄, 腎은 志를 담당하므로 정신질환의 치료혈로서 神堂(신당), 魂門(혼문), 意舍(의사), 魄戶(백호), 志室(지실) 등.

❸ 風市(풍시)는 여러 가지 동통에 효과가 있다. 風은 통증, 市는 통증이 왕래하는 곳을 뜻한다.

❹ 申脈(신맥)은 伸脈으로, 좌골신경통으로 다리를 펴지 못할 때 효과를 나타낸다.

❺ 迎香(영향)은 코가 막혀 냄새를 맡을 수 없을 때 효과가 있다. 후각질환에 좋다.

❻ 聽宮(청궁)은 청각질환에 좋다.

❼ 風門(풍문)은 風邪의 문호로, 風邪에 의한 感冒의 예방과 치료에 이용된다.

❽ 血海(혈해)는 생리조절에 이용된다.

❾ 承漿(승장)은 구토와 소화불량에 이용된다.

❿ 水分(수분)은 水를 나누는 곳으로, 下痢 · 腹水 · 신장병에 이용된다.

⓫ 三陰交(삼음교)는 脾 · 肝 · 腎의 三陰이 만나는 곳으로, 이

三陰의 병에 이용된다.

⑫ 承山(승산)은 비복근의 山을 위로 받기 때문에 承山이라 하고, 背部의 견갑골이 山과 비슷하기 때문에 同形相關(동형상관)에서 背部痛에 이용된다.

⑬ 光明(광명)은 眼病 치료에 자주 이용된다.

이상 예로 든 것은 穴名에서 얻어지는 질병치료의 응용이며, 穴名의 의미를 잘 파악해둘 필요가 있다.

다음으로 五行穴에서의 명칭과 의미를 기재한다.

(1) 수태음폐경手太陰肺經의 오수혈五輸穴

① 少商(소상) : 肺經의 井木穴(정목혈)이다. 商은 五音(오음) 중 肺에 속하는 音이다. 少는 적다는 뜻이다. 五臟은 陰을 담당하는데, 陰은 항상 부족하기 쉽기 때문이다.

② 魚際(어제) : 肺經의 滎火穴(형화혈)이다. 肺는 金臟으로, 火는 金을 克하므로 灸를 이용하지 않고 鍼을 이용한다. 際는 赤白肉際(적백육제)로, 魚際는 拇指 뒤에 위치하는데 물고기와 비슷하기 때문에 명해졌다.

③ 太淵(태연) : 脈이 交會하는 곳으로, 肺經의 兪土穴(수토혈)이며 原穴이다. 脈이 모이는 곳이기 때문에 얕지만 그 작용은 깊다. 전신의 血脈에 영향을 주는 곳이다. 따라서 太淵이라 하였다.

④ 經渠(경거) : 寸口(촌구) 중 關部(관부) 위에 있다. 중요한 곳으로 가는 要道를 경과하며, 도랑(渠)에 물이 흐르는 모습과 비슷하다고 하여 經渠라 하였다.

⑤ 尺澤(척택) : 肺經의 合水穴(합수혈)이다. 肺는 氣를 저장하

는 臟이며, 山澤通氣(산택통기)의 의미가 있다. 또 寸口에서 이 穴位까지 1尺이기 때문에 尺澤이라 하였다.

(2) 수양명대장경手陽明大腸經의 육수혈六輸穴

① 商陽(상양) : 大腸經의 井金穴(정금혈)이다. 商音은 金音이다. 大腸은 金에 속하고 陽腑이므로 商陽이라 하였다.

② 二間(이간) : 大腸經의 滎水穴(형수혈)이다. 金과 水는 相生하기 때문에 鍼과 灸 모두 좋다. 둘째손가락은 세 마디로 구성되는데, 두 번째와 세 번째 마디 사이에 있기 때문에 二間이라 하였다.

③ 三間(삼간) : 大腸經의 兪木穴(수목혈)이다. 手陽明의 脈氣가 흘러들어가는 곳이다. 검지의 제3 中手骨(중수골) 뒤다.

④ 合谷(합곡) : 大腸經의 原穴로 엄지와 검지가 合하는 곳이며, 깊은 골짜기와 비슷하기 때문에 合谷이라 하였다. 중병인 경우에 1~2寸 깊이로 찌른다.

⑤ 陽谿(양계) : 大腸經의 經木穴(경목혈)로 脈氣가 지나가는 곳이다. 合谷 뒤 列缺(열결) 앞에 있고, 엄지와 검지의 두 筋이 만난다. 太陰이 陽明에서 만나 계곡과 비슷하기 때문에 陽谿라 한다.

⑥ 曲池(곡지) : 大腸經의 合土穴(합토혈)이다. 陽明은 多氣多血하다. 有餘는 瀉한다. 大腸은 庚金(경금)으로, 土穴은 金의 母다. 그 때문에 瀉한 후에 이것을 補한다. 팔이 굽어지는 곳이기 때문에 曲池라 하였다.

(3) 족양명위경足陽明胃經의 육수혈六輸穴

① 厲兌(여태) : 胃經의 井金穴(정금혈)로 脈氣가 나오는 곳이

다. 尸厥(시궐) 또는 胃家實(위가실)에 얕게 鍼을 한다. 厲는 위험이나 재앙을 부르는 악귀나 추악을 의미한다. 兌는 尖端(첨단)을 의미한다. 그래서 厲兌라 한다.

② 內庭(내정) : 胃經의 滎水穴(형수혈)이다. 이 穴은 자궁 및 복부질환에 특효를 나타낸다. 자궁 부위를 內庭이라고도 칭한다.

③ 陷谷(함곡) : 胃經의 兪木穴(수목혈)이다. 穴位가 움푹 들어가 깊은 골짜기와 비슷하기 때문에 陷谷이라 한다. 陷谷은 下痢(하리)와 胃下垂(위하수) 등 下陷症(하함증)에 유효하기 때문에 명명한 것이다.

④ 衝陽(충양) : 胃經의 原穴이다. 動脈에 닿고 발등에 있기 때문에 趺陽脈(부양맥)이라고도 한다. 만성병의 腑氣力을 구할 때는 반드시 이 脈을 본다. 中封穴과 비슷하며, 逆하면 鬱하고, 和하면 通한다. 水穀(수곡)의 정화가 大會하는 곳이며, 陽明은 多氣多血하기 때문에 衝逆(충역)하기 쉽다. 그래서 衝陽이라 한다.

⑤ 解谿(해계) : 胃經의 經火穴(경화혈)이다. 脛骨과 발등 사이의 陷中에 있기 때문에 解谿라 한다. 세간에서는 흔히 鞋帶穴(혜대혈)이라고도 한다.

⑥ 足三里(족삼리) : 胃經의 合土穴(합토혈)이다. 井田制(정전제)에서 900畝(무)를 方里로 했다(一畝는 周代에 100步, 1步는 평방 6尺). 胃는 수곡의 海이며 도달하지 않는 곳이 없기 때문에 그 넓음을 里로 표현했다.《영추靈樞 · 본수本輸》에서는 三里를 下陵(하릉)이라 칭한다. 높은 곳을 丘陵(구릉)이라 하는데, 陵은 큰 언덕을 의미하고 丘보다 높다. 足三里는 手陽明의 三里보다 높지 않기 때문에 下陵이라 칭했다.

(4) 족태음비경足太陰脾經의 오수혈五輸穴

① 隱白(은백) : 脾經의 井木穴(정목혈)이다. 肉의 백색 부분에 있고 숨어있기 때문에 隱白이라 한다.

② 大都(대도) : 脾經의 滎水穴(형수혈)로 經氣가 모이는 곳이다. 고대 邑(읍)에는 先廟(선묘, 조상의 상과 위패에 제를 지내는 곳)가 있었는데 거기를 都라 하며, 또 周禮(주례)의 地宮(지궁) 任國四縣(임국사현)을 都라 했다. 脾는 土臟(토장)으로 四象(사상)의 母다. 滎은 火에 속하고 土의 母다. 先廟라는 의미에 해당한다. 또 十二經脈의 순서에서 脾는 네 번째 위치에 있으니 四縣四都의 의미에 해당한다. 大趾의 높고 융기한 곳에 바로 못 미치는 부위의 赤白肉際가 풍만하기 때문에 大都라 칭한다.

③ 太白(태백) : 脾經의 兪土穴(수토혈)이다. 土는 金을 낳고, 金은 色이 白이다. 足 내측 발등과 발바닥 사이 흰 곳에 있으므로 太白이라 했다.

④ 商丘(상구) : 脾經의 經金穴(경금혈)이다. 商은 金音이다. 商丘는 사방이 높고 중앙이 낮은 小阜(소부)다. 脾經의 井 · 滎 · 兪 · 經 네 穴은 모두 낮은 곳에 있다. 여기에서 內踝를 올라가 三陰交(삼음교)에 이르고 陰陵泉(음릉천)으로 간다. 높은 곳에 오를 때는 낮은 곳에서부터 오른다. 그래서 商丘라 한다.

⑤ 陰陵泉(음릉천) : 脾經의 合水穴(합수혈)이다. 脾는 陰中의 至陰(지음)이다. 陵(릉)은 丘(구)보다 높은 大阜(대부)다. 泉(천)은 높은 곳의 水源(수원)이다. 《영추靈樞 · 구침십이원九鍼十二原》에 "병이 상부에서 나타나되 그 근본이 내부에 있는 경우는 陰陵泉을 취한다."고 했다. 또 五臟의 合穴은 下는 上에 달하고 外는 內에

통하는 성질이 있으므로 臟腑의 병에 효력이 있다. 특히 陰陵泉은 陽陵泉(양릉천)과 상대적으로 발 內側에 위치하고 陰에 속하며, 이뇨효과가 있다. 요컨대 水濕症(수습증)에 탁월한 효과가 있기 때문에 陰陵泉이라 한다. 脾는 土臟이며, 土中에 濕氣가 있기 때문에 만물이 성장한다. 이 穴은 일반적으로 灸를 하지 않는다. 灸를 하면 泉源(천원)이 불타고 土가 말라 만물이 자랄 수 없기 때문이다.

(5) 수소음심경手少陰心經의 오수혈五輸穴

少衝(소충), 少府(소부), 神門(신문), 靈道(영도), 少海(소해) 이들은 心經의 井, 滎, 兪, 經, 合으로 모두 扁鵲(편작)이 부가한 것이다. 《영추靈樞 · 본수本輸》에는 기재가 없다. 그러나 神門은 탁월한 효과가 있는데, 《영추靈樞 · 사객邪客》에서 "그 외부의 經脈에는 발병하나 내부의 臟은 발병하지 않으므로, 掌後 兌骨(태골)의 끝을 취한다."고 했다. 정신의 실조에 특효를 나타낸다. 兌骨은 손바닥 외측 손목관절 부위며, 그 부근에는 養老(양로)도 있다. 兌는 안으로 통한다는 의미가 있다. 별명으로 兌骨穴이라고도 한다.

(6) 수태양소장경手太陽小腸經의 육수혈六輸穴

① 少澤(소택) : 小腸經의 井金穴(정금혈)이다. 手少陰과 만나고 手太陽이 일어나는 곳이다. 心은 五臟六腑의 主이며, 小腸으로 合한다. 山澤通氣(산택통기)하고 小指에서 나오기 때문에 少澤이라 한다.

② 前谷(전곡) : 小腸經의 滎水穴(형수혈)이며, 手太陽의 脈氣

가 모이는 곳이다. 小指 本節 앞에 있기 때문에 前谷이라 한다.

③ 後谿(후계) : 小腸經의 兪木穴(수목혈)이며, 手太陽의 脈氣가 흘러들어가는 곳이다. 손가락 本節의 뒤에 있고, 움푹 들어간 협곡 같기 때문에 後谿라 했다. 안으로는 督脈으로 통하며, 靈龜八穴(영귀팔혈)의 하나다. 혈이 열리는 시간에 자침하는데, 8分~1寸 찌른다.

④ 腕骨(완골) : 小腸經의 原穴로 脈氣가 지나가는 곳이다. 손 외측 손목관절 앞의 장소이기 때문에 腕骨이라고 한다. 손목관절의 風濕痺痛(풍습비통)에 특효가 있다.

⑤ 陽谷(양곡) : 小腸經의 脈氣가 지나가는 곳으로, 손 외측의 손목관절 위에 있다. 손목관절 위에서 手少陽의 陽池(양지), 手陽明의 陽谿(양계)와 횡으로 나란히 있어 陽谷이라 한다.

⑥ 小海(소해) : 小腸經의 合土穴(합토혈)로 手太陽의 脈氣가 들어가는 곳이다. 腑病을 치유한다. 小腸經은 缺盆(결분)으로 들어가고, 心을 絡하며, 咽을 돌고, 膈을 내려가 胃에 이르고, 小腸에 屬한다. 胃는 水穀의 海이며, 小腸과 胃가 相連하기 때문에 小海라 한다.

(7) 족태양방광경足太陽膀胱經의 육수혈六輸穴

① 至陰(지음) : 膀胱經의 井金穴(정금혈)이다. 足太陽의 끝이며, 足少陰腎經과 만난다. 太陽經이 여기에서 끝나고 陰經과 만나기 때문에 至陰이라 한다. 음부에 이르고 난산에 이용된다.

② 足通谷(족통곡) : 膀胱經의 滎水穴(형수혈)로 脈氣가 모이는 곳이다. 새끼발가락 뒤 움푹 들어간 곳에 있기 때문에 谷으로

형용해 足通谷이라 한다.

③ 束骨(속골) : 膀胱經의 兪木穴(수목혈)로 脈氣가 흘러들어가는 곳이다. 中足骨(중족골)과 踵骨(종골), 赤白肉際(적백육제)의 오목한 곳에 있어서 주위의 제약을 받기 때문에 束骨이라 한다.

④ 京骨(경골) : 膀胱經의 原穴로 脈氣가 지나가는 곳이다. 京은 크다는 의미로, 踵骨이라는 큰 뼈 아래에 있고, 이 踵骨을 京骨이라고도 하기 때문에 京骨이라 한다.

⑤ 崑崙(곤륜) : 膀胱經의 經火穴(경화혈)로 脈氣가 지나가는 곳이다. 膀胱은 水府. 이 혈은 足踝 뒤에 있으며, 井 · 滎 · 兪 · 原穴보다 높은 위치에 있다. 水의 高原이 되기 때문에 이 이름을 붙였다. 또 崑崙은 中國의 지형상 등 부위에 해당하기 때문에 척추질환에 이용된다.

⑥ 委中(위중) : 膀胱經의 合土穴(합토혈)로 脈氣가 들어오는 곳이다. 膝膕(슬괵)의 중앙에 있고, 委는 이것을 취하는 것이기 때문에 委中이라 한다.

(8) 족소음신경足少陰腎經의 오수혈五輸穴

① 涌泉(용천) : 腎經의 井木穴(정목혈)로 脈氣가 나가는 곳이다. 腎은 精을 저장하고 水를 담당한다. 癸水(계수)다. 만물은 水에 의해 만들어진다. 涌泉은 발바닥에 있으며, 腎經이 일어나는 곳이다. 샘이 솟는 것과 유사하기 때문에 涌泉이라 한다.

② 然谷(연곡) : 腎經의 滎火穴(형화혈)로 脈氣가 모이는 곳이다. 腎經의 火穴로 坎(감) 중에 一陽이 있다. 無根의 火가 氣를 만들기 때문에 남자의 精不足과 여자의 불임에 이용된다. 火가 水中

에서 타는 것과 같고, 穴位가 들어가 있어 谷과 같기 때문에 然谷이라 한다.

③ 太谿(태계) : 腎經의 兪土穴(수토혈)이다. 穴位가 깊고 좁아서 계곡과 비슷하기 때문에 太谿라 한다. 《금궤요략金匱要略》에 의하면 少陰의 脈動이 치는 곳으로, 이 脈이 끊기면 병이 치료되지 않는다.

④ 復溜(부류) : 腎經의 經金穴(경금혈)이다. 腎을 補하고, 水를 돌게 하며, 이뇨효과가 있기 때문에 復溜라 한다.

⑤ 陰谷(음곡) : 腎經의 合水穴(합수혈)이다. 脛骨 내측의 筋 사이에 있고, 깊은 곳에 위치하기 때문에 陰谷이라 한다.

(9) 수궐음심포경手厥陰心包經의 오수혈五輸穴

① 中衝(중충) : 心包經의 井木穴(정목혈)로 脈氣가 나오는 곳이다. 중지 끝에 있기 때문에 中衝이라 한다.

② 勞宮(노궁) : 心包經의 滎火穴(형화혈)이다. 손은 노동을 잘하는 곳이기 때문에 勞宮이라 한다.

③ 大陵(대릉) : 心包經의 兪土穴(수토혈)이다. 손목 내측 약간 솟아 오른 곳에 있기 때문에 大陵이라 한다.

④ 間使(간사) : 心包經의 經金穴(경금혈)이다. 心包經은 臣使官이며, 穴位가 두 筋 사이에 있기 때문에 間使라 한다.

⑤ 曲澤(곡택) : 心包經의 合水穴(합수혈)로 脈氣가 들어가는 곳이다. 팔꿈치 안쪽 大筋 아래의 陷中으로, 팔꿈치가 꺾이는 곳에 있고 尺澤과 인접하기 때문에 曲澤이라 한다.

(10) 수소양삼초경手少陽三焦經의 육수혈六輸穴

① 關衝(관충) : 三焦經의 井金穴(정금혈)이다. 少衝(소충)과 中衝(중충) 사이에 있기 때문에 關衝이라 한다.

② 液門(액문) : 三焦經의 滎水穴(형수혈)이다. 三焦는 決瀆官(결독관)에서 水道가 나가는 곳이다. 水精(수정)을 液이라 하기 때문에 液門이라 명했다. 水를 돌게 하여 濕을 뺏기 때문에 風濕病(풍습병)에 유효하다. 또 혈액순환을 촉진하는 작용이 대단히 강하며, 피로회복에 탁월한 효과를 나타낸다.

③ 中渚(중저) : 三焦經의 兪木穴(수목혈)로 手小陽의 脈氣가 흘러들어가는 곳이다. 手4 · 5指 사이에 있으면서 강 가운데에 있는 작은 섬과 비슷하기 때문에 中渚라 한다.

④ 陽池(양지) : 三焦經의 原穴이다. 손목의 陽面 가운데에 있고, 약간 오목하기 때문에 못에 비유해 陽池라 했다.

⑤ 支溝(지구) : 三焦經의 經火穴(경화혈)로 脈氣가 지나가는 곳이다. 橈骨(요골)과 尺骨(척골) 사이에 있으면서 도랑과 비슷하기 때문에 支溝라 한다.

⑥ 天井(천정) : 三焦經의 合土穴(합토혈)로 脈氣가 들어오는 곳이다. 水는 天이 생긴 곳이며, 그것을 높이 쌓은 井戶(정호)라는 의미에서 天井이라 이름 붙였다.

(11) 족소양담경足少陽膽經의 육수혈六輸穴

① 足竅陰(족규음) : 膽經의 井金穴(정금혈)로 脈氣가 나오는 곳이다. 少陽은 一陽으로, 陽은 陰에 기초하기 때문에 竅陰이라 한다.

② 俠谿(협계) : 膽經의 滎水穴(형수혈)로 脈氣가 모이는 곳이다. 穴位가 좁은 곳에 있기 때문에 俠谿라 한다.

③ 足臨泣(족임읍) : 膽經의 兪木穴(수목혈)로 脈氣가 흘러들어오는 곳이다. 눈앞이 어지럽고 눈물이 나는 등의 증상을 치료하기 때문에 臨泣이라 한다. 膀胱經이 交會하는 곳이다.

④ 丘墟(구허) : 膽經의 原穴이다. 丘가 큰 것을 墟라 한다. 穴位가 높은 곳이기 때문에 丘墟라 한다.

⑤ 陽輔(양보) : 膽經의 經火穴(경화혈)로 脈氣가 도는 곳이다. 外踝 위 腓骨(비골) 하단에 있는데, 이 腓骨을 外輔骨(외보골)이라고도 하기 때문에 陽輔라 한다.

⑥ 陽陵泉(양릉천) : 膽經의 合土穴(합토혈)로 脈氣가 들어오는 곳이다. 무릎 외측의 腓骨小頭(비골소두)가 돌출한 곳으로, 丘보다 높기 때문에 陽陵泉이라 한다.

(12) 족궐음간경足厥陰肝經의 오수혈五輸穴

① 大敦(대돈) : 肝經의 井木穴(정목혈)이다. 大趾 내측의 肉이 두꺼워지는 곳이기 때문에 大敦이라 한다.

② 行間(행간) : 肝經의 滎火穴(형화혈)이다. 大趾와 次趾 사이에 있기 때문에 行間이라 한다.

③ 太衝(태충) : 肝經의 兪土穴(수토혈)이다. 肝은 血을 저장하는데, 太衝의 脈이 성해지면 月事(생리)가 내려간다. 이것과 관계하기 때문에 太衝이라 한다.

④ 中封(중봉) : 肝經의 經金穴(경금혈)이다. 足踝 앞 陷中에 있다. 두 개의 큰 筋에 의해서 봉해지는 곳이기 때문에 中封이라 한다.

⑤ 曲泉(곡천) : 肝經의 合水穴(합수혈)이다. 水의 高源을 泉이라 하는데, 脛骨 내측 大筋의 위 굴곡부에 있기 때문에 曲泉이라 한다.

이밖에 列缺(열결)은 陽谿(양계) 위의 橈骨이 갈라지는 틈에 있기 때문에 列缺이라 칭하기도 하고, 偏歷(편력)은 陽谿 위에 있으면서 손목 안쪽으로 편향하고, 지맥이 나와 肺經으로 흐르기 때문에 偏歷이라 한다.

제6절 경락經絡의 대증배혈법對症配穴法

몸에 나타나는 모든 증상은 일종의 현상이다. 하나의 질병이 여러 증상으로 나타나기도 하고, 하나의 증상이 여러 질병으로부터 오는 일도 있다. 어쨌든 '현상의 배후에는 반드시 본질이 있다'고 한다. 따라서 치료에서는 그 본질을 인식하는 것이 중요하다. 그러나 임상에서는 개개의 증상을 대상으로 해야만 하는 경우도 있다. 이것이 對症治療(대증치료)다. 개개의 증상을 대상으로 치료한다고는 해도, 개개 증상을 대상으로 치료하는 것은 번잡할 뿐만 아니라 오히려 몸에 부담을 주는 일이 된다. 따라서 對象治療(대상치료)를 하는 경우에는 다음과 같이 증상을 정리해서 행하는 것이 중요하다.

① 병이 명확한 때의 對症治療

병이 명확한 때에는 '本을 치료한다'는 원칙을 따르고, 그 주요 증상에 따라 對症治療를 한다. 요컨대 급성맹장염인 경우에는 맹장의 治療穴인 中脘(중완)과 天樞(천추), 蘭尾(란미)를 취하지만, 이때 심한 惡心(오심)과 구토를 수반하면 內關(내관)을 가하고, 발열(염증)이 있으면 大椎(대추)와 曲池(곡지), 合谷(합곡)을 가한다. 또 癲癇(전간) 환자인 경우에는 內關(내관)과 長强(장강)을 취하지만, 낮에 발작이 있을 때는 申脈(신맥)을, 밤에 발작이 있을 때는 照海(조해)를 가한다. 왕성히 痰濁(담탁)을 내면 다시 豐隆(풍륭)을 가하는 식이다.

② 환자의 고통을 대상으로 하는 경우

환자가 호소하는 고통을 먼저 제거하기 위해 對症治療를 한다.

③ 단일 증상만을 대상으로 하는 경우

지금 있는 하나의 증상만을 대상으로 하는 경우다.

다음으로 對症治療를 하는 경우의 配穴(배혈)을 예로 든다. 한 조를 뽑아 응용하거나 또는 번갈아 이용해도 좋다.

(1) **발열**發熱(**염증**炎症)

① 大椎, 曲池, 合谷 ② 十二井(瀉血)

(2) **한전**寒顫

① 大椎, 間使

(3) **두훈**頭暈

① 風池, 印堂 ② 太衝, 百會 ③ 曲池

(4) **불면**不眠

① 神門, 三陰交 ② 神門, 太谿

(5) **기면**嗜眠

① 大椎, 曲池, 足三里 ② 公孫, 液門

(6) **다몽**多夢

① 心兪, 神門, 太衝 ② 神門, 足三里, 三陰交 ③ 厲兌, 隱白(鍼 後 灸한다)

(7) **다한**多汗

① 會合, 復溜 ② 腎兪, 後谿

(8) **도한**盜汗

① 大椎, 後谿 ② 陰郄

(9) 소리 막힘

① 扶突, 間使, 合谷 ② 廉泉, 通里, 合谷

(10) 저작근咀嚼筋**의 경련**痙攣

① 下關, 頰車, 合谷 ② 太衝, 行間

(11) 인두경련咽頭痙攣

① 天突, 列缺

(12) 해수咳嗽

① 風門, 肺兪, 尺澤

(13) 각혈咯血

① 郄門, 太谿

(14) 객담喀痰

① 豐隆, 尺澤 ② 肺兪, 中脘, 豐隆

(15) 기단氣短

① 氣海, 足三里

(16) 흉민胸悶**, 흉통**胸痛

① 內關, 間使 ② 支溝

(17) 협륵통脇肋痛

① 陽陵泉, 支溝

(18) 비색鼻塞

① 合谷, 手三里, 迎香

(19) 비뉵鼻衄

① 內庭, 合谷 ② 少商(瀉血), 百會(灸)

(20) 유연流涎

① 勞宮

(21) 심계心悸

① 內關, 間使 ② 陰郄

(22) 심부동통心部疼痛

① 內關, 郄門 ② 內關, 間使

(23) 오심惡心**, 구토**嘔吐

① 內關, 中脘, 公孫 ② 金津, 玉液(瀉血)

(24) 구산口酸

① 足三里

(25) 구고口苦

① 陽輔

(26) 구취口臭

① 大陵

(27) 토혈吐血

① 郄門, 梁丘, 陽陵泉

(28) 늑간근경련肋間筋痙攣

① 天突, 內關 ② 中衝, 膈兪, 內關

(29) 인후咽喉**의 이물감(매핵기**梅核氣**)**

① 天突, 照海

(30) 위통胃痛

① 中脘, 梁丘 ② 內關, 公孫

(31) 복창腹脹

① 內關, 足三里 ② 手三里, 陷谷

(32) 복통腹痛

① 背兪 압통점, 上腹痛에는 足三里, 下腹痛에는 下巨虛, 臍

腹痛에는 曲泉을 다시 가한다. ② 梁丘, 公孫 ③ 內關, 公孫

(33) 복수腹水

① 水分, 復溜

(34) 복사腹瀉

① 天樞, 陰陵泉, 三里 ② 曲池, 陰陵泉

(35) 변비便秘

① 支溝, 照海 ② 支溝, 天樞

(36) 황달黃疸

① 後谿, 勞宮

(37) 담교통膽絞痛

① 膽囊穴 ② 膽兪, 陽陵泉

(38) 신교통腎絞痛

① 腎兪, 三陰交

(39) 요저류尿瀦留

① 中極, 陰陵泉 ② 膀胱兪, 足三里, 陰陵泉

(40) 빈뇨頻尿

① 中極, 太谿 ② 腎兪, 復溜

(41) 요도통尿道痛

① 中極, 曲泉(灸) ② 秩邊(水道를 통한다)

(42) 혈뇨血尿

① 神門, 命門, 梁丘(灸)

(43) 부종浮腫

① 水分, 章門, 足三里 ② 腎兪, 陰陵泉, 復溜

(44) **항문통**肛門痛

① 長强 ② 束骨 ③ 孔最(灸), 腰兪

(45) **항문소양**肛門搔痒

① 百會, 長强, 次髎

(46) **음부소양**陰部搔痒

① 蠡溝 ② 太衝

(47) **피부소양**皮膚搔痒

① 曲池, 血海, 三陰交

(48) **사지추휵**四肢抽搐

① 百會, 太衝 ② 曲池, 陽陵泉

(49) **허약체질**虛弱體質

① 關元, 足三里, 命門(鍼灸並用) ② 氣海, 足三里, 腎兪(鍼灸並用)

(50) **인사불성**人事不省

① 人中, 十宣 ② 十二井 ③ 百會, 人中, 涌泉(三才穴) ④ 人中, 足三里

제 6 장

經絡의 時間相關論

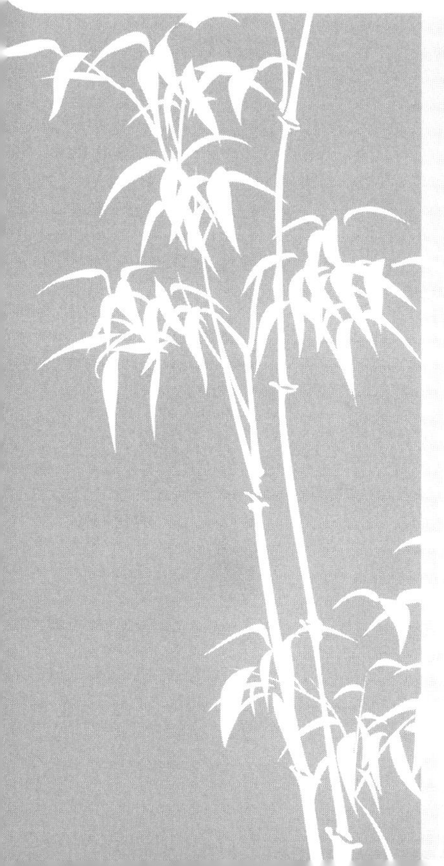

제1절 자오시간子午時間 음양상관론陰陽相關論

1. 經絡경락과 十二支십이지

한의학에서는 자연계의 끊임없이 운행하는 氣(기)의 움직임과 인체의 생리활동을 매우 중시한다. 자연계가 五行(오행)의 氣를 중심으로 삼라만상 일체의 운행을 영위하듯이, 인체도 五行의 氣를 담당하는 五臟六腑(오장육부)를 중심으로 다른 모든 조직기관이 그 생리활동을 영위한다. 자연계가 氣의 움직임으로부터 1년을 12개월로 나누어 그것을 子(자)·丑(축)·寅(인)·卯(묘)·辰(진)·巳(사)·午(오)·未(미)·申(신)·酉(유)·戌(술)·亥(해) 十二支(십이지)로 하고, 하루의 氣 움직임의 변화도 1년의 그것과 상관성을 가지므로 12로 나누어 子·丑·寅·卯·辰·巳·午·未·申·酉·戌·亥로 했다. 인체의 생리활동은 시간의 움직임 속에 있으면서 그것에 대응하고, 또 經絡(경락)을 통해 氣血(기혈)을 순행시킨다. 따라서 經絡에서 氣血의 순행은 十二支의 氣 변화에 따른다. 결국 각각의 시간변화에 따라 '子와 膽(담), 丑과 肝(간), 寅과 肺(폐), 卯와 大腸(대장), 辰과 胃(위), 巳와 脾(비), 午와 心(심), 未와 小腸(소장), 申과 膀胱(방광), 酉와 腎(신), 戌과 心包(심포), 亥와 三焦(삼초)'로 대응해 經絡에서 氣血의 순행이 성하게 된다. 經絡에서 氣血은 이 순서에 따라 순행한다.

2. 手足陰陽經수족음양경은 三合삼합 관계

天地人(천지인) 三才(삼재)는 자연계의 기본으로, 陽數(양수)인 1과 陰數(음수)인 2를 기본수로 한다. 그리고 陰陽의 氣는 만물의 부모이며, 양자가 합해서 통일체인 大極(태극)을 이루기 때문에 1+2=3이 되며, 그 의미로 3이라는 數는 大極 또는 무한, 모두라는 의미를 갖게 된다. 그래서 하루의 氣 순행을 3분할하는 三合法(삼합법)을 적용하면 '申 · 子 · 辰', '丑 · 午 · 戌', '巳 · 酉 · 丑', '亥 · 卯 · 未'의 조합이 가능하다.

1년에 春(춘) · 夏(하) · 土用(토용) · 秋(추) · 冬(동)의 五氣(오기) 변화가 있듯이, 하루에도 아침 · 정오 · 낮 · 저녁 · 밤의 五氣 변화가 있다. 아침은 木氣(목기)가 성하고, 木局(목국)에 속한다. 木氣에 대응하는 金氣(금기)의 시간은 저녁으로 金局(금국)에 속한다. 木局의 三合은 '亥 · 卯 · 未'의 조합이고, 臟腑에서는 '三焦 · 大腸 · 小腸'의 腑다. 그것에 대응하는 金局의 三合은 '巳 · 酉 · 丑'의 조합으로, 臟腑에서는 '脾 · 腎 · 肝'의 臟이다. 木과 金은 相克(상극)이지만 부부관계도 되며, 서로 돕는 관계에 있다. 그리고 그 둘 중 木局은 手三陽(수삼양)이고, 金局은 足三陰(족삼음)이다. 또 정오는 火氣(화기)가 성한 시간으로 火局(화국)이 담당하고, 三合은 '寅 · 午 · 戌'의 조합이며, 臟腑는 '肺 · 心 · 心包'의 手三陰(수삼음)이다. 그 火氣에 대응하는 水氣(수기)의 시간은 밤으로 水局(수국)이 담당하고, 三合은 '申 · 子 · 辰'의 조합이며, 臟腑는 '膀胱 · 膽 · 胃'의 足三陽(족삼양)이다. 그리고 火氣와 水氣는 相克의 부부관계로 서로 돕는다. 土用은 陽으로부터 陰을 생기게 하는 陰遁(음둔)의 시기에 해당한다. 하루로 말하면 오후 낮 시간에 해당한다. 그러나 이것은 土氣가 성한 시기의 대표로 정해진 것이고, 실제로 土氣가 담당하는 시기는 1년, 하루에 4회이다. 그것이 '丑 · 辰 · 未 · 戌'이다. 丑을 중심으로 한 土局(토국)의 三合은 '酉 · 丑 · 巳'의 '腎 · 肝 · 脾' 足三陰이며, 그것에 대응하는 未의 土局은 '卯 · 未 · 亥'의 '大腸 · 小腸 · 三焦' 手三陽이 된다. 辰과 戌에서도 마찬가지로 각각 足三陽과 手三陰이 된다(그림 6-1. 6-2).

3. 手足三陰三陽經수족삼음삼양경의 對局的대국적 陰陽相關關係음양상관관계

三合관계의 조합은 手 · 足三陰經 또는 手 · 足三陽經이 되는데, 手三陽經은 足三陰經과, 手三陰經은 足三陽經과 각각 對局的(대국적) 陰陽相關關係(음양상관관계)를 이룬다. 즉 手三陰經 또는 足三陰經이 서로 三合관계로 맺어지고, 마찬가지로 手三陽經 또는 足三陽經 상호 간에도 三合관계로 맺어져 각각 균형을 유지한다. 더구나 상하 三陰三陽經은 다음에 서술하는 시간적 陰陽相關關係를 갖고 있다.

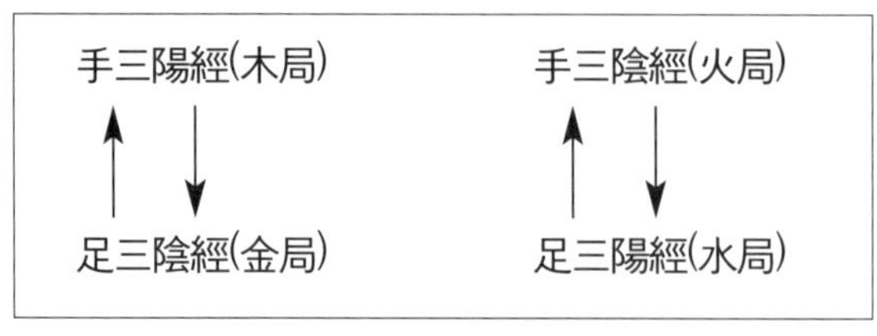

표 6-1 手足의 三陰三陽相關性

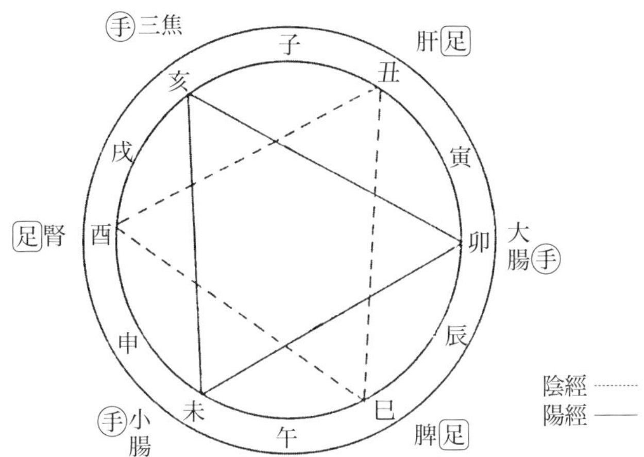

金局의 巳 · 酉 · 丑(手三陽經) ↔ 木局의 亥 · 卯 · 未(足三陰經)

그림 6-1 金局과 木局의 三合

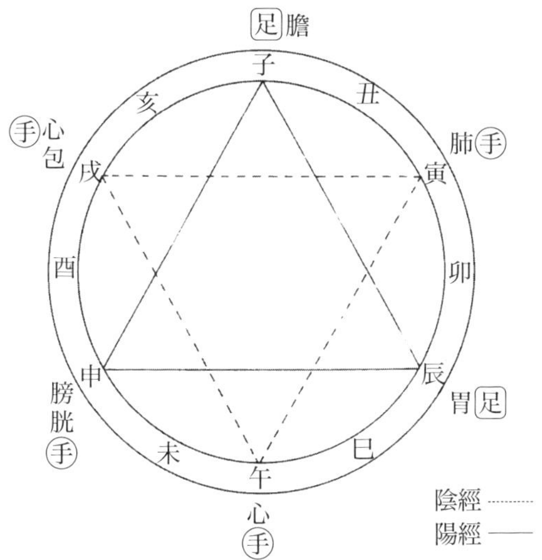

水局의 申 · 子 · 辰(足三陽經) ↔ 火局의 寅 · 午 · 戌(手三陽經)

그림 6-2 水局과 火局의 三合

따라서 이것은 手足의 對局的 陰陽相關性을 응용한 치료가능성을 의미한다. 곧 大腸經(대장경) · 小腸經(소장경) · 三焦經(삼초경)에 氣를 통하게 하는 것은 腎經(신경) · 肝經(간경) · 脾經(비경)에 氣를 통하게 하는 것이므로, 足陰經病에는 手陽經을, 足陽經病에는 手陰經을 이용하거나, 또는 이를 역으로 이용해 치료가 가능한 것이다.

4. 時間的시간적 陰陽相關關係음양상관관계

상술한 경우 한 經에 대해서 그것과 對局하는 經을 선택하면 상당한 효과를 발휘할 수 있다. 이때 對局하는 經의 관계는 시간적인 陰陽關係(음양관계)에 있다. 즉 하루는 낮(오전)과 밤(오후)이 있어야 비로소 성립한다. 결국 아침은 저녁과, 정오는 한밤과 각각 陰陽關係에 있다는 것이다. 다시 자세히 말하자면, 木局에 속하는 아침 5시부터 7시의 木氣가 가득한 시간은 金局에 속하는 저녁 5시부터 7시의 金氣가 가득한 시간과 陰陽關係에 있는데, 그것은 卯時(묘시)와 酉時(유시)에 상당한다. 요컨대 이 둘 사이에는 시간적 陰陽相關關係(음양상관관계)가 성립한다고 말한다. 마찬가지로 火氣가 가득한 오전 9시부터 11시의 巳時(사시)는 水氣가 가득한 오후 9시부터 11시의 亥時(해시)와, 또 土氣가 가득한 오후 1시부터 3시의 未時(미시)는 土氣가 가득한 오전 1시부터 3시의 丑時(축시)와 각각 시간적 陰陽相關性을 갖는다(그림 6-3).

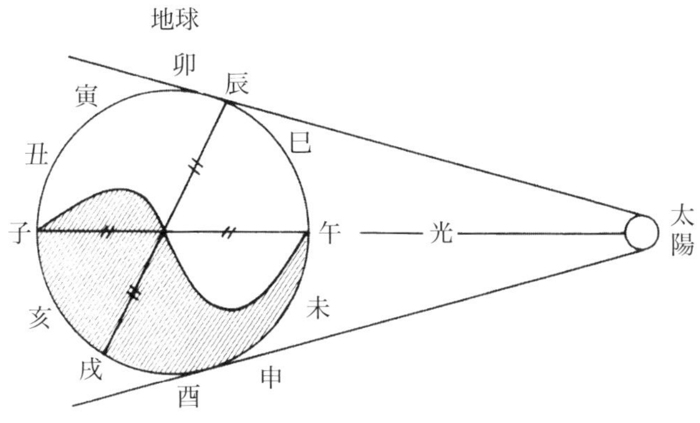

그림 6-3 태양과 지구의 1일 음양변화도

이 관계는 임상의 진단과 치료에서 상당히 유효하다. 예를 들면 手大腸經에 통증을 호소하는 환자에게 大腸과 관계된 증상을 문진해도 거의 제대로 된 대답이 돌아오지 않는다. 대부분은 통증이 시작되기 이전의 밤샘과 과로 등으로 정력을 소모해 腎精(신정) 부족을 초래한 것이기 때문이다. 이는 腎經이 속하는 酉時(유시)와 시간적 陰陽相關關係에 있는 卯時(묘시)에 大腸의 虛熱(허열)로 나타난다. 이와 같은 진단이 이루어지지 않은 상태에서의 치료는 일반적으로 陽經에 있는 것이기 때문에, 大腸經에 瀉血(사혈) 같은 瀉法(사법)을 시험해보는 경우가 많다. 효과가 전혀 없는 것은 아니지만, 虛를 더 虛하게 하여 熱을 없애는 방법이므로 환자의 精氣(정기)는 더욱 소모되고 만다. 치료원칙에도 있듯이, 이 같은 경우에는 虛를 補(보)해야지 瀉해서는 안 된다. 이 경우에 무엇을 補하면 좋을지 당혹해 한다. 표리관계에 있는 肺經을 자주 補하지만, 효과는 일시적이다. 한의학의 특징은 辨證施治(변증시치)다. 證(증)은 병의 본질을 의미하고, 症(증)은 본질로부터 생긴 현상이다.

이 경우의 證은 腎虛證(신허증)이고, 大腸의 虛熱證(허열증)이다. 실제로 腎經을 補하거나 腎兪(신수)를 조작하여 좋은 효과를 얻는다.

또 手小腸經의 통증을 호소하는 환자 중 小腸의 증상을 직접 호소하는 사람은 적다. 小腸經이 속하는 未時(미시)와 시간적으로 陰陽相關關係에 있는 丑時(축시)에 속하는 肝經의 피로에서 오는 경우가 대부분이다. 1년간 小指의 彈發指(탄발지)로 수술을 권유받아온 환자의 肝兪(간수)를 손가락으로 누르는 것만으로 개선시킨 일이 있다. 실제로 小腸經에 따르는 질환을 갖는 경우, 胸脇部(흉협부)에 저항감이 진찰되고, 그 이전에 정신적 스트레스를 경험하는 사람이 많다. 肝의 募穴(모혈)인 期門(기문)을 심으로 그 주위가 굳은 경우에는 小腸의 募穴인 關元(관원)도 굳는데, 關元에 조작을 가하여 胸脇部를 완화할 수 있으며, 胸脇部뿐만 아니라 肝經이 유주하는 다른 부분의 긴장도 동시에 없앨 수 있다. 또 子時(자시)의 膽經熱(담경열)은 午時(오시)의 心經(심경)에 반응이 나온다. 膽熱이 강하고, 膽의 募穴인 日月(일월)에 압통이 강하게 있는 경우 巨闕(거궐) 부위가 딱딱하다. 이것을 心下痞硬(심하비경)이라 하는데, 한약으로는 大柴胡湯(대시호탕) 또는

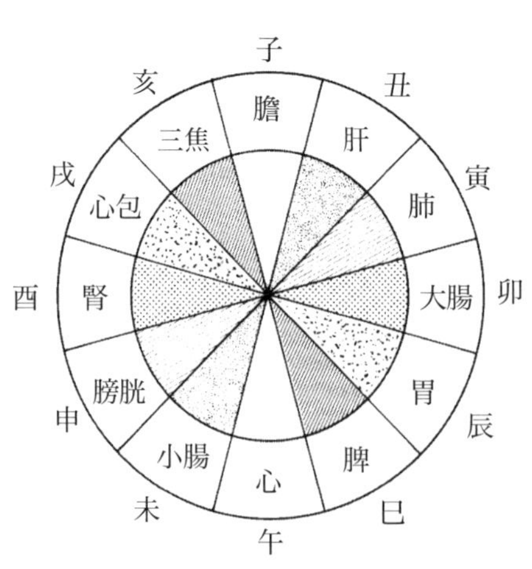

그림 6-4 時間的 陰陽相關圖

枳實(지실)이 들어간 四逆散(사역산)을 이용해 없앤다. 모두 膽熱을 없애는 처방이다. 이 膽經의 이상이 左로 오는 경우 일반적으로 心臟의 증상을 호소하는 경우가 많다. 巨闕과 日月을 조작하는 것은 동시에 그들의 經에 따르는 이상에도 효과가 있다. 이상의 것은 치료 시에 적은 選穴로도 좋은 효과를 나타낼 수 있음을 의미한다. 經絡은 서로 관련하기 때문이다(그림 6-4).

5. 原穴원혈을 이용한 시간 응용

原穴(원혈)은 자연치유력을 높이는 經穴로 자주 이용되고, 腕關節과 足關節에 존재한다. 原穴의 근원은 배꼽 아래 丹田(단전)에 있으며, 腎間動氣(신간동기)를 느끼는 곳이다. 腎間動氣는 五臟六腑의 本이고, 十二經絡의 根이며, 腎의 精力과 깊게 관계한다. 丹田部의 약화는 腎虛(신허)로 표현되는데, 골반 내 장기의 쇠약을 의미한다. 이른바 노화현상과 관계한다. 그것은 골반을 비뚤어지게 하고, 또 전신에 영향을 준다. 따라서 골반부의 弱化(약화)와 硬化(경화)는 자연치유력의 저하를 초래하고, 면역력 쇠퇴로 각종 질환에 걸리기 쉽게 된다.

그러므로 原穴을 알맞게 조작하면 골반 내 장기의 활성화를 촉진하고, 면역력을 비롯한 자연치유력을 충분히 발휘시키는 것이 가능하다고 할 수 있다. 原穴의 조작은 본래 개인의 證에 따라서 행하지만, 관계하지 않는 經絡의 氣血 순환에 따라 조작하는 것은 經絡의 시간성이라는 합리적 관점에서 보아도 효과를 기대할 수 있다. 곧 十二支에 따라 原穴을 조작하는 것이다.

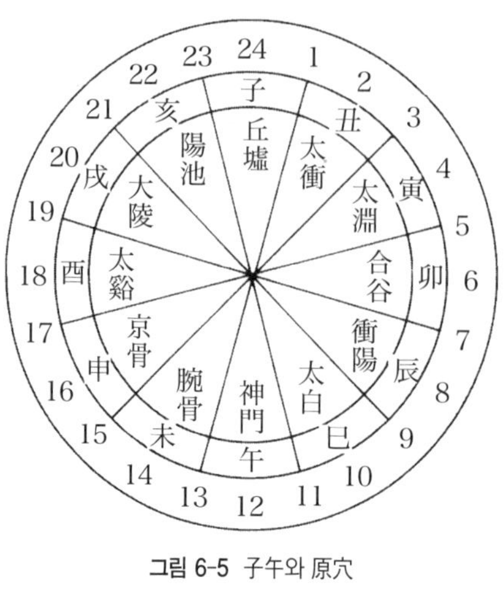

그림 6-5 子午와 原穴

이런 경우 대개는 몸이 가벼워지고 머리가 맑아지지만, 개중에는 나른하면서 졸리는 경우도 있다. 이런 증상은 몸이 피곤하고 精氣(정기)가 부족할 때 나타난다. 에너지 생성 과정에서 精氣가 그 정도로 부족하지 않은 사람은 脾·肺·腎이 활성화되어 元氣(원기)가 증가하지만, 부족한 사람은 도리어 精氣가 소모되기 때문에 나른해지고 졸음이 오는 것이다(그림 6-5).

6. 經絡경락의 五運相關性오운상관성

五門十變(오문십변)에서도 서술했듯이, 〈하도(河圖)〉의 數에 따르면 1·2·3·4·5는 生數(생수)고, 6·7·8·9·10은 成數(성수)다. 이것을 五行(오행)의 生成數(생성수)라고 한다. 그리고 《역경易經》에 "天은 一로 水를 낳고, 地六은 이것을 이룬다. 地는 二로 火를 낳고, 天七은 이것을 이룬다. 天은 三으로 木을 낳고, 地八은 이것을 이룬다. 地는 四로 金을 낳고, 天九는 이것을 이룬다. 天은 五로 土를 낳고, 地十은 이것을 이룬다."고 했다. 이것에 天干(천간) 중 陽干(양간)과 陰干(음간)을 干合(간합)시키면 天干의 五運關係(오운관계)와 일치한다. 그것은 고인이 하늘의 움직임을 살피고, 天空의 五色氣를 관찰하며, 天干의 다섯 方向을 살폈으니, 甲과 己가 관계하여 土運을 이루며, 乙과 庚이 관계하여 金運을 이루고, 丙과 辛은 水運을, 丁과 壬은 木運을, 戊와 癸는 火運을 이루는 것이다. 이와 같이 陰陽이 相合하여 五運이 생기게 된다.

요컨대 "天은 一로 水를 낳고, 地六이 그것을 이룬다."는 말에서 1은 甲(갑)이고, 6은 己(기)다. 甲과 己가 干合해 化하여 土運(토운)을 이룬다. 또 "地는 二로 火를 낳고, 天七이 그것을 이룬다."는 말에서 2는 乙(을)이고, 7은 庚(경)이다. 乙과 庚이 干合해 化하여 金運(금운)을 이룬다. "天은 三으로 木을 낳고, 地八이 그것을 이룬다."는 말에서 3은 丙(병)이고, 8은 辛(신)이다. 丙과 辛이 干合해 水運(수운)을 이룬다. "地는 四로 金을 낳고, 天九는 그것을 이룬다."는 말에서 4는 丁(정)이고, 9는 壬(임)이다. 丁과 壬이 干合해 木運(목운)을 이룬다. "天은 五로 土를 낳고, 地十이 그것을 이룬다."는 말에서 5는 戊(무)고 10은 癸(계)다. 戊와 癸가 干合해 火運(화운)을 이룬다(표 6-2, 6-3).

先天의 五行과 生成數	生數	天干	成數	天干	干合	五運
天은 一로 水를 낳고, 地六이 그것을 이룬다	一	甲	六	己	甲己	土運
地는 二로 火를 낳고, 天七이 그것을 이룬다	二	乙	七	庚	乙庚	金運
天은 三으로 木을 낳고, 地八이 그것을 이룬다	三	丙	八	辛	丙辛	水運
地는 四로 金을 낳고, 天九는 그것을 이룬다	四	丁	九	壬	丁壬	木運
天은 五로 土를 낳고, 地十이 그것을 이룬다	五	戊	十	癸	戊癸	火運

표 6-2 先天의 오행과 生成數 및 그 干合

天	生數	一	二	三	四	五
	天干	甲	乙	丙	丁	戊
		膽	肝	小腸	心	胃
		脾	大腸	肺	膀胱	腎
	天干	己	庚	辛	壬	癸
地	成數	六	七	八	九	十

표 6-3

이들의 관계에서 經絡의 相關關係가 생기게 된다. 즉 膽經과 脾經, 肝經과 大腸經, 小腸經과 肺經, 心經과 膀胱經, 胃經과 腎經이다. 결국 이것은 상극관계인 부부관계도 된다.

肝經과 大腸經	……	木과 金	……	井	……	金運
心經과 膀胱經	……	火와 水	……	滎	……	木運
脾經과 膽經	……	土와 木	……	俞	……	土運
肺經과 小腸經	……	金과 火	……	經	……	水運
腎經과 胃經	……	水와 土	……	合	……	火運

이들의 관계는 하루의 木局(목국), 火局(화국), 土局(토국), 金局(금국), 水局(수국)에서 이용할 수 있다. 木局의 三合은 '亥·卯·未'의 조합인데, 이것은 亥時부터 천천히 木氣가 일어나서 卯時에 가장 성하게 되었다가, 未時에 이르기까지 천천히 안정되어 가는 것을 의미한다. 또 金局의 三合은 '巳·酉·丑'의 조합인데, 이것도 마찬가지로 巳時부터 천천히 金氣가 일어나 酉時에 金氣가 가장 성하게 되었다가, 丑時에 이르기까지 천천히 진정되어 간다. 그밖에도 마찬가지이며, 火局의 三合은 '寅·午·戌', 水局의 三合은 '申·子·辰', 土局은 丑·辰·未·戌이다. 丑을 중심으

로 한 土局의 三合은 '酉 · 丑 · 巳'고, 辰을 중심으로 한 土局의 三合은 '子 · 辰 · 申'이고, 未를 중심으로 한 土局의 三合은 '卯 · 未 · 亥'고, 戌을 중심으로 한 土局의 三合은 '午 · 戌 · 寅'이다.

따라서 각각의 局이 성하게 되는 시각에 그에 상응하는 五運의 經穴을 이용한다. 이때 木局은 전날 밤 11시부터 시작해 당일 오전 5~7시 사이에 가장 성하게 되고, 차츰 오후 3시에 이르기까지 약하게 되어가는 것이기 때문에 매우 폭이 넓고, 心經과 膀胱經의 滎穴을 이용할 수 있다. 또 金局은 당일 오전 9시부터 천천히 일어나 오후 5~7시 사이에 가장 성하게 되고, 다음날 오전 3시까지에 걸쳐서 차츰 안정된다. 이 범위에서 金運의 肝經과 大腸經의 井穴을 이용한다.

이하 마찬가지이지만, 이들의 시간대는 각각이 중복된다. 그래서 질병의 證과 일치하는 경우에는 그 시간대의 經穴을 이용하면 좋다. 예를 들어 肝虛證(간허증)을 子母關係를 이용해 補하고 싶은 때, 水運의 시간대는 오후 3시부터 다음날 오전 9시 사이기 때문에 肺經의 經渠(경거)와 小腸經의 陽谷(양곡)을 補하면 좋다. 이 경우 水運이 가장 성하게 되는 오후 9시부터 다음날 오전 1시 사이에 補하는 것이 가장 이상적이다. 또 증상이 어느 특정 시간대에 나타나며, 그 證 또는 어느 經에 해당하는지 판단하기 어려운 경우는 그 시간대에 상당하는 五運經을 이용하면 좋다. 證 또는 어느 經에 해당하는지 아는 경우에도 현 시간대의 五運穴을 이용해서 역시 효과를 볼 수 있다.

당일 오전 9시~[오후 3~9시]~다음날 오전 3시…井穴(肝經의 大敦과 大腸經의 商陽)

전날 오후 9시~[오전 3~7시]~오후 3시…滎穴(心經의 少府와 膀胱經의 通谷)

未… 당일 오전 7시~[오후 1~3시]
~오후 11시

戌… 당일 오전 11시~[오후 7~9시]
~다음날 오전 5시

丑… 전날 오후 5시~[오전 1~3시]
~ 당일 오후 3시

辰… 전날 오후 11시~[오전 7~9시]
~당일 오후 5시

→ 兪穴(脾經의 太白과 膽經의 臨泣)

전날 오후 1시~[오후 11시~오전 3시]~당일 오전 11시…經穴(肺經의 經渠와 小腸經의 陽谷)

당일 오전 3시~[오전 11시~오후 1시]~오후 9시…合穴(腎經의 陰谷과 胃經의 三里)

[ ]는 성하게 되는 시간대, ( )는 經穴

시간에 따른 經穴의 응용은 그 시간대에 그 經穴을 통해서 氣가 통하기 쉽도록 한다는 것이지, 그 經穴을 이용하면 모든 증상이 개선된다는 것은 아니다. 氣를 소통시켜 전체의 평형을 잡는다는 의미로 생각하면 된다.

또 五運에 따른 經穴의 조합에 의해 五氣가 생긴다. 예를 들면 脾經과 膽經에서는 土氣가 생기고, 肝經과 大腸經에서는 金氣, 小腸經과 肺經에서는 水氣, 心經과 膀胱經에서는 木氣, 胃經과 腎經에서는 火氣가 각각 생긴다. 이것은 진단과 치료에 많이 이용할 수 있으며, 좋은 효과를 기대할 수 있는 방법 중 하나다.

7. 顔面診斷안면진단에 대하여

經絡의 시간적 陰陽相關關係는 모든 면에 나타난다. 예를 들면 안면진단에서 일반적으로 자주 말하는 것에 대해서 고찰해 보면 납득이 간다.

經絡에는 陽經과 陰經이 있다. 陽經은 腑經絡(부경락)이고, 한의학에서는 腑를 "實하지만 가득차지 않는다."는 말로 정의하는데, 에너지원이 되는 음식물 등 물질의 출입을 의미한다. 陰經은 臟經絡(장경락)이고, "가득 차지만 實하지 않다."는 말로 정의하는데, 이것은 에너지원과 대사촉진물질, 그밖에 작용물질을 저장한다는 것을 의미한다. 결국 陽經은 일반적으로 대사활동의 모습, 요컨대 氣의 성쇠를 잘 표현하고, 陰經은 대사에 필요한 에너지원을 돕는 대사촉진물질과 그 외 작용물질의 존재, 요컨대 精의 성쇠를 표현하는 것이라고 할 수 있다. 그리고 종합적으로 有神(유신)과 無神(무신)이라는 神의 모습으로 전체의 성쇠가 표현되는 것이다.

正經十二經脈(정경십이경맥)이 안면에서 流注하는 것을 보면, 陰經은 안면의 내부를 통하고, 일부는 咽에 일부는 目과 頭에 이르지만, 안면 표면에는 모든 陽經이 통하고 있다. 이것은 안면이 대사활동의 성쇠가 잘 나타나는 곳임을 의미한다. 그것은 전술했듯이 有神과 無神의 모습으로 나타난다. 이 이론은 心의 오행이론에서도 증명할 수 있다. 즉 五行에서 火는 心과 小腸을 담당하고, 그 五氣는 熱, 五神은 神, 그리고 血脈을 담당한다. 결국 그 熱이라는 것은 血脈의 공급에 의해 얻을 수 있는 대사활동의 代謝熱(대사열)이고, 神은 거기에서 생기는 氣의 모습을 의미하는 것이다. 그리고 心과 小腸은 안색을 담당한다. 그것은 안면이 대사활동에 의해 에너지[眞氣(진기) 또는 元氣(원기)·原氣(원기)]의 모습이 나타나는 곳임을 의미한다. 또 이 경우, 안면에 六腑의 經絡이 통하므로 木氣, 火氣, 土氣, 金氣, 水氣 각 氣의 모습이 동시에 나타난다. 즉 木氣는 膽經에, 火氣는 小腸經과 三焦經에, 土氣는 胃經에, 金氣는 大腸經에, 水氣는 膀胱經에 각각 나타난다.

일반적으로 腎精(신정) 또는 津液(진액)을 소모하여 氣虛(기허)와 陰虛(음허)에 빠져 虛熱(허열)이 일어날 때 手大腸經을 따라 근육통과 같은 현상이 자주 나타난다는 것은 앞에 서술했는데, 이와 같이 陰經에 직접 반응이 나타나는 것에 의해 그 臟과 관련하는 腑의 陽經에 病理의 모습이 잘 반영된다. 마찬가지로 그것은 陽經이 모인 안면에도 나타난다. 안면의 경우에는 색으로 잘 나타나는데, 熱의 경우는 붉은색이 나타난다. 精 부족 때문에 차츰 대사력이 저하하면 칙칙한 흑색이 나타나고, 얼굴이 기미를 띠는 경우도 있다.

이상과 같이 안면에는 陽經이 돌고 있지만, 동시에 그것과 관련하는 陰臟(음장)의 모습이 나타난다. 즉 각각의 陽經에는 표리관계, 시간적 陰陽相關性(음양상관성), 五運相關性(오운상관성) 등으로 陰經 또는 陰臟의 모습이 나타난다. 膀胱經에는 표리관계에 있는 腎經 또는 腎, 시간적 陰陽相關性이 있는 肺經 또는 肺, 五運相關性이 있는 心經 또는 心의 모습이 나타난다. 마찬가지로 膽經에는 肝經 또는 肝, 心經 또는 心, 脾經 또는 脾의 모습이 나타나고, 三焦經에는 心包經 또는 心包, 脾經 또는 脾, 心經 또는 心

의 모습이 나타나며, 小腸經에는 心經 또는 心, 肝經 또는 肝, 肺經 또는 肺의 모습이, 大腸經에는 肺經 또는 肺, 腎經 또는 腎, 肝經 또는 肝의 모습이, 胃經에는 脾經 또는 脾, 心包經 또는 心包, 腎經 또는 腎의 모습이 각각 나타난다.

청색은 木氣亢進(목기항진) 또는 경맥의 흐름이 막혀 경련과 통증이 있음을 나타내고, 검푸른 색은 精 부족을 수반하는 木氣亢進 또는 경맥의 흐름이 막혀 마비와 통증이 있음을 나타낸다. 백색은 金氣亢進(금기항진)과 경맥의 拘急(구급)과 血虛(혈허), 냉증을 나타내고, 황색은 土氣亢進(토기항진)과 濕熱(습열)로 경맥의 흐름이 막혔음을 나타낸다.

경험적 데이터로부터 얼룩과 내장질환의 관련에 대한 일반적인 내용을 보면 다음과 같다.

부인과질환 또는 고혈압, 腦卒中(뇌졸중) 氣味가 있는 사람은 이마 상부가 붉어진다고 한다. 이마에는 膀胱經이 통하고, 표리관계로 腎經 또는 腎과 관련한다. 한의학에서는 腎은 호르몬계와도 깊은 관계가 있다고 보며, 부인과에 크게 반영된다. 또 膀胱經은 五運相關性에서 心과 관계하고, 心熱의 上逆 때문에 고혈압이나 뇌졸중의 경향이 나타난다. 또 감기가 심하게 들어 肺熱을 다스리는 麻杏甘石湯(마행감석탕)이 필요한 경우에는 이마가 붉고 땀이 나는데, 時間陰陽相關性의 膀胱과 肺의 관계에서 肺의 火氣有餘(화기유여)의 모양이다. 이마 중앙의 얼룩은 성호르몬이나 부신피질호르몬 등의 분비 不調(부조)에 의한 것이다. 이것도 앞의 기록과 마찬가지 이론으로 설명할 수 있다. 면역력 저하가 심한 경우에는 거무스름해진다. 이마가 붉은 경우는 아직 병의 정도가 덜하여 치료하기 쉽지만, 거무스름해지는 경우에는 위험하다. 이것은 이마에 心의 모습이 나타나는데, 붉을 때는 급성으로 병의 정도가 덜하지만, 相克의 색이 나타날 때는 위험하기 때문이다.

눈 주위의 얼룩은 자궁에 문제가 있는 것이고, 특히 임신중절 경험자에게 많다고 한다. 눈 주위를 살펴보면, 足太陽膀胱經의 經筋(경근)은 上眼瞼(상안검)에서 目上網(목상망)을 형성하고, 足陽明胃經의 經筋은 下眼瞼(하안검)에서 目下網(목하망)을, 足少陽膽經의 經筋은 目外維(목외유)를 각각 형성한다. 결국 눈 주위는 이들에 관계하는 經絡과 밀접한 유대가 있다는 것이다. 膀胱經은 앞에 서술한 대로이지만, 胃經은 표리관계로부터 脾經과 脾, 心包經과 心包, 腎經과 腎에 관계하며, 膽經은 肝經과 肝, 心經과 心, 脾經과 脾에 각각 관계한다. 이것으로부터도 자궁과 대부분 관계가 있다는 것을 알 수 있다.

또 肝斑(간반)이라 불리는 頰骨(협골) 부근의 얼룩은 肝질환과 관계가 있는데, 頰骨 부위에는 小腸經이 통한다. 時間陰陽相關에서 小腸經은 肝經과 관계가 있으니, 肝의 水氣인 精 부족의 모습이 頰骨 부위에 나타나는 것이다.

생식기능에 이상이 있는 사람은 자주 입 주변에 어두운 색이 나타나는 일이 있다. 이 구역에는 大腸經과 胃經이 통하는데, 時間相關關係로 볼 때 大腸經은 腎經과 관계하며, 五運相關關係에서 胃經은 腎經과 관계한다. 생식기는 肝과도 관계하는데, 五運相關關係에서 大腸은 肝의 변동을 나타내므로 입 주위에 어두운 색이 나타난다. 또 時間陰陽相關으로부터 胃經은 心包經과 관계하는데, 냉증인 경우에는 입 주위뿐만 아니라 턱에도 어두운 색이 나타내게 된다.

또 目外眥 옆에 얼룩이 있는 경우는 갑상선기능항진의 경향이 있다고 하지만, 여기는 膽經이 통하는 부위에 있는 膽氣亢進(담기항진)도 관계하지만, 時間陰陽相關으로부터 心과 脾에 부담이 걸리고 대사항진 때문에 정기부족을 초래해 어두운 색이 나타나는 것이라고 해석할 수 있다.

이상의 내용으로부터 안면은 心의 색을 담당하는 곳으로, 모든 陽經이 통하고 대사 상태가 나타나는 곳이라고 할 수 있다.

8. 氣血多少기혈다소의 운용

經絡에는 氣血의 多少가 있다. 《내경內經》 곳곳에 나오는데, 《소문素問 · 혈기형지血氣形志》에서 "무릇 인체 氣血의 정상적인 수량은, 太陽은 항상 血이 많고 氣가 적으며, 少陽은 항상 血이 적고 氣가 많으며, 陽明은 항상 氣血이 모두 많으며, 少陰은 항상 血이 적고 氣가 많으며, 太陰은 항상 氣가 많고 血이 적다."고 했다. 十二經絡의 이 多少가 균형을 잃을 때 질병 상태를 초래한다. 또 역으로 각 經絡의 질병은 이 氣血의 多少를 초래하게 된다. 따라서 임상에서는 항상 각 經絡의 氣血多少에 주의를 기울이고, 補瀉法(보사법)으로 이들의 평형을 잡도록 해야 한다.

예를 들어 四川의 명의인 沈左廷(침좌정)의 치험례에 따르면, 肺經의 氣가 과다해 전신이 부푼 듯 느끼고 眩暈(현훈)을 느끼는 자는 太淵(태연)을 瀉하지 않으며, 肝經의 血이 過多하고 氣가 過少한 자는 血이 올라가 뇌일혈을 초래하기 쉬우므로, 太衝(태충)

을 瀉하여 치료한다. 또 胃經의 氣血이 모두 과다한 자는 몸이 虛해서 피로하기 쉬우며 眩暈을 호소하는데, 足三里(족삼리)를 補하고, 膀胱經의 血이 過多한 자는 兪穴(수혈)과 委中(위중)에서 瀉血한다.

《침구취영鍼灸聚英》의 눈과 관련한 항목에서 李東垣(이동원)은 다음과 같이 서술한다. "目內眥(목내제)는 足太陽膀胱經이 지나는 곳으로, 血이 많고 氣가 적다. 目銳眥(목예제)는 足少陽膽經이 지나는 곳으로, 血이 적고 氣가 많다. 目上網(목상망)은 手太陽小腸經이 지나는 곳으로, 血이 많고 氣가 적다. 目下網(목하망)은 足陽明胃經이 지나는 곳으로, 血氣이 모두 많다. 陽明經은 눈 양쪽에서 일어나 頞(알, 콧마루) 안에서 만나며, 太陽 · 少陽과 눈에서 交會한다. 다만 足厥陰肝經이 目系에 이어지는 것뿐이므로 血이 太過한 것은 太陽과 陽明의 實이다. 血이 이르지 않는 것은 厥陰의 虛다. 그러므로 瀉血은 太陽과 陽明에 좋다. 아마 이 두 經은 血이 많기 때문이다. 足少陽經은 瀉血을 해서는 안 된다. 血이 적기 때문이다. 太陽과 陽明을 찔러 瀉血하면 곧 눈이 환해지고, 少陽을 찔러 瀉血하면 곧 눈이 어두워진다. 반드시 太過不及함이 없도록 해야 한다. 血로 눈을 영양하는 것이다. 雀目(작목, 야맹증)은 밤에 볼 수 없다. 크게 근심과 걱정을 하면 肝血이 적어지므로 瀉血을 금한다. 적당히 肝을 補하고 胃를 영양해야 한다."

이 글은 눈에 대해서 서술한 것이지만 충분히 참고할 만한 가치가 있다.

이상과 같이 각 經 표리의 氣血 過多過少는 有餘不足의 조절을 필요로 하지만, 여기서 말하는 氣血의 多少는 생리해부에서 혈액과 에너지의 多少를 의미하는 것은 아니고, 증상으로부터 판단된 기능의 강약을 의미한다. 임상에서 매우 중요한 이론이다. 일반적으로 氣血이 많은 경우는 예후가 좋지만, 반대인 경우는 그렇지 않다(표 6-4).

經絡	氣血
手少陽三焦經	多氣少血
足少陽膽經	
手太陰肺經	
足太陰脾經	
手少陰心經	
足少陰腎經	
手太陽小腸經	少氣多血
足太陽膀胱經	
手厥陰心包經	
足厥陰肝經	
手陽明大腸經	多氣多血
足陽明胃經	

經絡	氣	血
太陽經	少	多
陽明經	多	多
少陽經	多	少
太陰經	多	少
少陰經	多	少
厥陰經	少	多

표 6-4 氣血多少表

제2절 자오유주법子午流注法

1. 子午流注자오유주의 원류

鍼法(침법)의 하나인 子午流注法(자오유주법)은 十二經絡의 井(정)·滎(형)·兪(수)·經(경)·合(합) 66穴을 기초로 天·地·人이 상응하는 관점에서 氣血流注의 성쇠를 시간 법칙에 따라 추산하여 選穴(선혈)하고 施治(시치)하는 방법이다.

子午流注法의 원리는 《소문素問》과 《영추靈樞》에 보인다. 그 구체적 응용은 주로 《난경難經》과 《갑을경甲乙經》, 扁鵲(편작)의 《자오경子午經》 등에 보이며, 《소문素問·육미지대론六微旨大論》에 "기백이 말하길, 天氣는 甲(갑)에서 시작하고, 地氣는 子(자)에서 시작한다. 子와 甲이 相合한 것을 歲立(세립)이라 한다. 신중히 時를 살피면 氣를 예측할 수 있다. …… 天氣로 말하자면 本을 구하고, 地氣로 말하자면 위치를 구하며, 사람으로 말하면 氣交(기교)를 구한다. …… 天氣가 하강하면 氣가 땅에서 흐르고, 地氣가 상승하면 氣가 하늘로 오른다. 그러므로 위아래에서 서로 부르고, 상승과 하강이 서로 인과관계가 되어 변화가 발생한다."고 했다. 또 《소문素問·육절장상론六節藏象論》에 "하늘은 六六으로 節이 되고, 땅은 九九로 하늘에 상응한다. 하늘에 十天干이 있는데, 天干이 여섯 번의 순환을 마치면 1周甲(주갑)이 되며, 1周甲이 여섯 번 반복하면 한해를 끝맺게 되니, 이것이 360일의 계산법이다."라고 했다.

이들을 기초로 明나라의 徐鳳(서봉)이 子午流注鍼法의 법칙을 완성했다. 扁鵲은 子午流注로 《자오경子午經》을 저술했는데, 그는 心經 다섯 穴을 더해 66穴로 했다. 이 心經 다섯 穴에 대해서는 《영추靈樞·본수本輸》에 그 기재가 없고, 扁鵲이 보충해 넣은 것이다.

子午流注의 子(자)와 午(오)는 十二支 가운데 두 개의 시간대를 가리키는데, 徐鳳이 "子時 一刻에 一陽이 생기고, 午時 一刻에 一陰이 생기니, 子午로써 이것을 나누어 中을 얻는다."고 서술했듯이, 十二支를 하루에 배당하고 子와 午를 가지고 陰陽으로 나눈다. 결국 한낮의 午(오전 11시~오후 1시)는 가장 陽이 성한 시간이고, 한밤의 子(밤 11시~오전 1시)는 가장 陰이 성한 때다. 이것을 1년으로 말하면, 一陽이 생기는 11월의 冬至(동지)를 子月로 하고, 一陰이 생기는 5월의 夏至(하지)를 午月로 해서 十二支를 12개월로 배당한다. 子月과 午月은 그 陰陽氣의 盛衰가 나뉘는 지점이 된다. 그러므로 하루의 12시간에 대해서 말하면, 子午는 하루의 시간변화에 따른 陰陽의 消長變化(소장변화)를 의미하는 것이다.

子에서 午에 이르는 12시간 중에는 寒(한)에서 熱(열)로, 暗(암)에서 明(명)으로 변하고, 이것은 陽氣의 생장과 陰氣의 쇠퇴를 나타낸다. 또 午에서 子에 이르는 12시간 중에는 熱에서 冷(냉)으로, 明에서 暗으로 변하고, 이것은 陽氣의 쇠퇴와 陰氣의 증가를 의미한다.

인체 氣血循行(기혈순행)의 성쇠는 이 시간변화에 상관하고, 그것은 자연계의 陰陽消長(음양소장) 변화와 밀접한 관계가 있다. 徐鳳은 流注의 의미에 대해서 "流는 往이며, 注는 住다."라고 서술하고, 인체의 氣血循行이 물의 규칙적인 움직임과 비슷하다고 인식했다. 즉 經絡 氣血의 성쇠가 바로 潮水干滿(조수간만)과 같으며, 또 日月의 시간 차이에 의해 일정한 流注開闔(유주개합)의 규율이 있음을 설명하는 것이다.

《소문素問 · 육절장상론六節藏象論》에서는 치료 시에 반드시 年氣運(연기운)의 변화에 따라야 함을 설명했으며, 《영추靈樞 · 위기행衛氣行》에서는 "신중하게 그 때를 살피면 병을 예측할 수 있으며, 때를 놓치거나 기후에 어긋나면 어떤 병도 치료할 수 없다."고 하여, 인체의 氣血과 자연계의 환경변화와의 밀접한 관계를 강조했다.

따라서 子午流注의 배혈 방법은 인체 氣血運行의 주기적 성쇠에 기초하고, 十二經絡에서 66穴의 五輸穴(오수혈)을 주요 穴로 하며, 穴마다의 開闔 시간을 헤아려 임상에 응용한 것이다. 그리고 《의학입문醫學入門》에 "日을 살펴 時를 일으키고, 經을 따라 穴을 찾는다. ……相生과 相合에는 開穴이 되니 자침하고, 相克에는 闔穴이 되니 자침하지 않는다."고 했다.

그러므로 流注는 氣血이 인체에서 流動灌注(유동관주)함을 나타낸다. 가령 開時(개시)는 滿潮(만조)와 같은 것으로 "이에 氣血은 왕성해지므로 虛實을 가려 자침해야 한다."고 했고, 闔時(합시)는 干潮(간조)와 같은 것으로 "氣血이 바로 쇠하여 끊기니 氣行이 아직 이르지 않은 것이 아니라 이미 지나친 것으로, 오판하여 자침하면 邪氣를 망동케 하여 眞氣를 문란하게 한다."고 했다(《의학입문醫學入門》).

요컨대 子午流注는 인체 氣血運行의 성쇠에 있고, 자연계 陰陽消長의 영향을 의미한다. 따라서 시간변화의 조건을 중시하고, 66

穴을 기초로 陽進陰退의 원칙에 근거하여 日時를 살펴 穴位를 정한다.

이들의 규율을 잘 인식 · 파악하고 取穴하면 물을 따라 순조롭게 배가 가듯이 치료효과를 크게 거둘 수 있다.

2. 子午流注자오유주의 이론

(1) 간지干支에 대하여

干支(간지)는 十天干(십천간)과 十二地支(십이지지)로, 서로 조합 · 배열하여 六十甲子(육십갑자)를 만든다. 고대에는 이것을 응용해서 年 · 月 · 日 · 時의 변화를 설명했다. 그리고 시간을 조건으로 하는 配穴法, 예를 들면 子午流注法(자오유주법)과 靈龜八法(영귀팔법) 등에서는 이 干支가 절대적 조건이다. 다음으로 干支의 내용에 대해 상세히 설명해 본다.

① 天干(천간) : 十天干에는 甲(갑) · 乙(을) · 丙(병) · 丁(정) · 戊(무) · 己(기) · 庚(경) · 辛(신) · 任(임) · 癸(계)의 요소가 있고, 이들은 다시 陰陽으로 나뉜다. 奇數(기수)인 甲 · 丙 · 戊 · 庚 · 壬은 陽干(양간)이고, 偶數(우수)인 乙 · 丁 · 己 · 辛 · 癸는 陰干(음간)이다.

五方과 五行으로 나누면 甲乙은 東方의 木, 丙丁은 南方의 火, 庚辛은 西方의 金, 壬癸는 北方의 水이며, 戊己는 中央의 土다(표 6-5).

② 地支(지지) : 十二地支는 子(자) · 丑(축) · 寅(인) · 卯(묘) · 辰(진) · 巳(사) · 午(오) · 未(미) · 申(신) · 酉(유) · 戌(술) · 亥(해)

의 요소가 있다. 이것은 다시 陰陽으로 나뉘며, 奇數인 子 · 寅 · 辰 · 午 · 申 · 戌은 陽支(양지)고, 偶數인 丑 · 卯 · 巳 · 未 · 酉 · 亥는 陰支(음지)다.

五方과 五行으로 나누면 寅卯는 東方의 木, 巳午는 南方의 火, 申酉는 西方의 金, 亥子는 北方의 水, 辰戌과 丑未는 中央의 土다(표 6-6).

③ 六十甲子(육십갑자) : 十天干과 十二地支를 서로 배합하면 六十甲子가 된다. 즉, 陽干과 陽支, 陰干과 陰支를 조합하여 甲子부터 癸亥까지의 60항을 만든다. 이것을 구체적으로 운용하면 年 · 月 · 日 · 時에 적용하여 60년 · 60월 · 60일 · 60시로 하고, 일순해서 다시 처음으로 되돌아간다(표 6-7).

그중에서 奇數인 干支는 陽에 속하고, 偶數인 干支는 陰에 속한다. 예를 들면 甲子는 陽, 乙丑은 陰, 丙寅은 陽, 丁卯는 陰이 된다. 이후의 조합도 동일하다.

이 60甲子 중 天干은 1天干이 6회 나타난다. 예를 들어 甲干에서는 甲子 · 甲戌 · 甲申 · 甲午 · 甲辰 · 甲寅으로 6項이 나타나는데, 이것을 六甲이라 칭하며, 다른 경우도 같다. 또 地支는 1地支가 5회 나타나는데, 子支로 말하면 甲子 · 丙子 · 戊子 · 庚子 · 壬子으로 5項이 나타나고, 다른 경우도 마찬가지다. 이 조합관계는 1陽干에 6陽支를 배합해 나타나는 것으로, 결코 陽干과 陰支, 陰干과 陽支끼리 배합하지는 않는다.

이와 같은 天干의 조합에 의해 陽性干支가 30, 陰性干支가 30이 된다. 이것이 60甲子다.

天干 甲乙丙丁戊己庚辛壬癸 { 甲丙戊庚壬(奇數) … 陽干
乙丁己申癸(偶數) … 陰干 }

甲乙 … 東方의 木
丙丁 … 南方의 火
戊己 … 中央의 土
庚申 … 西方의 金
壬癸 … 北方의 水

표 6-5

地支 子丑寅卯辰巳午未申酉戌亥 { 子寅辰午申戌(奇數) … 陽支
丑卯巳未酉亥(偶數) … 陰支 }

寅卯 ……… 東方의 木
巳午 ……… 南方의 火
丑辰 未戌 … 中央의 土
申酉 ……… 西方의 金
亥子 ……… 北方의 水

표 6-6

(2) 천간지지天干地支와 장부경락臟腑經絡과의 관계

① 十天干과 臟腑經絡

10天干은 오행에 따라 臟腑經絡과 관계를 맺는다. 甲은 膽에 乙은 肝에 속하며 木, 丙은 小腸에 丁은 心에 속하며 火, 戊는 胃에 己는 脾에 속하며 土, 庚은 大腸에 辛은 肺에 속하며 金, 壬은 膀胱에 癸는 腎에 속하며 水가 된다. 그 외 三焦는 '陽氣의 父'로 壬에, 心包는 '陰血의 母'로 癸에 속해 水로 분속된다(표 6-8).

陰陽	陽	陰	陽	陰	陽	陰	陽	陰	陽	陰
數	1	2	3	4	5	6	7	8	9	10
干	甲	乙	丙	丁	戊	己	庚	辛	壬	癸
支	子	丑	寅	卯	辰	巳	午	未	申	酉
數	11	12	13	14	15	16	17	18	19	20
干	甲	乙	丙	丁	戊	己	庚	辛	壬	癸
支	戌	亥	子	丑	寅	卯	辰	巳	午	未
數	21	22	23	24	25	26	27	28	29	30
干	甲	乙	丙	丁	戊	己	庚	辛	壬	癸
支	申	酉	戌	亥	子	丑	寅	卯	辰	巳
數	31	32	33	34	35	36	37	38	39	40
干	甲	乙	丙	丁	戊	己	庚	辛	壬	癸
支	午	未	申	酉	戌	亥	子	丑	寅	卯
數	41	42	43	44	45	46	47	48	49	50
干	甲	乙	丙	丁	戊	己	庚	辛	壬	癸
支	辰	巳	午	未	申	酉	戌	亥	子	丑
數	51	52	53	54	55	56	57	58	59	60
干	甲	乙	丙	丁	戊	己	庚	辛	壬	癸
支	寅	卯	辰	巳	午	未	申	酉	戌	亥

표 6-7

甲·膽	木	丙·小腸	火	戊·胃	土	庚·大腸	金	壬·膀胱·三焦	水
乙·肝		丁·心		己·脾		辛·肺		癸·腎·心包	

표 6-8

② 十二地支와 臟腑經絡

十二地支는 12시간으로 나뉘고, 경락 氣血의 流注 순서에 따라 배당된다. 요컨대 寅時에 시작되어 丑時까지 매시에 1經이 배합된다.

寅時는 肺經, 卯時는 大腸經, 辰時는 胃經, 巳時는 脾經, 午時는 心經, 未時는 小腸經, 辛時는 膀胱經, 酉時는 腎經, 戌時는 心包經, 亥時는 三焦經, 子時는 膽經, 丑時는 肝經에 속한다. 각 經은 각각의 시간에 氣血이 성하게 되고, 그 이외의 시간은 쇠약해 있다(표 6-9).

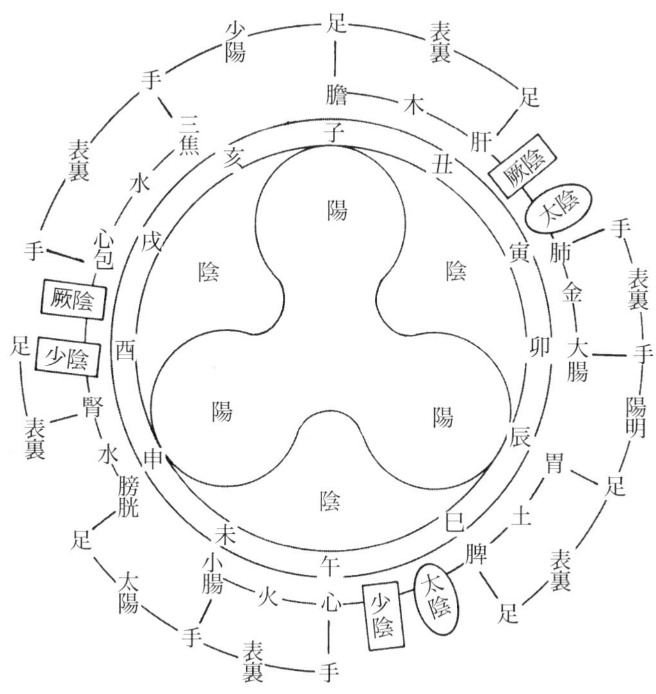

표 6-9 十二地支와 臟腑經絡

③ 六十六穴과 五行五干의 배합

六十六穴은 十二經의 井 · 滎 · 兪 · 經 · 合의 五輸穴과 陽經의 原穴을 합한 것이다. 요컨대 각 經의 五輸穴은 陽經에 三十穴, 陰經에 三十穴, 그리고 陰經은 兪穴이 原穴이지만, 六陽經은 따로 原穴을 갖고 있으니, 그 여섯 穴을 합해서 六十六穴이 된다.

子午流注法은 이 六穴의 流注시간을 기초로 六十六穴의 經穴을 選用하는 방법이다. 이 六十六穴은 臟腑氣血의 流注변화를 반영하는 要穴이다. 《영추靈樞 · 구침십이원九鍼十二原》에 "十二經絡과 十五絡脈이 있어 모두 二十七經絡의 氣가 上下를 순행하는데, 나오는 곳을 井이라 하고, 얕게 흐르는 곳을 滎이라 하며, 흘러들어가는 곳을 兪라 하고, 힘차게 흐르는 곳을 經이라 하고, 들어가는 곳을 合이라 한다. 이들 二十七經絡의 氣가 가는 곳은 모두 五輸에 있다."고 하여, 十二經絡과 十五絡脈의 二十七氣가 上下로 循行하며 출입하는 곳이 肘膝 이하의 六十六穴임을 설명한다. 그러므로 이 輸穴은 임상에서 특별히 중요한 의미가 있다(표 6-10).

(3) 오수혈五輸穴과 오행五行의 배합관계

五輸穴(오수혈)과 五行의 관계성에 관해서 《영추靈樞 · 본수本輸》에는 井穴(정혈)의 오행 속성에 대한 기재가 있을 뿐이지만, 《난경難經》에는 상세하게 설명되어 있다. 〈六十四難〉에서 "十變을 또 말하면 陰井(음정)은 木, 陽井(양정)은 金, 陰滎(음형)은 火 ……, 모두 이것에 따른다."고 했다. 곧 陽井金(양정금)과 陰井木(음정목)에 대해서, 金은 木을 이기는데, 陽井은 庚金(경금)이고 陰井은 乙木(을목)으로 乙과 庚이 相合하니, 陰陽이 서로 수습하고 범

陰經			肝	心	脾	肺	腎	心包
五輸	五行		木	火	土	金	水	相火
		天干	乙	丁	己	辛	癸	癸
井	木	乙	大敦	少衝	隱白	少商	涌泉	中衝
滎	火	丁	行間	少府	大都	魚際	然谷	勞宮
兪(原)	土	己	太衝	神門	太白	太淵	太谿	大陵
經	金	辛	中封	靈道	商丘	經渠	復溜	間使
合	水	癸	曲泉	少海	陰陵泉	尺澤	陰谷	曲澤

표 6-10 陰經五行穴

陽經			膽	小腸	胃	大腸	膀胱	三焦
五輸	五行		木	火	土	金	水	相火
		天干	甲	丙	戊	庚	壬	壬
兪	木	甲	足竅陰	少澤	厲兌	商陽	至陰	關衝
經	火	丙	俠谿	前谷	內庭	二間	通谷	液門
合	土	戊	足臨泣	後谿	陷谷	三間	束骨	中渚
原			丘墟	腕骨	衝陽	合谷	京骨	陽池
井	金	庚	陽輔	陽谷	解谿	陽谿	崑崙	支溝
滎	水	壬	陽陵泉	小海	足三里	曲池	委中	天井

표 6-10 陽經五行穴

하는 五行 관계로부터 '부부'와 같은 관계라고 설명한다. 그리고 井·滎·兪·經·合과 오행 순서에서 상생관계로 관련짓는다. 즉 陽經에서는 井金(정금)·滎水(형수)·兪木(수목)·經火(경화)·合土(합토)가 되고, 陰經에서는 井木(정목)·滎火(형화)·兪土(수토)·經金(경금)·合水(합수)가 된다.

① 五輸穴(오수혈)의 主治(주치)

《난경難經·육십팔난六十八難》에서 "井은 心下滿(심하만)을 담당

井 … 心下滿	
滎 … 身熱	
俞 … 體重節痛	
經 … 喘咳寒熱	
合 … 逆氣	

표 6-11

하고, 滎은 身熱(신열)을 담당하며, 兪는 體重節痛(체중절통)을 담당하고, 經은 喘咳寒熱(천해한열)을 담당하며, 合은 逆氣(역기)를 담당한다. 이것이 五臟六腑의 井 · 滎 · 兪 · 經 · 合이 담당하는 病이다."라고 했다. 十二經의 井 · 滎 · 兪 · 經 · 合은 穴位로서의 특징을 갖는 것 외에 각자 치료점으로서의 특징도 갖는다(표 6-11).

虞庶注(우서주)의 해설을 보면 "井은 木에 준함으로써 肝에 응하고 脾는 心下에 위치하니, 邪가 肝에 있으면 肝이 脾를 억제하여 心下滿이 된다. 井에서 이것을 치료하려면 木이 土를 억제하지 않도록 해야 한다. 滎은 火를 행함으로써 心에 준하고, 肺는 金에 속하며 밖으로 皮毛를 주관한다. 心火가 肺金을 태우니 身熱이 나는데, 이를 邪가 心에 있다고 이른다. 滎에서 이것을 치료하는데, 火가 金을 억제하지 않도록 하면 身熱은 반드시 낫는다. 兪는 土에 준하고 脾에 응하는데, 邪가 土에 있으면 土는 반드시 水를 刑한다. 水는 腎이고 腎은 骨을 주관하므로, 병들면 節痛이 생긴다. 土가 스스로 병들면 몸이 무겁다. 반드시 兪穴에서 치료해야 한다. 經은 金에 준하고 肺에 응하는데, 邪가 經에 있으면 肺에 病이 난다. 寒을 얻으면 咳하고, 熱을 얻으면 喘한다. 合은 水에 준하고 腎에 응하는데, 腎氣가 不足하고 衝脈을 상하면 氣逆해서 裏急한다. 腎은 二陰에서 開竅를 주관하는데, 腎氣가 不禁하면 泄注한다. 이상의 井 · 滎 · 兪 · 經 · 合으로써 五行에 준하고 五臟에 응한다. 邪가 그 안에 모여 病을 일으키는 것이 이와 같다. 잘 진찰하는 者는 자세히 밝혀 이것을 행한다. …… 各 그때에 따라서 조

절하여 이것을 치료한다."고 했다.(상세한 것은 제6장 五輸穴 응용 연구)

原穴의 主治 특징은 《영추靈樞 · 구침십이원九鍼十二原》에서는 "대개 이 十二原은 五臟六腑를 主治……."한다고 했고, 《난경難經 · 육십육난六十六難》에서는 "五臟六腑에 병이 있는 者는……." 이라 하여, 臟腑 병변에 대해서 原穴에 그 유효성을 볼 수 있는 것을 설명하고 있다.

(4) 오문십변五門十變

五門十變(오문십변)은 子午流注法(자오유주법) 중에서 주로 陰陽相合(음양상합)과 剛柔相配(강유상배)의 원리가 발전한 것이다. 합해서 五가 되고 나누어 十이 된다.

이 五門에는 두 개의 해석이 있다. 하나는 十天干이 연변해서 다섯 가지의 相合한 형태를 취하는 것으로 夫婦相配(부부상배)에 따르는 것이고, 다른 하나는 十二經脈 중의 井 · 滎 · 兪 · 經 · 合에 기초한 오행상생관계에 따른 것으로, 虛하면 그 母를 補하고, 實하면 그 子를 瀉하는 원리를 이르는 것이다.

① 夫婦穴配合法(부부혈배합법)

〈河圖(하도)〉의 數에 기초한 것으로, 1 · 2 · 3 · 4 · 5를 生數(생수)로 하고, 6 · 7 · 8 · 9 · 10을 成數(성수)로 하는 五行生成數에 의한다.

결국 "天은 一로 水를 낳고, 地六은 그것을 이룬다."로부터 甲과 己가 干合하고, "地는 二로 火를 낳고, 天七은 그것을 이룬다."

天	生數	一	二	三	四	五
	天干	甲	乙	丙	丁	戊
		⋮	⋮	⋮	⋮	⋮
	天干	己	庚	辛	壬	癸
地	成數	六	七	八	九	十

표 6-12 十干相合表

로부터 乙과 經이 干合하며, "天은 三으로 木을 낳고, 地八은 그것을 이룬다."로부터 丙과 辛이 干合하며, "地는 四로 金을 낳고, 天九는 그것을 이룬다."로부터 丁과 壬이 干合하며, "天은 五로 土를 낳고, 地十은 그것을 이룬다."로부터 戊와 癸가 干合한다.

그러므로 陽干과 陰干이 순차로 五 간격으로 조합하는 관계를 만들게 되고, 이것을 부부관계라고 한다(표 6-12).

(注) 다른 해석

甲과 乙의 경우. 甲乙은 東方의 木, 戊己는 中央의 土, 甲은 陽木으로 兄, 乙은 陰木으로 그 妹가 되고, 또 戊는 陽土로 兄, 己는 陰土로 그 妹가 된다. 그래서 木이 土를 이기기 때문에, 戊의 陽土는 甲의 陽土에 이기는 것을 두려워해 妹인 陰土己를 木家 甲에 妻로 시집보낸다. 이러한 과정을 통해 陰陽이 화합하고 서로 상처 입히는 일이 없어진다. 이것으로 甲과 己는 부부관계가 된다. 다른 관계도 마찬가지다.

이 五門이 相合하는 夫婦穴은 子午流注法에서 陽日陰時 또는 陰日陽時의 經氣가 쇠퇴해 닫혀 있을 때 부부관계를 이용해 응용할 수 있다. 예를 들면 甲은 膽이고 己는 脾이므로, 脾經病에 膽經을 膽經病에 脾經을 대용할 수 있듯이, 膽經穴이 닫혀있을 때 脾

經穴을 대용할 수 있다.

甲己年의 正月에 丙寅이 세워진다.
乙庚年의 正月에 戊寅이 세워진다.
丙辛年의 正月에 庚寅이 세워진다.
丁壬年의 正月에 壬寅이 세워진다.
戊癸年의 正月에 甲寅이 세워진다.

표 6-13

또 陰陽相合하는 이 부부관계는 化해서 五運을 낳는다. 요컨대 甲己는 土에 化하고, 乙庚은 金에 化하고, 丙辛은 水에 化하며, 丁壬은 木에 化하고, 戊癸는 火에 化한다. 여기에서 매년 五運을 세우게 되어, 정월에 세운 十干의 相生關係로부터 계산해서 五運을 나타낼 수 있다. 예를 들어, 甲己年은 정초인 정월에 丙寅이 세워진다. 丙은 火에 속하고 火는 土를 낳으므로, 甲己는 土運이 된다. 다음으로 乙庚年은 정월에 戊寅이 세워진다. 戊는 土에 속하고 土는 金을 낳으므로, 乙庚은 金運이 된다. 丙辛年은 正月에 庚寅이 세워진다. 丁壬年은 壬寅이, 戊癸年은 甲寅이 세워진다. 각각 상생관계로부터 계산하는 것이다.

이와 같이 해서 얻어진 甲과 己, 乙과 庚, 丙과 辛, 丁과 壬, 戊와 癸의 다섯 조가 十이라서 五門十變이라고 한다(표 6-13).

② *母子穴配穴法*(모자혈배혈법)

이것은 五門十變의 또 다른 해석법이다. 요컨대 五門을 井·滎·兪·經·合의 五輸穴로 하고, 이것은 五行에 속한다. 十變은 이것을 다시 陰陽으로 나누어 陽井金·陰井木, 陽滎水·陰滎火, 陽兪木·陰兪土, 陽經火·陰經金, 陽合土·陰合水가 된다.

그리고 十二經의 오행관계를 주체로 해서, 五輸穴의 오행상생으로 나를 낳는 것을 母로 하고, 내가 낳는 것을 子로 해서, 虛하면 그 母穴을 補하고, 實하면 그 子를 瀉하는 원칙에 따라서 각 經마다 1개의 母穴과 1개의 子穴을 결정해간다. 예를 들어 手太陰肺經은 陰金에 속하기 때문에 肺經陰金의 母에 해당하는 穴은 兪土穴이고, 子에 해당하는 穴은 合水穴이다. 그래서 肺經母穴은 兪土穴인 太淵(태연), 子穴은 合水穴인 尺澤(척택)이 된다. 또 手陽明大腸經은 陽金에 속한다. 陽金母에 해당하는 穴은 合土穴인 曲池(곡지)고, 子에 해당하는 穴은 滎水穴인 二間(이간)이 된다.

이 母子穴은 氣血流注를 12시간에 배당한 경우의 성쇠 상황을 나타내고 있는 穴이다. 이것은 納子法(납자법)으로 응용된 원리다.

3. 子午流注자오유주의 계산법

(1) 일간日干계산법

子午流注法의 응용에는 그 날의 天干(천간)이 필요하다. 1년의 달에는 날수가 많은 달과 적은 달이 있기 때문에 매일 天干地支(천간지지)가 달리 정해져 있지 않다. 이 경우 음력은 매우 복잡하지만, 달의 多少가 있어도 양력은 매년 같은 달과 2月을 빼면 일수가 정해져 계산하기 쉽다. 그래서 여기에서는 양력에 의한 天干地支 계산법을 기재한다.

① 加減計算法(가감계산법)

이 계산법은 매일의 天干이 무엇인지 산출하는 방법이다. 그러나 地支는 나오지 않기 때문에 靈龜八法(영귀팔법)에는 적합하지 않다. 우선 十天干과 數의 관계다.

天干	甲	乙	丙	丁	戊	己	庚	辛	壬	癸
數	1	2	3	4	5	6	7	8	9	10

다음은 각 달에 대한 가감법칙이다.

3월은 2를 빼서 3월 …… −2

1, 4, 5월은 1을 빼서 1, 4, 5월 …… −1

2, 6, 7월은 0을 더해서 2, 6, 7월 …… 0

8월은 1을 더해서 8월 …… +1

9, 10월은 2를 더해서 9, 10월 …… +2

11, 12월은 3을 더해서 11, 12월 …… +3

이 가감법은 그 元旦(원단)의 天干으로부터 그달 1일의 天干을 알기 위한 법칙이다. 요컨대, 그해 元旦 天干의 日數에 상수를 가감한 것을 더하면 그달 1일의 天干이 산출된다. 다만 윤년은 3월부터 12월까지는 다시 1을 더한다. 산출된 수가 11 이상인 경우는 10으로 나누어 그 나머지가 天干의 수다. 결국 다음과 같은 공식이 된다.

[元旦의 天干數 + 日數 ± 加減數 = 그날의 天干]

1986년 각 달 1일의 天干은 다음과 같다. 1986년은 평년이고 元旦의 天干은 乙이며, 그 수는 2이기 때문에

3월 1일의 天干은 2 + 1 − 2 = 1로 甲日이며

4, 5월 1일의 天干은 2 + 1 − 1 = 2로 乙日이며

2, 6, 7월 1일의 天干은 2 + 1 + 0 = 3으로 丙日이며

8 월 1일의 天干은 2 + 1 + 1 = 4로 丁日이며

9, 10월 1일의 天干은 2 + 1 + 2 = 5로 戊日이며

11, 12 월 1일의 天干은 2 + 1 + 3 = 6으로 己日이다.

그 다음, 1986년 각 달 15일의 天干은 다음과 같다.

3월 15일의 天干은 2 + 15 − 2 = 15 ÷ 10 = 1과 나머지 5로 戊日이며

1, 4, 5월 15일의 天干은 2 + 15 − 1 = 16 ÷ 10 = 1과 나머지 6으로 己日이며

2, 6, 7월 15일의 天干은 2 + 15 + 0 = 17 ÷ 10 = 1과 나머지 7로 庚日이며

8월 15일의 天干은 2 + 15 + 1 = 18 ÷ 10 = 1과 나머지 8로 辛日이며

9, 10월 15일의 天干은 2 + 15 + 2 = 19 ÷ 10 = 1과 나머지 9로 壬日이며

11, 12월 15일의 天干은 2 + 15 + 3 = 20 ÷ 10 = 1과 나머지 10으로 癸日이다.

② 類推法(유추법)

이 방법도 元旦이 기초가 되지만, 계산할 필요는 없이 각 달의 정해진 순서에 적용시키면 된다. 하지만 각 달의 1일밖에 나오지 않는다. 평년과 윤년에는 그 순서가 달라지므로 주의해야 한다. 이 방법에서는 天干地支 모두 나오기 때문에 靈龜八法에도 응용할 수 있다.

1986년 각 달 1일의 天干地支는 다음과 같다(1986년은 평년).

3월	甲辰	甲戌	———
1, 5월	乙巳	乙亥	4월
7월	丙午	丙子	2, 6월
———	丁未	丁丑	8월
9월	戊申	戊寅	10월
11월	己酉	己卯	12월

1984년 각 달 1일의 天干地支는 다음과 같다(1984년은 윤년).

1, 3월	甲午	甲子	———
5월	乙未	乙丑	2, 4월
7월	丙申	丙寅	6월
———	丁酉	丁卯	8월
9월	戊戌	戊辰	10월
11월	己亥	己巳	12월

③ 轉盤法(전반법)

子午流注 용으로 설계된 轉盤(전반)을 이용하는 방법으로 靈龜八法에도 사용이 가능하다.

(2) 시간계산법

1일 12시간으로 5일은 60시간이 되니 60干支 조합의 數가 된다. 결국 5일로 干支 조합을 1周한다. 甲日의 子時, 즉 甲子時부터 시작해 戊日의 亥時, 즉 戊亥時까지 5일간, 그리고 또 己日의 子時, 즉 甲子時부터 시작해 癸亥時까지의 5일간 등 각각 5일 단위로 干

支를 1周한다. 따라서 각 日 시간의 干支는 일정한 법칙을 갖고 순환하기 때문에 계산이 쉽다.

계산법칙으로 다음 2종류가 있다.

① 子時干支法(자시간지법)(표 6-14)
甲己日은 甲子에 시작
乙庚日은 丙子에 시작
丙辛日은 戊子에 시작
丁壬日은 庚子에 시작
戊癸日은 壬子에 시작

② 寅時干支法(인시간지법)
甲己日은 丙寅에 시작
乙庚日은 戊寅에 시작
丙辛日은 庚寅에 시작
丁壬日은 壬寅에 시작
戊癸日은 甲寅에 시작

이 법칙은 각각의 날에 상당하는 子時 또는 寅時의 天干이 무엇인가 하는 규칙성을 나타낸 것이다. 이에 따라 뒤의 각 시간은 기계적으로 결정된다.

결국 子時干支法으로 말하면, 乙日 子時는 丙子, 丑時는 丁丑, 寅時는 戊寅, 卯時는 己卯, 辰時는 庚辰 등이 된다.

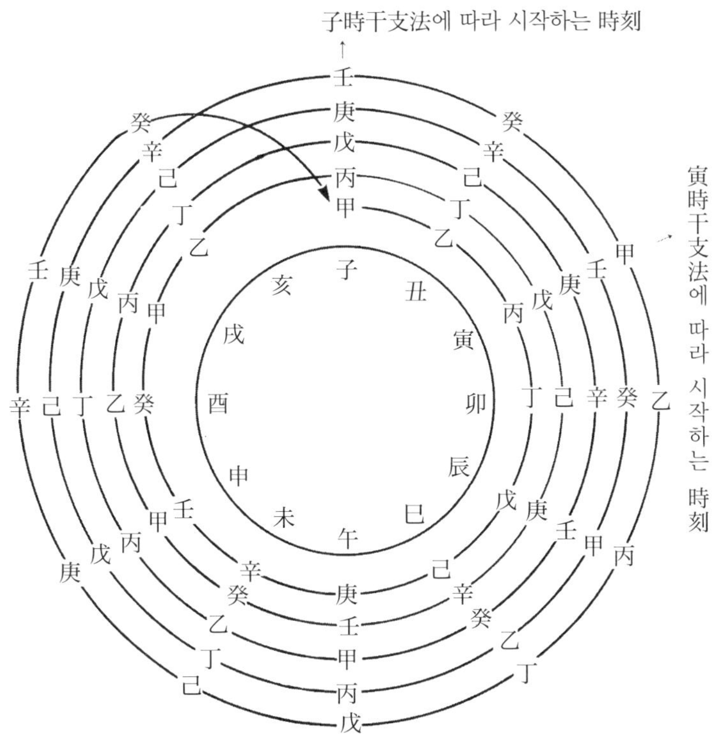

표 6-14 十天日이 시작하는 시각

4. 選穴法선혈법

日時의 天干에 따르는 선택이다. 그것에는 다음 두 가지 방법이 있다.

(1) 납갑법納甲法

협의의 子午流注 운용법이다. 開穴과 시간배합이 모두 天干 관계에서 행해지며, 經을 정해 穴을 선택한다. 天干은 甲을 필두로

하기 때문에 納甲法(납갑법)이라고 칭하지만, 일반적으로 子午流注法이라고 하는 것은 이 방법을 가리킨다.

納甲法에서는 日로 시간을 정하고, 日干으로 經을 배치하며, 시간으로 選穴하는 것을 원칙으로 한다. 또 天干에는 陰陽이 있으니, 陽干日(陽日) 陽時에는 陽經穴을 열고, 陰干日(陰日) 陰時에는 陰經穴을 연다.

徐鳳(서봉)의 《침구대전鍼灸大全》에서 日을 따르고 時를 살펴 穴을 정하는 구체적 운용 내용을 보면 다음과 같다.

"甲日 甲戌時에는 膽經의 足竅陰(족규음)이고, 丙子時에는 小腸經의 滎穴인 前谷(전곡)이고, 戊寅時에는 足陽明經의 兪穴인 陷谷(함곡)이고, 膽經의 原穴인 丘墟(구허)로 돌아오고, 庚辰時에는 經脈이 陽谿(양계)로 흐르고, 壬午時에는 膀胱經의 委中(위중)을 찾고, 甲申時에는 三焦經의 水穴이 받아들이는데 滎穴을 天干에 합해 液門(액문)을 취한다.

乙日 乙酉時에는 肝經의 大敦(대돈)이고, 丁亥時에는 心經의 滎穴인 少府(소부)고, 己丑時에는 太白(태백)과 太衝(태충)이고, 辛卯時에는 肺經의 經渠(경거)고, 癸巳時에는 腎宮 곧 腎經의 合穴인 陰谷(음곡)이고, 乙未時에는 心包經의 滎火穴인 勞宮(노궁)이다.

丙日 丙申時에는 少澤(소택)이 적당하고, 戊戌時에는 內庭(내정)이 脹을 치료해 편안하게 하고, 庚子時에는 大腸經의 兪穴인 三間(삼간)이고, 小腸經의 原穴인 腕骨(완골)은 黃疸을 없애고, 壬寅時에는 膀胱經의 經火穴인 崑崙(곤륜)이 위에 있고, 甲辰時에는 膽經의 合穴인 陽陵泉(양릉천)이 으뜸이고, 丙午時에는 三

焦經의 木穴이 받아들이니 中渚(중저)를 자침함을 자세히 알아야 한다.

丁日 丁未時에는 心經의 少衝(소충)이고, 己酉時에는 脾土經의 大都(대도)를 만나고, 辛亥時에는 太淵(태연)과 神門(신문)이고, 癸丑時에는 腎經의 水穴인 復溜(부류)가 통하고, 乙卯時에는 肝經의 合穴인 曲泉(곡천)이고, 丁巳時에는 心包經의 原穴인 大陵(대릉)이 적중한다.

戊日 戊午時에는 厲兌(여태)가 먼저고, 庚申時에는 滎穴인 二間(이간)으로 옮겨가고, 壬戌時에는 膀胱經의 束骨(속골)을 찾고, 胃經의 原穴인 衝陽(충양)으로 반드시 돌아오고, 甲子時에는 膽經의 陽輔(양보)가 맞으며, 丙寅時에는 小海(소해)를 취하면 자연히 편안해지고, 戊辰時에는 三焦脈이 氣를 거두니 經穴인 支溝(지구)를 찌르면 반드시 낫는다.

己日 己巳時에는 隱白(은백)에서 시작되고, 辛未時에는 魚際(어제)를 취하고, 癸酉時에는 腎經의 原穴인 太谿(태계)와 脾經의 原穴인 太白(태백)이고, 乙亥時에는 內踝의 中封(중봉)이고, 丁丑時에는 心經의 合水穴인 少海(소해)고, 己卯時에는 心包經의 間使(간사)에서 그친다.

庚日 庚辰時에는 商陽(상양)에 머무르고, 壬午時에는 膀胱經의 足通谷(족통곡)으로 가고, 甲申時에는 膽經의 兪木穴인 足臨泣(족임읍)으로 하고, 大腸經의 原穴인 合谷(합곡)은 本으로 돌아가고, 丙戌時에는 小腸經의 火穴인 陽谷(양곡)이고, 戊子時에는 마땅히 足三里(족삼리)에 머무르고, 庚寅時에는 三焦經의 合穴이 氣 거두니 의심할 필요 없이 天井(천정)을 취한다.

辛日 辛卯時에는 肺經의 井木穴인 少商(소상)이고, 癸巳時에는 응당 然谷(연곡)을 생각하고, 乙未時에는 肝經의 原穴인 太衝(태충)과 肺經의 原穴인 太淵(태연)이고, 丁酉時에는 心經의 靈道(영도)를 이끌고, 己亥時에는 脾經의 合穴인 陰陵泉(음릉천)이고, 辛丑時에는 心包經의 曲澤(곡택)을 따른다.

壬日 壬寅時에는 至陰(지음)에서 일어나고, 甲辰時에는 膽經의 滎穴인 俠谿(협계)고, 丙午時에는 小腸經의 兪穴인 後谿(후계)고, 膀胱經의 原穴인 京骨(경골)을 찾아 본래대로 되돌리고, 三焦經에는 陽池(양지)가 있어 本原으로 되돌리니 嫡親과 비슷하고, 戊申時에는 胃經의 解谿(해계)로 흘러들어가고, 庚戌時에는 大腸經의 曲池(곡지)가 확실하고, 壬子時에는 三焦經이 氣를 거두어 보내니 井穴인 關衝(관충)은 한 조각 金처럼 귀하고, 關衝은 金에 속하고 壬은 水에 속하니 子母가 相生하는 恩義가 깊다.

癸日 癸亥時에는 腎經의 井穴인 涌泉(용천)이고, 乙丑時에는 반드시 行間(행간)이고, 丁卯時에는 心經의 兪穴인 神門(신문)이 옳고, 본래 腎水經의 原穴인 太谿(태계)를 찾고, 心包經의 原穴인 大陵(대릉)도 아울러 지나고, 己巳時에는 內踝 가장자리의 商丘(상구)고, 辛未時에는 肺經의 合穴인 尺澤(척택)이고, 癸酉時에는 心包經의 中衝(중충)으로 이어진다.

子午는 時에 따라 穴을 정한 것이니 후학에 전해 잊지 않도록 해야 한다."

設明

① 우선 최초의 甲日은 甲子時부터 開穴하는 것은 아니고, 甲

	陽時	陽經	井(金)	滎(水)	兪(木)	原	經(火)	合(土)
甲日	甲戌	膽	竅陰					
	丙子	小腸		前谷				
	戊寅	胃			陷谷	丘墟(肝)		
	庚辰	大腸					陽谿	
	壬午	膀胱						委中
	甲申	三焦		液門				
乙日	乙酉	肝	大敦					
	丁亥	心		少府				
	己丑	脾			太白	太衝(肝)		
	辛卯	肺					經渠	
	癸巳	腎						陰谷
	乙未	心包		勞宮				
丙日	丙申	小腸	少澤					
	戊戌	胃		內庭				
	庚子	大腸			三間	腕骨(小腸)		
	壬寅	膀胱					崑崙	
	甲辰	膽						陽陵泉
	丙午	三焦			中渚			
丁日	丁未	心	少衝					
	己酉	脾		大都				
	辛亥	肺			太淵	神門(心)		
	癸丑	腎					復溜	
	乙卯	肝						曲泉
	丁巳	心包			大陵			
戊日	戊午	胃	厲兌					
	庚申	大腸		二間				
	壬戌	膀胱			束骨	衝陽(胃)		
	甲子	膽					陽輔	
	丙寅	小腸						小海
	戊辰	三焦					支溝	

	陽時	陽經	井(金)	榮(水)	兪(木)	原	經(火)	合(土)
己日	己巳	脾	隱白					
	辛未	肺		魚際				
	癸酉	腎			太谿	太白(脾)		
	乙亥	肝					中府	
	丁丑	心						少海
	己卯	心包					間使	
庚日	庚辰	大腸	商陽					
	壬午	膀胱		通谷				
	甲申	膽			臨泣	合谷(大腸)		
	丙戌	小腸					陽谷	
	戊子	胃						三里
	庚寅	三焦						天井
辛日	辛卯	肺	少商					
	癸巳	腎		然谷				
	乙未	肝			太衝	太淵(肺)		
	丁酉	心					靈道	
	己亥	脾						陰陵泉
	辛丑	肺						曲澤
壬日	壬寅	膀胱	至陰					
	甲辰	膽		俠谿				
	丙午	小腸			後谿	京骨(膀胱) 陽池(三焦)		
	戊申	胃					解谿	
	庚戌	大腸						曲池
	壬子	三焦	關衝					
癸日	癸亥	腎	湧泉					
	乙丑	肝		行間				
	丁卯	心			神門	太谿(胃) 大陵(心包)		
	己巳	脾					商丘	
	辛未	肺						尺澤
	癸酉	腎	中衝					

표 6-15

戌時의 足竅陰(족규음)부터 시작한다. 이 이유는 甲(갑)은 天干 중 陽干의 처음이고, 戌(술)은 地支 중 陽支의 끝이기 때문이다. 요컨대 天干에 十이 있고, 地支에 十二가 있으며, 十干과 十二支를 배치해가면 11번째에 2번째 天干은 甲이 나타나고, 地支는 戌이 된다. 이것이 開穴의 개시다. 열리는 經脈과 經穴은 天干의 속성에 의해 결정된다. 즉 甲日의 甲戌時는 日時 모두 天干이 甲木이며, 甲木은 膽經이므로 足少陽膽經의 井穴(정혈)인 足竅陰이 열리는 것이다.

乙日은 酉時의 大敦(대돈)에서 시작한다. 이것은 甲日 甲戌時부터 계속되는데, 陽은 진전하고 陰은 후퇴하는 원칙에서, 天干은 陽이고 地支는 陰이기 때문에, 天干은 진전하고 地支는 후퇴한다. 그래서 甲은 전진해 乙(을)이 되고, 戌은 후퇴해 酉(유)가 된다. 동시에 乙日은 酉時에 역시 天干이 乙木이고 乙時가 되기 때문에 이 시각이 開穴 개시시간이 된다. 그리고 乙은 肝木에 속해서 足厥陰肝經의 井穴인 大敦이 열리는 것이다.

같은 원리로 丙日은 申時에 시작하고 少澤(소택)이 열린다. 결국 乙이 진전해 丙(병)이 되고, 酉는 후퇴해 申(신)이 된다. 동시에 丙日 申時의 天干이 丙火이며 바로 丙時가 된다. 丙에는 手太陽少腸經을 따라서 井穴인 少澤이 열린다. 이하 마찬가지다.

② 陽日은 陽經이 氣를 이끌어 순환시켜 陽穴을 열고, 陰日은 陰經이 血을 이끌어 순환해 陰穴을 연다. 그리고 오행상생의 관계에 따라 五行穴을 열어간다.

요컨대 甲日을 예로 들면 甲戌時 다음은 乙亥時인데, 乙時는 陰時이기 때문에 開穴하지 않는다. 다음 시각은 丙子時인데, 丙

日干	時干支	甲子	乙丑	丙寅	丁卯	戊辰	己巳	庚午	辛未	壬申	癸酉	甲戌	乙亥
甲日			行間		神門·太谿·大陵		商丘		尺澤		中衝	足竅陰	
己日		陽輔		小海		支溝	隱白		魚際		太谿·太白		中封

日干	時干支	丙子	丁丑	戊寅	己卯	庚辰	辛巳	壬午	癸未	甲申	乙酉	丙戌	丁亥
乙日		前谷		陷谷·丘墟		陽谿		委中		液門	大敦		少府
庚日			少海		間使	商陽		足通谷		臨泣·合谷		陽谷	

표 6-16

時는 陽이고 丙은 小腸에 속하기 때문에 甲戌時의 足竅陰은 井金穴로, 오행상생에서 金은 水를 낳으니 丙子時에는 手太陽少腸經의 滎水穴인 前谷(전곡)이 開穴하게 된다. 또 丙子時 다음의 丁丑時는 陰時라서 開穴하지 않는다. 다음으로 戊寅時는 戊가 胃土에 있고, 滎水는 兪木을 낳기 때문에 足陽明胃經의 兪木穴인 陷谷(함곡)이 열린다. 다음의 己卯時는 陰時에 있어 開穴하지 않으며, 다음 庚辰時는 庚이 大腸에 속하고 兪木이 經火를 낳으므로 手陽

日干	時干支	戊子	己丑	庚寅	辛卯	壬辰	癸巳	甲午	乙未	丙甲	丁酉	戊戌	己亥
丙日			太白·太衝		經渠		陰谷		勞宮	少澤		內庭	
辛日		足三里		天井	少商		然谷		太衝·太淵		靈道		陰陵泉

日干	時干支	庚子	辛丑	壬寅	癸卯	甲辰	乙巳	丙午	丁未	戊申	己酉	庚戌	辛亥
丁日		三間·腕骨		崑崙		陽陵泉		中渚	少衝		大都		太淵·神門
壬日			曲澤	至陰		俠谿		後谿·京骨·陽池		解谿		曲池	

日干	時干支	壬子	癸丑	甲寅	乙卯	丙辰	丁巳	戊午	己未	庚申	辛酉	壬戌	癸亥
戊日			復溜		曲泉		大陵	厲兌		二間		束骨·衝陽	
癸日		關衝											湧泉

표 6-17

明大腸經의 經火穴인 陽谿(양계)가 열린다. 다음으로 辛巳時는 陰時로 開穴하지 않으며, 다음 壬午時는 壬이 膀胱에 속하고 經火는 合土를 낳기 때문에, 足太陽膀胱經의 合土穴인 委中(위중)이 開穴한다. 이하 다른 날도 마찬가지다.

③ 마지막 11번째의 天干에서는 그 日 또는 그 日의 개시 시각의 天干과 같다. 그래서 이 穴을 重見穴(중견혈)이라 한다. 예를 들면 甲日은 甲戌時에 開穴이 시작되고, 10번째를 지나 11번째는 다음날 甲時에 甲申이 된다. 乙日은 乙酉時부터 開穴해, 11번째는 다음날 未時에 乙未가 된다. 그런데 이 경우 陽日에는 氣가 三焦로 귀납하고, 手少陽의 五輸穴 중 我를 生하는 穴이 開穴한다. 陰日에는 血이 包絡으로 돌아오고, 手厥陰의 我가 낳는 五輸穴을 연다. 예를 들면, 甲日은 陽木에 속하고 木은 水에서 생기기 때문에 甲申時는 手少陽三焦經의 滎水穴인 液門(액문)이 열린다. 또 乙日은 陰木에 속하고 木은 火를 낳기 때문에 乙未時에는 手厥陰心包經의 滎火穴인 勞宮(노궁)이 열린다. 그 밖의 날도 마찬가지다.

④ 각 日干 중 兪穴의 開穴 시각에는 모두 返本還原(반본환원)한다. 여기서 本은 本經을 가리키며, 原은 原穴이다. 결국 原穴은 十二經의 經氣가 출입하는 문호이기 때문에 兪穴이 열리는 시각에는 반드시 그 日干에 상당하는 經으로 돌아오며, 그 本經의 原穴을 연다. 이것을 返本還原이라 한다.

⑤ 癸日에 개시하는 穴은 癸丑이 아니라 癸亥時에 열린다. 陽數는 1에서 시작해 9로 끝난다. 즉 甲으로 시작해 壬으로 끝난다. 癸水는 十干의 未이지만, 오행생성에서 天一은 水源을 낳기 때문에 처음의 陰干은 마지막의 陰支로 배치하고, 癸亥時에서 癸日은

開穴을 개시한다.

(2) 납지법納支法

納支法(납지법)은 子午流注法의 광의의 운용법이다. 이것도 十二經脈의 氣血流注 시각에 기초하는 방법으로, 十二經脈을 24시간 도는 氣血의 성쇠에 따라 取穴한다. 요컨대 十二經脈과 十二地支와의 배속관계를 納支(납지)라고 하는데, 이 방법을 이용해 運鍼(운침)하는 방법을 納支法이라 한다. 十二地支는 子時에 일어난다고 하여 納子法(납자법)이라고도 한다.

이 방법은《영추靈樞 · 한열병寒熱病》의 "實證에 자침할 때는 脈氣가 오는 방향으로 찌르고, 虛證에 자침할 때는 脈氣가 가는 방향으로 찌른다."는 것과 "虛는 그 母를 補하고, 實은 그 子를 瀉한다."는 방법을 응용한다. 즉 納子法 운용은 우선 아픈 곳인 臟腑經

經	虛證補血	時間	實證瀉血	時間
手太陰	尺澤	寅	太淵	卯
手陽明	二間	卯	曲池	辰
足陽明	厲兌	辰	解谿	巳
足太陰	商丘	巳	大都	午
手少陰	神門	午	少衝	未
手太陽	少海	未	後谿	申
足太陽	束骨	申	至陰	酉
足少陰	湧泉	酉	復溜	戌
手厥陰	大陵	戌	中衝	亥
手少陽	天井	亥	中渚	子
足少陽	陽輔	子	俠谿	丑
足厥陰	行間	丑	曲泉	寅

표 6-18

脈 氣血流注의 納子 시각을 헤아리고, 實證이라면 아픈 곳의 經脈子穴을 대상으로 納支 시각 중에 瀉法을 행하고, 虛證이라면 그것에 상당하는 經脈母穴을 대상으로 納支 시각의 다음 一支 시각에 補法을 행한다. 예를 들면 肺經病으로 實證인 경우, 肺經은 金經이고 金子는 水이기 때문에 肺經의 水穴인 尺澤(척택)을 寅時에 이용한다. 또 虛證인 경우에는 金母의 土穴인 太淵(태연)을 卯時에 補한다(표 6-18).

5. 子午流注配穴자오유주배혈 응용의 원칙

(1) 개혈開穴과 호용혈互用穴

子午流注法은 日時의 干支에 기초하는 開穴법칙에 따라 행하는 치료방법이다. 陽日은 陽時에 陽穴이 열리고, 陰日은 陰時에 陰穴이 열린다. 陽日의 陰時, 陰日의 陽時에는 開穴하지 않는다. 이 경우에는 부부관계를 갖는 穴을 대용한다.

즉 陽日陰時에는 相合하는 陰日陰時의 開穴을 이용하고, 陰日陽時에는 相合하는 陽日陽時의 開穴을 이용한다. 이 방법을 '夫妻互用(부처호용)'이라고 한다. 相合하는 穴이 없는 경우에는 十二經脈의 納支 時刻에 納支法의 子母穴을 응용한다.

예를 들면 甲日 甲戌時에는 膽經의 足竅陰(족규음)이 열리지만, 乙亥時는 陰時로 開穴하지 않는다. 그래서 夫妻穴을 택한다. 요컨대 己日 乙亥時에 열리는 穴은 肝經의 經金穴인 中封(중봉)이니 이것을 대용한다. 乙日 丙子時에는 小腸經의 滎水穴인 前谷(전곡)이 열리지만, 丁丑時는 陰時로 開穴하지 않는다. 그래서 庚

日 丁丑時는 心經의 合水穴인 少海(소해)가 이것을 대신한다. 戊寅時는 胃經의 兪木穴인 陷谷(함곡)이 開穴하는 동시에 返本還原(반본환원)하므로, 輸穴의 時는 本經 原穴을 취해 丘墟(구허)를 택한다. 다음으로 己卯時는 陰時로 夫妻穴을 이용하지만, 이 시간은 乙日의 重見穴(중견혈)이 되기 때문에 心包經의 我가 생기는 金穴인 間使(간사, 己는 土에 속하고, 土는 金을 낳는다)를 대용한다.

庚辰時는 大腸經의 經火穴인 陽谿(양계)가 開穴하고, 辛巳時는 陰時에 속하여 開穴하지 않는다. 그러나 夫妻穴을 이용하고 싶지만, 庚日 辛巳時는 陰時로 開穴하지 않는다. 그래서 納支法을 응용해 子母穴을 대용한다. 결국 巳時는 脾를 瀉하는 경우에 이용되기 때문에 瀉法에는 脾經의 子穴에 해당하는 經金穴인 商丘(상구)를 대용한다(土生金). 巳時는 다시 補胃의 納子時에 있지만, 補法은 胃經의 母穴에 해당하는 經火穴인 解谿(해계)를 대용한다(火生土).

壬午時는 膀胱經의 合土穴인 委中(위중)이 열린다. 癸未時는 庚日 癸未時가 閉穴해 있는 所이기 때문에 夫妻穴은 이용하지 않고, 納支法의 子母穴을 대용한다. 未時는 小腸의 瀉法시간이 되기 때문에 瀉法에는 子穴인 合土穴 少海(소해)를 이용한다(火生土). 또 未時는 心經納支法의 補時이기 때문에 心經의 母穴인 井木穴 少衝(소충)을 대용한다(木生火).

甲申時는 重見時로, 氣가 三焦로 거두기 때문에 三焦經의 我, 즉 兪木穴을 生하는 바인 滎水穴인 液門(액문)이 이용된다.

乙酉時에 이르고, 여기에서 乙日이 乙時에 合하고 陰日陰時에

陰穴이 열리게 된다. 乙은 肝木에 속해서 肝經이 開穴하고, 足厥陰肝經의 井穴인 大敦(대돈)이 開穴한다.

이하 모두 마찬가지로 전개된다.

(2) 시간에 따른 취혈법과 시간을 정하는 취혈법

시간에 따른 취혈법은 환자가 내원한 시간에 따라 그 開穴에 鍼刺를 행하는 방법으로, 환자의 내원한 시간에 열린 穴을 이용하는 것이다. 그 穴은 반드시 辨證(변증)을 기초로 經穴을 取穴하는 것은 아니다. 따라서 임상에서 급성상태를 다루는 경우에 응용된다.

다음 시간을 정하는 취혈법은 일반적인 응용방법으로, 우선 그 병이 어느 臟 어느 經에 속하는가를 辨證한 다음 그 經이 開穴하는 日과 時間을 정하고, 그 시간에 환자에게 鍼刺를 시행하는 것이다.

(3) 주혈主穴과 배혈配穴

子午流注法의 응용에서는 단지 開穴한 穴을 이용할 뿐이므로 질병을 개선하는 데는 불충분하다. 임상에서는 반드시 辨證論治(변증논치)의 원칙에 따라 主穴(주혈)을 정하고, 동시에 다른 客穴(객혈)과 조합해서 처방을 구성한다. 즉 子午流注法에 의한 開穴을 主穴이라 하고, 다른 客穴을 配穴(배혈)이라 하는 것에 따라 그 상승효과를 기대한다.

이 경우 李梃曾(이정증)이 설명한 "穴을 이용하는 것은 主를 先으로 하고 賓을 後에 한다. 時를 이용하는 것은 主를 버리고 賓을 따른다."고 하듯이 한다. 결국 치료하는 시간이 開穴하는 시간이면 主穴을 先으로 행하고, 그 후 客穴을 鍼刺한다는 것이다. 그러나 主穴이 開穴하지 않은 시간에는 客穴에 鍼刺한다.

따라서 鍼을 이용하는 경우에는 반드시 이 원칙을 지키고, 氣血이 생기는 旺時를 재서 開穴을 구하며, 開穴 후 각각 病狀에 응하는 특수혈을 이용한다. 이렇게 해야만 正을 도와 邪를 쫓고, 正氣를 상하지 않게 邪를 없앨 수 있다.

예를 들면 신경성胃病 환자에 대해서는 戊子時에 足三里(족삼리)가 開穴하기 때문에 이것을 主穴로 하고, 客穴로는 中脘(중완), 上脘(상완), 內關(내관), 公孫(공손), 胃兪(위수) 등을 이용한다. 또 급성편도선염 환자에 대해서는 開穴 시각인 庚辰時에 商陽(상양)을 主로 하고, 合谷(합곡)과 商陽에 點刺(점자)하거나 또는 照海(조해)와 列缺(열결) 등을 客穴로 해서 開穴과 病穴을 合用하는 방법을 이용한다.

(4) 폐혈閉穴을 개혈開穴로 변화시키는 방법

陰時에 陽穴을 열고, 陽時에 陰穴을 여는 것이다. 單玉堂(단옥당)의 秘傳(비전)에 '1 · 4 · 2 · 5 · 3'의 법칙이라는 것이 있다. 이것은 '井 · 滎 · 兪 · 經 · 合'의 순번을 '1, 2, 3, 4, 5'라고 했을 때 '1 · 4 · 2 · 5 · 3'의 순서, 즉 '井 · 經 · 滎 · 合 · 兪'가 되는 것이다. 이 원칙으로 가면 甲寅, 甲午, 丙辰, 庚午, 壬辰, 壬申, 乙巳, 己未, 辛巳, 辛酉, 癸卯, 癸未의 時刻의 閉穴이 開穴이 된다(표 6-19).

예를 들어 甲寅時에 있으면, 甲戌時를 일으켜 甲戌, 甲子, 甲寅, 甲辰, 甲午, 甲申으로 하고, 이것과 상대되어 井 · 經 · 滎 · 合 · 兪와 적용시켜 가는 것이다. 그러면 甲寅時는 膽經의 滎水穴

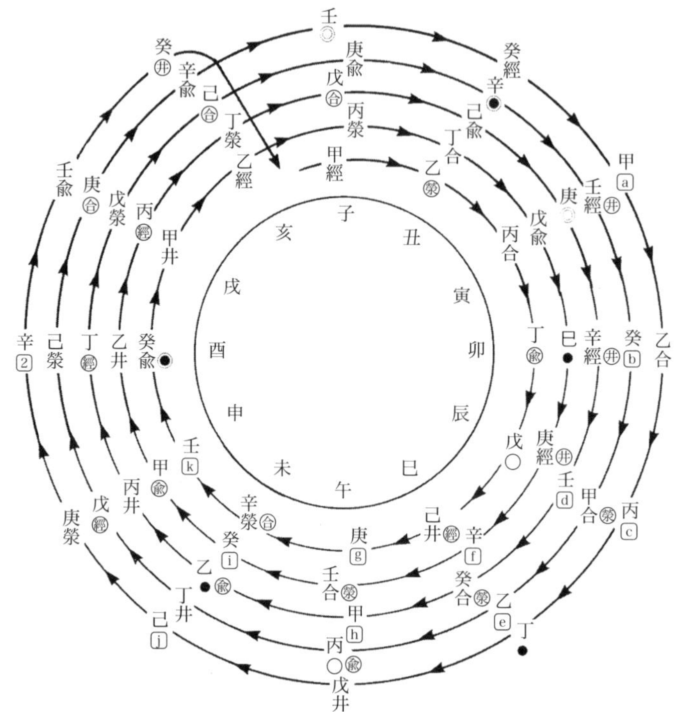

井…1, 滎…2, 兪…3, 經…4, 合…5

甲戌…井(1)　甲子…經(4)　甲寅…[a]　甲辰…合(5)　甲午…[h]

乙酉…井(1)　乙亥…經(4)　乙丑…滎(2)　乙卯…合(5)　乙巳…[e]

丙申…井(1)　丙戌…經(4)　丙子…滎(2)　丙寅…合(5)　丙辰…[d]

丁未…井(1)　丁酉…經(4)　丁亥…滎(2)　丁丑…合(5)　丁卯…兪(3)

戊午…井(1)　戊申…經(4)　戊戌…滎(2)　戊子…合(5)　戊寅…兪(3)

己巳…井(1)　己未…[j]　己酉…滎(2)　己亥…合(5)　己丑…兪(3)

庚辰…井(1)　庚午…[g]　庚申…滎(2)　庚戌…合(5)　庚子…兪(3)

辛卯…井(1)　辛巳…[f]　辛未…滎(2)　辛酉…[l]　辛亥…兪(3)

壬寅…井(1)　壬辰…[d]　壬午…滎(2)　壬申…[k]　壬戌…兪(3)

癸亥…井(1)　癸丑…經(4)　癸卯…[b]　癸巳…合(5)　癸未…兪(3)

經(4)…[j][g][f][d], 滎(2)…[a][b], 合(5)…[l][k], 兪(2)…[h][e][d][i], 癸未…[j]

표 6-19

인 俠谿(협계)가 열린다. 이것이 閉穴을 開穴로 변화시키는 방법이다.

6. 要約요약

① 子午流注法(자오유주법)은 經絡學說 중 十二經脈을 기초로 하고 時를 생각해서 取穴하는 방법이다. 子午는 시간의 음양변화를 나타내는 것이고, 流注는 氣血循行을 의미한다. 十二經脈의 氣血運行에 井 · 滎 · 兪 · 經 · 合 각 穴의 開闔(개합)을 결합하고, 다시 여기에 子午流注 이론을 참가시킨다. 經絡을 운용하는 기준으로 매우 유용한 방법이다.

② 井 · 滎 · 兪 · 原 · 經 · 合은 經脈氣血의 出 · 流 · 注 · 行 · 入을 의미하고, 이것에 日時의 天干地支를 배합, 다시 오행이론을 이어서 시간과 取穴을 관계 맺는다.

③ 陰陽相合 관계는 天干의 陰陽 구별과 陽干과 陰干의 相配關係에 기초를 두고 있다. 陽干이 속한 오행과 陰干이 속한 오행은 剛柔相濟(강유상제)하는 관계에서 相合한다.

④ 母子補瀉(모자보사) 관계는 十二經에 十二支를 배치해 오행의 상생상극 이론에서 '虛하면 그 母를 補하고, 實하면 그 子를 瀉하는' 것이다.

⑤ 日時의 干支배합계산은 子午流注鍼法에 의해 중요한 과제다. 閉穴시간을 정하고, 補瀉手法을 운용한다.

⑥ 이상을 정리하면 다음과 같다. 子午流注法은 陽日陽時에 陽穴을 취하고, 陰日陰時에 陰穴을 취한다. 그러나 陽日陰時, 陰日

陽時는 開穴하지 않는다. 이때에는 合穴을 이용한다. 合穴이란 陰陽이 相合하는 穴이다. 그러나 合穴, 즉 夫妻穴이 함께 닫힌 경우가 있다. 이때에는 十二經의 母子穴이 이것을 대신한다. 일반적으로 하루에는 夫妻穴이 함께 開穴하지 않는 때가 2회 있다. 戊日과 癸日은 4회 있다. 합해서 夫妻穴이 함께 開穴하지 않는 때는 24회가 된다. 이와 같은 때에 母子補瀉穴을 응용한다.

제3절 괘상취혈법卦象取穴法

《역경易經》의 음양론은 이론면에서 한의학에 크게 공헌하고 있지만, 그 중에서도 卦象(괘상)에 의한 取穴은 易經鍼灸(역경침구)의 응용으로 특수한 일면을 보이고 있다. 이 법은 수천 년 이래의 책에는 기재가 보이지 않지만, 고인이 힘써서 古訓(고훈)을 구하고, 《황제내경黃帝內經》과 《난경難經》을 숙독한 노력에 의해 일찍부터 응용되어 왔다. 귀찮은 계산과 配卦(배괘), 選卦(선괘)를 필요로 하는 것은 아니고, 用穴도 적어 매우 유효한 방법이다.

易象取穴(역상취혈)은 근년에 많이 이용되어 왔지만, 이미 《편작침구치료법칙扁鵲鍼灸治療法則》(周左宇)에 상세히 쓰여 있다.

1. 卦象取穴法괘상취혈법

卦象取穴(괘상취혈)의 원칙은 陰陽의 相對 · 平衡관계를 기초로 하지만, 공자가 《역계사전易繫辭傳》 중에 서술한 '八卦相盪, 剛柔相摩(팔괘상탕, 강유상마)'의 이론이 그 원칙의 근저에 있다.

음양평형관계의 응용으로써 "左에 病이 있으면 右를 취하고, 머리에 病이 있으면 다리에 침을 놓는다.", "左는 陽과 행하고, 右는 陰과 행한다.", "鍼을 이용하는 것은 陰으로써 陽을 치료하고, 陽으로써 陰을 치료한다."고 하는 이른바 巨刺(거자)가 있는데, 이것을 응용하여 효과를 다시 넓힐 수 있다.

이상은 기본원리지만, 여기서 卦象方法을 응용하기 위해서는 卦象의 의미를 이해해야 한다.

'卦'라는 것은 八卦(팔괘)를 가리키는데, 八卦에는 先天八卦(선천팔괘)와 後天八卦(후천팔괘)가 있다. 先天八卦를 體(체)라 하고, 後天八卦를 用(용)이라 한다. 응용 시에 先天體(선천체)는 病卦(병괘), 後天用(후천용)은 治療卦(치료괘)가 된다.

(1) 선천팔괘先天八卦

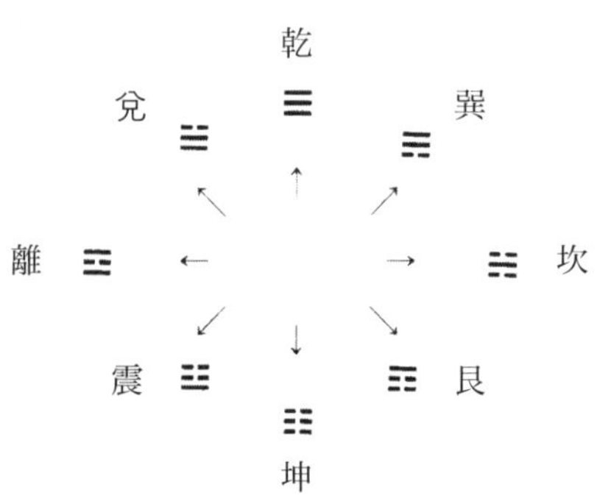

그림 6-6 先天八卦相對圖

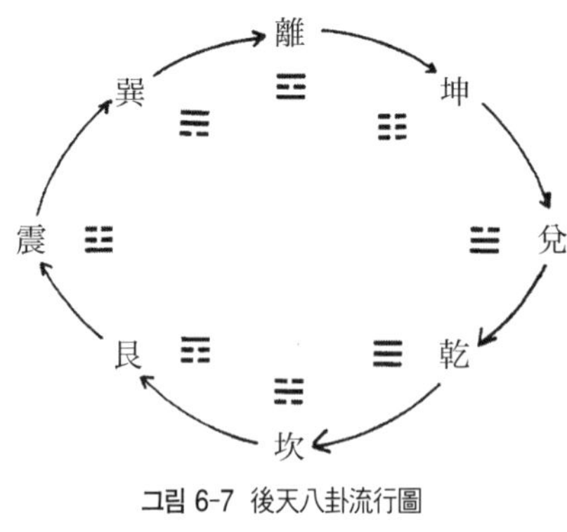

그림 6-7 後天八卦流行圖

先天八卦는 伏羲(복희)가 고안해냈다고 하는데, 다음과 같다.

乾(건)☰과 坤(곤)☷은 相對해 天地定立(천지정립)이라 한다.

艮(간)☶과 兌(태)☱는 相對해 山澤通氣(산택통기)라 한다.

坎(감)☵과 離(리)☲는 相對해 水火不相射(수화불상사)라 한다.

震(진)☳과 巽(손)☴은 相對해 雷風相薄(뇌풍상박)이라 한다.

이들 八卦는 서로 마주해

서고, 化해서 만물을 기르는 것을 의미한다. 이것이 "八卦相盪(팔괘상탕)하고, 剛柔相摩(강유상마)한다."고 하는 것이다.

이밖에 數의 의미가 있는데,

乾은 1, 坤은 8인 一奇一偶(일기일우)로, 둘을 합해서 9가 된다.

巽은 5, 震은 4인 一奇一偶로 합해서 9가 되고,

兌는 2, 艮은 7인 一奇一偶로 합해서 9가 되며,

離는 3, 坎은 6인 一奇一偶로 합해서 9가 된다.

先天八卦의 오행속성은, 艮山(간산)은 土로 脾·胃, 兌澤(태택)은 金으로 肺·大腸, 雷震(뇌진)은 木으로 肝·膽, 巽風(손풍)은 木으로 心包·三焦, 坎水(감수)는 水로 腎·膀胱, 離火(이화)는 火로 心·小腸, 乾天(건천)은 金으로 督脈, 坤地(곤지)는 土로 任脈이 된다.

(2) 후천팔괘後天八卦

後天八卦(후천팔괘)는 周의 文王이 발전시킨 것이라고 하며, 만물이 유전하는 모양을 의미한다. 이들의 변화 원칙에 관해서는 각종 易書(역서)에 상술되어 있기 때문에 그것들을 참고하기 바란다. 여기에서는 임상에서 운용하기 위한 臟腑八卦(장부팔괘)에 대한 후천적인 배속관계에 대해서 서술한다.

《주역周易·계사하전繫辭下傳·사장四章》에 "陽卦는 陰이 많고, 陰卦는 陽이 많다. 그 이유가 무엇인가? 陽卦는 奇이고, 陰卦는 耦여서다. 그 덕행은 무엇인가. 陽은 一君이고 二民이니 군자의 道다. 陰은 二君이고 一民이니 소인의 道다."라고 했다. 즉, 八卦의 乾☰은 純陽(순양), 坤☷은 純陰(순음)이지만, 震☳·坎☵·艮

☶은 一陽二陰, 巽☴ · 離☲ · 兌☱는 二陽一陰이다. 이 경우 ━을 1획으로 세고, ╍를 2획으로 세는 원칙이 있다. 따라서 一陽二陰은 陰爻(음효)가 많지만 4획이 되고 ━로 1획이 되어 합계 5획인 奇數(기수)가 된다. 그래서 震☳ · 坎☵ · 艮☶은 陽卦(양괘)에 속한다. 마찬가지로 二陽一陰은 陽爻(양효)가 많지만 ═로 2획, ╍로 2획, 합계 4획인 偶數(우수)가 된다. 그래서 巽☴ · 離☲ · 兌☱는 陰卦(음괘)에 속한다.

또 이것을 덕행이라는 면에서 보면 君은 陽, 民은 陰에 속하기 때문에 一陽二陰은 一君二民으로 나라가 바른 상태를 의미하는 군자의 道로 陽卦라 하고, 二陽一陰은 나라가 혼란한 상태를 의미하는 소인의 道로 陰卦라고 한다.

이상에서 乾坎艮震의 四卦는 奇數이면서 四陽宮으로 陽을 거두고, 坤兌離巽의 四卦는 偶數이면서 四陰宮으로 陰을 거둔다.

그리고 이 陽陰宮에 地支를 배열하는 경우 陽은 順(순), 陰은 逆(역)이라 하기 때문에 陽支는 順行하고, 陰支는 逆行한다.

따라서 다음과 같이 된다.

乾陰				坤陰		
戊	━	上九		酉	╍	上六
↑ 甲	━	九五		↓ 亥	╍	六五
↑ 午	━	九四		↓ 丑	╍	六四
↑ 辰	━	九三		↓ 卯	╍	六三
↑ 寅	━	九二		↓ 巳	╍	六二
↑ 子	━	初九		↓ 未	╍	初六

九와 六은 天地의 生數인 1부터 5까지의 奇數를 더한 수가 9로 陽을 나타내며, 偶數를 더한 수가 6으로 陰을 나타내는 것이다. 그것으로 初부터 上까지를 호칭한다.

그리고 다음으로 天干을 이것에 배열하면 다음과 같이 된다.

乾의 內卦는 甲을 外卦는 壬을 거두고, 坤의 內卦는 乙을 外卦는 癸를 거둔다.

乾宮金	坤宮土	
土戌壬 ━	金酉癸 ╍	
金申壬 ━	水亥癸 ╍	← 外卦
火午壬 ━	土丑癸 ╍	
土辰甲 ━	木卯乙 ╍	
木寅甲 ━	火巳乙 ╍	← 內卦
水子甲 ━	土未乙 ╍	

다시 《주역周易 · 설괘전說卦傳 · 십장十章》에 "乾은 天이며, 고로 父라 한다. 坤은 地이며, 고로 母라 한다. 震은 一索(한번 구함)해서 男을 얻으므로 이를 長男이라 한다. 巽은 一索해서 女를 얻으므로 이를 長女라 한다. 坎은 再索해서 男을 얻으므로 이를 中男이라 한다. 離는 再索해서 女를 얻으므로 이를 中女라 한다. 艮은 三索해서 男을 얻으므로 이를 少男이라 한다. 兌는 三索해서 女를 얻으므로 이를 少女라고 한다."고 하면서 八卦를 가족 성원으로 붙였다.

乾은 天으로 父, 坤은 地로 母. 震은 母인 坤☷에서 父인 乾☰

에 一索해서 그 初劃陽을 얻은 陽卦(震)다. 최초의 男子라고 하여 長男이라 한다. 이하 마찬가지다.

그래서 다음과 같이 된다.

乾은 震인 長男을 낳는다. 長男은 父를 대신해 妻를 거두고, 六爻의 支는 乾과 같이 子寅震午申戌이 된다.

震宮木(진궁목)

庚土戌(경토술) ━ ━

庚金申(경금신) ━ ━

庚火午(경화오) ━━

庚土辰(경토진) ━ ━

庚木寅(경목인) ━ ━

庚水子(경수자) ━━

다음으로 中男은 坎으로, 乾의 中爻를 받아 戊를 거두고, 乾 內卦의 中爻 寅에서 일어난다. 즉, 初爻는 寅에서 시작해 順으로 나아간다.

坎宮水(감궁수)

戊亥水(무해수) ━ ━

戊戌土(무술토) ━━

戊申金(무신금) ━ ━

戊午火(무오화) ━ ━

戊辰土(무진토) ━ ━

戊寅木(무인목) ▬ ▬

다음으로 少男은 艮으로, 乾上爻를 받아 丙을 거둔다. 乾 內卦의 三爻 辰에서 일어난다. 그러므로 初爻는 辰에서 시작해 順으로 나아간다.

艮宮土(간궁토)
丙寅木(병인목) ▬▬
丙子水(병자수) ▬ ▬
丙戌土(병술토) ▬ ▬
丙申金(병신금) ▬▬
丙午火(병오화) ▬ ▬
丙辰土(병진토) ▬ ▬

坤은 長女 巽을 낳는다. 長女는 母를 대신해 未에서 일어난다. 다만, 震이 乾을 잇는 것과는 달리 陰陽의 구분, 남녀구별이 있듯이 女는 나오는 것을 갖고 돌아온다. 그러므로 內에서 外로 나온다. 따라서 外卦의 제4爻 未에서 일어나 辛을 거둔다. 결국 四爻가 辛未가 되고 五爻는 辛巳, 上爻는 辛卯, 그리고 初爻로 돌아와 辛丑, 二爻는 辛亥, 三爻는 辛酉가 된다.

巽宮木(손궁목)
辛卯木(신묘목) ▬▬
辛巳火(신기화) ▬▬

辛未土(신미토) ▬ ▬

辛酉金(신유금) ▬▬

辛亥水(신해수) ▬▬

辛丑土(신축토) ▬ ▬

中女는 離이고 坤의 中爻를 받아 外卦의 제5爻에 있어서 未에서 일어나고, 己를 거둔다. 요컨대, 五爻는 己巳, 上爻는 己未, 初爻로 돌아와 己卯, 二爻는 己丑, 三爻는 己亥, 四爻는 己酉가 된다.

離宮火(리궁화)

己巳火(기사화) ▬▬

己未土(기미토) ▬ ▬

己酉金(기유금) ▬▬

己亥水(기해수) ▬▬

己丑土(기축토) ▬ ▬

己卯木(기묘목) ▬▬

少女는 兌이고, 坤의 上爻를 받아 外卦의 제6爻에 있어서 未에서 일어나고, 丁을 거둔다. 따라서 上爻는 丁未, 初爻는 丁巳, 二爻는 丁卯, 三爻는 丁丑, 四爻는 丁亥, 五爻는 丁酉가 된다.

兌宮金(태궁금)

丁未土(정미토) ▬ ▬

丁酉金(정유금) ▬▬

丁亥水(정해수) —

丁丑土(정축토) - -

丁卯木(정묘목) —

丁巳火(정사화) —

이상의 것으로부터 乾은 甲과 壬을 거두고, 艮은 丙을 거두며, 坎은 戊를, 震은 庚을, 坤은 乙과 癸를, 兌는 丁을, 離는 己를, 巽은 辛을 거두는 것을 알 수 있다.

그래서 十二經絡의 干支배합에서 甲은 膽, 乙은 肝, 丙은 小腸, 丁은 心, 戊는 胃, 己는 脾, 庚은 大腸, 辛은 肺, 壬은 膀胱, 癸는 腎인 관계를 조합해 다음과 같이 된다.

乾은 膽과 膀胱을 거두고, 艮은 小腸, 坎은 胃, 震은 大腸을 거두며, 坤은 肝과 腎, 兌는 心, 離는 脾, 巽은 肺를 각각 거둔다. 여기에서 陽腑는 陽宮을 거두고, 陰臟은 陰宮을 거둔다. 이밖에 心包는 癸, 三焦는 壬으로 돌아오므로 心包는 坤, 三焦는 乾을 거둔다(표 6-20).

八卦	納干	臟府	卦稱
乾	甲 壬	膽 膀胱 三焦	天
兌	丁	心	澤
離	己	脾	火
震	庚	大腸	雷
坤	乙 癸	肝 心包 腎	地
艮	丙	小腸	山
坎	戊	胃	水
巽	辛	肺	風

표 6-20

이상이 臟腑의 후천적인 배속관계다. 다음으로 운용을 서술한다. 두 가지 방법이 있다.

(3) 팔괘八卦 운용법

① 配卦法(배괘법)

임상에서 운용 시 환부를 下卦(하괘, 內卦)로 하고, 上下卦가 모여 吉卦(길괘)가 되도록 上卦(상괘, 外卦)를 선택하고, 그 上卦에 상당하는 經絡을 고른다. 이때 對側 上下관계에서 取穴하면 효력이 증가한다.

(예 1) 足 내측 公孫(공손) 부근에 통증이 있는 경우

公孫은 脾經으로 離卦(리괘)에 해당한다. 그래서 下卦에서 離卦를 취하고, 上卦에 手經絡으로 下卦와 吉 관계에 있는 卦를 선택한다. 그러면 風火로, 家人(가인)이 吉卦가 된다. 巽卦(손괘)는 肺經卦이고, 臍를 사이에 두고 對側에 같은 거리가 되는 經穴은 魚際(어제)가 된다. 이 경우 大腸經도 三焦經도 上肢經絡에 속하고, 모두 雷火豐(뇌화풍, 大腸), 天火同人(천화동인, 三焦)으로 吉卦이지만, 脾經은 足太陰經이고, 肺經은 手太陰經으로 '六經相通(육경상통)한다'는 원칙에서 手太陰脾經을 선택하는 것이 타당하다고 생각한다.

(예 2) 神門(신문) 부근의 통증인 경우

神門은 心經에 있기 때문에 兌卦(태괘)를 下卦로 취하면 地澤臨(지택임)이 되고 巽卦(손괘)가 吉卦로서 上卦에 배속된다. 地(坤)卦는 肝卦와 腎卦이지만, 對側 동거리의 經穴이므로 腎經 太谿(태계)가 選穴된다. 이 경우 腎經의 太谿 외에 肝經의 中封(중

봉)을 택하는 것도, 또 膽經과 膀胱經의 天澤履(천택리)와 그 밖의 經도 있지만, 역시 '六經相通한다'는 원칙에서 足少陰腎經이 선택된다.

(예 3) 足踝骨 解谿(해계) 부위의 통증

解谿는 脾經으로 坎卦(감괘)에 해당하고, 震卦(진괘)가 吉卦이다. 震卦는 大腸經이고, 對側 동거리의 經穴은 陽谿(양계)다. 이것도 陽明은 陽明으로 통한다는 '六經相通하는' 원칙에 기초한다.

(예 4) 大腸經 合谷(합곡) 부위의 통증

大腸經은 雷卦(뇌괘)로 이것을 下卦로 취하고, 이것에 상당하는 吉卦를 上卦로 선택한다. 地雷復(지뢰복)이 이것에 해당하고, 肝經의 太衝(태충)을 취한다.

이 경우 天雷旡妄(천뢰기첩), 澤雷隨(택뢰수), 風雷益(풍뢰익), 山雷頤(산뢰이) 등의 吉卦도 있고, 膽經이나 膀胱經을 선택하는 일도 가능하지만, 五臟別通(오장별통)의 원칙으로부터 肝經의 太衝을 취해 효과를 얻을 수 있다(표 6-21, 6-22).

이상과 같이 이 卦象法을 이용하는 때에는 반드시 六經相通과 五臟別通의 원칙을 응용해야 비로소 좋은 효과를 얻을 수 있다.

이 원칙에서 예를 들면 支溝(지구)는 陽輔(양보) 부위의 동통을 없애고, 陷谷(함곡)은 合谷(합곡) 부위의 동통을, 臨泣(임읍)은 中渚(중저) 부위의 동통을, 尺澤(척택)은 委中(위중) 부위의 동통을 각각 없앤다. 이것은 卦象을 이용하지 않아도 응용할 수 있다.

臟腑	坤 ☷地	艮 ☶山	坎 ☵水	巽 ☴風	震 ☳雷	離 ☲火	兌 ☱澤	乾 ☰天	宮卦 上卦 下卦	宮卦	
膽 膀胱三焦	泰	大畜	需	小畜	大壯	大有	夬	天	天☰	乾	
心	臨	損	節	中孚	歸妹	暌	澤	履	澤☱	兌	
脾	明夷	賁	旣濟	家人	豐	火	華	同人	火☲	離	
大腸	復	頤	屯	益	雷	噬嗑	隨	无妄	雷☳	震	
肺	升	蠱	井	風	恒	鼎	大過	姤	風☴	巽	
胃	師	蒙	水	渙	解	未濟	困	訟	水☵	坎	
小腸	謙	山	蹇	漸	小過	旅	咸	遯	山☶	艮	
肝腎 心包	屯	剝	比	觀	予	晉	萃	否	地☷	坤	
臟腑	肝腎 心包	小腸	胃	肺	大腸	脾	心	膽 膀胱 三焦	治療		

표 7-21

臟腑	坤 ☷地	艮 ☶山	坎 ☵水	巽 ☴風	震 ☳雷	離 ☲火	兌 ☱澤	乾 ☰天	宮卦 上卦 下卦	宮卦
膽 膀胱三焦	地天泰	山天大畜	天水需		雷天大壯	火天大有		乾爲天	天☰	乾
心	地臨澤		水澤節	風澤中孚		火澤暌	兌爲澤	天履澤	澤☱	兌
脾		山火賁	水火旣濟	風火家人	雷火豐		澤火華	天火同人	火☲	離
大腸	地雷復	山雷頤		風雷益	震雷雷	火雷噬嗑	澤雷隨	天雷无妄	雷☳	震
肺	地風升		水風井		雷風恒	風火鼎			風☴	巽
胃				風水渙	雷水解				水☵	坎
小腸	地山謙			風山漸		旅火山	咸澤山		山☶	艮
肝腎 心包	坤爲地		水地比		雷地予	火地晉	澤地萃		地☷	坤
臟腑	肝腎 心包	小腸	胃	肺	大腸	脾	心	膽 膀胱 三焦	治療	

표 7-22

② 變卦法(변괘법)

變卦法은 井滎兪經合의 五輸穴을 六爻 속에 배합한다. 다음으로 계절의 오행을 가미하고, 환부 經絡의 卦象을 變爻(변효)해서 오행속성과 계절을 吉卦로 한다. 거기에서 變爻와 五輸穴 관계를 갖고 選穴한다.

(예 1) 가을에 季肋部(계륵부)에 통증이 있는 경우

내진 시는 가을이다. 季肋部는 膽經 지배에 있고, 後天의 卦性에서 乾宮(건궁)을 거둔다. 그 六爻는 (䷀)의 배열을 갖는다. 가을은 金에 속하고, 乾도 또 金에 속하지만, 다만 여기에 乾宮은 上下卦가 奇數(陽卦)이기 때문에 이것을 變卦하고 一陰一陽의 卦로 해야 한다.

그래서 上爻인 陽爻를 陰爻로 하고, 上卦를 兌卦(☱)로 하면 兌卦는 金에 속하고, 또한 乾卦와는 陰陽을 형성해서 一奇一偶인 '剛柔相摩(강유상마)하는' 모양이 된다. 그러나 兌乾 合卦는 澤天에서 夬가 되어 吉卦가 되지 않는다. 다음으로 제4 · 5의 九四 · 九五 두 爻를 陰爻로 바꿔 上卦를 坤卦(☷)로 하면 下卦인 乾卦(☰)와 역시 剛柔相摩하는 모양이 되고, 두 卦를 합성해서 地天泰(지천태) 卦(䷊)의 吉卦가 된다.

이것에서 兌卦를 택하지만, 選穴에서 이 泰卦는 乾宮의 上卦, 즉 4 · 5 · 6爻가 變爻하는 것에 의해 얻을 수 있는 것이기 때문에 이 제4 · 5 · 6 三爻를 取穴 대상으로 한다.

따라서 五輸穴과 六爻의 관계에서 原, 經, 合 三穴이 선택되고, 乾宮은 膽經이기 때문에 膽經의 原 · 經 · 合, 즉 丘墟(구허) · 陽

輔(양보) · 陽陵泉(양릉천)이 적당한 經穴이다. 여기서 本卦인 上卦는 坤으로 그 性은 土에 속하고, 下卦는 乾으로 그 性은 金에 속해서 土生金의 相生관계가 된다. 동시에 가을은 金性에 있는 것이라 해도 가장 좋은 조합이 된다.

이 경우 一經에 三穴을 취하지만, 만일 환부가 여러 經에 걸쳐 있다고 한다면 經마다 三穴씩 取穴하여 자칫하면 十穴 이상에 걸쳐서 자침하게 될지도 모르고, 精을 잃어버릴 우려도 있다. 그러나 이때에 四時分刺(사시분자) 원칙을 따르면, 그와 같은 모순을 피할 수 있다. 요컨대 이 예의 경우로 말하면, 계절은 秋이기 때문에 '秋는 合을 찌른다'는 법칙을 따라 陽陵泉을 이용하면 좋은 효과를 얻을 수 있게 된다.

그러나 合土穴인 陽陵泉 卦는 上爻로 (--)이 오는 卦다. 그러면 地天泰(지천태), 水天需(수천수), 雷天大壯(뇌천대장), 澤天夬(택천쾌)가 나온다. 이 경우 澤天夬는 吉卦가 아니고, 地天泰, 地天需, 雷天大壯은 吉卦다. 따라서 이 三卦로부터 選穴하지만, 配卦에서는 穴을 많이 취하기 때문에 地天泰가 선택되어 丘墟, 陽輔, 陽陵泉이라고 하는 것이 된다. 실제로 반드시 많이 취할 필요는 없다.

(예 2) 여름에 季肋部에 통증이 있는 경우

季肋部는 膽經이고, 金性인 乾宮을 거둔다. 그러나 여름은 火에 속하기 때문에 火克金의 관계가 되고 만다. 그래서 이 乾宮(☰)卦를 火界 또는 木卦로 變卦해야 한다.

그런데 火木의 조합을 갖는 卦는 豐卦(풍괘,䷶)와 噬嗑(서합,䷔)

두 卦다. 이 두 卦는 모두 吉卦이므로 택할 수 있다.

그래서 우선 豐卦인 (䷶)라는 卦는 乾卦의 제2 · 5 · 6爻가 변화한 모습이고, 이것은 滎 · 經 · 合, 결국 乾宮은 膽經이므로 俠谿(협계), 陽輔(양보), 陽陵泉(양릉천)이 된다. 다음으로 噬嗑인 (䷔)라는 卦는 乾卦의 제2 · 3 · 5爻가 변화한 모습이고, 이것은 滎, 兪, 經 즉 膽經의 俠谿, 足臨泣, 陽輔의 經穴이 된다. 이 경우 모든 卦를 이용해도 되지만, 계절이 여름이기 때문에 足臨泣은 兪木穴로 火母穴이 되고, 또 '여름에는 兪를 찌른다'는 원칙에도 적합하기 때문에 噬嗑卦(서합괘)의 方이 보다 유효하다.

이 경우 四時分刺에서 '여름에는 兪를 찌른다'는 원칙에 의해 足臨泣 一穴을 이용하지만, 變卦로부터 火木의 組合으로 雷火豐(뇌화풍)과 火雷噬嗑(화뢰서합)의 두 조합이 성립하고, 모두 세 개의 穴을 갖는다. 그 중 俠谿와 陽輔가 공통혈이고, 나머지 한 개씩은 陽陵泉과 足臨泣의 차이다. 여기서 陽陵泉은 胸脇痛의 특효혈이고, '合은 腑痛을 치료한다'는 것에도 해당하며, 選用할 수 있다. 또 통상의 치료법으로서 陽陵泉과 臨泣의 조합은 극히 큰 효과를 기대할 수 있다. 配卦에서 보면 이 두 穴의 조합은 불가하다. 또 變卦는 兌澤(䷹)卦로 剛柔相摩하는 道로 돌아오게 된다. 다시 만일 兩卦四穴을 함께 이용한 경우에는 震雷(䷲)卦로 上下 같이하여 결국 剛柔相摩하는 道로 合하지 않게 된다. 그래서 卦象取穴法에는 이 특효혈을 選用할 수 없게 되고, '여름에는 兪를 찌른다'고 하므로 臨泣穴이 있는 噬嗑卦를 이용하게 된다.

2. 要約요약

① 卦象取穴法은 일반적인 방법보다 효과는 인정되지만 계산이 약간 복잡해서 주의가 필요하다.

② 卦象取穴法은 변화가 복잡하지만, 결국 配卦法과 變卦法으로 모아져 이용된다.

③ 配卦法과 變卦法 모두 臟腑 인식을 기초로 하여 後天八卦에 배속한 것이다. 따라서 膽·膀胱·三焦는 乾宮으로 거두고, 心은 兌로 거두며, 脾는 離로 거두고, 大腸은 震으로 거두며, 肝·腎·心包는 坤으로 거두며, 小腸은 艮으로 거두고, 胃는 坎으로 거두며, 肺는 巽으로 거둔다.

④ 臟腑의 卦宮 속성을 이해한 다음에 配卦法에서는 그것을 기초로 病狀을 下卦로 하고, 下卦에 대해서 吉卦가 되듯이 上卦를 배치한다. 이 上卦에 상당하는 臟腑經絡을 六經相通과 五臟別通 등의 원칙을 통해서 經絡을 결정하고, 臍를 중심으로 對側 동거리에 經穴을 고른다.

⑤ 變卦取穴法은 本經卦宮을 變爻한 것에 의해 吉卦로 하여 그 變爻한 것에 관해 소속한 穴位를 취하는 방법이다.

⑥ 配卦取穴法은 六經相通, 五臟別通의 取穴法의, 또 變卦取穴法은 四時分刺法의 응용의 일종이고, 반드시 配卦法과 變卦法에 따르지 않더라도 六經相通과 五臟別通, 四時分刺法의 取穴法에 정통하면 마찬가지의 효과를 거둘 수 있다.

제4절 영귀팔법론靈龜八法論 (附) 비등팔법론飛騰八法論

靈龜八法(영귀팔법)은 八脈交會穴(팔맥교회혈)을 시간에 따라 이용한 배혈 방법이다. 靈龜의 의미는 고대의 전설에서 유래한 것으로, 大禹(대우)가 洛水(낙수)를 다스릴 때 신령한 거북의 등 무늬를 보고 9로 이르는 수를 얻은 것에 따른다. 요컨대 "九에 실려 一로 이행한다. 左에 三, 右에 七, 二 · 四는 肩이 되고, 六 · 八은 足이 된다. 그리고 五는 中에 있다."고 기록되고, 이것은 바꿔 말해 九宮(구궁)의 숫자다. 八卦(팔괘)는 이들의 숫자를 八穴과 日時의 干支를 결합하여 응용한 것이다. 여기서 靈龜八法이라 칭한다. 또는 八卦로 이용되는 이 八穴과 奇經八脈과는 상통하는 것이기 때문에 八脈八穴을 九宮八卦에 배속하고, 동시에 日과 時의 干支로부터 開穴을 유추한다. 그러므로 奇經納卦法(기경납괘법) 또는 奇經納甲法(기경납갑법)이라고도 불린다.

十二經脈과 奇經八脈은 사지의 8개 穴에서 통한다. 치료에서는 奇經의 병증과 관계한다. 이것을 '八脈交會八穴(팔맥교회팔혈)'이라고 칭한다.

이 여덟 穴을 상하 조합해서 配穴하는 일반적인 치료법 외로, 本法에서는 이것을 日時의 干支와 관련시키고 開穴을 재서 이용한다. 여덟 穴은 각각 대표 숫자를 갖고, 운용 시에는 여덟 穴을 九宮數로 배속하여 그것에 日時干支의 숫자를 결합시켜 開穴을 낸다.

이 開穴 시각은 奇經의 流注 시각과 관련이 있다. 임상에서는 그 질병과 대응하는 奇經의 開穴 시각에 치료를 시행한다.

1. 靈龜八法영귀팔법의 구성

(1) 팔괘八卦와 팔맥八脈의 관계

奇經八卦는 十二經脈의 氣血작용을 통솔하고 조정한다. 十二經脈은 인체를 상하로 순행하며 조정하는데, 사지에서 奇經八脈과 8개 穴을 갖고 상통한다. 그것은 다음과 같다.

① 後谿(후계) ……… 手太陽小腸經에서 督脈으로 통한다.
② 列缺(열결) ……… 手太陰肺經에서 任脈으로 통한다.
③ 公孫(공손) ……… 足太陰脾經에서 衝脈으로 통한다.
④ 足臨泣(족임읍) ……… 足少陽膽經에서 帶脈으로 통한다.
⑤ 照海(조해) ……… 足少陰腎經에서 陰蹻脈으로 통한다.
⑥ 申脈(신맥) ……… 足太陽膀胱經에서 陽蹻脈으로 통한다.
⑦ 內關(내관) ……… 手厥陰心包經에서 陰維脈으로 통한다.
⑧ 外關(외관) ……… 手少陽三焦經에서 陽維脈으로 통한다.

八穴은 八脈으로 交會하고, 이들은 두 穴씩 맞추어 4조의 관계를 만든다. 조합된 두 穴은 각각 主治하는 범위가 공통된다. 그래서 이들 상호관계를 부모, 부부, 남녀, 또는 주객 관계라 칭한다.

奇經八脈은 사지의 여덟 穴을 이용하고, 子午流注는 66개의 五輸穴을 이용한다. 그 중 足臨泣과 後谿 두 穴은 모두 이용한다. 그리고 壬辰日, 壬戌日 午時에는 後谿穴이 열리고, 子午流注의 壬日 午時에도 後谿穴이 열려 일치한다.

八法 중의 八穴과 十二經脈, 표리관계를 보면 다음과 같다.

① 督脈은 後谿를 짝으로 하고, 小腸經에 속하며, 心과 표리관계 …… 小腸 · 心

② 任脈은 列缺을 짝으로 하고, 肺經에 속하며, 大腸과 표리관계 …… 肺 · 大腸

③ 衝脈은 公孫을 짝으로 하고, 脾經에 속하며, 胃와 표리관계 …… 脾 · 胃

④ 帶脈은 足臨泣을 짝으로 하고, 膽經에 속하며, 肝과 표리관계 …… 膽 · 肝

⑤ 陰蹻脈은 照海를 짝으로 하고, 腎經에 속하며, 膀胱과 표리관계 …… 腎 · 膀胱

⑥ 陽蹻脈은 申脈를 짝으로 하고, 膀胱經에 속하며, 腎과 표리관계 …… 腎 · 膀胱

⑦ 陰維脈은 內關을 짝으로 하고, 心包經에 속하며, 三焦와 표리관계 …… 心包 · 三焦

⑧ 陽維脈은 外關을 짝으로 하고, 三焦經에 속하며, 心包와 표리관계 …… 心包 · 三焦

奇經八脈의 여덟 穴은 十二經脈 중의 四臟四腑를 취하지만, 腎과 膀胱, 心包와 三焦는 대부분 두 穴을 배치한다. 이것은 특히 중요한 작용을 가져온다. 腎은 先天의 本, 膀胱은 州都의 官, 心包

는 陰穴의 母, 三焦는 諸陽의 父, 그러므로 每經에 1穴을 배치하게 된다.

(2) 팔혈八穴과 구궁팔괘九宮八卦의 관계

八卦는 고인이 陰陽의 象을 자연계의 天 · 地 · 火 · 風 · 雷 · 山 · 澤에 결합시켜서 만든 것이다. 결국 乾(건)은 天이고 ☰의 形, 坤(곤)은 地이고 ☷, 坎(감)은 水이고 ☵의 形, 離(리)는 火이고 ☲의 形, 巽(손)은 風이고 ☴의 形, 震(진)은 雷이고 ☳의 形, 艮(간)은 山이고 ☶의 形, 兌(태)는 澤이고 ☱의 形이 된다. 이들이 八卦의 명칭과 圖象(도상)이다.

八卦	方位	九宮數	八穴	八脈
乾	西北	6	公孫	衝脈
坎	北	1	申脈	陽蹻
艮	東北	8	內關	陰維
震	東	3	外關	陽維
巽	東南	4	臨泣	帶脈
離	南	9	列缺	任脈
坤	西南·中	2·5	照海	陰蹻
兌	西	7	後谿	督脈

표 6-23 八穴과 九宮表

八法歌(鍼灸大全)

坎一關申脈　照海坤二五
震三屬外關　巽四臨泣數
乾六是公孫　兌七後谿府
艮八係內關　離九列缺主

八法交會八穴歌(鍼灸大全)

公孫衝脈胃心胸　內關陰維下總同
臨泣膽經連帶脈　陽維銳眥外關逢
後谿督脈內眥頸　申脈陽蹻絡亦通
列缺任脈行肺系　陰蹻照海膈喉嚨

八卦는 각각 방위를 갖고, 九宮에 배합된다. 그리고 九宮 숫자에 기초하고, 각 宮에 奇經一脈과 一穴을 배속한 것이다(표 7-23).

즉 八卦의 기초는 자연계의 天 · 地 · 火 · 風 · 雷 · 山 · 澤의 관계다. 乾은 天, 坤는 地, 坎은 水, 離는 火, 巽은 風, 震은 雷, 艮은 山, 兌는 澤으로 나뉜다. 八卦는 사방으로도 분류되어 左는 東, 右는 西, 上은 南, 下는 北이 된다. 東方(좌)은 3수, 그것을 3배 하면 9이고, 이것은 南方의 9수다. 이것을 3배 한 27은 西方의 7수이고, 이것을 다시 3배 한 21은 北方의 1수가 된다. 北方의 1수를 3배 한 3은 東方의 3수가 된다. 이상은 奇數(기수)로 陽에 속하기 때문에 왼쪽으로 계산하게 된다. 3수부터 개시한다.

西南方은 2수, 이것을 2배 하면 4이므로 東南方은 4수다. 이것

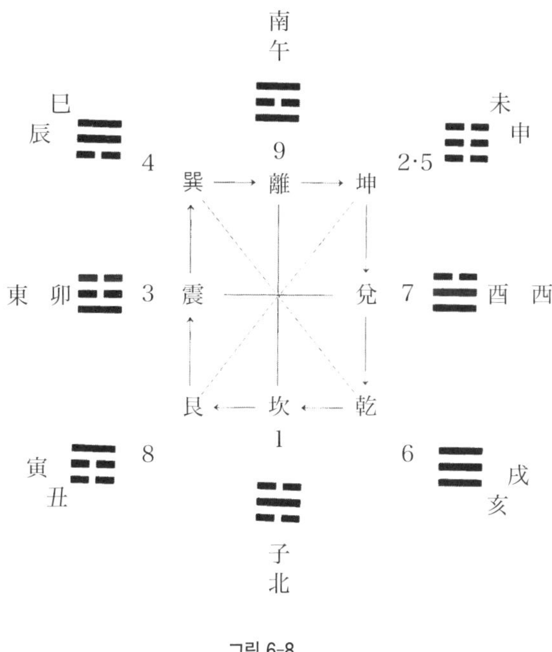

그림 6-8

을 2배 한 8은 東北方의 8수이고, 이것을 다시 2배 한 16은 西北方의 6수다. 서북방의 6을 2배 한 12는 西南方의 2수가 된다. 이들 숫자는 偶數(우수)이고 陰數이기 때문에 오른쪽으로 계산한다. 2수부터 개시한다.

중앙의 5수에 관해서는 동서남북의 종횡수를 더하면 모두 15가 된다. 이 숫자가 통일성을 갖고 음양변화의 기준이 되기 때문에 중앙은 5수가 된다.

다음으로 八穴과 八卦의 배합관계는 다음과 같다.

坎卦(감괘)는 1수로 申脈(신맥)을 배합한다. 坎卦는 五行의 水이고 방위는 북이며, 天은 一로 水를 낳기 때문에 水는 五行에서는 生數 1이다. 申脈을 배합하는 것은, 申脈은 膀胱의 壬水, 坎卦와 相符號한다. 그러나 陽蹻는 申脈(별명 陽蹻)에서 일어난다. 그러므로 申脈은 坎卦에 배합하고, 그 수는 1이 된다.

坤卦(곤괘)는 2수로 照海(조해)를 배합한다. 照海는 腎經의 癸水, 그 1수는 陽水, 그러나 2수는 陰數이기 때문에 陰陽이 相合한다. 陰蹻脈은 照海(별명 陰蹻)에서 일어난다. 그러므로 坤을 배치하고 그 수는 2가 된다.

震卦(진괘)는 3수로 外關(외관)을 배합한다. 五行生數에서 天은 三으로 木을 낳으므로 震卦는 陽木에 속한다. 그 外關에 배치하는 것은 木은 火를 만드는 것이기 때문이다. 外關은 三焦經의 穴로, 三焦는 오행의 火에 속하며, 諸陽의 父가 된다. 外關은 陽維로 배치하고, 陽維는 몸의 表를 담당한다. 陽脈의 綱維(강유)이다.

巽卦(손괘)는 4수로 足臨泣(족입읍)을 배합한다. 巽卦는 五行

에서 陰木에 속하며, 震卦(진괘)의 陽木과 相合한다. 그러므로 外關과 足臨泣은 남녀가 된다. 外關과 足臨泣은 각각 手足의 少陽經으로 同名經이고, 太陽이 열리고 陽明이 닫히는 때 小陽은 문지도리 역할을 한다. 즉 半表半裏(반표반리)를 담당한다. 그러므로 膽의 兪穴인 足臨泣과 巽卦를 배합하고, 그 수는 4가 된다.

中宮(중궁)은 5수로 照海(조해)를 배합한다. 中宮은 坤土이고, 五行生數에서 天은 五로 土를 낳고, 坤의 二도 또한 土에 속한다. 그러므로 2와 5는 같이 照海로 돌아온다. 또 九宮八卦는 그 수가 9, 따라서 配穴은 8. 그러므로 照海는 兩穴에 배치한다.

乾卦(건괘)는 6수로 公孫(공손)을 배합한다. 公孫은 脾土의 經穴로 脾胃는 後天의 本이며, 土는 만물을 만든다. 乾卦는 金에 속한다. 그것은 土가 金을 만들기 때문이다.

兌卦(태괘)는 7수로 後谿(후계)에 배치한다. 兌卦는 金에 속한다. 乾卦와 相合한다. 乾卦는 小腸經의 兪穴로 督脈에 이어지고, 大椎(대추)에 交會해 脈氣가 상통한다. 또 督脈의 別支가 長强(장강)에서 요추를 사이에 두고 올라가고, 項에서 흩어지며, 頭로 올

八穴	八脈	稱合	主治
公孫	衝脈	父	胃, 心, 胸
內關	陰維脈	母	
後谿	督脈	夫	目內眦, 頸項, 耳, 肩膊, 小腸, 膀胱
申脈	陽蹻脈	妻	
臨泣	帶脈	男	目銳眦, 耳後, 頰, 頸, 肩, 缺盆, 胸膈
外關	陽維脈	女	
列缺	任脈	主	肺系, 咽喉, 胸膈
照海	陰蹻脈	客	

표 6-24

라갔다가 내려와서 肩胛骨 좌우에 이르러 나뉘어서 太陽經에 통하기 때문이다.

艮卦(간괘)는 8수로 內關(내관)에 배치한다. 內關은 心包經의 絡穴로 陰維脈으로 통한다. 陰維는 몸의 表를 담당하고, 陰脈의 綱維(강유)가 된다. 또 心包經은 陰血의 母이고, 三焦經의 陽維와 표리관계를 만든다.

離卦(리괘)는 9수로 列缺(열결)에 배치한다. 列缺은 肺經의 絡穴로, 肺는 氣를 담당하고 百脈을 統한다. 肺脈은 中焦에서 일어

天干	地支	숫자	五行
甲己	辰戌 丑未	10	土
乙庚	申酉	9	金
丁壬	寅卯	8	木
戊癸 丙辛	巳午 亥子	7	火

표 6-25 日의 干支 숫자 배합표

八方逐日干支歌(鍼灸大全)

甲己辰戌丑未十　乙庚申酉九爲期

丁壬寅卯八成數　戊癸巳午七相宜

丙辛亥子亦七數　逐日干支卽得知

天干	甲己	乙庚	丙辛	丁壬	戊癸	
地支	子午	丑未	寅申	卯酉	辰戌	巳亥
숫자	9	8	7	6	5	4

표 6-26 時의 干支 숫자 배합표

八法臨時干支歌(鍼灸大全)

甲己子午九宜用　乙庚丑未八無疑

丙辛寅申七作數　丁壬卯酉六須知

戊癸辰戌各有五　巳亥單加四共齊

陽日除九陰除六　不及零餘穴下推

나 胃를 순환하여, 膈을 올라가 肺에 속하며, 내려와 大腸을 絡한다. 그 循行路는 任脈으로 통한다.

《의학입문醫學入門》에서는 八穴의 중요성에 관해서 "대개 脾經의 좌우 四十二穴은 公孫(공손) 二穴에서 統하고, 일체의 脾病을 治한다. 나머지인 心包經의 內關(내관), 膽經의 足臨泣(족임읍), 三焦經의 外關(외관), 小腸經의 後谿(후계), 膀胱經의 申脈(신맥), 肺經의 列缺(열결), 腎經의 照海(조해)도 마찬가지로 그와 동등하다."고 설명한다.

(3) 팔법교회八法交會와 팔맥교회八脈交會

衝脈과 陰維脈은 서로 交會하고, 두 脈은 公孫과 內關으로 통한다. 公孫은 衝脈과 內關은 陰維와 관계하고, 두 穴은 부모관계를 만든다. 公孫은 乾卦에 속하고 天에 있기 때문에 父, 內關은 心包經이고 陰血의 母에 있기 때문에 母가 된다.

帶脈과 陽維脈은 서로 交會하고, 두 脈은 臨泣과 外關으로 통한다. 臨泣은 帶脈과 外關은 陰維와 관계하며, 두 穴은 남녀관계를 만든다. 이것은 震은 陽에 속하고 男, 巽은 陰에 속하고 女라고 하는 震卦와 巽卦의 배합에서 오는 관계이다.

督脈과 陰蹻脈은 서로 交會하고, 두 脈은 後谿와 申脈으로 통한다. 後谿는 督脈과 申脈은 陽蹻脈과 관계하고, 그 두 穴은 夫妻관계를 만든다. 이것은 督脈은 인체의 陽을 담당하고 後谿로 통하며, 이 穴은 丙火의 小腸에 속한다. 또 陽蹻脈은 申脈으로 통하고, 이 穴은 任脈의 膀胱에 속한다. 火는 陽, 水는 陰으로 夫妻관계를 만든다.

任脈과 陰蹻脈은 서로 交會하고, 두 脈은 列缺과 照海로 통한다. 列缺은 任脈과 照海는 陰蹻와 관계하고, 이 두 穴은 主客관계를 만든다. 列缺은 肺계통을 순환하여 主가 되고, 照海는 陰蹻와 상통하여 客이 된다.

2. 靈龜八法영귀팔법의 계산

(1) 영귀팔법靈龜八法의 계산은 일시日時의 간지干支에 숫자를 맞추어 개혈開穴을 구한다

이 干支와 숫자의 관계는 五行生成數(오행생성수)와 그 순서인 음양에 기초한 것이다.

丙辛은 五行이 水로 化하고 亥子와 같이 6수가 되지만, 그 陰중에 陽이 있다고 하는 것이기 때문에 火에서 化해 7수를 만든다.

(2) 팔총혈八總穴 개혈開穴의 계산은 일시日時를 숫자로 변화시켜 가감승제하여 나눈다

(日干數 + 日支數 + 時干數 + 時支數) ÷ (9 또는 6) = 몫 …… 나머지.

(예)

① 甲子日　乙丑時

甲子日 : 甲은 10, 子는 7

乙丑時 : 乙은 8, 丑은 8

10 + 7 + 8 + 8 = 33

甲日은 陽日이기 때문에 9로 나눈다

33 ÷ 9 = 3 …… 나머지 6

6은 八卦에서 乾卦이며, 八脈은 衝脈, 八會穴은 公孫이다. 公孫의 交會配合穴은 內關이므로,甲子日 乙丑時의 八會穴은 公孫과 內關이다.

②乙丑日　己卯時

乙丑日 : 乙은 9, 丑은 10

己卯時 : 己는 9, 卯는 6

9 + 10 + 9 + 6 = 34

乙日은 陰日이기 때문에 6으로 나눈다

34 ÷ 6 = 5 …… 나머지 4

4는 八卦에서 巽卦이고, 八脈은 帶脈, 八會穴은 足臨泣이다. 足臨泣의 交會配合穴은 外關이므로, 乙丑日 己卯時의 八會穴은 足臨泣과 外關이다.

3. 飛騰八法비등팔법

飛騰八法(비등팔법)은 八脈八穴을 이용하는 방법으로, 時間開穴하는 配穴방법이다. 이 방법은 그 日의 天干과 같이 天干을 갖는 시각의 開穴을 이용하는 방법이다.

(예)

甲日 五子建元法에서

子時는 甲子時가 되어 公孫이 開穴

丑時는 乙丑時가 되어 申脈이 開穴

寅時는 丙寅時가 되어 內關이 開穴

卯時는 丁卯時가 되어 照海가 開穴

4. 要約요약(靈龜영귀)

① 靈龜八法은 經絡學說 중 奇經八脈을 주체로 하여 이것에 八卦를 배치하고, 음양변화에 기초해 時를 생각하며 穴을 취하는 방법론이다. 따라서 이것을 奇經納卦法(기경납괘법)이라고도 한다.

② 靈龜八法에서 이용되는 穴은 奇經八脈 중 十二經脈과 상통하는 後谿(후계), 申脈(신맥), 外關(외관), 足臨泣(족임읍), 內關(내관), 公孫(공손), 列缺(열결), 照海(조해) 여덟 穴이다. 이들의 사이에는 '속함'과 '표리'의 관계가 있다.

③ 靈龜八法에서 八卦의 配合은 八卦의 象에 기초하여 東 · 西 · 南 · 北 · 東北 · 東南 · 西北 · 西南 및 中央의 九方法으로 나누고,

〈洛書(낙서)〉의 숫자를 배합한다.

④ 八脈交會에 의해 부모 · 부부 · 남녀 · 주객의 관계가 만들어진다.

⑤ 靈龜八法의 계산방법은 日時의 天干을 숫자로 환산하고, 그 합을 陽日은 9로, 陰日은 6으로 나누어 나머지를 취하는 것이다. 나머지의 숫자를 八卦의 수와 합해 그 卦에서 穴을 결정한다. 나머지가 없는 경우 陽日은 9수로 列缺을 취하고, 陰日은 6수로 公孫을 취한다.

⑥ 靈龜八法 운용의 원칙은 左는 右로 취하고, 右는 左로 취하는 것이다. 補瀉의 手法으로는, 經氣의 흐름를 따라 행하는 補法과 經氣의 흐름에 반대해 행하는 瀉法, 즉 補瀉迎隨法(보사영수법)이 이용된다.

제 7 장

經絡 應用의 方法論

제1절 경락經絡의 임상 응용

經絡學說을 임상에서 응용하려면 반드시 어느 經 어느 臟의 병인지 辨證(변증)을 거쳐야 한다. 그런 후에 臟腑經絡과 輸穴(經穴)의 상관성을 기초로 循經取穴(순경취혈), 局部取穴(국부취혈), 遠近取穴(원근취혈), 또는 表裏主客原絡配穴(표리주객원락배혈), 子母配穴(자모배혈), 子午流注配穴(자오유주배혈), 靈龜八法配穴(영귀팔법배혈) 등을 이용해서 施治(시치) 처방을 결정한다. 이들 모두 經絡學說을 기초로 한 방법론이다.

제 증상(제 정보) → 이론 → 辨證 → 施治 {
- 循經取穴
- 局部取穴
- 遠近取穴
- 原絡配穴
- 子母配穴
- 子午流注配穴
- 靈龜八法配穴
- 그 외

經絡學說의 임상응용에서 중요한 것은 手法이다.《영추靈樞 · 자절진사刺節眞邪》에 "鍼을 이용할 때는 반드시 먼저 經絡의 虛實을 살피고, 經絡을 따라 누르고 튕겨보아 그 반응을 본 연후에 穴을 취하여 자침한다."고 했듯이, 임상에서는 經絡學說을 통해서 전체로부터 생리 · 병리를 분석 · 귀납하고, 虛實을 명확하게 해서 證

을 결정하며, 經絡의 순역을 고려하여 補瀉(보사)를 행해야 한다.

1. 經絡學說경락학설의 辨證應用변증응용

한의학 방법론의 특징은 辨證論治(변증논치)다. 요컨대 병의 본질을 찾고, 그것에 치료를 실시하는 것이다.《영추靈樞 · 위기衛氣》에서는 "능히 陰陽 十二經을 분별하는 者는 병이 생기는 곳을 안다. 實虛가 있는 곳을 살피는 者는 능히 병의 高下를 이해한다."고 하여 임상에서 자주 經絡學說을 파악하고, 질병의 원인을 추구하며, 질병의 성질을 명확하게 하고, 그 부위와 변화 등을 잘 관찰해야 함을 설명한다. 단순한 예를 들어 보면 다음과 같다.

같은 질병이 다른 부위에 일어난 경우에는 經絡流注(경락유주)에서 辨證한다. 예를 들면 두통을 호소하는 경우 그 부위와 經絡循行의 관계에서 陽明, 太陽, 少陽으로 나눈다. 앞이마에 통증이 있으면 陽明의 두통, 정수리부터 후두부에 통증이 있으면 太陽의 두통, 측두부에 통증이 있으면 少陽의 두통이라 판단한다. 이것은 分經辨證法(분경변증법)이라고도 불린다.

다음으로 같은 증상이 같은 부위에 일어난 경우에는 그 증후가 어느 經에 속하는가를 판단해 辨證한다. 예를 들어 가슴이 색색거리며 喘鳴(천명)하는 것은 肺經이 肺에 속하는 것이기 때문에 肺經과 관계하는 것은 알지만, 足少陽膽經도 膈(격)을 관통해 肺로 들어가므로 역시 관계하는 경우가 많다. 그때는 喘鳴 · 喘咳(천해)하고, 흉부에 脹滿感(창만감) 외에 압박감과 초조함, 口乾(구건) 등의 少陽經 증상을 겸한다. 이 경우에 腎經이 관계하면 喘鳴 ·

喘咳 외에 血痰(혈담)과 나른함 등의 精氣不足을 겸하고, 陰虛火旺(음허화왕)과 腎이 氣를 거둘 수 없는 증상이 나타나게 된다. 肺는 氣의 主이고 腎은 氣의 根으로, 肺와 腎은 母子관계에 있기 때문에 이런 증상이 나타난다.

다음으로 다른 증상이 동시에 또는 앞뒤로 다른 부위에 나타나는 경우에는 그 병리기전으로부터 辨證하면 좋다. 예를 들어 감기 때문에 기침과 코막힘, 신열 등의 증상이 있을 때, 이것은 寒邪(한사)가 皮毛(피모)를 침범해 肺로 들어가서 表에 병이 있는 것이다. 이때 동시에 腹瀉(복사)가 나타나면, 이것은 寒邪가 大腸으로 傳變(전변)했음을 의미한다. 이것은 표리관계의 병리기전으로부터 辨證한 예다.

또 만일 咳嗽(해수), 血痰(혈담), 心煩(심번), 口熱(구열), 舌乾燥(설건조) 등의 증상이 나타난 경우는 肺와 腎 두 經의 病이다. 그러나 이와 같은 경우 오랜 咳嗽로 肺虛(폐허)가 심해지고, 脾를 상한 때는 下痢(하리)와 食慾不振(식욕부진) 등을 수반한다. 이것은 金이 虛해 水를 낳을 수 없어 腎水가 부족하고, 命門의 火가 약해서 土를 낳지 못하며, 腎은 胃의 關門에 있기 때문에 土虛로 脾胃의 기능이 실조했기 때문이다. 足太陰과 足少陰의 병후에는 소화불량, 下痢, 굶주려도 음식을 거부하는 증상이 자주 보인다. 經絡의 병리기전을 기초로 하는 辨證은 매우 중요하다.

다음으로 국소적인 증상인 경우는 經絡의 교차와 交會에 주의해서 辨證하면 좋다. 예를 들어 흉통을 호소할 때는 그 부위로부터 肝膽經이라 판단한다. 하지만 그 부위는, 經絡의 분포관계 때문에, 胃에서 나뉘어 膈에서 心下로 흘러들어가는 足太陰脾經의 支

脈도 관계하고, 足少陽經(日月)과 足厥陰經(期門)과도 交會한다. 따라서 이 경우에는 흉통 외에 心下痞滿(심하비만) 등의 증상을 겸한다.

2. 經絡경락과 輸穴수혈의 관계

經絡은 안으로 臟腑에 속하고, 밖으로 肢節을 絡하며, 氣血의 운행을 담당하고, 부분과 그 기능의 상호관계를 조화하고, 동시에 전체 기능과 형태 조절과의 통합관계를 형성한다.

經絡의 輸穴은 체표에서 가장 반응이 나타나기 쉬운 부분이고, 내부의 모양을 잘 나타내는 곳이다. 이 반사현상을 임상에 응용한다. 예를 들어 〈四總歌(사총가)〉에서는 "肚腹(두복)은 足三里(족삼리)에서 멈추고, 腰背(요배)는 委中(위중)에서 구하며, 頭項(두항)은 列缺(열결)에서 찾고, 面口(면구)는 合谷(합곡)에서 거둔다."고 한다. 足三里는 足陽明胃經에 속하며, 胃經은 흉복부로 가서 胃에 屬하고 脾를 絡한다. 그래서 肚腹病은 일반적으로 脾胃와 관계하고, '腑를 치료하는 경우 그 合을 치료한다'는 이론으로부터 胃經의 合穴인 足三里를 취하는 것이다. 또 腰背는 足太陽膀胱經이 통하며, 膀胱에 屬하고 腎을 絡하기 때문에 腰는 腎府(신부)에 있어도 合穴인 委中을 취한다. 다음으로 頭項痛에 列缺을 취하는 것은 경락유주의 八脈八穴 이론에서 나온 것이다. 列缺은 任脈에 내통하고, 任脈은 督脈과 頭部에서 交會한다. 또 頭項强痛(두항강통)은 일반적으로 外感風寒과 관계가 있는데, 肺가 皮毛와 전신의 表를 담당하기 때문에, 肺의 風邪를 疏泄(소설)하기 위해 肺의 絡穴(낙혈)을 이용한다. 또 合谷(합곡)은 手陽明大腸經의 原穴로, 그 流注가 面口部의 질환에 자주 이용된다. 이들의 예는 輸穴과 經絡循行의 관계를 말하는 것이다.

〈四總歌〉

肚腹 … 腑를 치료하는 경우 그 合을 치료한다 … 足三里(胃經의 合穴)

腰背 … 膀胱經은 腰背를 통하고, 腰는 腎의 腑 … 委中(膀胱經의 合穴)

頭項 … 列缺은 任脈에 내통하고, 任脈은 督脈과 頭部에서 交會 … 列缺

面口 … 大腸經은 面口部를 통한다 … 合谷

(1) 경락수혈經絡輸穴의 오행五行 배당

五行학설은 한의학의 기초를 이루는 사고방식으로, 자연계와 인체와의 관련성과 통일성을 설명한다. 뿐만 아니라 相生相克이론을 기초로 臟腑와 經絡 사이의 相互資生(상호자생), 相互制約(상호제약) 관계를 설명하고, 또 증상과 병리기전과 관련지으며, 내부기구의 太過不及의(태과불급)의 偏勝(편승) 현상인 虛實을 명확하게 하고, 辨證의 기본적 이론이 된다.

고인은 五行학설을 臟腑經絡에 적용했을 뿐만 아니라, 사지의 輸穴(수혈)에도 배당했다. 이것을 '五行穴(오행혈)'이라 칭한다. 이 五行穴은 經絡의 五行관계와 臟腑의 병리관계를 기초로 정해진 일종의 循經遠隔取穴法(순경원격취혈법)에 속한다. 요컨대 고인은 肘膝(주슬) 이하의 五行穴에 井(정)·滎(형)·兪(수)·經(경)·合(합)의 이름을 붙이고, '我를 낳고' '我가 낳는' 관계로부터 虛하면 母를 補하고 實하면 그 子를 瀉하는 치료원칙을 성립시켰다.

구체적으로 말하면, 어떤 經에 虛證이 나타나면 그 經의 母穴을 補한다. 또는 그 經의 母經 本穴을 補한다. 實證일 때는 그 經의 子穴을 瀉한다. 또는 그 經의 子經 本穴을 瀉한다.

예를 들어 두통, 動悸(동계), 眩暈(현훈), 耳鳴(이명), 眼睛閃光(안정섬광), 요통 및 호흡이 얕고 쉽게 피로한 증상 등은 腎陰不足으로 肝木을 풍부히 기를 수 없는 肝陽上亢(간양상항)에 의한 上盛下虛(상성하허)의 증상이다. 이럴 때는 水를 많게 하여 木을 적시며, 陰을 길러 陽을 가라앉히는 방법으로 치료한다. 따라서 足少陰腎經의 母穴인 復溜(부류)와 母經의 本穴인 經渠(경거)를 補하고, 足厥陰肝經의 子穴인 行間(행간)과 子經의 本穴인 少府(소부)를 瀉한다.

이 방법은 臟腑의 병변과 經絡, 五行穴의 오행관계로부터 나온 隨證療法(수증요법)이다.

(2) 십이경十二經과 표리주객원락법表裏主客原絡法의 응용

十二經脈은 모두 一裏一表(일리일표)로 一臟一腑(일장일부)의 經脈이 연접해 있다. 질병 시에는 經脈의 표리관계를 통해 서로 傳變(전변)해서 만난다. 따라서 임상에서는 裏經이 아플 때 동시에 表經도 치료한다. 또 表經이 아플 때도 동시에 裏經을 치료한다. 이것은 經絡치료에서 준수할 사항이다.

그 表裏配穴(표리배혈) 치료의 대표적인 것이 '主客原絡配穴法

(주객원락배혈법)'이다. 原發 질병의 經脈 原穴을 主로 하고, 그 表裏經의 絡穴(낙혈)을 客으로 이용한다. 예를 들어 코가 막혀 냄새를 알 수 없을 때, 코는 肺의 竅(규)지만, 手陽明大腸經이 순행하는 곳이다. 따라서 大腸經의 原穴인 合谷(합곡)을 主로 하고, 肺經의 絡穴인 列缺(열결)을 客으로 하여 치료한다. 또 감기로 咳嗽 · 胸痛 · 喉痛을 호소할 때, 이 질병은 肺의 병이기 때문에 肺經의 原穴인 太淵(태연)을 主로 하고, 大腸經의 絡穴인 偏歷(편력)을 客으로 한다.

主經 – 原穴

客經 – 絡穴

이 原穴을 主로 하고, 絡穴을 客으로 하는 치법은《영추靈樞 · 구침십이원九鍼十二原》의 "五臟에 병이 있으면 열두 原穴에 반영된다.", "무릇 이 열두 原穴은 五臟六腑의 병을 치료하는 곳이다.", "五臟에 병이 있으면 마땅히 열두 原穴을 취해야 한다."는 등의 논법에 따른다.

(3) 경맥經脈의 교차交叉와 교회혈交會穴의 응용

經脈은 逆順出入(역순출입)하고 복잡하게 교차순행하기 때문에 몇 개의 經이 교차하여 交會穴(교회혈)을 형성한다. 그 임상응용은 다음과 같이 모을 수 있다.

① 交會穴에서는 그 經의 질병을 主治하는 동시에 交會하는 다른 經의 질병을 兼治(겸치)할 수 있다. 예를 들어 足太陰脾經의 三陰交(삼음교)는 肝 · 腎 두 經의 交會穴로, 소화불량과 설사 같은 脾胃질환을 主治하는 것 외에 임신 · 출산 · 월경 · 대하 등의 婦人

科와 遺精(유정) · 遺尿(유뇨) 등도 兼治한다.

② 같은 經이 좌우로 교차하는 경우에는 左病은 右에서 치료하고, 右病은 左에서 치료한다. 예를 들어 手陽明大腸經은 缺盆(결분)에서 頸(경)으로 오르고, 頰(협)을 관통하며, 下齒 속으로 들어가고, 또 나와서 입을 사이에 두고 人中(인중)에서 만나 교차한다. 足陽明胃經은 내려와 코 밖으로 돌며, 上齒 속으로 들어가고, 承漿(승장)에서 만나 교차한다. 따라서 임상에서는 편도선염이나 후두염 등에 左는 右의 合谷(합곡)을 취하고, 右는 左의 內庭(내정)을 취한다.

③ 本經의 主症에 속하지 않는 증상을 갖는 때에도, 別絡(별락)이 상통하기 때문에 다른 經에서 兼治할 수 있다. 예를 들어 足太陽의 經別(경별)은 그 하나가 엉덩이에서 5寸을 내려가 나뉘어 항문으로 들어가기 때문에 秩邊(질변), 承扶(승부), 承筋(승근), 承山(승산), 束骨(속골) 등으로 痔(치)를 치료할 수 있다. 또 手厥陰의 經別은 흉중으로 들어가 나뉘어서 三焦에 속하고, 나와서 목구멍을 돌기 때문에, 咽中이 막힌 듯한 증상에는 間使(간사)를, 후두염에는 大陵(대릉)을, 구취 · 口瘡(구창) 등에는 勞宮(노궁)을 자주 이용한다. 또 頭部는 諸陽의 會라고 불리지만, 六陰의 經別이 관계하기 때문에 陰經의 輸穴을 이용하여 頭面질환을 치료할 수 있다.

이상 經絡의 교차와 交會를 잘 이해해두는 것은 임상에서 매우 중요한 사항이다.

3. 經絡경락과 臟腑疾患장부질환 論治논치

(1) 경락經絡 질환의 논치論治

經絡은 인체 내외를 연결하고 營氣衛血을 운행하는 調節系(조절계)다. 따라서 내외의 병을 일으키는 인자와 접촉할 때 經과 絡이 가장 영향을 받기 쉽다. 經絡循行의 深淺出入(심천출입)이 여러 가지이기 때문에 그 병리현상도 다양하다. 임상에서 그 소재의 구별을 판단하는 것이 중요하다.

十二經脈과 奇經八脈의 발병 범주는 그 脈氣의 순행경로와 일치한다. 안으로는 臟腑, 밖으로는 頭 · 體幹 · 四肢에 미친다. 예를 들어 手太陰肺經의 변동은, 내장에서는 肺의 脹滿(창만)과 喘咳(천해) 등 증상을 일으키고, 외부의 經絡 증상은 缺盆部(결분부)와 上腕(상완)과 前腕(전완)의 肺經 經脈에 나타난다.

결국 질병 출현에는 經絡과 臟腑의 相違(상위)가 있으니 치료시에는 深淺强弱(심천강약)의 구별이 필요하다.

① 經絡(경락)

증상이 체표에 나타나 있는 때는 그 증상의 장소와 순행하는 經脈을 기초로 施治(시치)한다. 예를 들어 耳聾(이롱)은 經氣閉塞(경기폐색)으로 일어난다. 이것은 足少陽膽經의 주증이지만, 《영추靈樞 · 경맥經脈》에서는 "小腸經은 手太陽의 脈으로 …… 小腸經은 津液을 주관하기 때문에 발병하면 耳聾이 생기고 …….", "三焦는 手少陽의 脈으로 …… 三焦經에 발병하면 耳聾으로 귀가 잘 들리지 않고 ……."라고 했고, 《소문素問 · 열론熱論》에서는

"少陽은 膽을 담당한다. 그 脈은 脇을 돌아 臀을 絡한다. 그러므로 胸脇痛과 耳聾이 생긴다."고 했으며, 《소문素問 · 궐론厥論》에서는 "少陽經의 厥證은 갑자기 귀가 들리지 않고 …….."라고 했다. 즉 耳部를 순행하는 經絡으로서 手少陽三焦經의 分支(분지)는 膻中(전중)을 올라가 缺盆(결분)으로 나오고, 뒷목으로 올라가 耳後에 이른다. 직상해서 耳上角으로 나온다. 또 그 分支 하나는 耳後에서 耳中로 들어가고, 耳前으로 나와 手少陽三焦經의 分支와 만난다. 그밖에 手太陽少腸經의 分支도 缺盆부터 頸(경)을 순환해 頰(협)으로 올라가 耳稅眥에 이르고, 지나서 耳中으로 들어간다. 手陽明의 別은 耳로 들어가 宗筋(종근)에 合하기 때문에, 이들 經氣의 阻滯(조체)는 耳聾의 원인이 되기 쉽다. 일반적으로 耳聾에 이용되는 輸穴로는 翳風(예풍), 耳門(이문), 瘈脈(계맥), 中渚(중저), 外關(외관), 聽會(청회), 合谷(합곡) 등이 있지만, 耳聾에 따르는 다른 증상을 고려하면서 施治할 脈을 결정하지 않으면 안 된다.

② 絡脈(낙맥)

經과 絡은 본래 一體이지만, 양자에는 深淺의 다름이 있다. 絡脈의 病은 대개 頭, 체간, 사지국소에 나타나며, 드물게 전신증상으로 나타나기도 한다. 기본적으로는 經脈病候의 일부분을 이루는 것이 있고, 經脈病(경맥병)과 絡脈病(낙맥병)은 밀접한 관계가 있다. 예를 들어 이하선염으로 인한 발열과 양 이하선의 腫脹과 熱痛, 식욕부진 등의 증상을 호소하는 경우는 風濕熱毒(풍습열독)이 絡脈에 조체되었기 때문에 絡氣가 뻗지 못하거나, 또는 風毒이 올라가 陽絡(양락)을 막는 병리기전에 의한 것이다. 經絡辨證으로 말하면 陽明과 少陽 두 經의 風熱毒에 의한 阻塞(조색)이다. 頸腫(경종)과 頰痛(협통)은 그 주증이다. 그러나 이 병은 表에 있고 裏에 이르지 않았기 때문에 치료로는 청열해독하고 絡을 펼치는 방법을 이용한다. 輸穴로는 合谷(합곡), 偏歷(편력), 列缺(열결), 頰車(협거), 翳風(예풍), 大迎(대영), 商陽(상양), 厲兌(여태), 風池(풍지) 등을 이용하여 瀉한다. 이와 같은 질환은 陽體에 陰이 아직 충분히 자라지 않은 소아에게 많으며, 陽毒에 침범당하기 쉽다.

또 이 경우 동시에 睾丸腫痛(고환종통)을 수반하는 일이 있다. 그것은 經絡의 표리관계에 의한 것으로, 耳後를 통하는 足少陽經이 股(고)를 순환하고 陰中으로 들어가 陰器를 도는 足厥陰經과 표리관계로 인해 邪毒이 厥陰의 脈絡에 전해지기 때문이다.

이상의 것은 질병의 傳變(전변)과 經絡과의 밀접한 관계를 의미하고, 임상에서 經을 생각해 選穴하고 施治하는 것의 중요함을 가르쳐준다. 어느 질병에 고정된 輸穴의 사고방식은 민간요법적인 방법이고, 한의학은 證을 기본으로 經과 輸穴을 결정하고 施治를 계획한다. 이 경우, 原穴을 主로 하고 表裏經의 絡을 客으로 하는 용법은 經穴처방의 기본법칙이다. 그러나 絡病을 보는 때 同經의 絡穴을 치료하는 일이 있다. 그것은 經病이 그 經絡증후를 보이는 때에 행한다. 그것은 다른 經脈으로 傳變하여 새로운 병을 일으키게 하지 않기 위해서다.

지금까지 病邪가 침범한 幹部와 그 정도에 기초한 經絡病의 치료에 대해서 설명했다. 여기서 중요한 것은 《영추靈樞 · 관능官能》에 "그 아픈 곳과 좌우상하를 살피면 그 寒溫과 어느 經에 있는지를 안다."고 했듯이, 병의 經絡上 소재와 主治해야 하는 바의 원리를 잘 파악해야 비로소 經絡辨證論治(경락변증논치)의 목적을 다 할 수 있다는 점이다.

③ 經筋(경근)

十二經筋은 十二經脈의 순행을 따라 분포하며, 체표에 있고 내장에는 존재하지 않는다. 따라서 그 증상도 근육 쪽에 한정된다.

十二經筋의 각 병후에 대해서는《영추靈樞 · 경근經筋》에 "手陽明의 筋 …… 그 병은 …… 어깨를 들 수 없고, 목을 돌려 좌우를 볼 수 없다."고 하여, 근육에 直中한 寒에 의해 頸項(경항)이 강직되고 아픈 증상은 "아픈 곳을 輸穴로 삼는다."는 방법을 이용해 치료할 수 있음을 서술하고 있다. 또 같은 篇에 "足陽明의 筋 …… 그 병 …… 갑자기 口僻(구벽)한다."고 하여, 風寒外邪의 침습에 의한 口眼喎斜(구안와사)를 얼굴을 순환하는 足陽明經의 地倉(지창), 下關(하관), 大迎(대영) 등의 輸穴을 이용해서 치료할 수 있음을 보여준다. 이것도 "아픈 곳을 輸穴로 삼는다."는 치료원칙에 따라서 病邪를 泄한다.

4. 臟腑疾患장부질환 論治논치

臟腑疾患의 차이는 原發幹部(원발간부)의 차이다. 그것은 주증으로 가리는 것이지만, 臟과 腑 양자는 서로 관계해 傳變(전변)하고 만나는 사이이기 때문에 질병은 복잡한 양상으로 나타난다.

한의학은 부분을 전체로부터 잡는 의학이기 때문에, 생체에 나타나는 복잡한 증상을 국소뿐만 아니라 전체로부터 변증해 가는 것이다.

임상에서 臟腑의 질환을 보면 단순한 것도 있고 복잡한 것도 있다. 단순한 경우는 일반적으로 초기 또는 국소질환이다. 그러나 병변은 일정한 단계에서 그치는 것이 아니라 항상 변화를 보이고, 臟腑와 經絡의 생리적 관계를 통해서 그 저항력의 정도가 다르며, 동시에 또는 전후하면서 직간접으로 체표에서 臟腑로, 또는 臟腑에서 臟腑로 傳變하면서 점점 복잡해진다.

經絡을 응용한 치료는 '從外治內(종외치내)'다. 따라서 論治(논치) 이전에 반드시 정확한 辨證(변증)을 구하지 않으면 안 된다. 그러기 위해서는 각 臟腑의 생리적 특징, 經絡이론, 병인론 등을 통해서 辨證求因(변증구인)과 審因立法(심인입법)을 하고, 주객을 파악해야 한다. 그래야 施治(시치)가 되는 것이다.

예를 들어 脾와 胃에 관해서 말하면, 臟象은 臟腑와 陰陽, 表裏의 구별이 있고, 작용에는 燥濕(조습)과 升降(승강), 소화운반 작용이 있다. 생리적 상태에서는 서로 제약하고 補成(보성)해서 合해 있지만, 그 균형이 파괴되면 병리적 상태를 초래한다.

일반적으로 臟과 腑 두 器는 각각의 작용 성질을 갖고 있기 때문에 그 임상증상도 다르다. 그것은 두 가지로 나뉜다. 한 가지는 食慾不振(식욕부진) · 空腹感(공복감) · 嘔吐(구토) · 惡心(오심) · 呃逆(애역) · 胃痛(위통) · 呑酸(탄산) 등이고, 다른 한 가지는 腸炎(장염) · 便秘(변비) · 腹痛(복통) · 下痢(하리) · 泄瀉(설사) 등이다. 이들은 모두 足陽明胃經과 足太陰脾經의 범주에 속하는 증상이다.

임상에서는 이 臟腑經脈에 기초해 論治를 진전시킨다. 虛實과

陰陽(체질의 강약), 氣血水, 寒熱 등을 자세히 살피는 것이다. 구체적으로 논술하면 다음과 같다.

(1) 표리상합치료表裏相合治療

단순한 병리기전일 경우의 治法이다. 예를 들어 脾胃의 질병에는 무기력, 말하는 것이 귀찮음, 少食, 수척, 창백, 위통, 소화불량, 가늘고 무력한 脈 등의 증상이 나타난다. 氣虛 또는 血虛에 의한 증상이다. 이 경우의 치료법으로는 和胃乾脾法(화위건비법)의 表裏相合治療(표리상합치료)가 이용된다. 輸穴로는 胃經의 足三里(족삼리) · 解谿(해계) · 梁門(양문)을, 脾經의 陰陵泉(음릉천) · 大都(대도) · 三陰交(삼음교)를 이용하고, 胃의 募穴(모혈)인 中脘(중완)과 脾兪(비수), 胃兪(위수), 氣海(기해) 등으로 補法을 시행한다. 이 방법은 단순한 治法에 속하는 것이다.

(2) 병리전변치법病理傳變治法

이 治法은 하나의 증상에서 여러 증상, 또는 하나의 臟腑에서 다른 臟腑로 傳變한 경우, 또 단순하거나 복잡한 병리의 질환에 대해서 標本(표본)과 緩急(완급), 선후를 구별해서 행해지는 治法이다. 이 경우에는 정확한 辨證에 기초해야 한다.

어떤 질병의 발생이 어떤 臟腑의 실조로부터 다른 臟腑로 영향을 미쳐서 복잡해지는 경우가 있는데, 예를 들어 脾胃(土)가 실조하여 이것이 길게 계속되면 체력이 쇠퇴해서 肺(金)虛를 초래한다. 肺虛는 肝木을 억제할 수 없어 木이 완성하게 되면 土를 이기게 된다. 이와 같은 논리로 볼 때 脾胃의 기능을 회복하기 어렵다. 이 경우 土를 배양하여 金을 만들기 위해 足三里(족삼리) · 陰陵泉(음릉천) · 中脘(중완) · 胃兪(위수) · 太淵(태연) · 肺兪(폐수) 등을 補하고, 木氣를 疏泄(소설)하기 위해 太衝(태충) · 中封(중봉) 등을 瀉한다.

이번에는 다른 臟腑로부터 脾胃에 영향을 미치는 경우를 예로 들면, 황달로 구토, 胸悶(흉민), 소화불량, 腹脹(복창), 설사, 변비 등이 일어나는 일이 자주 있다. 이것은 小腸의 氣機(기기)가 通利하지 않아 陽明의 습열이 熏蒸(훈증)해서 일어난 木乘土(목승토)의 결과다. 치료원칙으로 陽黃(양황)인 경우에는 清熱(청열)해서 濕을 내보내는 것을 주로 한다. 따라서 太衝(태충) · 陽陵泉(양릉천) · 陽綱(양강) · 膽兪(담수) · 日月(일월)을 이용하는 것 외에, 足三里(족삼리) · 天樞(천추) · 合谷(합곡) · 上巨虛(상거허) · 曲池(곡지) · 腕骨(완골) · 委陽(위양) 등을 瀉한다. 이 治法은 肝膽 두 經의 氣機를 通利하고, 濕熱을 宣化(선화)한다. 또 腸胃의 鬱熱(울열)을 清泄(청설)하고, 膀胱과 三焦의 氣化作用을 宣通해서 鬱蒸濕熱(울증습열)을 소변으로 배출한다. 陰黃(음황)인 경우에는 脾와 腎을 溫補(온보)한다. 脾兪(비수) · 腎兪(신수) · 章門(장문) · 中脘(중완) · 關元(관원) · 陰陵泉(음릉천) · 復溜(부류) · 三陰交(삼음교) 등을 補하고, 中焦를 넓혀 運化기능을 튼튼히 하며, 濕利寒散(습리한산) 힌다. 이것은 補中益氣(보중익기)로 濕을 아래로 이끄는 방법이다.

또 脾土가 허약하여 土가 水를 억제할 수 없음으로 해서 水濕이 범람하여 水腫과 咳喘을 일으키는 경우가 있다. 濕은 水性에 속하고 脾는 이것을 싫어하는데, 濕이 심하면 脾는 괴로워한다. 결국

水가 많기 때문에 경시되는 것이다. 따라서 이 병리기전은 水가 有餘해서 자신이 이기는 火를 억제하고, 자신을 이기는 土를 경시하는 相侮(상모) 현상이다. 論治로는 章門(장문) · 肺兪(폐수) · 脾兪(비수) · 腎兪(신수) 등으로 溫補(온보)하고, 水分(수분) · 陰陵泉(음릉천) · 三陰交(삼음교) · 足三里(족삼리) · 水道(수도) · 列缺(열결) · 復溜(부류) 등을 補하고, 脾腎을 溫補한다.

또 腎陽不足(신양부족)인 경우에도 脾에 영향을 주는데, 요통, 腰脚軟弱(요각연약), 遺精(유정), 早泄(조설), 四肢厥冷(사지궐냉), 腹鳴(복명), 下痢(하리), 소화불량 등을 일으킨다. 이 경우는 命門(명문)의 火를 補하지 않으면 脾土를 溫補할 수 없다. 腎兪(신수) · 幽門(유문) · 氣海(기해) · 足三里(족삼리) · 三陰交(삼음교) · 太谿(태계) 등을 溫補한다.

陰虛陽亢(음허양항)의 체질인 경우는 心火가 지나치게 왕성하여 脾胃의 기능이 실조한다. 이것은 母가 子를 虛하게 했기 때문으로, 煩躁不眠(번조불면), 拒食(거식) 등의 증상을 나타낸다. 內關(내관) · 神門(신문) 등을 瀉하고, 足三里(족삼리) · 中脘(중완) · 梁門(양문) 등을 補하여 瀉火培土(사화배토)한다.

이상의 증상은 임상에서 자주 보인다. 病機의 傳變을 파악하면서 論治해야 한다.

(3) 동명경치법同名經治法

手足의 陰陽經은 서로 相關性을 갖는다. 예를 들면 맹장염으로 腫痛(종통)이 있는 경우, 그 병리기전은 腸胃에 濕熱이 鬱積(울적)하여 腸의 운반기능이 실조되고 氣滯(기체)와 血瘀(혈어)를 야기해 점차 鬱이 熱로 화하여 膿癰(농옹)이 생기게 되는 것이다. 증상으로는 發熱, 汗出, 便秘, 腹痛, 嘔吐, 脈洪數(맥홍삭), 膩苔(니태) 등 陽明의 實熱(실열) 증상이 나타난다. 經絡的으로 手陽明經은 膈을 관통해 내려와 大腸에 屬하며, 足陽明經은 缺盆(결분)에서 乳內로 들어가 복부로 내려가서 臍(제)를 끼고 氣街(기가)로 들어간다. 또 그 支脈이 胃에서 일어나 내려와서 腹裏를 순행하기 때문에 두 經과 함께 그 순행이 大腸과 직접 관계한다. 이 경우 "통하지 않으면 아프고, 통하면 아프지 않다."는 원칙으로부터 腑氣(부기)를 通導(통도)하고, 瘀를 흩어 熱을 瀉하는 방법을 취한다. 治法으로는 手足陽明經을 주로 하며, 이것에 "腑病은 合을 치료한다."는 원칙을 가미한다. 曲池(곡지) · 足三里(족삼리) · 上巨虛(상거허)를 泄하고, 그 밖에 胃兪(위수) · 大腸兪(대장수) · 合谷(합곡) · 次髎(차료) 등도 배합한다.

담낭염은 小陽經이 담당하는데, 手少陽經은 膈을 관통해 내려와 三焦에 속한다. 足少陽經의 支脈은 胸中에서 膈을 관통해 肝을 絡하고 膽에 속하며, 脇(협)을 순행한다. 그러므로 手足少陽經은 이 질환과 밀접한 관계에 있다. 支溝(지구) · 陽陵泉(양릉천) · 日月(일월) · 外丘(외구) 등을 瀉한다. 또 膽兪(담수)와 足三里(족삼리), 梁門(양문, 右)도 배합한다.

5. 奇經疾病기경질병 論治논치

奇經八脈은 十二經脈의 상호 관련과 조화작용을 담당한다. 임상에서는 辨證과 치료를 불문하고 널리 이용된다. 그 중에서도 任

脈과 督脈은 머리와 體幹의 앞뒤에 있고, 主治작용이 있는 輸穴을 갖고 있다. 고인은 모든 陰陽經의 綱領(강령)이라 했다. 특별히 臟腑에 속하는 것은 없고, 輸穴 분포에 따라 主治작용이 구분되어 있다.

임상에서는 張仲景(장중경)이 太陽病에 督脈의 風府(풍부)를 瀉하는 解表退熱(해표퇴열)의 치료법을 말했다. 또 崩漏症(붕루증)의 원인은 일반적으로 肝이 血을 저장하지 않고, 脾가 血을 통솔하지 않거나, 또는 中氣下陷(중기하함)으로 血을 攝納(섭납)할 수 없어 발생하는 氣血耗衰(기혈모쇠)와 衝 · 任脈의 손상이다. 治法으로는 任脈의 陰交(음교), 關元(관원) 등을 補하고, 氣를 益(익)하고 血을 制(제)한다. 이밖에 肝脾 두 經의 輸穴을 배합한다.

6. 要約요약

① 經絡學說의 구체적 운용은 辨證取穴(변증취혈)과 補瀉手法(보사수법)이다.

② 經脈上의 輸穴(수혈)은 체표 부위의 脈氣(맥기)가 유주하는 곳이고, 內臟體表反射(내장체표반사)와 體表內臟反射(체표내장반사)를 잘 반영하며, 각각 특유의 작용과 성질을 갖는다. 그러므로 임상에서 從外內治(종외내치)가 가능하다. 그것은 經絡學說을 잘 파악해서 輸穴의 작용과 성질을 알고, 補瀉手法을 시행하는 것이다.

③ 十二經脈의 五行穴(오행혈)은 五行학설을 기초로 관계 지어져 있고, 그 운용은 生克(생극)관계와 母子補瀉法(모자보사법)에

따르는 일종의 循經遠隔取穴法(순경원격취혈법)이다.

④ 十二經脈은 표리관계를 갖고, 裏經病은 表經의 輸穴로, 表經病은 裏經의 輸穴로 施治(시치)할 수 있다.

⑤ 十二經에는 각 經에 하나씩의 原穴(원혈)을 갖는다. 예를 들면 肺經의 太淵(태연), 大腸經의 合谷(합곡) 등이다. 또 각 經에 絡穴(낙혈)도 있다. 肺經의 列缺(열결), 大腸經의 偏歷(편력) 등이 그것이다. 이 原穴과 絡穴 사이에는 "原을 主로 하고 絡을 客으로 한다."는 원칙이 있으니, 原發疾患(원발질환)이 속한 經의 原穴을 主로 하고, 그 經과 표리관계에 있는 絡穴을 客으로 한다. 肺經에 병이 있는 경우 肺經의 原穴인 太淵을 主로 하고, 表裏經인 大腸經의 絡穴인 偏歷을 客으로 해서 이용한다. 이 治法을 主客原絡配穴法(주객원락배혈법)이라 한다.

⑥ 經脈이 교차하므로 交會穴(교회혈)이 존재한다. 交會穴은 本經病을 치료하는 동시에 교차하는 다른 經의 병도 兼治(겸치)할 수 있다. 또 經脈은 교차하기 때문에 左의 病을 右에서 치료하고, 右의 病을 左에서 치료할 수 있다. 한편 經脈에는 別支가 있기 때문에 本經의 주증에 속하지 않는 병증도 兼治할 수 있다.

⑦ 經絡流注(循行)上에 있는 질환은 어느 經에 속하는지 판단하고 輸穴을 결정할 수 있다. 이것은 가장 기본적인 방법이다. 또 질병의 성질에 따라서도 經脈과 經筋을 정할 수 있다.

⑧ 臟腑病은 우선 병이 臟에 있는지 腑에 있는지 변별하는 것이 중요하다. 臟과 腑 각각 주증을 갖지만, 양자에는 傳變(전변)하는 作用이 있기 때문에 나누는 일이 어렵다. 따라서 임상에서는 表裏相合(표리상합)의 관계, 傳變과 同名系經絡(동명계경락)의 관계

를 고려하면서 論治(논치)하는 일이 중요하다.

附記부기

《영추靈樞 · 경맥經脈》에 "사람이 처음 태어날 때는 우선 精(정) 형성되고, 精이 형성되면 腦髓(뇌수)가 생기고, 骨(골)은 기둥이 되고, 脈(맥)은 울타리가 되고, 筋(근)은 그물이 되고, 肉(육)은 담장이 되고, 皮膚(피부)가 견고하게 되면 毛髮(모발)이 자란다. 음식이 胃(위)로 들어가면 脈道(맥도)를 통하게 하여 氣血(기혈)이 운행한다. …… 經脈(경맥)은 능히 생사를 정하고, 백병을 다루며, 虛實(허실)을 조정하는 방법으로, 통하지 않으면 안 된다."고 했는데, 선천의 精에서 시작하여 후천의 과정에 이르기까지 모두 經絡이 관계하며, 臟腑 사이와 表裏 사이를 망라한다. 따라서 질병 발생 시에는 치료법으로 經絡을 이용해 外에서 치료하고, 복약으로 內에서 치료하는 방법을 취하지만, 이것도 모두 經絡의 傳導反射(전도반사) 작용을 통한 것이다.

經絡學說은 얼핏 보면 湯液(탕액)과 관계가 없고 鍼灸(침구)치료에만 필요한 것 같지만, 실제는 결코 그렇지 않다. 經脈의 循行分布(순행분포), 각 經의 주요 증후, 營衛氣血(영위기혈)의 循行流注(순행유주), 經脈氣血의 多寡(다과)와 虛實盛衰(허실성쇠), 臟腑와의 屬絡(속락) 관계, 경맥의 表裏陰陽, 이들 모두 望聞問切(망문문절)과 밀접한 관계가 있고, 湯液의 證 결정에 중요한 역할을 한다. 四診도 八綱辨證論治(팔강변증논치)의 법칙도 모두 經絡學說과 그 밖의 한방이론과 그 총합에서 발전해 온 것이다. 陰陽 · 表裏 · 寒熱 · 虛實로써 약물의 歸經(귀경)과 氣味(기미), 성질과 효능 등을 인식해서 비로소 처방할 수 있다.

(1) 경락학설經絡學說과 분경변증分經辨證

經絡學說은 한방임상에서 중요한 위치를 차지하여 鍼灸뿐만 아니라 湯液 분야에서도 응용되는데, 진단에서는 分經辨證(분경변증)으로, 치료에서는 약물의 歸經이론으로 응용된다.

질병은 經絡을 통해서 이동하는 것이기 때문에 그 深淺(심천)과 병세, 성질 등에 의해 나타나는 증상이 다르다. 그러나 그것은 經絡을 통해서 표현되는 것이기 때문에 그들의 증상을 經絡系統으로 귀속할 수 있다. 그것이 分經辨證이다. 이것은《내경內經》에서 시작하여《상한론傷寒論》, 그리고 후세의 의가들도 강조하는 사항이다.

分經辨證은 十二經脈과 奇經八脈 및 經絡 현상을 응용해서 실천된다.

• 經絡學說과 六經辨證(육경변증)

十二經脈을 응용한 分經辨證은 手足同名系 經脈으로 '六經辨證(육경변증)'이라 했다. 요컨대 六經으로는 太陽 · 陽明 · 少陽 · 太陰 · 少陰 · 厥陰을 말한다. 이 證 분류의 방법론은 일찍이《내경內經》에 보이지만, 後漢 張仲景(장중경)의《상한론傷寒論》에서 완성되었다.

《상한론傷寒論》은《소문素問 · 열론熱論》에 기재된 六經分證(육경분증)의 원칙을 기초해서 쓰인 것으로, 최초로 체계화된 辨證論治(변증논치)로 보인다.

《소문素問 · 열론熱論》에 "傷寒 1日에는 太陽經이 寒邪의 침입을 받아서 頭項이 아프고 腰脊이 뻣뻣하다. 2日에는 陽明經이 이것을 받는다. 陽明은 肉을 담당하는데, 그 脈은 鼻를 사이에 두고 目을 絡하므로 身熱이 나고 目이 아프고 鼻가 마르고 누울 수 없게 된다. 3日에는 少陽經이 이것을 받는다. 少陽은 膽을 담당하는데, 그 脈은 脇을 돌아 耳를 絡하므로 胸脇痛과 耳聾이 생긴다. 三陽의 經絡 모두 그 병을 받았어도 아직 臟으로 들어오지 않았으므로 發汗法으로 고칠 수 있다."고 했다. 여기에서는 三陽經의 증후에 대해서 서술했으며, 그 分經도 명확하다.

《상한론傷寒論》에서는 太陽病으로 表寒實證(표한실증)인 傷寒에는 麻黃湯(마황탕), 表寒虛證(표한허증)의 중풍에는 桂枝湯(계지탕)을 이용한다. 陽明病은 陽明經證과 陽明腑證으로 나누고, 陽明經證에서는 白虎湯(백호탕), 陽明腑證에서는 承氣湯(승기탕) 類, 經腑同病의 挾熱利(협열리)에는 葛根黃連黃芩湯(갈근황련황금탕), 肺에서 大腸으로 열이 옮아 喘(천)하고 熱利하는 경우에는 麻杏石甘湯(마행석감탕)이 이용된다. 少陽病에서는 小柴胡湯(소시호탕)으로 表裏和解(표리화해)한다.

또 《소문素問 · 열론熱論》에서 陰病에 대해 서술한 것을 보면 "4日에는 太陰經이 邪氣의 침입을 받는다. 太陰經의 脈은 胃中에 분포하고 목구멍으로 이어지므로, 腹滿하고 목구멍이 마른다. 5日에는 少陰經이 邪氣의 침입을 받는다. 少陰經의 脈은 腎을 관통하고, 肝을 絡하고, 舌本으로 이어지므로, 口燥舌乾(구조설건)하고 갈증이 난다. 6日에는 厥陰經이 邪氣의 침입을 받는다. 厥陰經의 脈은 陰器(음기)를 돌아 肝을 絡하므로, 煩滿(번만)하고 음낭이 오그라든다. 三陰三陽과 五臟六腑가 모두 병들어 營氣(영기)와 衛氣(위기)가 운행하지 않고, 五臟이 통하지 않으면 죽는다."고 했다. 이 말은 三陰經病이 經脈을 따라 熱邪(열사)가 깊이 들어감으로 해서 陰을 상하게 하여 血을 損耗(손모)한, 병세가 위중한 상태임을 설명한다. 다시 말해 腹滿하고 口舌乾燥(구설건조)하며, 심하면 煩滿囊縮(번만낭축)할 뿐만 아니라, 陽에서 陰으로, 또 腑에서 臟으로 邪氣가 經絡 중에 가득하여 營·衛氣가 五臟을 기르지 못하고 六腑를 쇠퇴시키며, 邪熱이 날로 성해 감에 正氣는 날로 쇠퇴하여 마침내는 五臟의 기능이 끊어져 죽음에 이름을 이른다. 經脈은 안으로 五臟에 속하기 때문에 질병이 미치는 때에는 氣血을 운행하여 陰陽을 성하게 할 수 없게 되므로 병이 깊어진다.

다음으로,《상한론傷寒論》은 傷寒病, 즉 급성열성병에 대해서 風寒邪에 침범당한 경우를 기술하고 있다. 이것에 대해 淸나라의 葉天士(엽천사)는 風溫邪와 風熱邪에 침범당한 溫病에 대해 經絡學說을 토대로 衛氣營血論(위기영혈론)을 제창했다. 그는《온열경위溫熱經緯》에서 "衛의 後方을 氣라 하고, 營의 後方을 血이라 한다. 邪氣가 衛分(위분)에 있을 때는 땀 흘려야 하고, 氣分(기분)에 이르렀으면 淸氣(청기)하여야 하며, 營分(영분)에 들어가면 마땅히 透熱轉氣(투열전기)해야 한다. 犀角(서각)과 元參(원삼), 羚羊角(영양각) 같은 약물을 쓴다. 血分(혈분)으로 들어가면 血을 소모하거나 血이 망동할 우려가 있으니 곧바로 凉血散血(양혈산혈)해야 한다. 生地(생지)와 丹皮(단피), 阿膠(아교), 赤芍(적작) 같은 약물을 쓴다. 前後로 緩急의 법을 따르지 않으면 잘못된 처방을 할 우려가 있으며, 오히려 당황하게 된다."고 서술했는데, 이것은 "맑은 것은 營이 되고, 탁한 것은 衛가 된다. 營은 脈 안에 있고, 衛는 脈 밖에 있다."고 한《영추靈樞 · 영위생회營衛生會》를 기초로 한 것이다. 여기서 중요한 말은 營과 衛인데, 營은 內에 있고 衛는 外에 있다는 것이다. 氣와 血에서 氣는 밖을 호위하고, 血은 안을 지키는 작용을 갖는다. 이 衛氣營血에서 衛는 氣의 영역에, 營은 血의 영역에 속하는 것으로, 각각 밖을 호위하고 안을 편하게 하는 작용을 담당하고 있다. 요컨대 葉天士는 병의 변화 과정을 그 相互傳化의 과정에서 衛氣營血 4종류로 나눈 것이다.

溫病辨證論(온병변증론)의 연원은《소문素問》의 經絡營衛 이론에 있고, 독자적으로 발전시켜온 것이다. 그리고 傷寒의 六經辨證法(육경변증법)과는 溫病의 傳變 속도에서도 약간 다르다.

外感熱病(외감열병)의 변증에서는 傷寒의 六經辨證이 중요시되지만, 邪熱이 성하여 병이 된 시기에는 溫病學說의 衛氣營血辨證(위기영혈변증)을 참고로 해서 변증시치가 행해지고 있다. 이들의 토대는 모두 經絡學說이다.

(2) 약물의 귀경歸經과 인경보사引經報使

약물의 歸經(귀경)과 引經報使(인경보사) 이론은 통일된 의견은 아니지만, 역대 의가들이 중시하는 점이다. 淸代의 徐靈胎(서령태)는 "經絡을 모르고 藥을 쓰는 것은 실패가 많으니 효과가 없으며, 經絡에 집착해 藥을 쓰는 것도 실패가 많고 도리어 해가 될 수도 있다."고 강조했다.

약물의 歸經은 宋나라 이후의 의가가 分經辨證(분경변증)의 기초 위에 經絡學說에 따라 약물의 성능을 經脈에 귀납한 이론이다.

요컨대 어떤 약물은 어떤 經과 臟腑의 병증에 특수한 작용을 나타낸다고 하는 것이다.

宋나라의 寇宗奭(구종석)은 《본초연의本草衍義》에서 澤瀉(택사)는 소변을 利하는 작용을 하지만, 張仲景(장중경)의 八味腎氣丸(팔미신기환)에 들어가는 澤瀉는 肉桂(육계)와 附子(부자)를 腎經 쪽으로 이끌기 위해 이용되고 있다고 설명한다. 이것은 약물의 歸經 개념이다. 그 후 金元시대에는 이 이론이 한층 발전했다. 그 중에서도 張潔古(장결고, 장원소), 李東垣(이동원), 王好古(왕호고) 등은 약물의 歸經이론을 강조했다.

약물의 성능을 분석한 張潔古의 저서에 《진주낭珍珠囊》이 있다. 이 저서에서 그는 "藥性의 氣味, 陰陽, 厚薄, 升降, 浮沈, 補瀉, 六氣, 十二經 및 證에 따라 用藥의 法을 구별한다."고 서술했는데, 이를 두고 《본초강목本草綱目》의 저자 李時珍(이시진)은 "醫理(의리)를 크게 고양했다."고 칭송했다.

歸經이론으로 말하자면, 종래의 본초서에는 어떤 약물이 어떤 병을 주치한다는 기재만 있을 뿐 약물의 성능에 대한 이론적인 설명이 매우 적었으나, 經絡學說을 가지고 이론화하는 것이 가능하게 되었다.

張潔古는 '臟腑標本寒熱虛實用約式(장부표본한열허실용약식)'에서 十二臟腑와 十二經을 연결하고 用藥의 방식을 정했다. 예를 들어 粳米(갱미)는 "색이 희고, 肺에 속하며, 煩과 熱을 없앤다."고 했고, 石膏(석고)는 "색이 희고, 肺에 속하며, 熱을 없애고 火를 내린다."고 했다. 모두 肺經에 속하지만, 양자는 당연히 작용면에서 다름이 있기 때문에 이 약물의 歸經은 하나의 用藥 원칙에 지나지 않는다. 마찬가지로 用藥의 변증에서도 한 가지 원칙에 불과하다.

張潔古는 또 經絡學說에 따라 맞추어 '引經報使(인경보사)' 약을 주장했다. 그것은 어떤 經에 속하는 병증에 그 병의 증상과 관계있는 약물을 고름에 그 經으로 유도하는 효과를 발휘하는 약물을 말한다.

후에 이것을 李東垣이 이어받아 자신의 저서 《탕액본초湯液本草》에 隨證治病藥品(수증치병약품)으로 경험을 싣고 있다. 예를 들어 두통에는 川芎(천궁)을 이용하는데, 동시에 引經藥(인경약)을 이용하면 더욱 효과를 발휘할 수 있다. 太陽에는 川芎, 陽明에는 白芷(백지), 少陽에는 柴胡(시호), 太陰에는 蒼朮(창출), 少陰에는 細辛(세신), 厥陰에는 吳茱萸(오수유)를 이용한다. 그러나 巓頂痛(전정통)에는 藁本(고본)을 쓰고 川芎을 뺀다.

李東垣의 引經報使藥(인경보사약)으로는 太陽經症에 羌活(강활), 裏症에 黃柏(황백), 陽明經症에 白芷(백지) · 升麻(승마), 裏症에 石膏(석고), 少陽經症에 柴胡(시호), 裏症에 靑皮(청피), 太陰經症에 白芍(백작), 少陰經症에 知母(지모), 厥陰經症에 靑皮 · 柴胡가 있다.

팔의 통증에 관해서 明나라의 張三錫(장삼석)은 李東垣의 引經報使藥을 인용해서 다음과 같이 서술하고 있다. "팔의 통증에는 여섯 經絡이 관계한다. 통증이 어느 경락에 있는지 살펴 本經藥으로 기혈을 운행시키는데, 기혈이 통하면 곧 낫는다. 두 손을 곧게 펴고 수직으로 내려 몸에 붙인다. 이때 엄지가 앞으로 소지는 뒤로 위치하게 하여 고정한다. 팔 앞쪽이 아픈 것은 陽明經에 속하며,

升麻(승마)와 白芷(백지), 葛根(갈근)으로 기혈을 운행시킨다. 뒤쪽이 아픈 것은 太陽經에 속하며, 藁本(고본)과 羌活(강활)로 기혈을 운행시킨다. 바깥쪽이 아픈 것은 少陽經에 속하며, 柴胡(시호)로 기혈을 운행시킨다. 안쪽이 아픈 것은 厥陰經에 속하며, 柴胡와 青皮(청피)로 기혈을 운행시킨다. 안쪽 앞부분이 아픈 것은 太陰經에 속하며, 升麻(승마)와 白芷(백지), 葱白(총백)으로 기혈을 운행시킨다. 안쪽 뒷부분이 아픈 것은 少陰經에 속하며, 細辛(세신)과 獨活(독활)로 기혈을 운행시킨다."고 했는데, 이것은 張潔古(장결고)의 법칙을 모두 이어받은 것이다.

또 羅謙甫(나겸보)는 두 가지 頭面의 병증에 대한 치료 방법을 서술했다. 하나는 面部赤熱(면부적열)과 頭目眩悶(두목현민)에 대한 것이고, 하나는 頭面不耐寒(두면불내한)과 氣弱不敢當風(기약불감당풍)에 대한 것이다. 面熱에는 升麻湯(승마탕)에 黃連(황련)을 더하여 쓰고, 面寒에는 升摩湯에 附子(부자)를 더하여 쓴다. 요점은 升麻(승마)와 葛根(갈근) 두 약물이다. 面部는 陽明의 經氣가 모이는 곳으로, 升麻와 葛根은 陽明經의 引經藥이다. 寒熱에 대한 변증으로부터 黃連의 淸熱(청열) 작용과 附子의 溫寒(온한) 작용을 이용함과 아울러 升麻와 葛根의 引經 작용에 중점을 둔 것이다.

《동원시효방東垣試効方》에 나오는 普濟消毒飮(보제소독음)은 大頭瘟(대두온) 등을 主治하는 처방이다. 頭部의 양측은 少陽經에 속하고, 面部는 陽明經에 속하기 때문에 처방 중에 黃芩(황금), 黃連(황련), 升麻(승마), 柴胡(시호)를 이용한다. 黃芩과 黃連의 쓰고 찬 성질은 하강작용을 하지만, 升麻와 柴胡를 배합하여 동시에 상승작용도 갖도록 한 것이다.

李東垣은 引經報使(인경보사)를 '약을 각 經으로 안내하는 것'이라고 했는데, 이는 약물의 歸經을 기반으로 하고 있다. 그 歸經은 크게 다음 두 가지로 나뉜다. 하나는 臟腑의 병증(本病)에 기초를 둔 것이고, 또 하나는 經絡의 분포 부위(標病)에 기초를 둔 것이다.

• 本病에 기초를 둔 歸經藥(五臟이 主)

① 肺經의 생약 : 款冬花(관동화), 桔梗(길경), 五味子(오미자), 天門冬(천문동), 麥門冬(맥문동), 桑白皮(상백피), 杏仁(행인), 麻黃(마황) 등.

② 脾經의 생약 : 蒼朮(창출), 白朮(백출), 草豆蔻(초두구), 吳茱萸(오수유), 縮砂仁(축사인) 등.

③ 肝經의 생약 : 青皮(청피), 柴胡(시호), 龍膽草(용담초), 桃仁(도인), 皀角(급각), 當歸(당귀) 등.

④ 心經의 생약 : 黃連(황련), 代赭石(대자석), 桂心(계심), 生地黃(생지황), 山梔子(산치자), 五味子(오미자) 등.

⑤ 腎經의 생약 : 知母(지모), 黃柏(황백), 地骨皮(지골피), 玄參(현삼), 牡蠣(모려), 山茱萸(산수유), 益智(익지), 澤瀉(택사) 등.

• 標病에 기초를 둔 歸經藥(陽經이 主)

① 몸 전면, 胃腸系의 陽明經 분포 구역에 작용하는 생약 : 升麻(승마), 白芷(백지), 防風(방풍), 石膏(석고), 葛根(갈근), 神麯(신국) 등.

② 몸 후면, 膀胱經 분포 구역에 작용하는 생약 : 藁本(고본), 蔓

荊子(만형자), 羌活(강활), 防己(방기), 赤茯苓(적복령), 猪苓(저령), 滑石(활석), 黃柏(황백) 등.

③ 몸 측면, 膽 · 三焦經 분포 구역에 작용하는 생약 : 川芎(천궁), 柴胡(시호), 靑皮(청피), 連翹(연교) 등.

이밖에 淸나라 때의 《득배본초得配本草》에서는 氣分과 血分으로 들어가는 생약을 분석했을 뿐만 아니라, 奇經八脈으로 들어가는 약물도 기재하고 있다. 督脈으로 들어가는 생약으로는 附子(부자) · 蒼耳子(창이자) · 細辛(세신) · 羊脊骨(양척골) · 鹿角霜(녹각상) · 鹿茸(녹용) · 鹿角膠(녹각교) · 藁本(고본) · 杞子(기자) · 肉桂(육계) · 鹿腎(녹신) · 黃蓍(황시)가 있고, 任脈과 衝脈으로 들어가는 생약으로는 龜板(귀판) · 王不留行(왕불류행) · 巴戟天(파극천) · 香附(향부) · 川芎(천궁) · 鱉甲(별갑) · 木香(목향) · 當歸(당귀) · 白朮(백출) · 檳榔(빈랑) · 蒼朮(창출) · 吳茱萸(오수유) · 枸杞子(구기자) · 丹參(단삼) · 甘草(감초) · 鹿茸(녹용)이 있으며, 帶脈으로 들어가는 생약으로는 當歸(당귀) · 白芍(백작) · 川斷(천단) · 龍骨(용골) · 艾葉(애엽) · 升麻(승마) 등이 있다. 이상이 약물 歸經의 개요다.

淸代 《본초분경本草分經》의 저자 姚瀾(요란)은 "病人으로 하여금 어느 곳이 아픈지 자각하도록 하고 어느 經의 병인지 알 수 있으니, 마땅히 해당하는 經의 약을 써야 한다."고 했으며, 근대에 와서 張山雷(장산뢰)는 《장부약식보정臟腑藥式補正》에서 전인의 글을 기초로 약물의 歸經에 대해 다시 보충하고 바로잡아 歸經이론을 한층 발전시켰다. 참고할 가치가 있는 책이다.

(3) 기경팔맥변증奇經八脈辨證

대부분 질병의 특징에서 經絡學說을 운용해 十二經 또는 六經으로 분류해서 辨證施治를 진전시켜 왔다. 그 중에서 溫病學派(온병학파)는 만성병에 대해 奇經八脈의 이론을 운용해 辨證을 행한다. 葉天士(엽천사)는 《엽씨의안존진葉氏醫案存眞》에서 "病을 치료함에 우선 氣血을 구분한다. 오래된 병과 빈발하는 병은 반드시 氣血을 상하게 하여 絡에 영향을 미친다. 絡은 곧 血이 모이는 곳으로, 오래된 病은 반드시 血이 막힌다."고 설명했는데, 그가 말하는 絡은 대부분 奇經과 관계한다. 그 중 陰蹻, 陽蹻, 陰維, 陽維 및 絡脈의 특징에서 氣血의 넘침과 각 經을 연결하는 作用이 관계한다. 따라서 오래되고 빈발하는 병증은 필연적으로 奇經에 이르는 것이다. 예를 들어 癲癎(전간)의 辨證에 대해서 말하면, 陰陽蹻脈의 작용에서, 癎症(간증)이 陽虛 증상을 나타내고 항상 주간에 발작을 일으키는 것은 陽蹻에 속한다. 또 陰虛 증상을 나타내고 항상 야간에 발작을 일으키는 것은 陰蹻에 속한다. 陽蹻는 陽氣를 대표하는 것으로, 陽氣가 왕성한 자는 각성하고 잠을 자지 않는 흥분상태를 보인다. 그에 비해 陰蹻는 陰氣를 대표하는 것으로, 陰氣가 왕성한 자는 氣가 가라앉아 항상 잠을 자는 억제된 상태를 보인다. 주간에 발작이 일어나는 경우는 대개 陽氣不足이기 때문에 陽氣를 상승시키는 治法을 쓴다[참고 : 升陽湯(승양탕). 麻黃(마황) 24 g, 防風(방풍) 24 g, 蒼朮(창출) 45 g, 炙甘草(자감초) 15 g을 물에 달여 공복에 복용. 《잡병원류서촉雜病源流犀燭》]. 야간에 발작이 일어나는 경우는 대개 陰氣不足에 속하며, 養陰하는 治法을 쓴다[참고 : 《잡병원류서촉雜病源流犀燭》의 四物湯(사물탕)에 玄

胡索(현호색), 瓜呂(과려), 半夏(반하), 南星(남성), 知母(지모), 黃柏(황백), 遠志(원지), 棗仁(조인), 昌蒲(창포) 등을 더한다].

經絡을 응용하는 치료로 陽蹻에 대해서는 申脈(신맥)을, 陰蹻에 대해서는 照海(조해)를 이용한다.

葉天士의 癎症 치료는 "陽蹻 · 陰蹻脈이 비면 風이 動한다."고 하면서, 역시 蹻脈의 작용면에서 白芍(백작, 3 g), 萸肉(유육, 3 g), 白石英(백석영, 9 g), 南棗(남조, 3 g), 淮小麥(회소맥, 3 g), 甘草(감초, 1.5 g)를 이용하고 있다.(《고금의안안古今醫案按》)

葉天士는 奇經이론을 운용한 치험이 많다. 예를 들어 肝腎虛(간신허)에 대해서는 "病이 足脛(족경)에서 시작되었는데, 下焦의 肝腎에서 일어난 것으로 붓지 않았으니 六氣濕邪(육기습사)는 아니다. 五臟의 精氣가 충만하지 못하면, 奇經八脈은 십이경의 氣血을 조절하는 작용을 하지 못한다."고 하면서 '精이 새서 안에서 울결하여 積聚(적취)가 생기는' 증상이 나타난다고 설명했다. 무릇 七疝(칠산)의 치법으로 후인들은 張子和(장자화)의 치법을 따랐으나, 그는 온전히 辛熱藥(신열약)을 이용했으니, 오늘날 '精空氣結(정공기결)'의 치법과는 완전히 다르다. 오래 병을 앓으면 形消肉脫(형소육탈)하니 '精血有情之品(정혈유정지품)으로 生氣를 함양하는' 방약을 이용했다[鮮河車(선하차), 山藥(산약), 建蓮(건련)].

또 오랫동안 瘧疾(학질)을 앓는데 '봄이 되면 脊背(척배)와 肩胛(견갑)이 붓고 아프기 시작해 여름이 되면 심해졌다가, 겨울에는 다시 호전되는' 증상을 보이는 환자에게, 葉天士는 "督脈은 背部를 운행하고, 陰에서 陽으로 미친다."는 이론을 근거로 鹿角霜(녹각상), 鹿角膠(녹각교), 熟地炭(숙지탄), 菟絲餠(토사병), 青鹽(청염), 柏子仁(백자인) 등을 이용해 치료했다.

또 虛損(허손)에 대해서는 "瘧痢(학리)로 下焦를 상하면 奇經八脈이 모두 상한다. 이로 인해 갑자기 寒熱이 일어나고, 背部가 차가우며, 風을 만나면 반드시 嗽痰(해담)이 생긴다. 陽維脈이 護衛(호위)함을 유지할 수 없고, 지킴에 소홀하니 땀을 흘린다."고 했다. 人蔘(인삼), 鹿角霜(녹각상), 沙蒺藜(사질려), 補骨脂(보골지), 茯神(복신), 枸杞炭(구기탄), 鹿茸(녹용), 當歸(당귀)를 이용했다. 이것은 督脈과 陽維脈의 관계에서 論治한 것이다.

葉天士는 또 습관성 유산 환자의 치료사례를 들었는데, "墮胎(추태)를 열여덟 차례나 하여 衝任奇脈의 혈액이 고갈되었다. 厥氣(궐기)가 絡으로 들어가 脹痛(창통)이 생기고 때로는 衝逆犯膈(충역범격)으로 八脈이 모두 그 작용을 하지 못하니 점차로 損怯(손겁)이 되었다." 이런 환자에게 眞鹿胎(진녹태), 枸杞(구기), 牛膝(우슬), 淡蓯蓉(담총용), 當歸(당귀), 沙蒺藜(사질려), 舶茴香(박회향), 潯桂心(심계심)을 이용했다. 衝脈과 任脈을 조절하는 論治다.

여기서 또 하나의 예를 들어본다. "30대 중반에 이미 天癸(천계)가 끊어졌고 현재는 52세다. 초겨울에 脊骨(척골)이 아프며 그것이 腰胯(요과)로 이어지고, 무릎과 발이 무력하다. 움직이면 숨이 가쁘고, 곧게 서지 못하고 구부정하며, 耳鳴(이명)과 頭暈(두훈)이 있고, 위는 뜨겁고 아래는 차다. 호흡 시에는 반드시 經脈이 답답하고 아프며, 때로는 寒熱이 있고, 날로 식욕이 떨어진다. 소변은 적고, 대변은 메말라 나오기 어렵다. 이는 奇經脈의 병으로, 점차 痿痹廢棄(위비폐기)의 疴(아)가 된다. 무릇 督脈은 몸 뒤로 운행하고, 帶脈은 腰를 횡으로 돌며, 維脈과 蹻脈은 전신의 綱維(강유)를 주관한다. 이것은 氣血이 흩어지고 八脈이 濡養(유양)을 잃은 것이다." 이는 奇經이 복잡하게 뒤엉킨 증상을 설명한 것이다. 治法으로는 八脈을 宣通(선통)하는 것이다. 이 경우 肉桂(육계)와 附子(부자) 등의 강한 陽藥(양약)이나 靈仙(영선)과 狗脊(구척) 등의 風藥(풍약)을 이용하지 않고, 鹿茸(녹용)과 鹿角霜(녹각상) 등으로 柔陽辛潤通補(유양신윤통보)의 처방을 한다. 이상의 예는 《엽씨의안존진葉氏醫案存眞》에 기재되어 있는 내용이다.

(4) 경락經絡의 국부변증局部辨證

徐靈胎(서령태)는 《의학원류론醫學源流論》에서 "臟腑에 병이 있으면 肢節에 나타나고, 肢節에 병이 있으면 臟腑에 나타난다."고 하여 經絡의 내외가 상응하는 현상으로부터 經絡 皮部 개념의 有役性(유역성)을 설명한다.

內臟放射痛(내장방사통)은 임상에서 자주 보인다. 예를 들어 胃痛(위통) 또는 心痛(심통), 膽囊痛(담낭통) 등이 있을 때 흉배와 상완부에 反射痛(반사통)이 나타난다. 《금궤요략金匱要略 · 흉비심통단기병맥증치胸痺心痛短氣病脈證治》에 "心痛이 背部로 파급되고, 背痛이 心部로 파급된다."는 기재가 있으며, 《소문素問 · 장기법시론藏氣法時論》에는 "心이 병들면 胸中(흉중)에 통증이 있고, 脇肋部(협륵부)가 창만하며, 脇下(협하)에 동통이 생기며, 가슴 · 등 · 견갑 사이와 양쪽 팔 안쪽에 통증이 온다."는 기재도 있다.

이것은 《외과계현外科啓玄》에서 "밖에는 部位가 있고, 가운데에는 經絡이 있으니, 안에서 臟腑와 응한다."고 했듯이, 部位와 經

絡, 그리고 臟腑 사이의 밀접한 관계에 의한 內外反射(내외반사) 현상이다. 經穴을 응용한 치료는 이 원리에 기초를 두고 있다.

乳腺腫(유선종)을 예로 들면, 유두는 肝經에 속하고 유방은 胃經에 속한다. 따라서 이 병리기전은 대개 厥陰經의 氣滯(기체), 陽明經의 胃熱(위열)이다. 자주 이용되는 橘葉散(귤엽산)의 青皮(청피)는 厥陰經의 氣滯를 통하게 하고, 石膏(석고)는 陽明의 열을 식힌다. 또 帶狀疱疹(대상포진)과 같이 胸脇의 측부에 생기는 습진은 肝膽에 속하는 것으로, 대개는 肝膽의 氣鬱(기울)이 火로 변화시킨 것이다. 柴胡淸肝湯(시호청간탕)에 香附(향부), 青皮 등을 가해 肝을 맑게 하고 鬱을 푼다. 또 다리에 생기는 습진 등은 외측의 三陽經에서는 비교적 치료하기 쉽지만, 내측의 三陰經에서는 치료하기 어렵다. 三陽經 부위는 多氣多血로 陽症이 많고 치료하기 쉽지만, 三陰經 부위는 少血多氣로 陰症이 대부분이며 치료하기 어렵다. 이와 같이 氣血이 부족한 것에 대해서는 養陰補血(양음보혈)을 동시에 겸할 필요가 있다.

다음으로 신경통과 류머티즘 같은 風濕痹痛(풍습비통)의 치료법은 經絡의 阻塞(조색)을 通利(통리)하고 氣血을 조절해 기르는 것으로, 方劑(방제)는 그 부위에 따라 分經選藥(분경선약)한다. 大腸經에는 羌活(강활)과 桂枝(계지)가, 陽明經에는 白芷(백지)와 升麻(승마)가, 少陽經에는 柴胡(시호)와 青皮(청피)가 많이 이용된다. 李東垣(이동원)은 이 分經用藥(분경용약)을 매우 중시했다. 임상에서 經絡과 用藥은 매우 관련이 깊으며, 고려 여부에 따라 효력에 큰 차이가 생긴다.

제2절 임상치료臨床治療의 고찰

1. 體型調整체형조정

지금까지 치료방법론을 많이 설명해왔지만, 실제 임상에서의 문제는 치료법의 선택이다. 한약이 內服(내복)으로 몸의 불균형을 바로잡는 것임에 비해, 經絡을 응용한 치료는 밖에서 치료를 실시해 몸의 불균형을 바로잡으려는 外服(외복)에 해당한다. 그러나 內服과 外服 모두 몸이 스스로 치료하는 힘을 발휘시키는 계기를 만드는 것이다. 그 계기를 우리가 관여하는 치료에 의해 줄 수 있고, 그 뒤 몸 자체가 회복되게 된다. 즉 한약 또는 체표의 經絡經穴을 통해서 五行氣(오행기)를 순행시키고 氣 · 血 · 水의 순행을 원활하게 해서 陰陽의 평형을 꾀한다. 그 결과 眞氣(진기)가 전신을 구석구석까지 돌아 精과 神이 자연치유력을 발휘하면, 건강을 유지하고 질병을 예방하며 회복을 도모할 수 있다. 요컨대 생체의 자연치유력이 운동계와 근육계를 비롯하여 신경계와 내분비계, 면역계 등을 회복시키는 것을 의미한다.

한의학은 인체 전체의 생태계를 소자연계로 보고, 그것이 대자연계의 氣의 순행에 대응한다고 생각한다. 陰陽의 운동으로 구성된 대자연의 氣를 五氣로 나누고, 그 끊이지 않는 운행에 의해 만물의 생성과 발전, 消長(소장)의 변화가 이루어진다고 한다. 그 법칙은 인체라는 소자연계에도 적용된다. 인체에는 五氣를 담당하는 대표적인 장으로 五臟六腑가 있다. 이 五臟六腑를 중심으로 모든 조직기관이 그 생리기능을 영위하고 있다. 그리고 五臟六腑와 다른 조직기관을 연결하는 經絡이 있으며, 그 내용이 氣 · 血 · 水다. 이들의 생리기전을 통해서 생리기능을 표현하고, 진행 · 촉진 · 유지한다.

外因(외인), 內因(내인), 不內外因(불내외인)이 五臟六腑와 氣 · 血 · 水의 평형관계에 혼란을 일으키면, 자연계와 인체 간의 부적응 및 인체 내부 상호의 불균형을 일으켜 병적 상태가 나타난다. 이때 생체는 반드시 調和(조화)를 거스르는 현상을 일으키고, 그것은 자각 · 타각 증상으로 나타난다. 또 五臟六腑와 氣 · 血 · 水 등의 불균형 상태가 나타나면 반드시 內臟體表反射(내장체표반사)와 內臟筋肉反射(내장근육반사)의 생리로부터 피부감각과 기능의 이상 및 운동계의 불균형으로 표현된다. 이와 같이 내부 상태가 운동계의 불균형을 유발하며, 그 결과 체형의 불균형이 일어난다. 이들은 골반을 비롯한 여러 골격계에 불균형을 초래하고, 2차적으로 많은 증상을 가져온다. 역으로 생활방식 때문에 운동계에서 내부로 영향을 미치기도 한다.

따라서 치료에 임하여 체표와 근육의 긴장 혹은 이완을 풀어 바른 자세로 돌아오게 하는 것은 체표와 골격근이라는 운동계를 통해서 내부의 긴장과 이완의 조정을 가능하게 하는 것이다.

이상으로부터 치료결과로서 우선 이 전체 체형의 균형을 정상화하는 것이 중요하다고 할 수 있다. 비록 국소치료가 빠른 효과를 보인다 하더라도, 체형의 불균형 상태를 무시하고 국소치료를 하는 것은 전체를 못 보는 對症療法(대증요법)에 지나지 않는다. 설령 증상이 사라졌다고 해도 정말로 치료된 것은 아니고, 단지 어떤 현상이 감추어진 것에 지나지 않는다. 이후 같은 증상 또는 다른 형태로 발병할 가능성이 충분히 있다.

이것은 요컨대 本治法(본치법)과 標治法(표치법)의 차이다. 經絡 상호의 불균형을 조정해 신체 전체의 피드백을 회복시키는 것은 本治法에 해당한다. 이때 그 결과로서 반드시 체형이 조정된다. 經絡 상호의 불균형은 몸의 긴장과 이완으로 나타나며, 이것은 골반과 견갑골의 상하고저의 차이를 불러오는데, 經絡 상호의 균형이 잡히면 이들의 이상이 조정되고 체형이 바르게 된다. 그 결과 내부 상태의 회복도 촉진된다.

실제로 임상의 예를 보면 어느 막연한 범위의 통증을 호소할 때, 本治法으로 체형을 바르게 하면 일상의 가벼운 통증은 그대로 개선된다. 오래되어 안으로 심한 경우에는 통증이 바로 소실하지 않지만, 그 환부가 줄어들고 통증의 정도도 가벼워진다. 그 환부가 국한되면 그 국소에 標治法을 행한다. 더러는 그 환부가 그대로 내부혼란의 바로미터로 남아있는 경우도 있다.

이와 같이 本治法으로 치료를 행하는 경우, 그 방법론에는 脈診(맥진)에 의한 本治法, 子午流注法(자오유주법), 靈龜八法(영귀팔법), 五門十變配穴法(오문십변배혈법), 五運相關法(오운상관법) 등 여러 가지가 있다. 이들은 모두 五氣를 조절하는 방법이다. 이들 방법으로 전체를 조절하고 時間陰陽相關關係(시간음양상관관계)와 同名經(동명경), 經驗法(경험법) 등을 응용하여 標治法을 행한다.

肩關節周圍炎(견관절주위염)의 단순한 치료사례다. 46세의 여성으로 2개월 전부터 어깨를 뒤로 돌리지 못했는데, 통증의 위치는 막연해 확실하지 않지만 大腸經의 肩髃(견우) 부근이었다. 통증의 자각 정도가 평소 얕기 때문에 치료하기 쉬운 상태였다. 脈診을 하니 左關上(좌관상)의 맥이 緊實(견실)했고 右關上(우관상)과 左尺脈(좌척맥)이 약했다. 체형을 관찰하니 좌우 견갑골의 높이를 비교했을 때 오른쪽이 내려가 있고, 골반은 오른쪽 腸骨陵(장골릉) 上緣(상연)이 내려가 있었다. 비틀린 것이다. 자각증상으로는 입이 마르고, 가끔 수분을 원하며, 때때로 더워 땀이 나는 往來間熱(왕래간열) 증상이 있었다.

갱년기에 들면 호르몬의 변화로 腎虛(신허)를 초래하는 경향이 있다. 앞에서의 脈診으로부터 腎虛와 동시에 肝이 亢進(항진)하여 精氣를 腎으로부터 빼앗고, 脾도 영향을 받고 있음을 알 수 있었다. 따라서 少陽病에 속하는 동시에 腎精이 損耗(손모)한 少陰症도 겸한다고 판단했다. 《난경難經》에 이르듯이 水經을 補하고, 心을 가라앉히고, 肺를 소생하고, 肝을 평온하게 하기 위해서 母子關係로부터 復溜(부류)와 經渠(경거)를 補했다. 그 결과 左關上의 脈이 부드러워져 전체적으로 脈의 균형이 잡혔다. 견갑골과 골반의 위치는 정상이 되었고, 뒤로 돌릴 수 없었던 어깨의 통증도 치료 전보다 반감했으며, 肩髃에서 조금 내려간 부분으로 통증이 이동하여 통증의 장소가 확실해졌다. 그 장소에 皮內鍼(피내침)을 하고 돌아갔다. 3일 후 내진 시에는 통증이 소실해 있었다.

다음 예로, 65세 남성으로 귀가 어둡고 신체가 굳는 느낌이 있었으며 요통을 호소했다. 2~3개월 전에 허리를 삐끗해 움직일 수 없는 병의 후유증이 있었다. 체형은 오른쪽 肩胛骨이 내려가고, 골반에도 상하 차이가 있었다. 내진시간이 4시경으로, 金局(금국)의 시간이었다. 대개는 五運相關으로부터 大腸經의 井金穴(정금혈)인 商陽(상양)과 肝經의 井木穴(정목혈)인 大敦(대돈)을 이용하지만, 대신에 이것을 生하는 곳으로 大腸經의 合土穴(합토혈)인 曲池(곡지)와 肝經의 合水穴(합수혈)인 曲泉(곡천)을 이용했다. 曲池는 瀉하고, 曲泉은 補했다. 40초가량 조작하자 통증이 사라지고 체형도 조정됐다.

이 예의 경우는 허리가 삐끗해 아프고 움직일 수 없는 병의 후유증이 있고, 날짜가 그다지 경과하지 않았기 때문에 다른 방법으로도 개선하기 쉽지만, 五運相關을 이용해 균형을 조절한 예다.

마지막으로 26세의 여성 胃下垂(위하수) 환자다. 胃가 냉한 경향으로, 기름진 음식을 먹으면 소화불량을 일으키고 토할 것 같은 기분이 든다고 호소했다. 견갑골과 골반의 높이에 차이가 있었고, 後頭關節(후두관절) 부위가 뻐근하다고 했다. 내진시간은 오후 2시 반경으로 土局(토국)의 시간이었기 때문에 배부의 膽兪(담수)와 脾兪(비수)를 조작하니 胃部의 불쾌감이 대부분 사라졌다. 그러나 後頭關節 부위의 결림은 아직 풀리지 않았다. 그래서 膽經의 兪木穴(수목혈)인 足臨泣(족임읍)과 脾經의 兪土穴(수토혈)인 太白(태백)을 40초가량 조작했다. 그러니 胃部의 불쾌감은 물론, 後頭關節의 결림도 사라지고 체형도 조정됐다.

이상은 太極治療(태극치료)의 일환인 本治法으로 전체를 조절하여 증상이 개선된 예다. 이 경우에 오래되고 범위가 넓은 증상은 本治法만으로 치료되지 않으며 범위가 한정된다. 그 시점에서 標治法을 이용한 대증요법을 쓰면 좋다.

2. 辨證施治변증시치의 중요성

'證(증)'이란 병의 본질을 의미한다. 이에 비해 '症(증)'은 證에 의한 여러 가지 표현이다. 즉 證이 병의 본질이고 症은 그 현상이다. 따라서 각각의 증상을 없애는 것이 반드시 병의 치유에 관계하지는 않는다. 병의 본질인 證이 개선되면 필연적으로 개개의 증상도 사라지고, 병이 치유됐다고 말할 수 있다. 개개의 증상에 얽매여 그것을 없앨 경우에는 도리어 證이 복잡해지는 일도 있을 수 있다. 따라서 辨證求因(변증구인)의 방법으로 치료해야 한다.

예를 들어 정신적 스트레스는 肝에 부담을 끼친다. 그것은 經絡反射(경락반사) 또는 內臟筋肉反射(내장근육반사)에 의해 흉협부에 저항을 불러온다. 동시에 배부의 肝兪(간수)와 膽兪(담수)에도 반응해서 壓痛(압통)과 결림 등이 나타난다. 肝에 부담이 가면, 환자는 肝兪와 膽兪 부분의 고통을 호소한다. 그런데 신체는 결림 등의 이상 증상을 일부분에 초래함으로써 그것에 대해 균형을 잡고, 또 만성화하면서 다른 영향을 미친다. 대부분은 흉추 5번 부근에 결림이 나타나고, 거기에서 다시 균형을 잡기 위해 흉추 1번 부근, 또 위에서는 경추 4번 부근에 결림이 나타난다. 아래에서는 요추 1번과 5번, 천추 4번 부근에 영향이 미친다.

이와 같이 균형을 잡기 위해 대략 45도 각도로 결림이 진전해 전체적으로 균형을 유지한다. 이 결림은 척추에서 나온 신경 또는 經絡 등과 관계하면서 여러 가지 증상을 나타내지만, 전부 증상이 나타나는 것은 아니고, 1~2개 국소의 증상이 말초로 나오고 멈춘다. 흉추 5번 부위는 心兪(심수)에 해당하고 心臟의 증상을 나타낸다.

흉추 1번에서는 혈압과 손저림, 경추 4번에서는 이명과 코막힘, 두통, 요추 1번에서는 三焦와 관계해 이뇨 이상, 요추 5번에서는 요통, 천추 4번 부근에서는 痔 등이 나타난다. 그리고 이들은 입이 마르고 쓰며, 眩暈(현훈)과 胸脇苦滿(흉협고만) 등 肝의 부담에 따른 증상이 함께 나타난다. 이는 肝鬱證(간울증)이 현상으로 나타나는 증상이다.

그런데 신체는 이와 같이 일부에 증상을 드러내어 病氣(병기)의 진행을 최대한 막고 있다. 곧 이와 같은 모양으로 신체는 균형을 잡고, 말초에 증상을 드러내 病氣를 거기에서 멈춘다고 할 수 있다.

그러나 그 본질에 점점 스트레스가 가중되면, 그 멈추어 있던 곳의 증상은 더욱 진행하여 그 부분의 病氣를 초래하고 만다. 이때 현상적으로 나타난 증상만을 대상으로 치료를 시행하면, 그 증상을 없앤다 해도 그것은 본질적인 부분이 치료된 것이 아니기 때문에 또다시 재발하든가 다른 증상이 나타나게 된다. 그리고 또 그 새로운 증상을 대상으로 치료를 한다면, 마찬가지로 또 재발하든가 다른 증상이 나타난다. 이런 방법으로는 쳇바퀴 도는 일을 반복할 뿐이다.

다른 증상이 나타난 경우, 스트레스를 주지 않는 한 그 본질적인 질환은 좀 더 진행이 억제된다고 볼 수 있다. 말초에서 代償(대상)하고 있는 것이다. 예를 들어 痛風(통풍)은 요산이라는 독소를 생명과 관계가 먼 발 말단부에서 증상으로 나타나도록 하는데, 시종일관 말단부만 치료하고 원인을 치료하지 않으면 점점 그것이 중심부로 와서 생명을 위협하게 된다.

따라서 말단의 증상에만 얽매이는 것은 그 본질을 놓치는 것이다. 앞의 예로 말하면 肝鬱(간울, 간의 부담)을 무시하는 것이 되며, 어떤 증상이 사라졌다고 해도 그 본질은 남아있기 때문에 다른 곳에 또 다른 형태로 증상이 나타나게 된다. 말초에 증상이 나타나는 동안에는 괜찮지만, 이들 증상이 대증치료 등에 의해 억제되거나 자연히 사라졌을 때는 병변의 본질 부분이 점점 진행될 가능성이 있다.

예를 들어 생활태도를 고치지 않았는데도 무좀이 저절로 낫거나 약을 발라 나은 후에 목구멍이 붉게 붓거나 두통이 생기거나 眩暈(현훈)이 일거나 어딘가 관절이 아픈 등 다른 증상이 나타나는 일이 있다. 이 경우 일단 내부의 병은 진행하지 않는다고 볼 수 있다. 그러나 이와 같은 다른 증상이 나타나지 않고 그대로 낫는 경우에는 내부에서 다른 무언가가 시작될 가능성이 있다. 그러므로 반드시 그 본질, 즉 病의 證(증)에 기초해서 치료를 시행해야 한다.

요추의 추간판헤르니아(속칭 디스크)는 앞서 서술했듯이 肝鬱(간울)에서 오는 경우가 많고, 그 證에 따라 肝兪(간수)를 조작하는 것만으로도 환부에 변화가 온다. 이미 염증이 생긴 것이라면 그것만으로도 통증이 사라진다. 한약으로 말하면, 허리는 '腎의 府(부)'라는 말로부터 八味丸(팔미환) 류를 이용하는 경우가 많지만, 腎虛證에 의한 것이라면 몰라도 별로 효과가 없다. 또 風濕痛(풍습통)으로 보이면 일반적으로 桂枝加朮附湯(계지가출부탕) 류가 이용된다. 그러나 그것만으로는 對象療法(대상요법)과 마찬가지다. 證에 따라 小柴胡湯(소시호탕)을 병용하면 만성적인 경우에도 재발하지 않는다. 肝兪(간수) 부위인 흉추 9번부터 요추 1번에 부담이 크게 걸리고, 소변불리 등의 이뇨와 관계하는 경우는 小柴胡湯에 五苓散(오령산)을 더한 柴苓湯(시령탕)을 이용하는 證이 된다.

이상과 같은 때 肝兪를 조작하거나 또는 小柴胡湯만으로 치료하면 瞑眩(명현) 반응이 강하게 나오는 경우가 많다. 본질적인 證이 치유됨에 따라 다른 부분이 그 자연치유력에 의해 치료하려는 힘을 발휘하기 때문이다. 일부만 완화되면 다른 부분에 그것만큼 부담이 가게 된다.

부록

正經十二經絡圖정경십이경락도

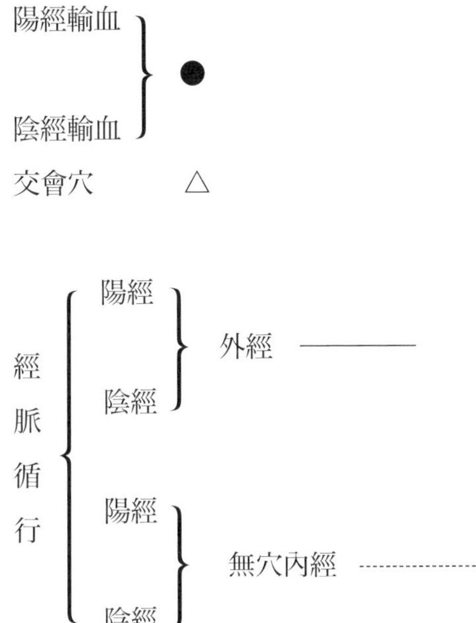

1. 手太陰肺經

1. 中焦에서 일어나서 내려가 大腸을 絡하고
2. 돌아서 胃上口에 도달한다.
3. 橫膈膜을 관통하고
4. 肺에 屬한다.
5. 肺系(肺, 咽喉 등)에서 횡으로 가며, 여기에서 外表로 나오고(中府)
6. 上腕 내측을 내려간다.
7. 肘窩를 통하고
8. 前腕 내측의 撓側으로 주행한다.
9. 撓骨莖突起 內側(寸口)을 통하고
10. 手 제1掌骨의 前內側(魚際)을 지난다.
11. 拇指丘 위를 제1指로 향해 진행하고,
12. 제1指(拇指) 內撓側端(爪甲根部)에 이른다(少商).
13. 支脈이 列缺穴에서 나와, 手제2指(食指) 內(撓)側端(爪甲根部, 大腸經의 商陽)에 이르러 大腸經에 접속한다.

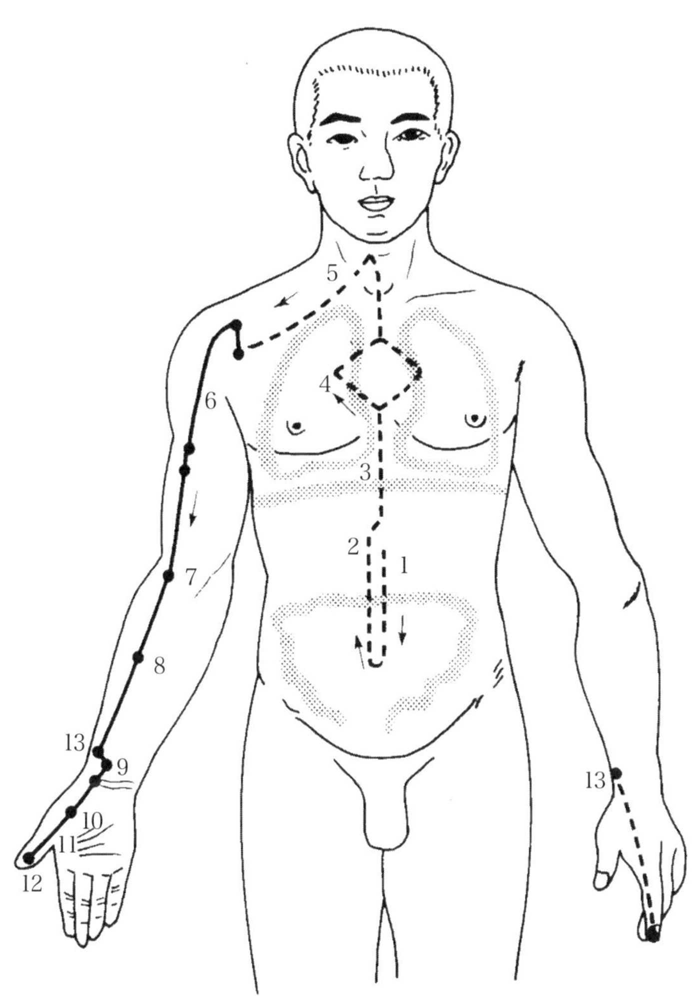
5
4
6
3
2
1
7
8
13
9
10
11
12
13

2. 手陽明大腸經

1. 手 제2指(食指) 撓側末端(爪甲根部)에서 일어나서(商陽)
2. 手 제2指 內側(撓側)을 오르고, 제1 · 2 掌骨間(合谷)을 통하고, 長拇伸筋과 短拇伸筋 사이의 陷凹部로 향해 오른다.
3. 前腕 外側의 撓側을 통하고
4. 肘 外側을 지나
5. 上腕 外側 前緣을 올라서
6. 肩外端에 도달한다(肩髃).
7. 肩峰의 前緣을 따라 주행하고
8. 手足三陽會인 頸椎 7번 棘突起 下端을 통하고(大椎)
9. 앞으로 나와 鎖骨上窩로 들어간다(缺盆).
10. 가운데로 들어가서 내려가 肺를 絡하고
11. 橫膈膜을 관통하여
12. 大腸에 屬한다.
13. 支脈이 缺盆穴에서 나와 頸을 오르고
14. 頰을 통하여
15. 下齒齦으로 들어가 돈 다음
16. 上脣을 통하고, 人中에서 교차하고, 左脈은 右로 右脈은 左로 향하고, 鼻翼의 옆으로 가서 足陽明胃經에 접속한다(迎香).

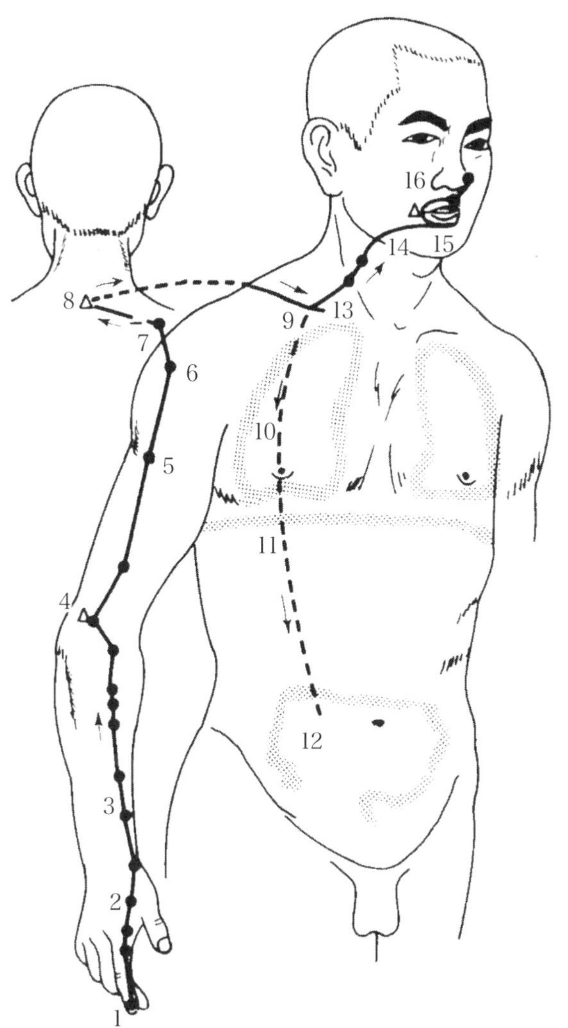
16
8
14
15
9
13
7
6
10
5
11
4
12
3
2
1

3. 足陽明胃經

1. 鼻翼 옆에서 일어나(迎香) 올라가서 鼻根部에 이른다.
2. 여기에서 足太陽膀胱經과 交會하고(睛明)
3. 내려와서 表로 나와 鼻의 외측, 瞼下에 이른다(承泣).
4. 내려가 上齒齦으로 들어가고
5. 脣으로 나와 돈 다음
6. 아래로 향해 脣下에서 任脈의 承漿穴과 交會한다.
7. 여기에서 下顎骨의 前下緣으로 가고(大迎)
8. 下顎骨 구석를 통하고(頰車)
9. 耳 앞으로 주행한다(下關).
10. 顴骨弓을 빠져나가 髮際를 따르고(客主人 · 膽)
11. 側頭部 관자놀이에 이른다(頭維). 안으로 들어가고 髮際를 중심으로 향해 구부러지고, 神庭(督)에서 그친다.
12. 支脈이 大迎穴에서 나뉘어 머리 앞(人迎)을 통하고, 喉를 내려가
13. 缺盆穴로 들어간다.
14. 내려가 橫膈膜을 관통하고,
15. 胃에 屬하고, 脾를 絡한다.
16. 缺盆穴에서 직행한 脈은 乳頭를 통하고,
17. 臍 옆을 통하여 少腹의 氣衝穴에 이른다.
18. 胃下口에서 나온 支脈은 腹裏를 통해 少腹의 氣衝穴로 가서 만난다.
19. 다시 여기에서 내려가 서혜부의 髀關穴로 가며,

20. 大腿 외측을 내려가 伏兎穴에 이른다.

21. 내려가 膝蓋 외측을 통하고

22. 脛骨 외측의 前緣을 주행한다.

23. 足背의 제2 · 3骨間을 지나고

24. 足 제2趾의 외측 爪甲根部에 이른다(厲兌).

25. 또 脛部의 支脈이 膝下 3寸(三里)에서 나뉘어 나오고

26. 足 제3趾의 외측에 이른다.

27. 또 足背部에서 나뉘어 나온 支脈은 足背의 衝陽穴에서 나뉘어 나와, 제1趾의 內側端에서 足太陰脾經과 접속한다(隱白).

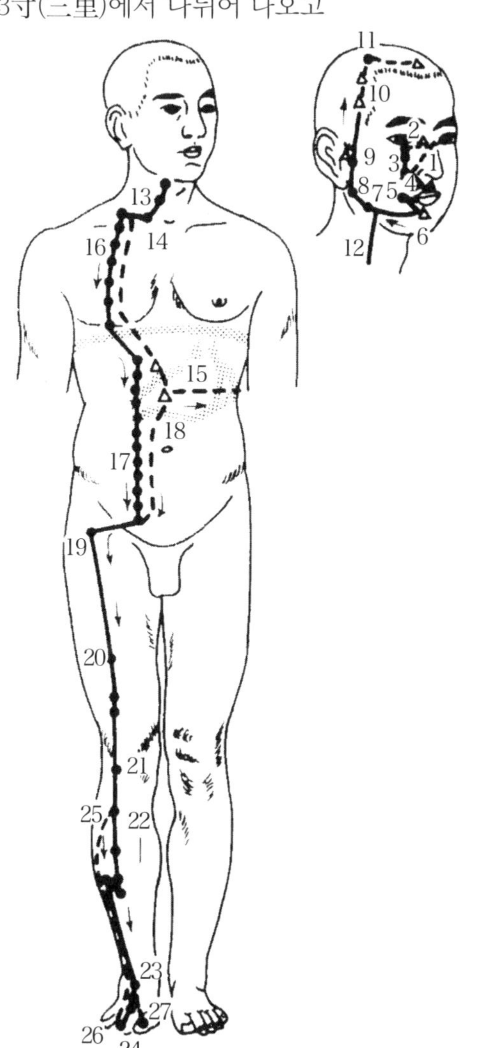

4. 足太陰脾經

1. 足 제1趾 내측 爪甲根部에서 일어나서(隱白)
2. 제1蹠骨(中足骨) 내측의 赤白肉際를 따라 올라간다.
3. 內踝의 전면에 이르고
4. 內踝 위 3寸의 장소에서 足厥陰肝經과 足少陰腎經을 만나고, 나뉘어 올라가
5. 脛骨 내측 후면을 따라 통하고
6. 足厥陰肝經의 전면으로 나와 만난다.
7. 膝, 대퇴 내측 前緣을 지나고
8. 복부로 들어간다.
9. 여기에서 脾에 屬하고, 胃를 絡한다.
10. 橫膈膜을 관통하고
11. 식도 양측을 사이에 두고 상행한다.
12. 舌根으로 이어지고, 舌下로 흩어진다.
13. 胃部에서 支脈이 올라가고 橫膈膜을 관통해
14. 心中으로 흘러 들어가고, 手少陰心經에 접속한다.

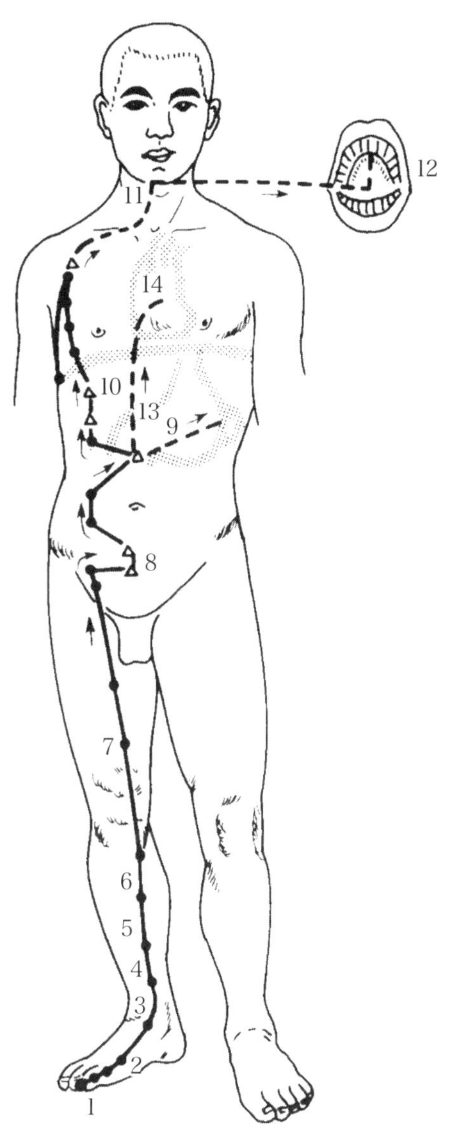
12
11
14
10
13
9
8
7
6
5
4
3
2
1

5. 手少陰心經

1. 心中에서 일어나고, 心系에 屬한다.
2. 橫膈膜을 관통하고 내려가 小腸을 絡한다.
3. 心系에서 위로 향한 脈은
4. 식도를 사이에 두고 올라가며
5. 目系로 이어진다.
6. 心系에서 직행한 脈은 肺를 상행하고, 다시 아래로 향해 腋窩에서 表로 나온다(極泉).
7. 上腕 內(尺)側 後緣을 올라가고, 手太陰肺經과 手厥陰心包經의 후면으로 간다.
8. 肘窩를 통하고, 前腕內(尺)側 後緣을 따르고
9. 腕關節 內尺側의 豆骨(掌後銳骨)部로 간다.
10. 掌內 小指側을 통하고,
11. 手 제5指 內側末端 爪甲根部에 이르고, 그 外(尺)側의 手太陽少腸經과 접속한다(少衝).

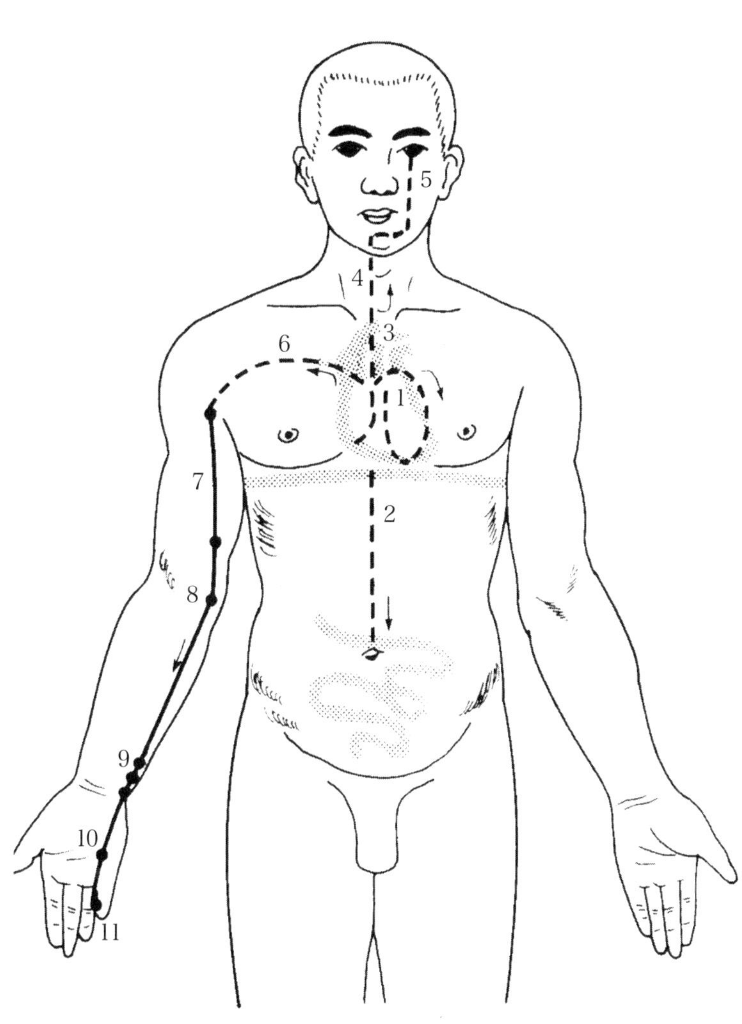

34

6. 手太陽少腸經

1. 手 제5指 外(尺)側 末端 爪甲根部에서 일어나서(少澤)
2. 手背 외측을 따라 腕關節部의 小指側을 통하고, 尺骨莖狀突起로 나온다.
3. 前腕 외측 後緣을 따르고, 肘 후면 尺骨頭와 上腕骨 內上髁 사이를 통하고
4. 上腕 외측 後緣을 오른다.
5. 肩關節 後下方에서 肩甲骨肩甲棘의 後下方으로 나온다.
6. 肩甲棘 下緣에서 중앙부를 통하고, 그 上緣으로 나와 內方으로 통하고
7. 제7頸椎 棘突起 아래의 大椎穴에서 任脈과 交會한다.
8. 앞으로 돌아 缺盆穴로 들어가서
9. 心을 絡한다.
10. 식도를 따라 내려가서
11. 橫膈膜을 관통하고
12. 胃部에 이른 다음
13. 小腸에 屬한다.
14. 支脈이 缺盆穴에서 나와
15. 頰을 따라
16. 올라가서
17. 目外眥에 이른 다음
18. 耳中으로 들어간다(聽宮).
19. 頰(顴骨의 下緣, 外眥 직하의 顴髎穴)에서 나온 支脈은 瞼

下를 통하고, 鼻 옆을 지나

20. 目內眥에 이르러 足太陽膀胱經과 접속한다(睛明).

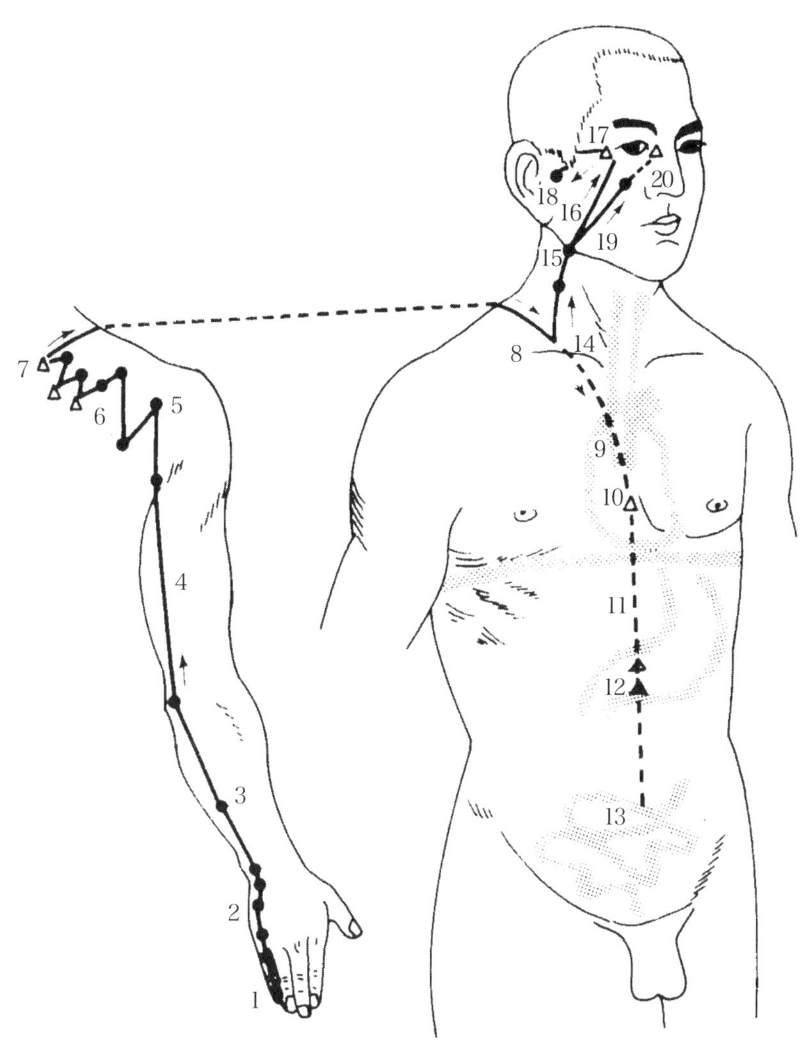

7. 足太陽膀胱經

1. 目內眥에서 일어나서(睛明),
2. 額을 오르고 髮際에 이른다. 神庭穴(督)에서 左右가 만나고, 曲差穴에서 떠나고,
3. 通天穴에서 頭頂으로 향해 百會穴에서 또 督脈과 交會한다.
4. 支脈이 頭頂에서 나와 耳上角에 이른다.
5. 頭頂에서 직행한 脈은 안으로 들어가 腦를 絡하고
6. 돌아 나가 나뉘어 項의 뒤로 간다.
7. 견갑골 사이를 통하고 척추를 끼고 내려가서
8. 腰部에 이른다.
9. 거기에서 안으로 들어가
10. 腎을 絡하고,
11. 膀胱에 屬한다.
12. 支脈이 腰部에서 나와 내려가 臀部를 주행하고
13. 膝窩 안으로 들어간다.
14. 項 뒤에서 나온 支脈은 견갑골 內緣을 통해 곧바로 내려가는데
15. 臀部를 통해 肢關節로 간다(環跳).
16. 大腿 후면을 내려가고
17. 膝窩 안에서 腰部로 온 支脈과 交會한다.
18. 여기에서 하퇴의 중앙을 주행하고
19. 약간 외측으로 향하여 아킬레스건의 외측, 外踝의 후면을 하행한다.

20. 제5趾의 외측을 따라

21. 제5趾 外端 爪甲根部에 이르고, 足少陰腎經과 접속한다(至陰).

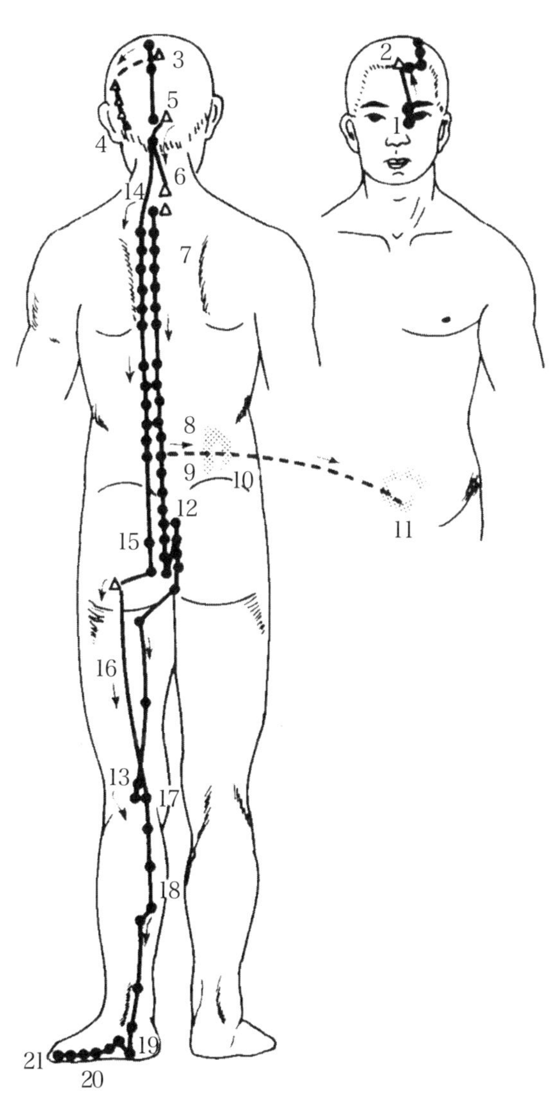

8. 足少陰腎經

1. 足 제5趾 아래에서 일어나 비스듬하게 足心으로 향한다(湧泉).
2. 舟狀骨突起 아래에서 나와서
3. 內踝의 뒤를 돌아서 내려가
4. 足跟骨 안으로 들어간다.
5. 內踝 위 3寸의 장소에서 足太陰脾經, 足厥陰肝經과 만나고, 나뉘어 하퇴 내측의 뒷부분을 상행한다.
6. 膝窩의 안쪽을 주행하고
7. 대퇴 내측 뒤쪽을 오른다.
8. 척추로 향해(長强), 腎에 屬하고
9. 膀胱을 絡한다.
10. 腎에서 직행한 脈은
11. 상행해서 肝과 橫膈膜을 관통하고
12. 肺로 들어간다.
13. 인후를 통하고
14. 舌根部에 이른다.
15. 支脈은 肺에서 나와 心臟을 絡하며, 흉중으로 흘러들어가서 手厥陰心包經과 접속한다.

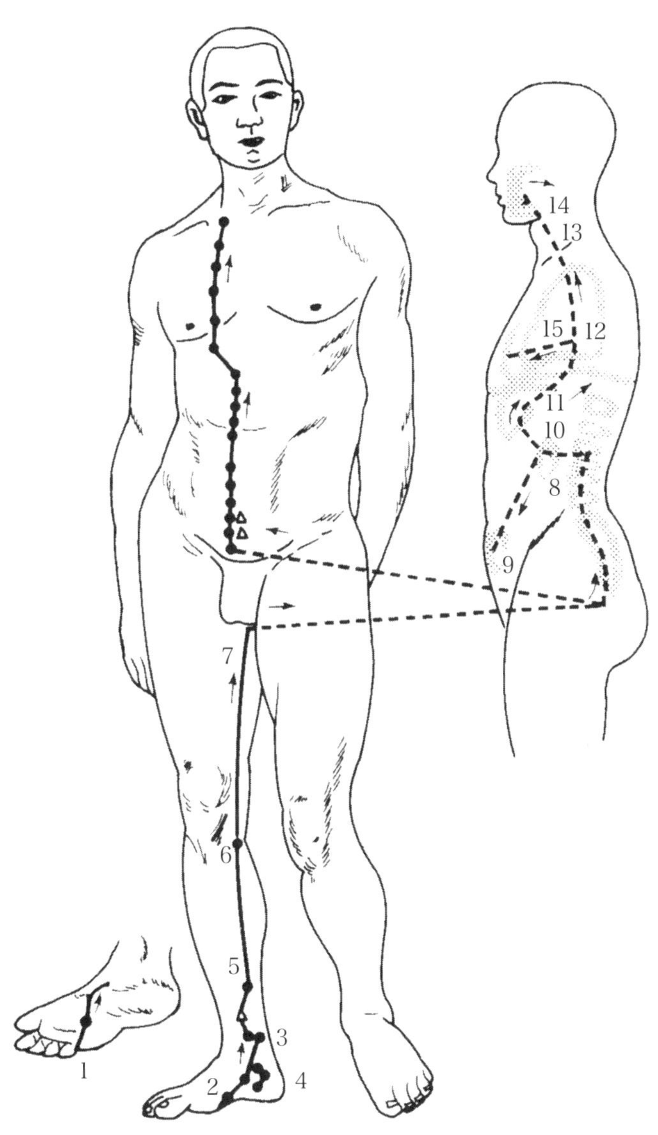
14
13
15
12
11
10
8
9
7
6
5
3
1
2
4

9. 手厥陰心包經

1. 흉중에서 일어나 心包經에 屬하고

2. 하행하여 橫膈膜을 관통한다.

3. 胸에서 腹에 이르러 上中下 三焦를 絡한다.

4. 흉중의 支脈은 흉중으로부터

5. 脇으로 나와 腋下 3寸의 장소에 이른다(天池).

6. 올라가 腋窩에 이른 다음

7. 上腕 내측(手太陰肺經과 手少陰心經의 사이)을 따라 내려가

8. 肘窩로 들어간다.

9. 前腕의 兩筋(內撓骨筋腱과 長掌骨腱)의 사이를 하행하여

10. 掌中을 통해 제3指 撓側을 지나고

11. 手제3指 撓側 말단의 爪甲根部에 이른다(中衝).

12. 掌中에서 나오는 支脈은 勞宮穴에서 나가 手제4指를 따라 外(尺)側 말단으로 가 手少陽三焦經과 접속한다(關衝).

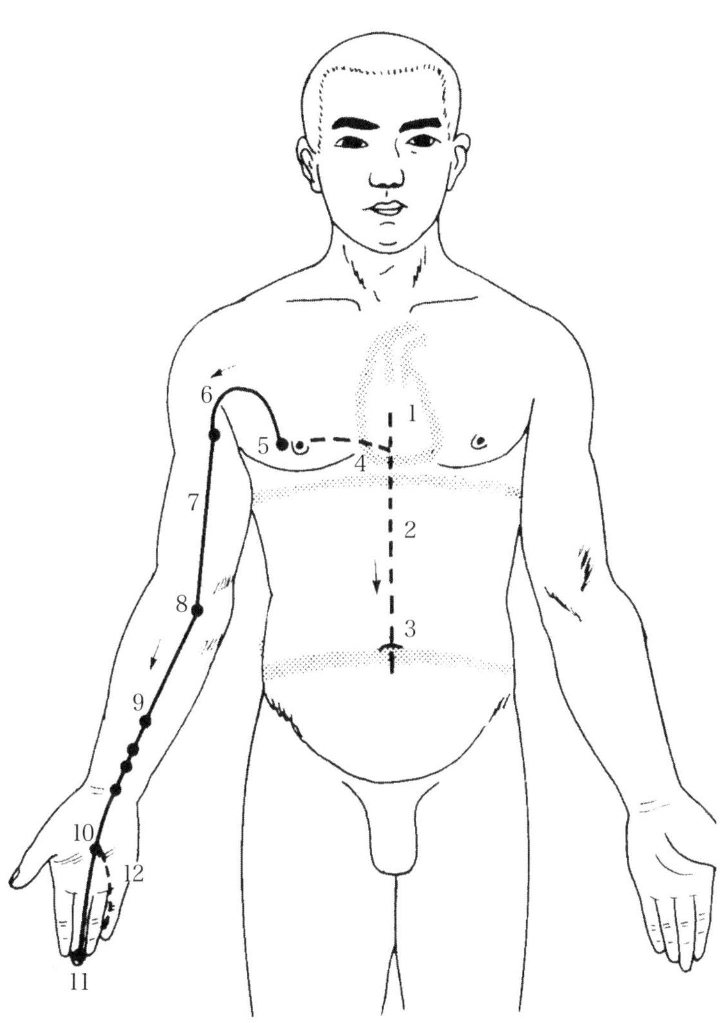

1
2
3
4
5
6
7
8
9
10
11
12

10. 手少陽三焦經

1. 手 제4指 外(尺)側 말단의 爪甲根部에서 일어나고(關衝)
2. 제4 · 5掌骨의 사이에서
3. 腕關節 배면 중앙을 통한다.
4. 前腕 외측의 撓骨과 尺骨 사이를 상행하고
5. 肘 외측을 지나
6. 上腕 외측을 올라간다.
7. 肩 후면에 도달한 다음
8. 足少陽膽經의 후면으로 나와 제7頸椎 棘突起 아래의 大推穴에서 交會한다.
9. 앞으로 나와 缺盆穴로 들어가서
10. 胸中에 분포하고, 心包를 絡한다.
11. 내려와 橫膈膜을 관통 腹에 이르며, 上中下 三焦에 屬한다.
12. 胸中에서 나온 支脈은 상행하여
13. 缺盆穴에서 表로 나오고,
14. 項을 올라가,
15. 耳 뒤를 직상한다.
16. 耳 상방으로 가서, 안으로 들어와 관자놀이로 올라갔다가
17. 돌아 내려와 頰을 향하고, 目下에 이른다.
18. 耳에서 나온 支脈은 耳 뒤에서 耳 안으로 들어간 다음 앞으로 나와, 앞의 脈과 頰에서 교차한다.
19. 目外眥에 이르러 足少陽膽經과 접속하고, 眉 외측에서 끝난다(絲竹空).

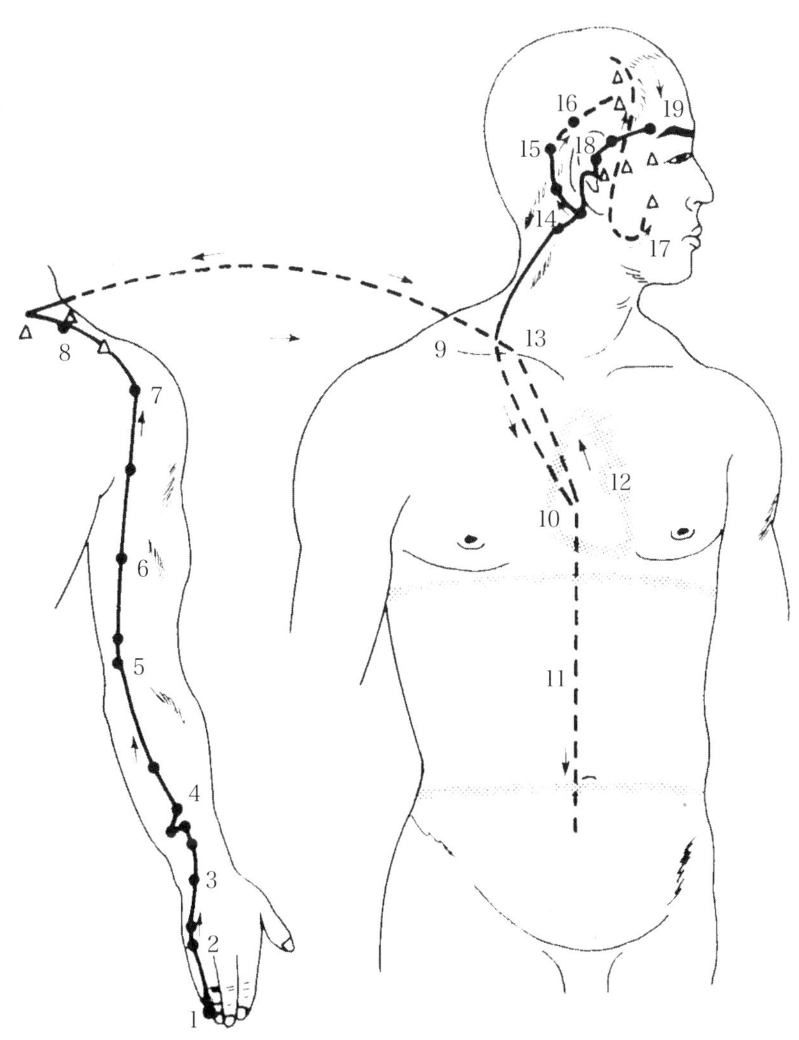
16
19
15
18
14
17
8
9
13
7
12
10
6
5
11
4
3
2
1

11. 足少陽膽經

1. 目外眥(瞳子髎)에서 일어나서
2. 관자놀이로 올라간다(頷厭).
3. 내려와 耳 뒤 乳樣突起 하단의 後上緣으로 가서(完骨), 반전하여 올라가 額에서 目內眥의 睛明穴로 나오고, 또 반전해서 側頭部로 향한 다음 後頸部에 이른다(風池).
4. 頸을 따라 手少陽經의 앞으로 가고, 肩 상부로 가 少陽經의 뒤로 나와 大椎穴에서 交會하고
5. 缺盆穴로 들어간다.
6. 耳 뒤(風池)에서 나온 支脈은 耳 안으로 들어가고
7. 耳 앞을 지나
8. 目外眥에 이른다(瞳子髎).
9. 目外眥에서 나온 支脈은 안으로 통하고
10. 내려와 大迎穴로 주행하여
11. 手少陽三焦經과 目下에서 만난다.
12. 내려와 頰車穴을 지나고
13. 頸部에 이르며, 缺盆穴에서 앞의 脈과 會合한다.
14. 내려와 胸中으로 들어가 橫膈膜을 관통하며
15. 肝을 絡하고
16. 膽에 屬한다.
17. 胸肋 안을 따라
18. 少腹의 鼠蹊動脈部로 나오며
19. 외음부의 毛際를 관통하고

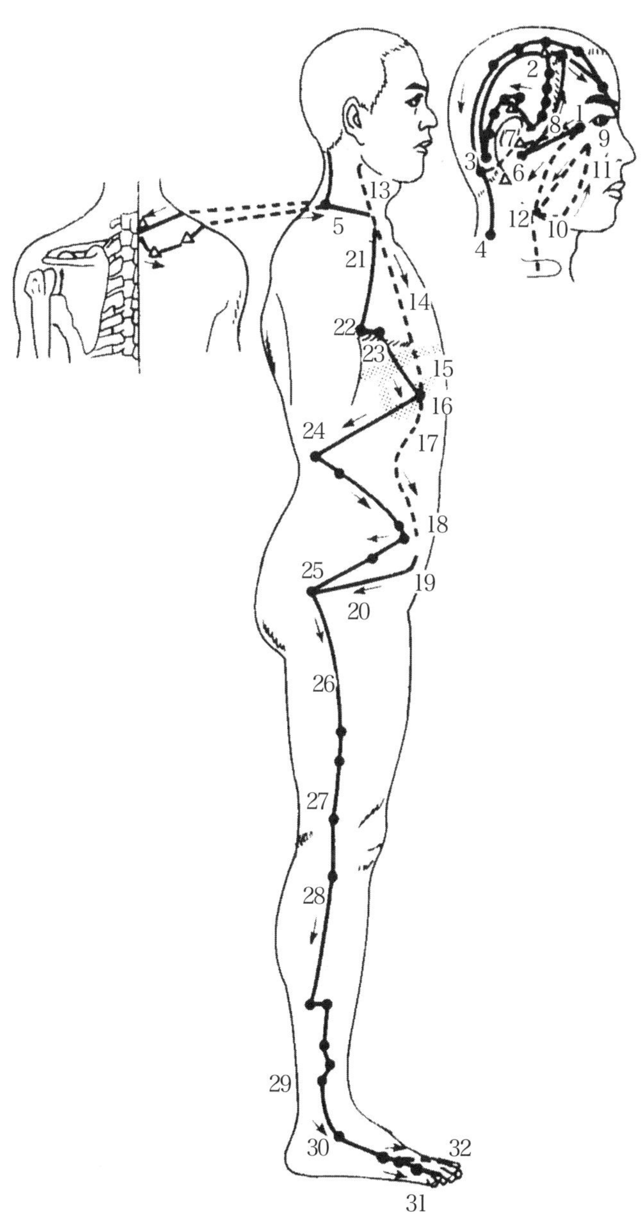
1
2
3
4
5
6
7
8
9
10
11
12
13
14
15
16
17
18
19
20
21
22
23
24
25
26
27
28
29
30
31
32

20. 橫으로 가서 고관절로 들어간다(環跳).

21. 缺盆穴에서 직행하여 外를 통하는 脈은

22. 腋下로 가서

23. 側胸部를 비스듬히 前下方으로 내려오고(日月), 肋骨下緣에서

24. 제12肋骨端(京門)을 지나 側腹部를 하행하고

25. 고관절(環跳)에서 앞의 脈과 會合한다.

26. 대퇴 외측을 내려와서

27. 膝 외측을 지나고

28. 하퇴 腓骨을 따라 내려가

29. 絶骨(腿骨 하단의 피하에 닿는 곳)의 端(外踝)에 이른다.

30. 外踝의 前面으로 나와, 足背를 주행하고

31. 足 제4趾 외측 爪甲根部에 이른다(足竅陰).

32. 支脈은 足背의 足臨泣穴에서 나뉘어 제1 · 2蹠骨로 나오고, 足제1趾의 말단을 따라 발톱을 관통해 中央(聚毛部)으로 나오고, 足厥陰肝經에 접속한다(大敦).

12. 足厥陰肝經

1. 足 제1趾의 聚毛部(大敦)에서 일어나서
2. 足背部(제1 · 제2蹠骨의 사이)를 따라 올라간다.
3. 內踝 앞 1寸의 장소를 지나(中封), 內踝 위 3寸의 장소(三陰交)에서 足太陰脾經, 足少陰腎經과 만나고
4. 나뉘어 脛骨面을 상행한다.
5. 膝 내측을 지나
6. 대퇴 내측을 따라 올라가고
7. 陰毛로 들어간 다음
8. 陰部를 순행하고
9. 少腹에 이른다.
10. 胃脇을 끼고 올라가, 肝에 屬하고 膽을 絡한다.
11. 橫膈膜을 관통하고
12. 胸肋에 분포한다.
13. 인후의 후면을 따라
14. 鼻咽部로 들어가서 올라가고
15. 目系(눈시울에서 鼻淚管까지)로 이어진다.
16. 前額으로 나와
17. 巓頂(百會)에서 督脈과 交會한다.
18. 目系에서 나온 支脈은 頰 안을 지나
19. 脣中을 돈다.
20. 肝에서 나온 支脈은
21. 橫膈膜을 관통하고

22. 肺로 흘러들어가 手太陰肺經과 접속한다.

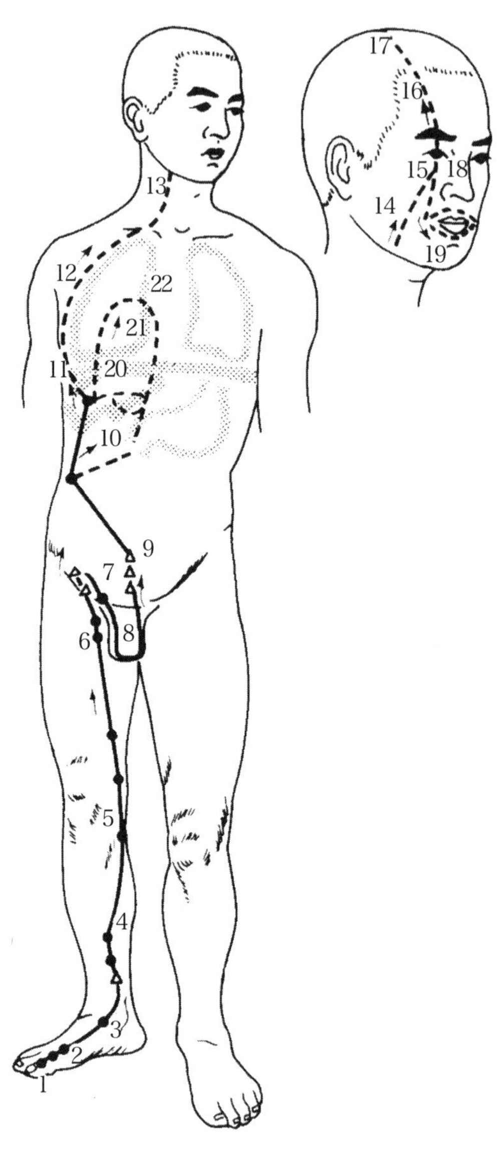

奇經八脈기경팔맥

奇經八脈에는 督脈, 任脈, 衝脈, 帶脈, 陽蹻脈, 陰蹻脈, 陽維脈, 陰維脈이 있다. 이들은 正經十二脈과 다르고, 臟腑와 속락관계 및 표리관계를 갖지 않는다. 기능으로는 각 經絡과의 관계를 밀접하게 할 뿐만 아니라 전체를 총합하고, 각 經 氣血의 성쇠를 조절한다. 각각의 작용을 요약하면 다음과 같다. 督脈은 諸陽經과 교회하기 때문에 陽脈의 海라 불리며, 陽經의 經氣를 총합한다. 任脈은 諸陰經과 교회하기 때문에 陰脈의 海라 불리고, 陰經의 經氣를 총합한다. 衝脈은 足少陰腎經과 나란히 올라가 目下로 이어지고, 十二經脈의 氣血과 만나기 때문에 十二經脈의 海라 불리며, 또 十二經脈의 氣血을 함축하기 때문에 血海라고도 불린다. 帶脈은 腰部를 일주하므로 諸經을 조절하는 작용을 갖는다. 陽蹻脈은 足跟 외측에서 일어나고 足太陽經과 나란히 상행하며, 陰蹻

八脈	분포 부위	交會經脈
督脈	背部 正中線	足太陽, 任脈
任脈	腹部 正中線	足陽明, 督脈
衝脈	腹部 제1側線	足少陰
大脈	腰部 주위	足少陽
陽蹻	下肢 외측, 肩, 頭部	手足太陽, 手足陽明, 足少陽
陰蹻	下肢 中側, 目	足少陰, 足太陽
陽維	下肢 외측, 肩, 頭頂	手足太陽, 督脈, 手足少陽, 足陽明
陰維	下肢 내측, 腹部 제3側線	足少陰, 足太陰, 足厥陰, 任脈

脈은 足跟 내측에서 일어나 足少陰經과 나란히 상행하고, 두 脈과도 目內眥에서 교회하므로 모두 하지운동을 조절하는 작용이 있다. 陽維脈은 陽經과 상관하여 몸의 表를 담당하고, 陰維脈은 陰經과 상관해 몸의 裏를 담당하므로, 陰經과 陽經의 經氣를 조절하고 평형을 담당하다.

1. 督脈

1. 少腹 안에서 일어나서 내려와 會陰部로 나온다.
2. 뒤로 향하여 척주 내부를 주행하고,
3. 올라가 項 뒤의 風府穴에 이르고, 腦部로 들어간다.
4. 올라가 頭頂을 통하고,
5. 前額 正中으로 내려와 鼻柱에 이른다.

交會穴 : 風門(膀胱), 會陰(任脈)

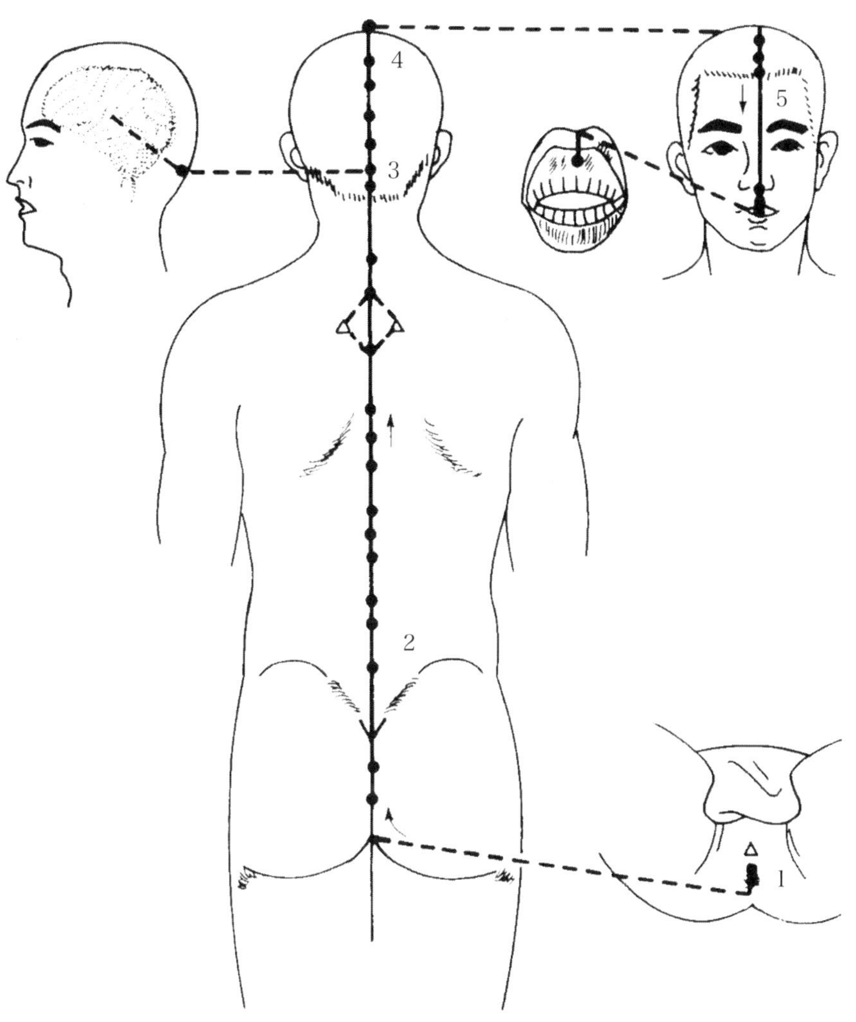

4
3
5
2
1

2. 任脈

1. 少腹 안에서 일어나서 내려와 會陰部로 나온다.

2. 앞으로 향하여 陰毛部로 들어가고

3. 腹 안를 올라가 關元穴을 지나며

4. 咽喉部에 이른다.

5. 다시 올라가 脣을 돌고

6. 面部를 지나

7. 下眼瞼으로 들어간다(承泣 · 胃).

交會穴 : 承泣(胃), 齦交(督).

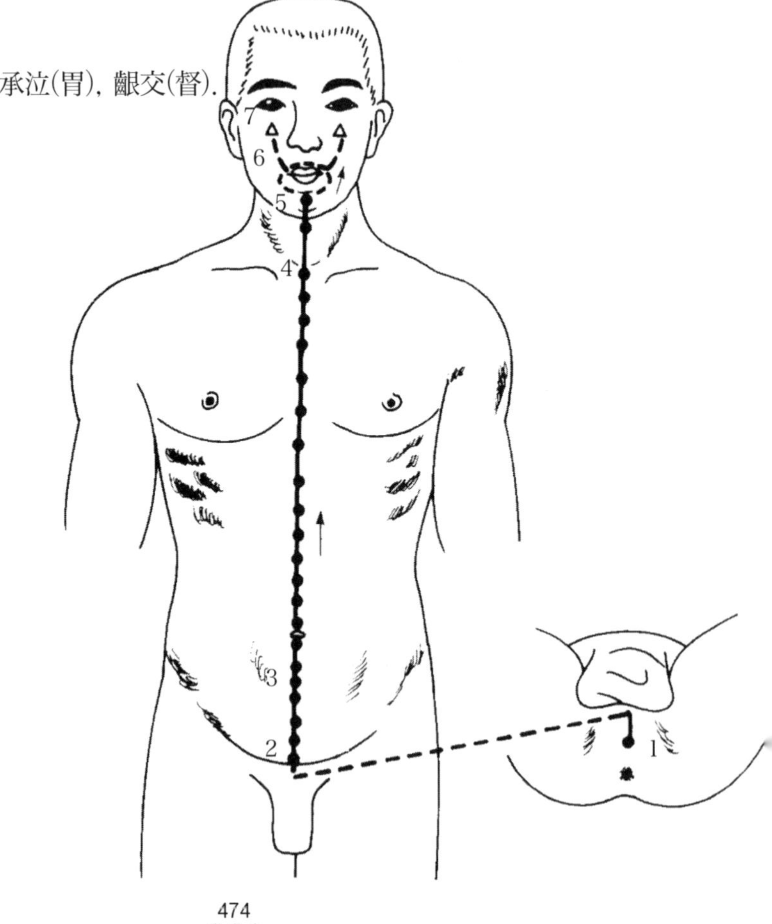

3. 衝脈

1. 少腹 안에서 일어나서 會陰部로 나온다.
2. 상향해서 脊柱 안으로 가고,
3. 앞으로 가는 脈은 足少陰經과 交會하고, 腹部의 양측을 따라 올라가
4. 인후에 이르고
5. 脣을 순환한다.

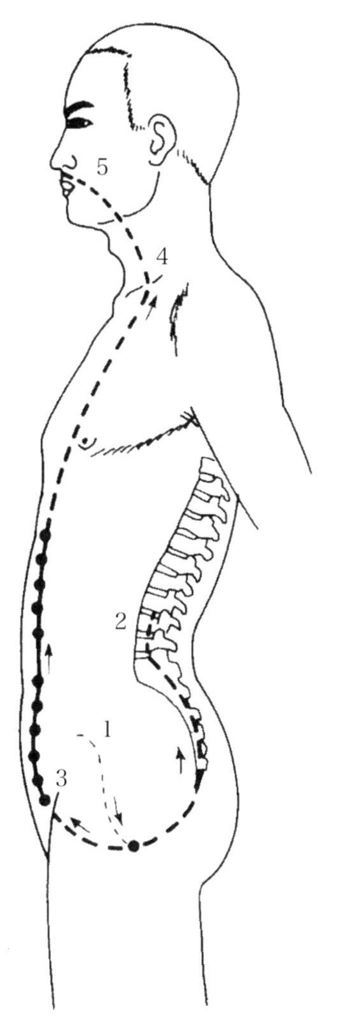

交會穴 : 會陰(회음, 任), 橫骨(횡골, 腎), 大赫(대혁, 腎), 氣穴(기혈, 腎), 四滿(사만, 腎), 中注(중주, 腎), 肓兪(황수, 腎), 商曲(상곡, 腎), 石關(석관, 腎), 陰都(음도, 腎), 腹通谷(복통곡, 腎), 幽門(유문, 腎)

4. 帶脈

1. 季肋部 아래에서 일어나서 아래로 비스듬히 향하며, 五樞(오추, 膽)와 維道(유도, 膽)를 지나
2. 腰部를 일주한다.

交會穴 : 帶脈(膽), 五樞(膽), 維道(膽).

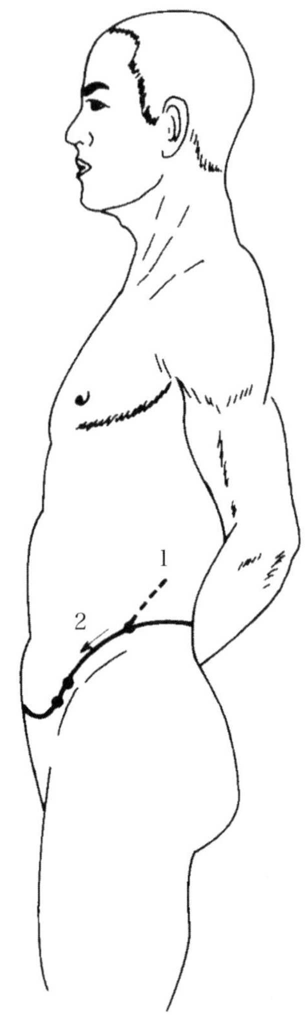

5. 陽蹻脈

1. 足跟 외측[申脈(신맥)과 僕參(복삼), 膀胱]에서 일어나서
2. 外踝를 따라 상행하고, 腓背後緣을 지나 대퇴 외측과 胸肋 후방을 따라 올라가고, 腋後에서 肩으로 올라가, 頸部를 통한 다음 口角을 끼고 目內眥(睛明, 膀胱)로 들어간다. 여기서 陰蹻脈과 會合하고, 다시 足太陽經을 따라 額으로 오른다.
3. 足少陽經과 風池穴(膽)에서 합한다.

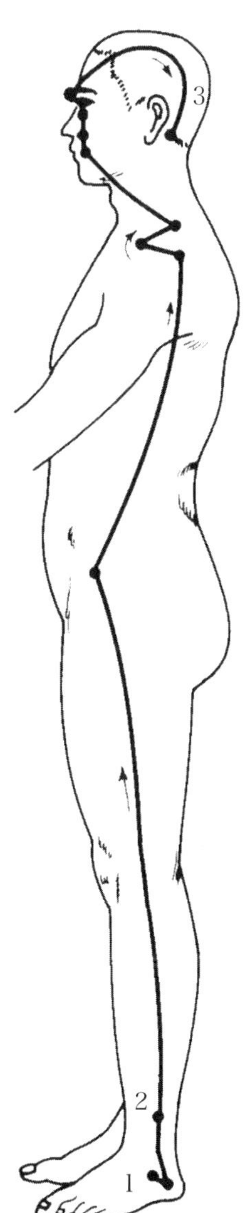

交會穴: 申脈(膀胱), 僕參(膀胱), 跗陽(부양, 膀胱), 居髎(거료, 膽), 臑兪(노수, 小腸), 肩髃(견우, 大腸), 巨骨(거골, 大腸), 地倉(지창, 胃), 巨髎(거료, 胃), 承泣(승읍, 胃), 睛明(정명, 膀胱), 風池(풍지, 膽).

6. 陰蹻脈

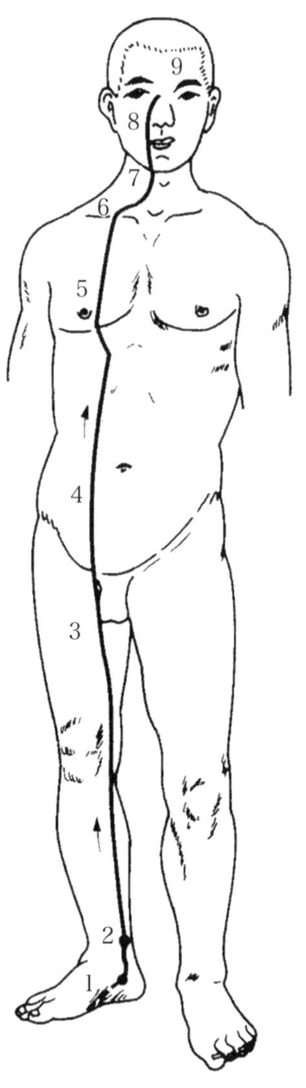

1. 足舟骨의 후방[照海(조해), 腎]에서 일어나서
2. 內踝 상부를 상행하고
3. 대퇴 내측 後緣을 올라가
4. 前陰部에 이른다.
5. 흉부를 따라 올라가
6. 缺盆穴로 들어간다.
7. 咽의 人迎穴(胃) 앞을 통해
8. 頬骨을 따라 올라가
9. 目內眥의 睛明穴(膀胱)에 이르러 陽蹻脈과 會合한다.

交會穴 : 照海(腎), 交信(교신, 腎).

7. 陽維脈

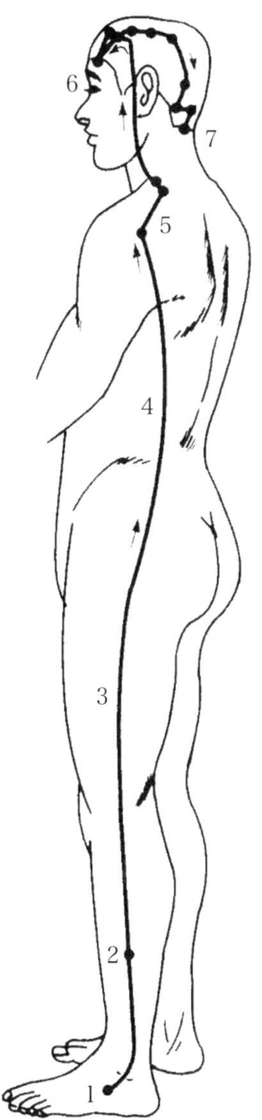

1. 足跟部[金門(금문), 膀胱]에서 일어나서
2. 外踝로 나와
3. 足少陽經을 따라 상행하고, 고관절부를 주행한다.
4. 胸肋 후측을 순행하여
5. 腋 뒤에서 肩으로 올라가고
6. 前額에 이른다.
7. 거기서 項의 後로 가 督脈과 합한다[風府(풍부)와 瘂門(아문), 督].

交會穴 : 金門(膀胱), 陽交(양교, 膽), 臑兪(노수, 小腸), 天髎(천료, 三焦), 肩井(견정, 膽), 本神(본신, 膽), 陽白(양백, 膽), 頭臨泣(두임읍, 膽), 目窓(목창, 膽), 正營(정영, 膽), 承靈(승령, 膽), 腦空(뇌공, 膽), 風池(풍지, 膽), 風府(督), 瘂門(督).

8. 陰維脈

1. 小腿 내측[築賓(축빈), 腎]에 서 일어나서
2. 대퇴 내측을 상행하고 腹部에 이른다.
3. 여기서 足太陰經과 會合하고
4. 흉부를 따라 올라가
5. 頸部에서 任脈과 만난다[天突(천돌)과 廉泉(염천), 任].

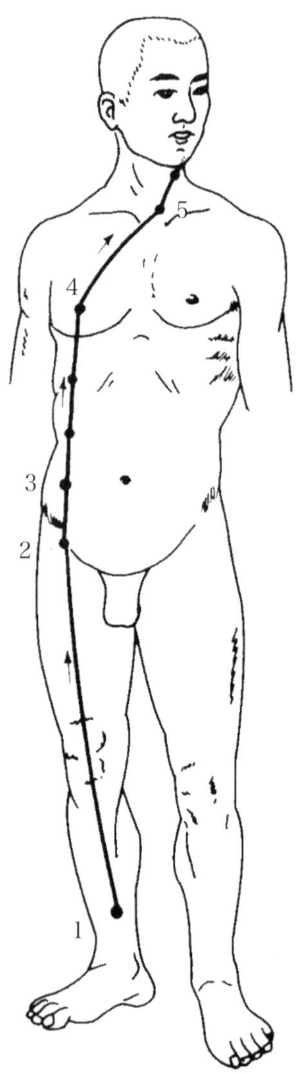

交會穴 : 築賓(腎), 府舍(부사, 脾), 大橫(대횡, 脾), 腹哀(복애, 脾), 期門(기문, 肝), 天突(任), 廉泉(任).

十二經別십이경별

經別은 經脈에서 나뉘어 나오지만, 經別은 주로 내부를 순행하고, 絡脈은 주로 외부를 순행한다. 따라서 經別은 輸穴과 독자의 病證을 갖지 않고, 絡脈은 각각의 絡穴과 그 病證을 갖는다. 경별의 작용은 表裏經의 상호관계를 강화하는 것이다.

요컨대 十二經別은 十二正經이 나뉘어 나온 支脈이며, 胸·腹·頭部로 流注하고, 表裏經을 통하여 내외 및 臟腑 간의 관계를 강화하고, 經脈循行의 부족을 補하는 작용을 한다. 流注에서의 특징으로는, 주로 사지 正經에서 分出하고, 胸腹으로 들어가며, 내부에서 각각의 陰陽經別과 나란히 통하고, 頸項部로 나오며, 頭頸部에서 陰經의 經別과 陽經의 經別 모두 동일 陽經과 會合한다. 이들을 각각 '離(리)·入(입)·出(출)·合(합)'이라 일컫는다. 이와 같은 十二經別은 陰陽의 經別이 만나 여섯 짝을 이루는데, 이것을 六合이라 일컫는다.

1. 一合

足太陽經別

① 足太陽經의 膝窩에서 나뉘고, 尾底骨을 지나며,

② 도중 支經別이 尾底骨 아래 5寸의 장소에서 나뉘어 나와 항문으로 통하고,

③ 膀胱에 屬한다.

④ 腎으로 흩어지고

⑤ 척주를 따라 오르며

⑥ 心部에서 또 나뉘어 흩어진다.

⑦ 項部로 나오고, 여기에서 足太陽經으로 다시 귀속한다.

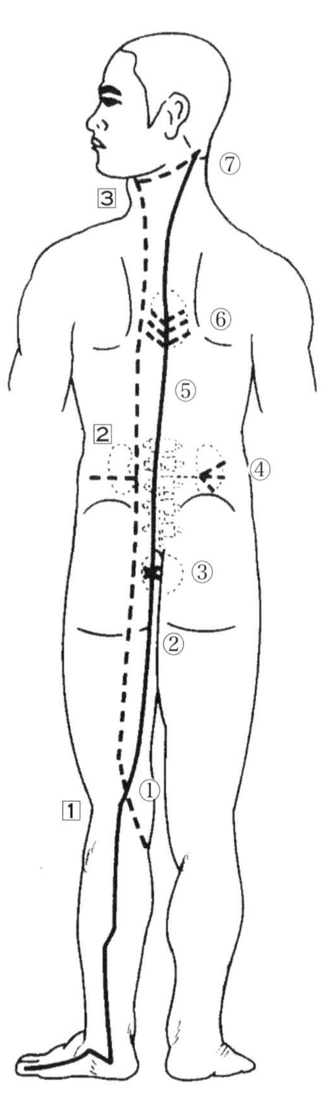

足少陰經別

1 足少陰經의 膝窩에서 나뉘고, 太陽經別과 會合한다.

2 올라가 腎에 도달하고, 腰椎 2번의 부위에서 帶脈에 예속된다.

3 직행한 經別은 올라가 舌本으로 이어지고, 項으로 나와 足太陽의 經脈으로 귀속한다.

2. 二合

足陽明經別

① 足陽明經의 鼠徑部에서 나뉘어

② 腹 안으로 들어가고

③ 胃에 속하고, 脾로 흩어진다.

④ 心을 통하며

⑤ 食道를 따라 올라가 입에 도달한다.

⑥ 鼻梁과 眼瞼을 지나 額에 오르고, 돌아가 目系로 이어지며, 足陽明經에 귀속한다.

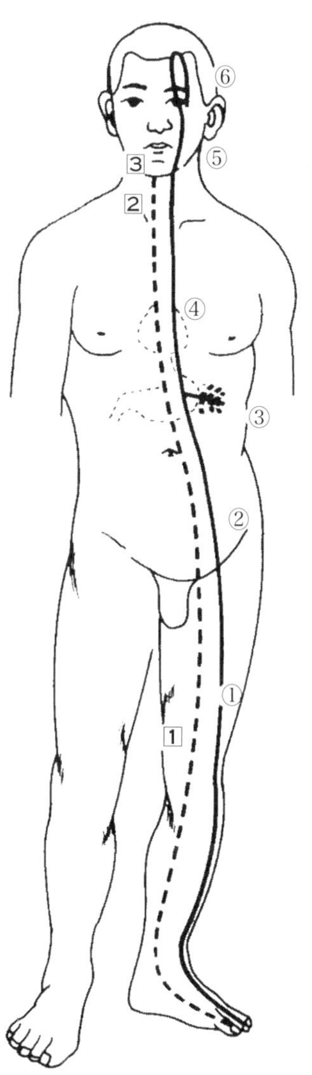

足太陰經別

1 足太陰의 鼠徑部로 나뉘고, 陽明經別을 향해 주행하여 會合한다.

2 인후부에 도달해 이어지고

3 舌中을 관통한다.

3. 三合

足少陽經別

① 足少陽經의 서혜부에서 나뉘고, 고관절을 돌며, 음부의 毛際로 들어가고, 여기에서 足厥陰經別과 會合한다.

② 支經別이 季肋 사이를 돌고,

③ 胸腹 안으로 들어가 膽에 屬하고

④ 肝으로 흩어진다.

⑤ 心을 통하고

⑥ 식도를 사이에 두고 顎下에서

⑦ 口 옆으로 나와 안면부로 흩어진다. 目系로 이어지고

⑧ 目外眥에서 足少陽經에 귀속한다.

足厥陰經別

1 足厥陰經과 足背에서 나뉘고,

2 음부의 毛際에 달하고 여기에서 足少陽經別과 會合해 상행한다.

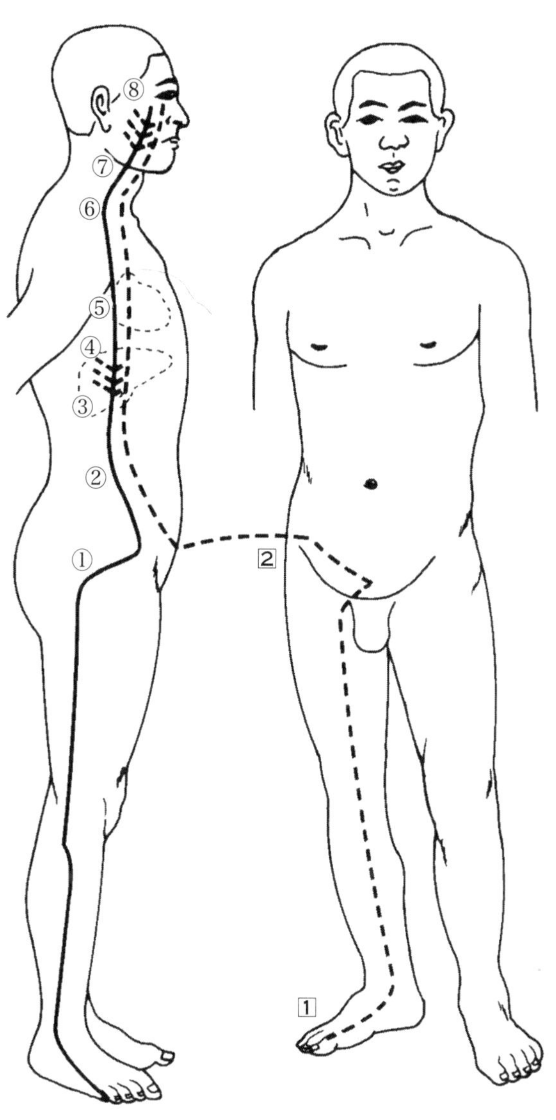

371

4. 四合

手太陽經別

① 手太陽經의 견관절부에서 나뉘어

② 腋部로 들어간다.

③ 心을 통과한 후

④ 다시 내려가 小腸에 屬한다.

手少陰經別

1 手少陰經의 腋部 兩筋 사이에서 나뉘어

2 胸中으로 들어가서 心에 屬한다.

3 다시 인후로 올라가서 안면부의 표층으로 나오며

4 目內眥에서 手太陽經에 귀속한다.

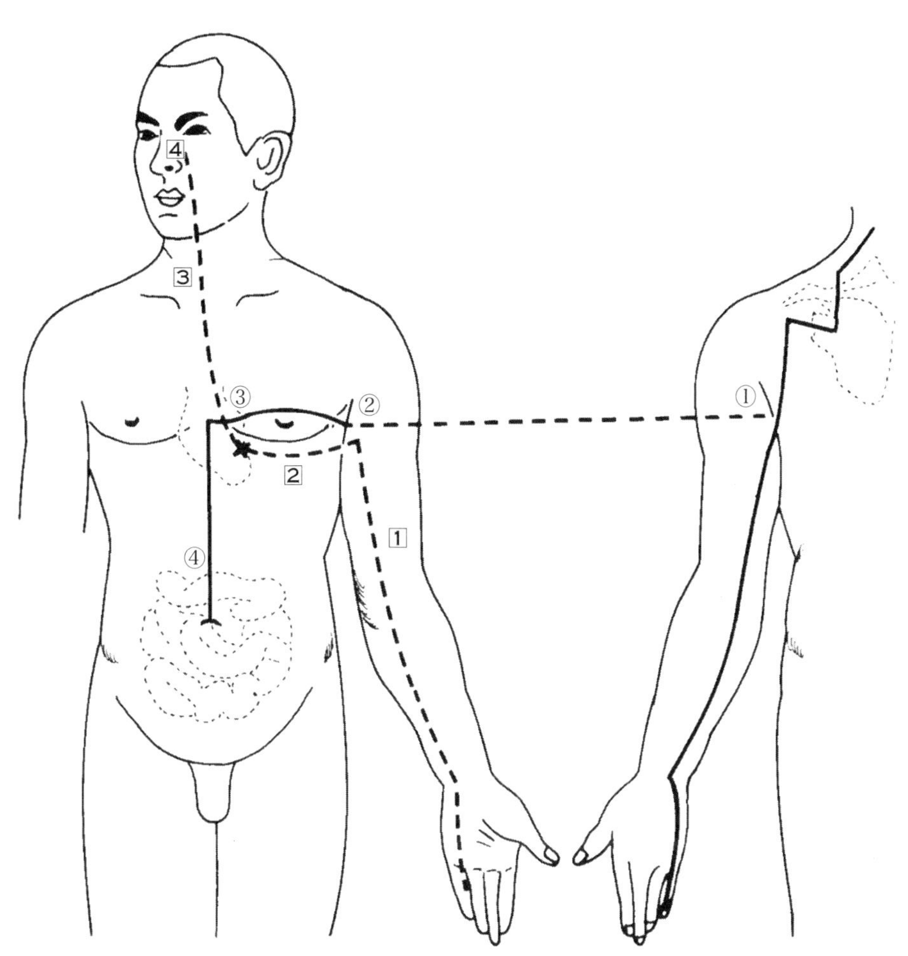
4
3
③
②
①
2
1
④

5. 五合

手陽明經別

① 手陽明經의 手部에서 나뉘어 前腕 · 肘 · 上腕을 주행하고

② 乳房部에 분포한다.

③ 支經別이 肩髃穴에서 나뉘어 頸椎로 들어가고

④ 아래로 향해서 大腸으로 주행하고 肺에 屬한다.

⑤ 위로 향한 經別은 咽喉를 따라 鎖骨上窩의 缺盆穴로 나와 手陽明經에 귀속한다.

手太陰經別

1 手太陰經의 腋部에서 나뉘고, 手太陰 앞을 주행하여 胸中으로 들어간다.

2 肺를 통하고 大腸으로 흩어진다.

3 위로 향해서 咽喉를 돌아 缺盆穴로 나와서 手陽明經과 會合하고

4 咽喉를 따라 手陽明經에 또 귀속한다.

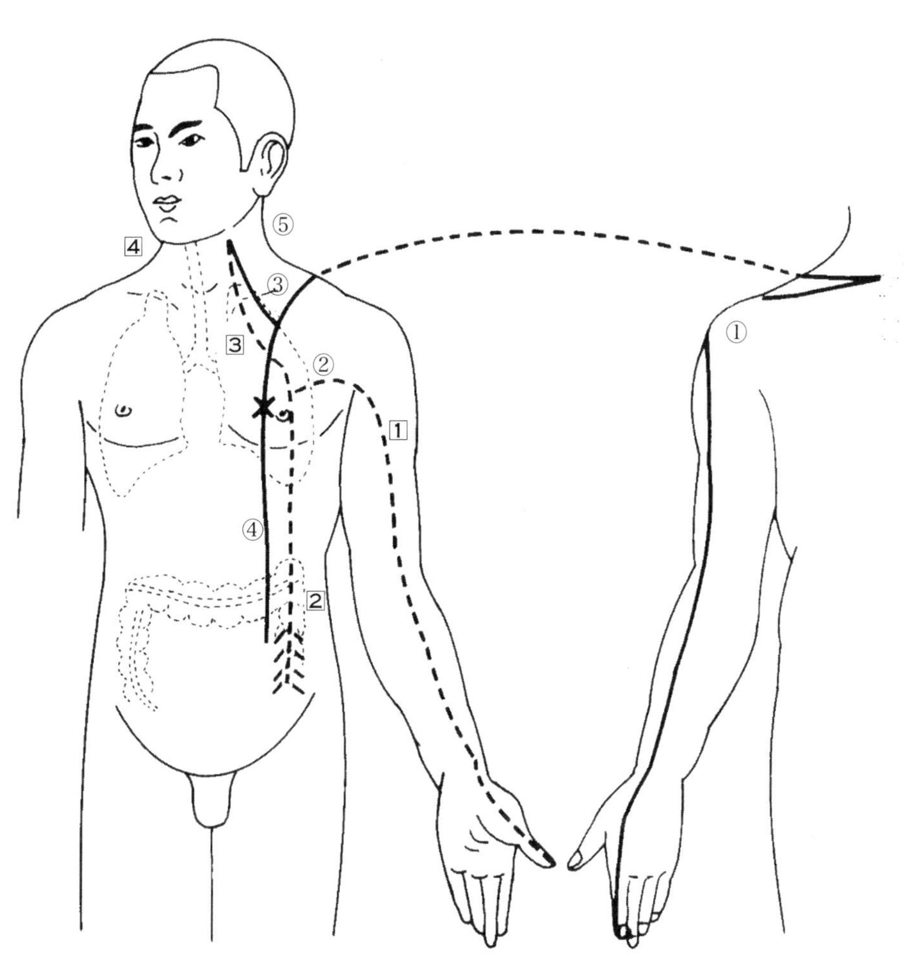
⑤
4
③
3
②
1
④
2
①

6. 六合

手少陽經別

① 手少陽經脈의 頭巓部에서 나뉘어 나온 후

② 缺盆穴로 들어가고, 아래로 향해서 三焦로 통하고, 胸中으로 흩어진다.

手厥陰經別

1 手厥陰經脈의 腋下(淵液)에서 나오고, 3寸의 장소로 내려가 나뉘어 胸中으로 들어가고

2 나뉘어서 三焦에 屬한다.

3 위로 향해서 咽嚨을 돌고

4 얕게 耳 뒤로 나와 完骨 부위에서 手少陽經脈에 귀속한다.

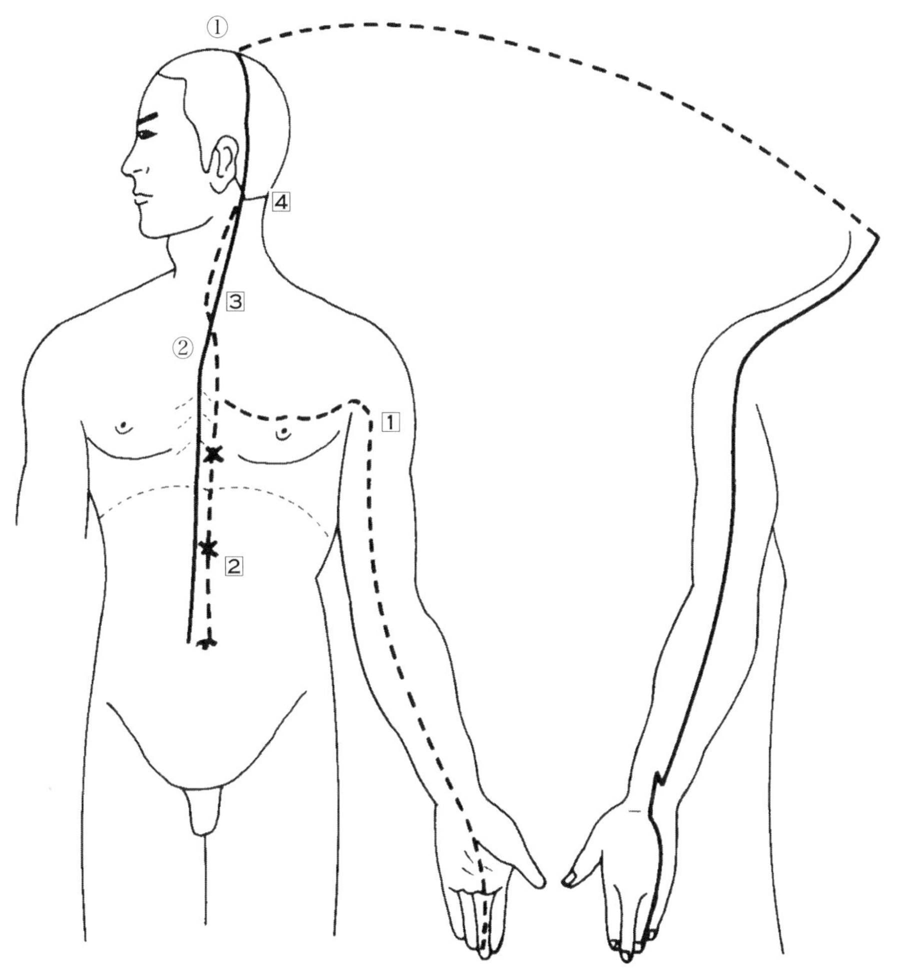
①
④
③
②
1
2

十五絡脈십오낙맥

十五絡脈은 正經十二經 및 督脈과 任脈에서 나온 一絡과 脾大絡을 말한다. 표리 兩經을 잇고, 국소의 氣血平衡을 담당하며, 經脈의 순환을 원활하게 한다. 《영추靈樞 · 맥도脈度》에서 "經脈은 裏에서 순행하는데, 갈라져 나와 橫으로 주행하는 것은 絡脈이고, 絡脈에서 갈라져 나온 것은 孫絡이다."라고 설명한 것과 같이 다른 絡脈에서 나온 작은 絡脈으로서 孫絡과 浮絡이 있다.

1. 手三陰絡

手太陰絡脈 … ○

1. 列缺(열결, 肺)에서 나뉘어 나온다. 손목 分肉 사이를 통해 手陽明으로 통한다.
2. 다른 絡脈은 手太陰經을 따라서 掌中으로 들어가고, 魚際로 흩어진다.

手少陰絡脈 … □

1. 通里(통리, 心)에서 나뉘어 나온다. 나뉘어서 手太陽經으로 주행한다.
2. 상행한 것은 絡脈을 따라
3. 心中으로 들어가고

4. 올라가 舌本에 이어지며

5. 다시 目系에 屬한다.

手厥陰絡脈 … △

1. 內關(내관, 心包)에서 나뉘어 나온다. 兩筋 사이로 흩어지고, 나뉘어 手少陽經으로 통한다.

2. 絡脈을 따르는 것은 上腕 내측을 오르고

3. 心包에 관계하며 心經을 絡한다.

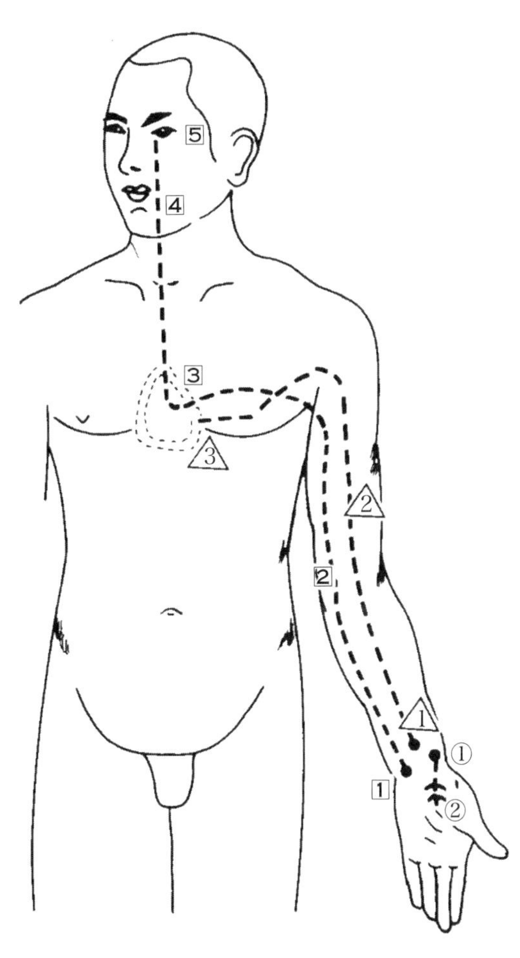

2. 手三陽絡

手陽明絡脈 … ○

1. 偏歷(편력, 大腸)에서 나뉘어 나온다. 나뉘어 手太陰經에 통한다.
2. 經脈을 따르는 것은 上腕 외측을 올라
3. 肩髃(견우, 大腸)에 도달한다.
4. 頰에서 牙齒部를 絡하고
5. 耳部로 들어가서 宗脈과 會合한다.

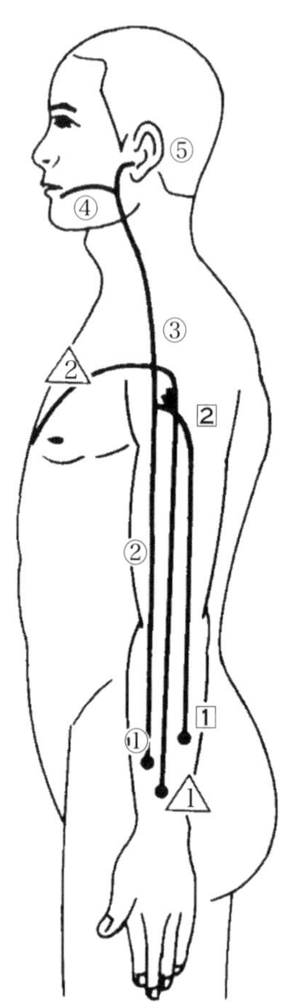

手太陽絡脈 … □

1. 支正(지정, 小腸)에서 나뉘어 나온다. 나뉘어서 手少陰經으로 통한다.
2. 經脈을 따르는 것은 肩髃(견우, 大腸) 부위를 絡한다.

手少陽絡脈 … △

1. 外關(외관, 三焦)에서 나뉘어 나온다.
2. 經脈을 따르는 것은 胸中으로 들어가고, 手厥陰經과 會合한다.

3. 足三陽絡

足陽明絡脈 … ○

1. 豐隆(풍륭, 胃)에서 나뉘어 나온다. 나뉘어 足太經에 통한다.
2. 經脈을 따르는 것은 상행하여
3. 頭頂을 絡하고, 동시에 諸經氣와 會合한다.
4. 또 내려가 咽喉部를 絡한다.

足太陽絡脈 … □

1. 飛揚(비양, 膀胱)에서 나뉘어 나온다. 나뉘어서 足少陰經으로 통한다.

足少陽絡脈 … △

1. 光明(광명, 膽)에서 나뉘어 나온다. 나뉘어서 足厥陰經으로 통한다.
2. 經脈을 따라 곧바로 내려간 것은 足背로 퍼진다.

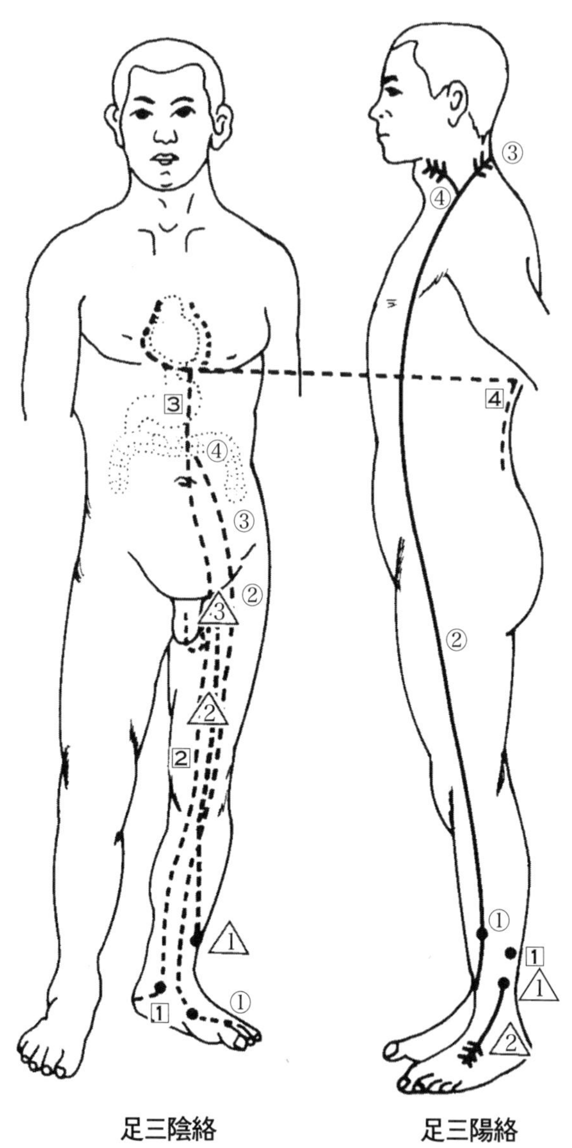

足三陰絡　　足三陽絡

4. 足三陰絡

足太陰絡脈 … ○

1. 公孫(공손, 脾)에서 나뉘어 나온다. 나뉘어서 足陽明經으로 통한다.
2. 經脈을 따르는 것은
3. 腹 안으로 들어가서
4. 胃腸系로 이어진다.

足少陰絡脈 … □

1. 大鐘(대종, 腎)에서 나뉘어 나온다. 나뉘어서 足太陽經으로 통한다.
2. 經脈을 따르는 것은
3. 心包 아래로 주행하며
4. 腰椎를 관통한다.

足厥陰絡脈 … △

1. 蠡溝(여구, 肝)에서 나뉘어 나온다. 나뉘어서 足少陽經으로 통한다.
2. 經脈을 따라 오른 것은
3. 고환부와 생식기에 도달한다.

5. 任 · 督 · 脾 · 胃의 四絡

任脈의 絡脈

1. 흉골 검상돌기 부위에서 나온다.
2. 내려가 鳩尾(구미, 任)에 도달하고
3. 腹部 전체로 흩어진다.

督脈의 絡脈

1. 長强(장강, 督)에서 나온다.
2. 척주 양옆을 오르고 頸項을 통하며
3. 巓頂部로 흩어진다.
4. 肩甲骨 부근에서 支를 펴서 足太陽經에 통하고, 안으로 들어가 背部를 관통한다.

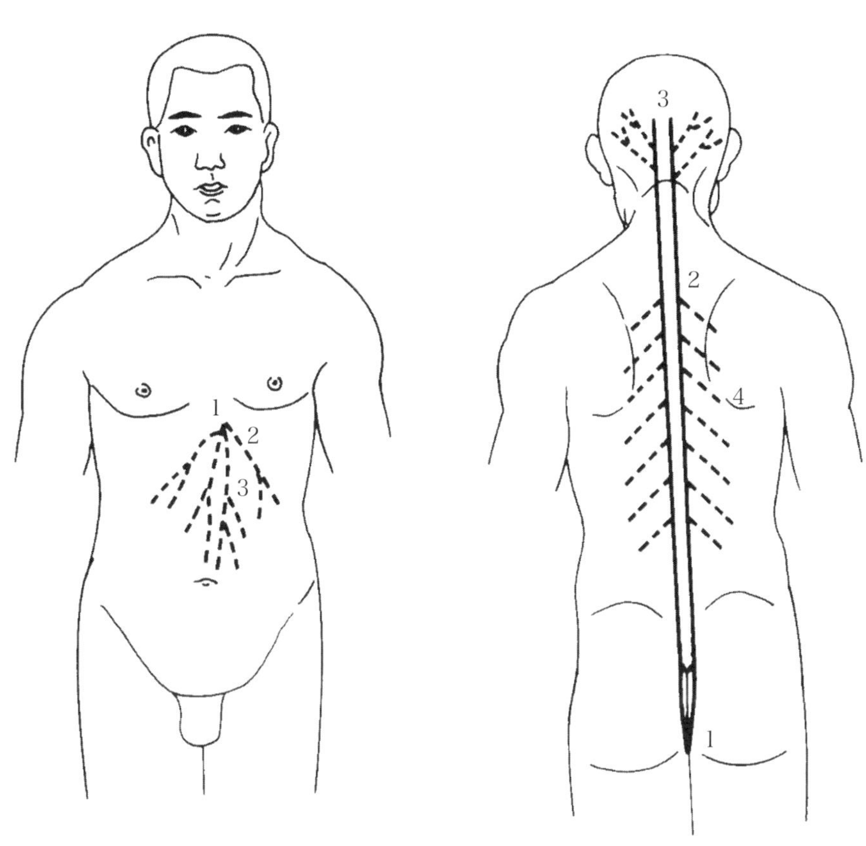
1
2
3
3
2
4
1

脾大絡

1. 大包(대포, 脾)에서 나온다.

2. 胸肋部로 흩어지고 전신의 혈관에 망라한다.

胃大絡(虛里)

1. 胃部에서 올라가

2. 횡격막을 관통하고

3. 肺臟으로 이어진다.

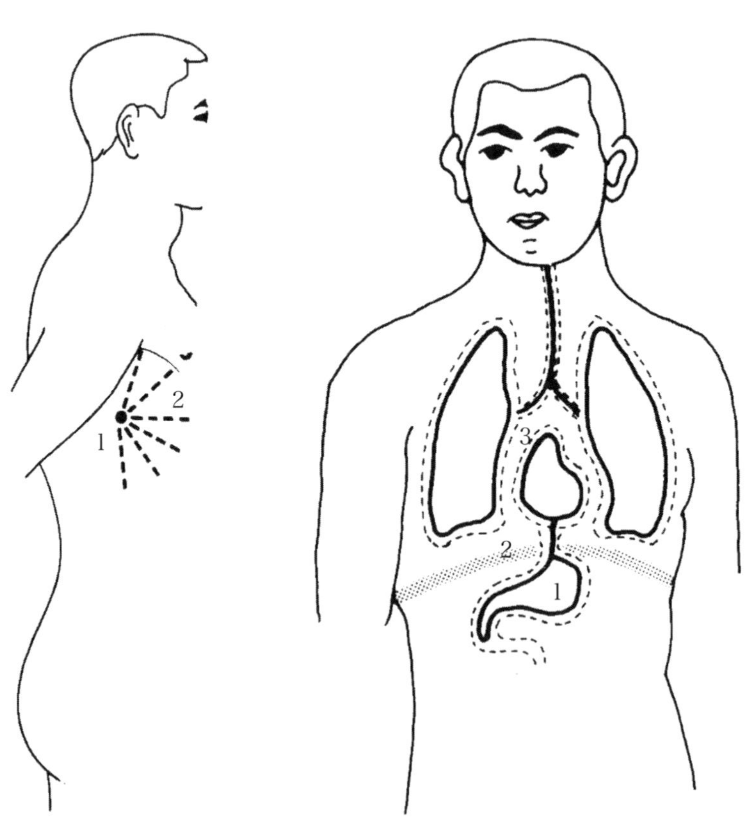

十二經筋십이경근

經筋은 經絡의 氣血이 근육을 潤養하고, 전신운동 균형을 담당하는 筋系다. 사지말단에서 올라가 일정한 부위로 이어지기 때문에 起(기)·結(결)·聚(취)·散布(산포) 관계를 갖는다. 頭部와 體幹에 달하고, 내장에는 들어오지 않기 때문에 臟腑와의 屬絡관계 및 氣血의 流注와는 관계없다. 足三陽經筋은 몸의 前·橫·後를 주행하고, 眼部로 이어진다. 足三陰經筋은 陰器로 이어지고, 手三陽經筋은 관자놀이 부위로 이어지며, 手三陰經筋은 흉격부로 이어지는 것이 流注의 특징이다. 經筋의 病證은 마비, 동통, 경련, 경직, 痿軟(위연) 등이다. 치료방법으로서는《영추靈樞·경근經筋》에 설명한 것과 같이 "아픈 곳을 수혈로 한다."는 원칙에 따라 부근의 經穴을 취한다.

1. 足三陽經筋

足太陽經筋

1. 足 제5趾에서 일어나서
2. 올라가 外踝로 이어치고,
3. 비스듬히 올라가 膝로 횡으로 이어진다.
4. 그 아래를 주행하는 것은 足外踝를 돌아 足跟으로 이어지고
5. 올라가 足跟을 돌고, 膝窩 외측으로 이어진 다음 대퇴 외측을 올라간다.
6. 도중에 하퇴에서 分支가 나뉘어 올라가
7. 膝窩 내측으로 이어지고
8. 대퇴 내측을 前外側을 통한 經筋과 나란히 臀部로 이어진다.
9. 거기에서 척주를 끼고 올라가 項 뒤로 간다.
10. 거기에서 分支가 나뉘고 舌本으로 이어진다.
11. 그대로 직행한 것은 後頭部로 이어져
12. 頭頂으로 오르고
13. 前額을 내려가며, 鼻에 이어진다.
14. 前額에서 分支가 나와 目上網이 된다.
15. 鼻로 이어진 것은 내려가 鼻 옆으로 이어진다.
16. 척주를 오른 것으로부터 背部에서 分支를 내고, 腋窩 뒤 외측을 올라가 肩髃穴(大腸) 부위로 이어진다.
17. 肩甲骨 下緣邊에서 分支를 내고, 腋下를 통해 缺盆穴(胃)로 나오고,
18. 올라가 完骨로 이어진다.

19. 도중에 缺盆穴에서 分支가 나오고, 비스듬히 올라가 鼻 옆으로 나온다.

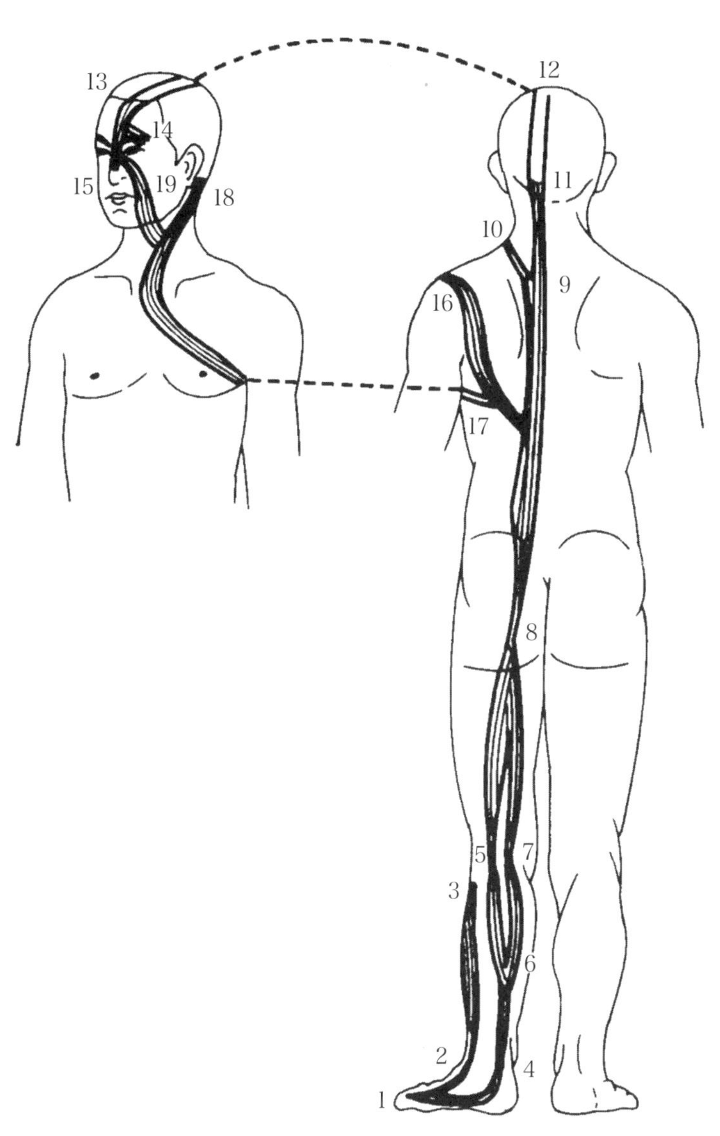

足少陽經筋

1. 足 제4趾에서 일어나서
2. 올라가 外踝로 이어지고,
3. 脛 외측을 통해 膝 외측으로 이어진다.
4. 그 分支가 腓骨小頭에서 일어나고
5. 대퇴를 올라가 膝 위 伏兎穴(胃) 부근에 이어진다.
6. 그대로 대퇴를 오른 것은 環跳穴(膽) 부근에서 分支를 내고
7. 薦骨部로 이어진다.
8. 직행한 것은 肋下에 도달하여 季肋을 거쳐
9. 乳部에 이어지고, 腋窩 앞을 주행하여
10. 缺盆穴(胃)로 이어진다.
11. 肋下에서 직행한 것은 腋窩部를 통하여
12. 缺盆穴(胃)로 주행해 足太陽 전면으로 나오며
13. 耳 뒤를 돌아 側頭部로 오르고 頭頂에 이른다.
14. 내려가 顎下로 주행한 주행한 후 올라가 鼻 옆으로 이어진다.
15. 頰邊에서 分支가 나와 目外眥로 이어진다.

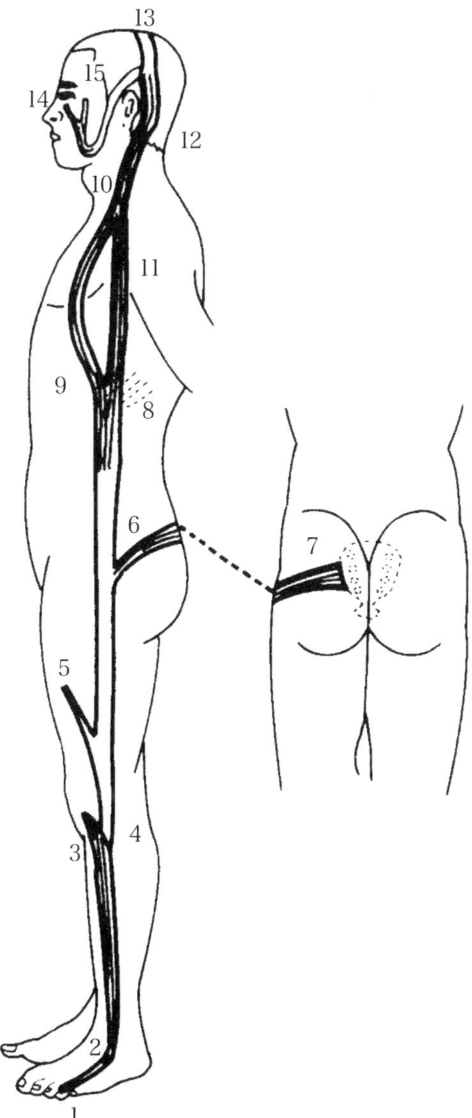
13
15
14
12
10
11
9
8
6
7
5
4
3
2
1

足陽明經筋

1. 足 제2 · 3 · 4趾에서 일어나서
2. 足關節 상면으로 이어지고
3. 비스듬히 올라가 脛 외측을 올라 腓骨小頭로 퍼지고, 올라가 膝 외측으로 이어진다.
4. 올라가 서혜부로 이어지고
5. 脇肋을 돌아 척추로 이어져 屬한다.
6. 足關節에서 직행한 것은 脛 외측 전면을 올라 膝로 이어진다.
7. 여기에서 分支가 나와 腓骨小頭로 이어지고, 足少陽으로 合한다.
8. 膝에서 직행한 것은 伏兎(胃) 부위를 통해 서혜부로 이어지고
9. 陰器에 會聚한다.
10. 올라가 腹部로 퍼지고
11. 缺盆穴(胃)로 이어진다.
12. 頸部로 펴져서 口를 끼고,
13. 鼻 옆으로 會合하고, 내려가 鼻로 이어진다.
14. 올라가 足太陽으로 合해 目上網이 된다.
15. 分支가 頰에서 나와 耳 앞으로 이어진다.

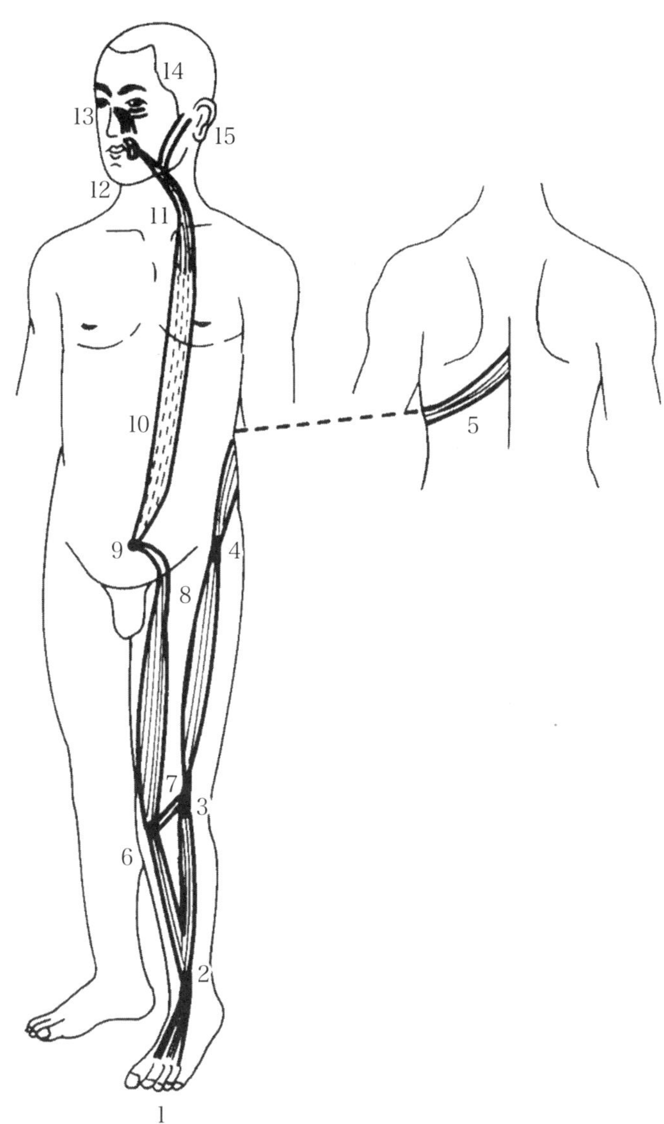
14
13
15
12
11
10
5
9
4
8
7
3
6
2
1

2. 足三陰經筋

足太陰經筋

1. 足 제1趾의 말단 내측에서 일어나서
2. 올라가 內踝로 이어진다.
3. 올라가 膝 내측에 이어진다.
4. 대퇴 내측을 올라가 서혜부로 이어지고
5. 陰部에 모인다.
6. 다시 올라가 복부에 이르고, 臍로 이어진다.
7. 腹中을 돌아 肋部로 이어진다.
8. 胸中으로 산포하고, 안에서 척추에 부착한다.

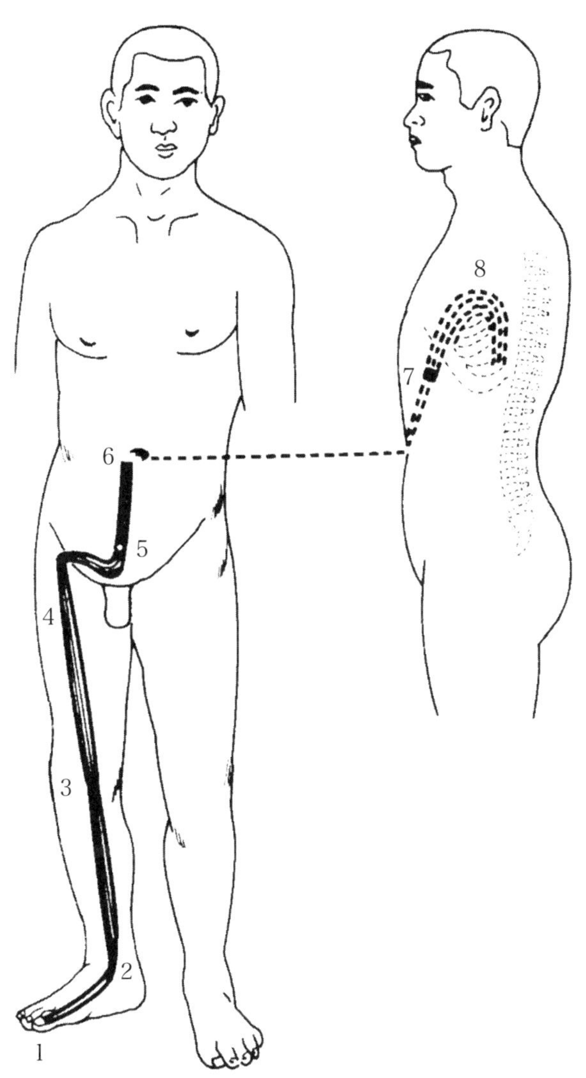
8
7
6
5
4
3
2
1

足厥陰經筋

1. 足 제1趾의 위에서 일어나서
2. 內踝 앞으로 이어진다.
3. 脛 내측을 돌아 膝 내측으로 이어진다.
4. 다시 대퇴 내측을 올라가 陰器로 이어지고, 다른 經筋으로 이어져 관계한다.

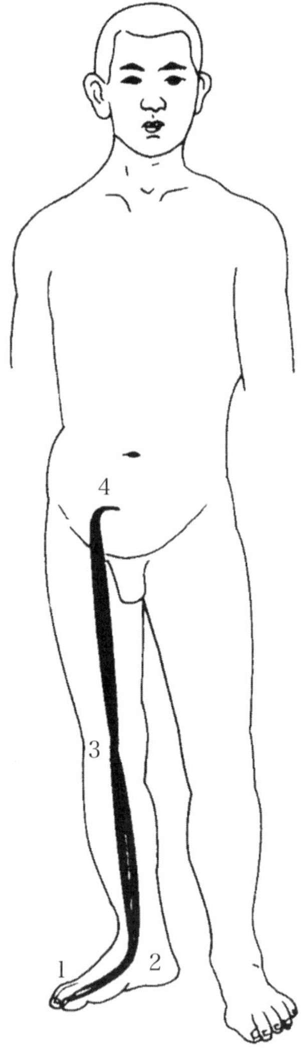

足少陰經筋

1. 足 제5趾 아래에서 일어나서
2. 足太陰經筋과 나란히 內踝 아래를 비스듬히 주행하여 足跟部로 이어진다.

3. 足太陽經筋과 會合하고 膝 내측으로 이어진다.

4. 또 足太陰經筋과 나란히 대퇴 내측을 올라 陰部로 이어진다.

5. 여기에서 分支가 나와 척주를 따라 올라가 項 뒤로 가고

6. 後頭部로 이어지고 足太陽經筋과 會合한다.

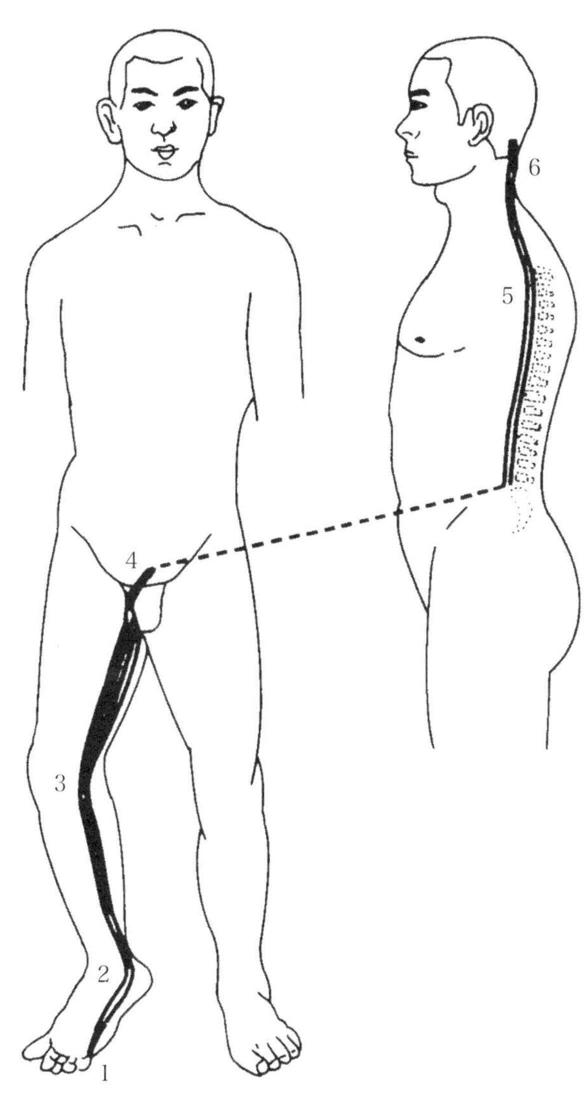

3. 手三陽經筋

手太陽經筋

1. 手 제5指 위에서 일어나서
2. 腕關節로 이어지고,
3. 前腕 尺側을 따라 올라가 肘 뒤로 이어진다.
4. 상행해 腋窩 뒤쪽 아래로 이어진다.
5. 分支가 여기에서 나와 腋窩 뒤쪽으로 주행하고, 견갑골을 돌아 올라가 頸을 따라 足太陽經筋 앞으로 나오며
6. 耳 뒤의 完骨 부위로 이어진다. 耳 뒤에서 分支가 나와 耳 안으로 들어간다.
7. 직행한 것은 耳 위로 나와 내려가서 顎下로 이어진다. 여기에서 올라가 目外眥에 이어져 속한다.
8. 또 다른 分支가 顎部에서 나와 耳 앞을 통해 目外眥에 이어져 속하며
9. 額을 올라가 側頭로 이어진다.

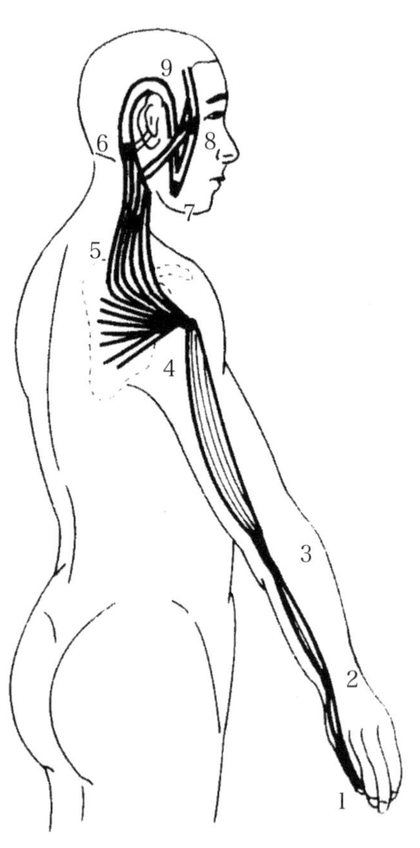

手少陽經筋

1. 手 제4指 말단에서 일어나서
2. 腕關節 위로 이어지고
3. 前腕을 따라 肘 외측으로 이어진다.
4. 上腕 외측을 오르고, 肩에서 頸을 통해 手太陽經筋으로 合한다.
5. 여기에서 나뉜 分支가 관자놀이를 내려가 舌根으로 이어진다.
6. 여기에서 다른 一支가 나뉘고, 顎을 올라가 耳 앞에서 目外眥에 속하고
7. 額을 지나 側頭로 이어진다.

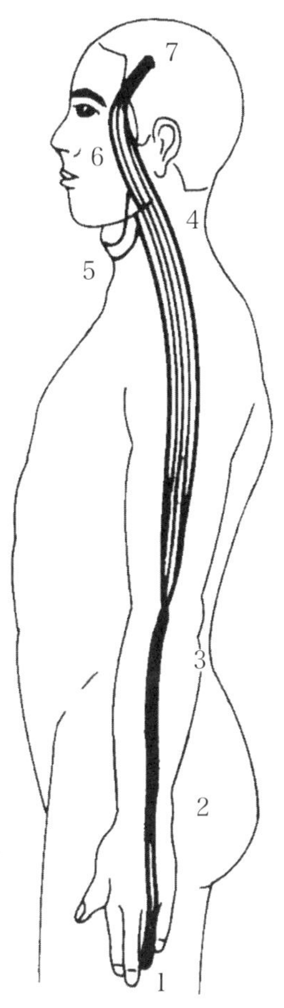

手陽明經筋

1. 手 제2指 말단에서 일어나서
2. 腕關節로 이어진다.
3. 前腕을 올라가 肘 외측으로 이어진다.
4. 上腕을 올라가 肩髃穴(大腸)에 이어진다.
5. 여기에서 分支가 나와 견갑골을 돌고, 척주를 사이에 둔다.
6. 肩髃穴에서 직행한 것은 頸으로 올라간다.
7. 여기에서 나뉜 分支가 頰을 통해 鼻 옆으로 이어진다.
8. 頸에서 직행한 것은 手太陽 앞으로 나와 관자놀이로 오르고
9. 頭를 絡하고, 반대쪽을 돌아 내려가 顎部로 나온다.

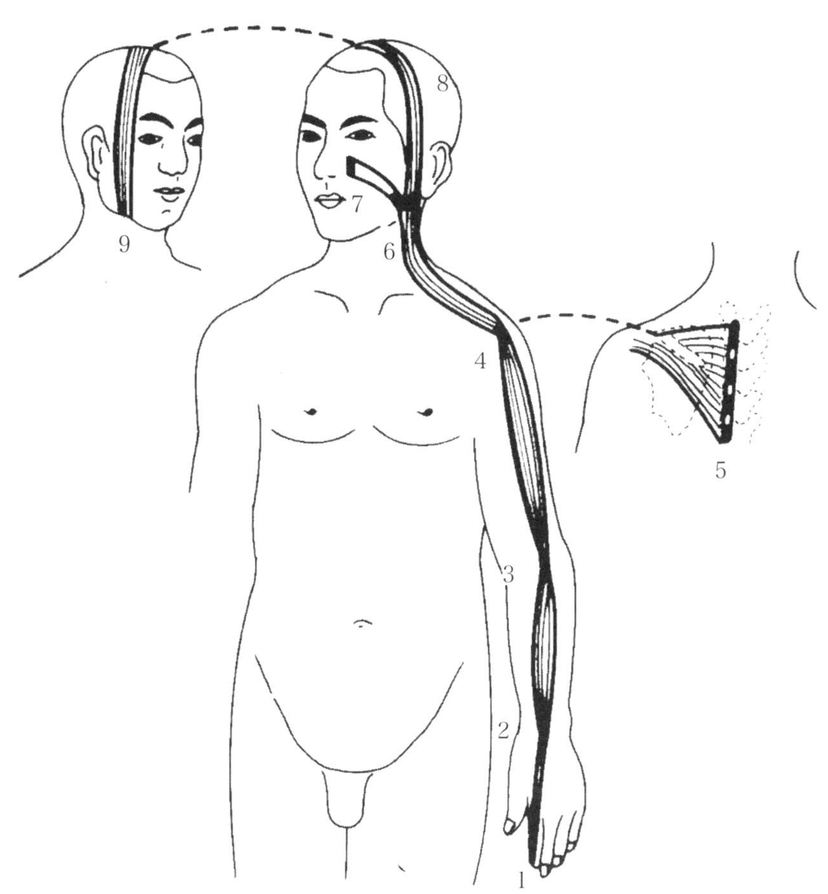
9
8
7
6
4
5
3
2
1

4. 手三陰經筋

手太陰經筋

1. 手 제1指에서 일어나서
2. 魚際部로 이어지고
3. 寸口部를 통해 肘 내측으로 이어진다.
4. 上腕 내측을 올라가 腋窩 전면을 통하고
5. 缺盆穴(胃)로 나오고, 肩髃穴(大腸) 앞에서 이어진다.
6. 올라가 缺盆穴로 이어지고
7. 내려가 胸中으로 이어지고,
8. 散布해서 横膈膜을 관통하고, 横膈膜 아래에서 會合하고, 季肋에 도달한다.

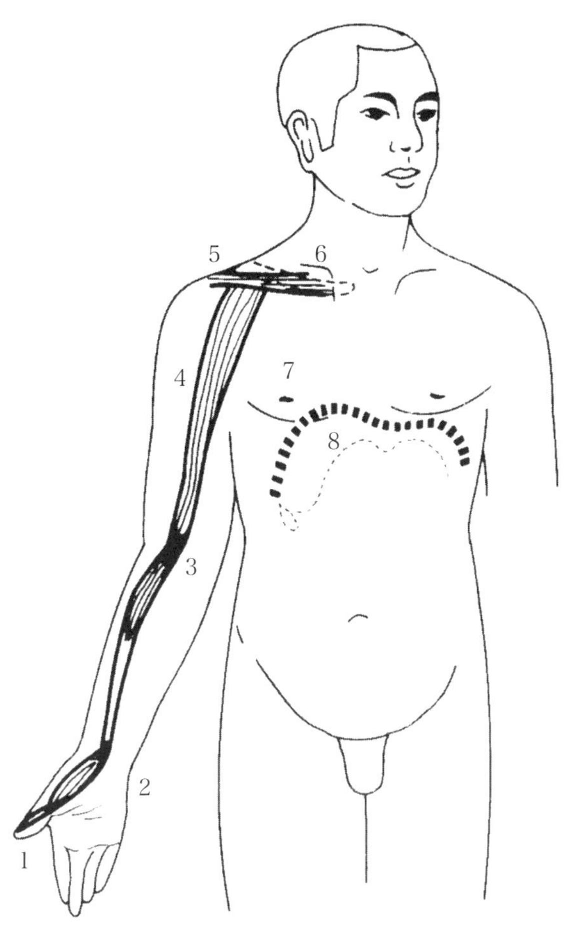
5
6
7
4
8
3
2
1

手厥陰經筋

1. 手 제3指에서 일어나서
2. 手太陰經筋과 나란히 前腕 내측을 올라 肘 내측으로 이어진다.
3. 上腕 내측을 따라 올라 腋窩 아래로 이어지고
4. 脇肋을 끼고 옆구리 앞뒤로 散布한다.
5. 分支는 腋窩로 들어가 胸中으로 散布하고, 胸膈으로 이어진다.

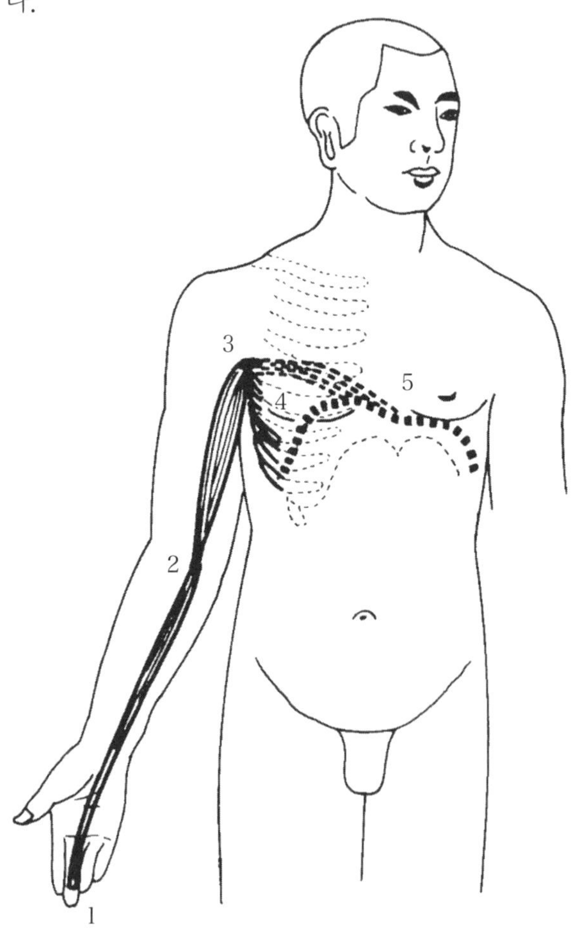

手少陰經筋

1. 手 제5指 내측에서 일어나서
2. 腕關節의 尺側, 豆骨部로 이어진다.
3. 올라가 肘 내측으로 이어지고
4. 腋窩部로 들어가 手太陰經筋과 만나고, 유방 안으로 들어가 胸中으로 이어진다.
5. 흉곽을 따라 내려가 臍로 이어진다.

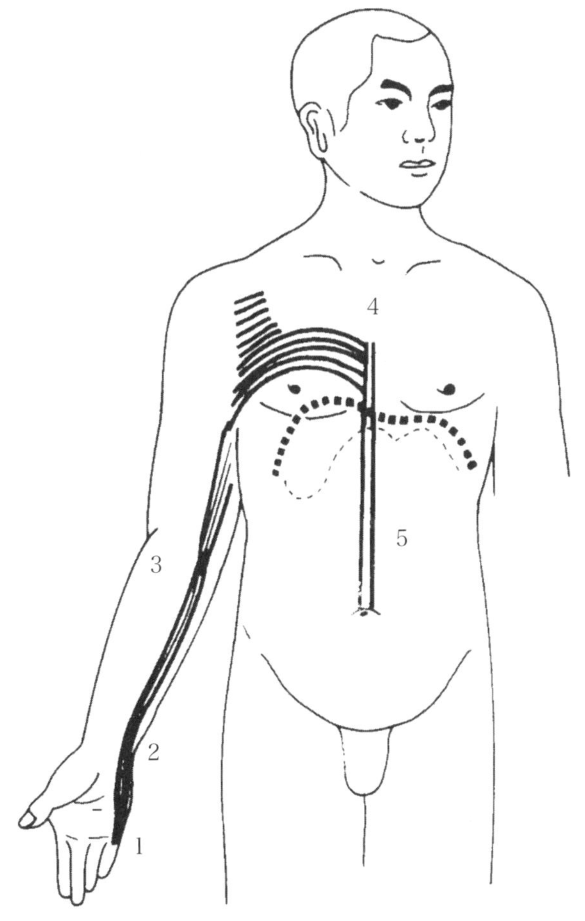

十二皮部십이피부

十二皮部는 經絡의 氣血이 스며들어 퍼진 體表部다. 《소문素問 · 피부론皮部論》에 "무릇 十二經의 絡脈은 피부에 나뉘어 속한다."거나 "皮部는 經脈을 紀로 삼는다."고 했으며, 皮部의 分區는 十二經脈의 체표부 流注를 따르는 것이라고 설명한다. 따라서 十二經脈의 체표를 주행하는 流注로부터 十二皮部라 하고, 手足兩經을 합해서 六經皮部라고도 한다.

皮部는 인체의 가장 외층이기 때문에, 몸을 外邪로부터 지키는 기능을 담당한다. 이 皮部의 氣血이 허하면, 外邪로부터 몸을 지키는 기능이 실조하고, 外邪는 皮部를 통과해 絡脈에서 차차 깊게 經脈과 臟腑로 침입한다. 《소문素問 · 피부론皮部論》에서는 "피부는 絡脈이 분속되는 곳이다. 邪氣가 피부에 침입하면 腠理가 열리고, 腠理가 열리면 邪氣가 絡脈에 침입한다. 絡脈에 邪氣가 가득차면 經脈으로 들어가고, 經脈이 가득차면 臟腑로 들어가 머문다."고 하여 皮 – 絡 – 經 – 腑 – 臟과 질병이 傳變해가는 것을 설명한다. 또 역으로 臟腑에 병이 있을 때는 經脈과 絡脈을 통해 皮部에 그 반응이 나타난다. 역시 《소문素問 · 피부론皮部論》에 "푸른색이 많으면 통증이 있는 것이고, 검은색이 많으면 痹證이며, 황적색이면 熱證이고, 흰색이 많으면 寒證이다."라고 서술하여 皮部 관찰로 내부 상태를 진단할 수 있다고 설명한다.

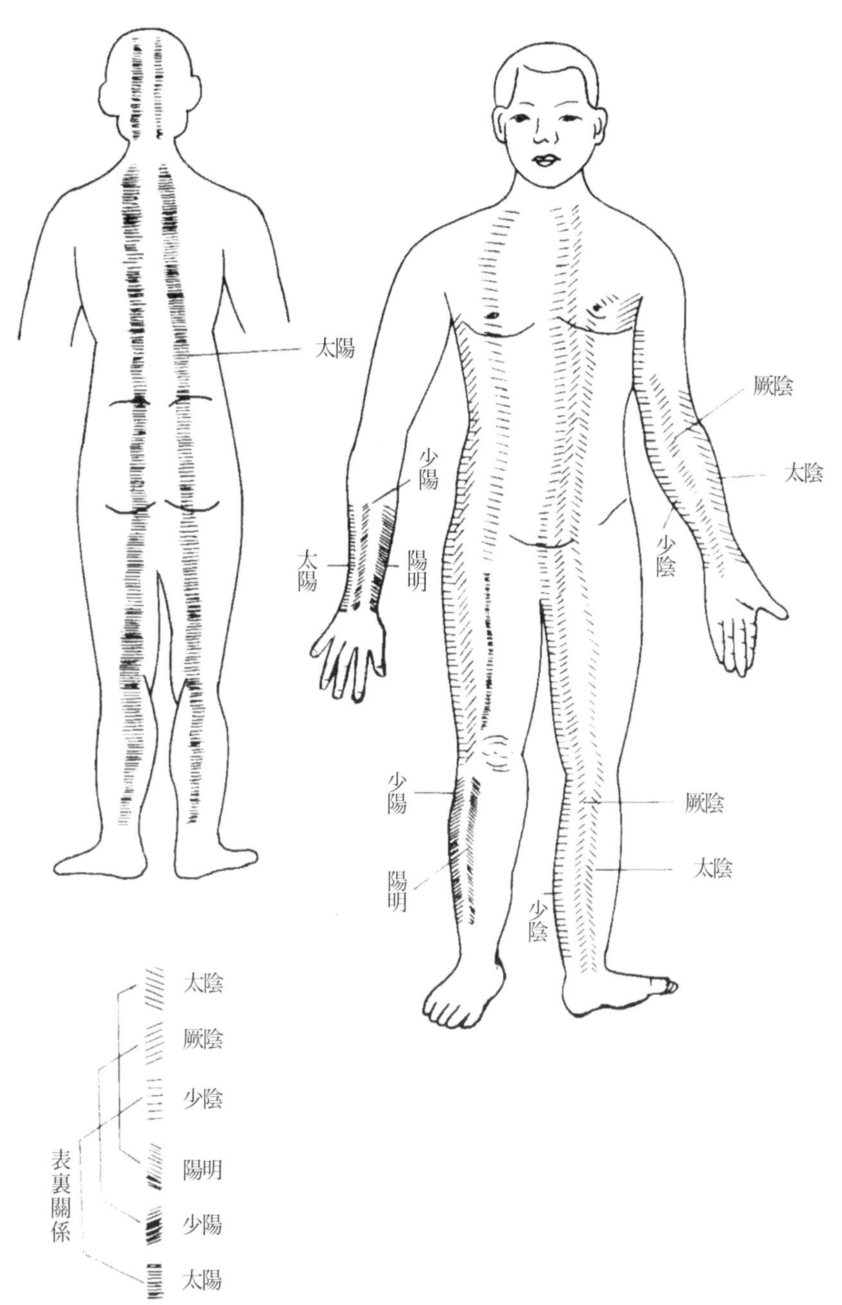
太陽
厥陰
太陰
少陽
太陽
陽明
少陰
少陽
厥陰
太陰
陽明
少陰
太陰
厥陰
少陰
陽明
少陽
太陽
表裏關係

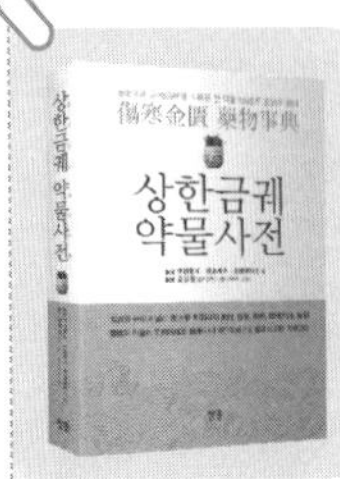

상한금궤약물사전

伊田喜光 根本幸夫 鳥居塚和生 외 편저 ■ 김영철 옮김 ■ 46배판(양장)/384쪽/45,000원

《상한론》《금궤요략》에 수재된 약물의 정확한 기원 및 사용법, 장중경의 처방법을 고증한 책이다. 이름이 달라도 기원이 같은 약물은 한 가지 약물로, 기원이 같아도 용법이 다른 것은 별개의 약물로 분류했으며, 복용보조제나 보조용구까지 모두 분석했다. 따로 처방일람을 두어 각 처방의 약물구성과 수치법, 배합약물만 있고 처방명이 없는 것, 처방명만 있고 약미가 기재되지 않은 것까지 빠뜨리지 않고 일목요연하게 정리한 본서는 학습과 연구, 임상에서 《상한론》과 《금궤요략》의 이해를 높이는 데 훌륭한 길잡이가 될 것이다.

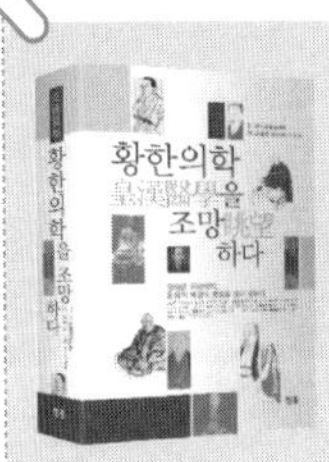

황한의학을 조망하다

랴오위췬(廖育群) 지음 ■ 박현국 · 김기욱 · 이병욱 옮김 ■ 신국판(양장)/443쪽/40,000원

독창적이면서도 간결한 일본한방의학. 음양오행(陰陽五行), 오운육기(五運六氣) 등 한의학의 기본 이론마저 무시하고 약물의 실제 성질과 효용만을 논한 저작 《약징(藥徵)》과 일본에서 독자적으로 발달한 진단방법 복진(腹診)에 그 간결함이 극명하게 드러난다. 추상적인 이론을 거부하고 증(證)과 약(藥)의 합일을 추구하며 진맥을 도외시하고 복진(腹診)을 택한 요시마스 토도(吉益東洞)와 그를 위시한 일본 의가들, 그 성공과 실패의 면면을 들여다보고 독창적인 일본의학이 발달한 연원을 따라가 본다.

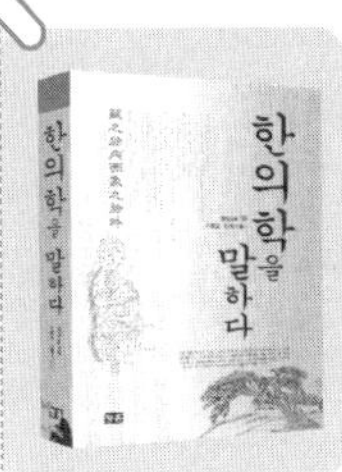

한의학을 말하다

탕윈(唐雲) 지음 ■ 이문호 · 김종석 옮김 ■ 크라운판/482쪽/35,000원

건강과 질병의 본질을 탐구하면서 병을 치료하는 한의이론의 치밀함과 과학성은 물론 진단과 처방, 치법에 이르기까지 한의학 전반에 대한 내용을 흥미진진하게 풀어나간다. 쉽고 생동감 넘치는 설명으로 한의학은 어렵다는 세간의 인식을 불식시켜, 한의학에 대한 이해가 전혀 없는 사람이라도 한의진단의 우수성과 처방 및 치병의 이치를 이해하고, 건강과 질병을 바라보는 전혀 새로운 눈을 갖게 될 것이다.

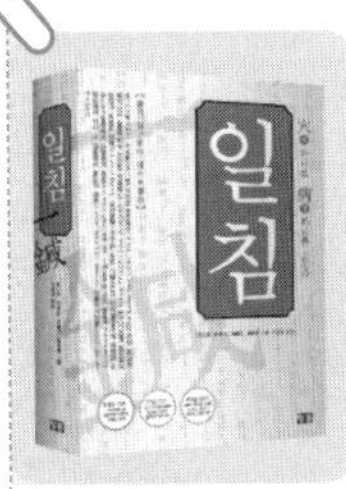

一鍼 : 穴 하나로 病 하나를 고친다

량리우(梁立武) 외 지음 ■ 이명재 옮김 ■ 크라운판/703쪽/55,000원

일침요법(一鍼療法)의 장점은 치료효과가 즉각적으로 나타나고 통증이 적으며 거의 모든 질환에 효과를 발휘한다는 데 있다. 책은 침구치료의 실용성에 중점을 두어 쉽고 간단하게 치료법을 설명하고 있으며, 14경맥의 경혈(經穴)은 물론 기혈(奇穴)과 아시혈(阿是穴)의 취혈법과 치료법까지 실어 임상에서 다양하게 응용할 수 있도록 하였다. 광범위한 임상사례를 통해 이미 그 탁월한 치료효과가 입증되었음은 물론 시술법 또한 간단하다.

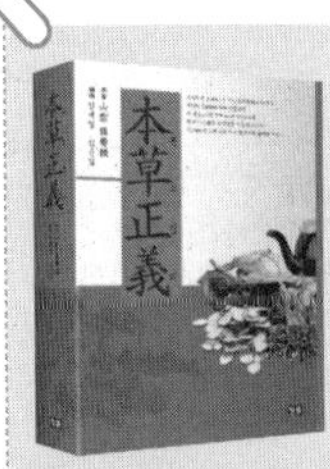

本草正義

산뢰 장수이(張壽頤) 원저 ■ 안세영 · 김순일 편역 ■ 46배판(양장)/624쪽/65,000원

저자가 평생 동안 쌓은 본초학 지식과 경험의 정수를 담은 역작이다. 총 7권에 걸쳐 초목류(草木類) 본초(本草) 251종을 산초류(山草類), 습초류(濕草類), 방초류(芳草類), 만초류(蔓草類), 독초류(毒草類), 수초류(水草類), 석초류(石草類), 태류(苔類)로 분류하고 각 약물의 성미(性味), 효능(效能), 주치(主治), 포제(炮製), 용법(用法), 금기(禁忌)에 대해 여러 의가(醫家)의 설을 널리 고증하고 저자 자신의 오랜 임상경험까지 곁들였다. 학술적으로 가치가 높고 임상치료에도 참고할 점이 많은 책이다.

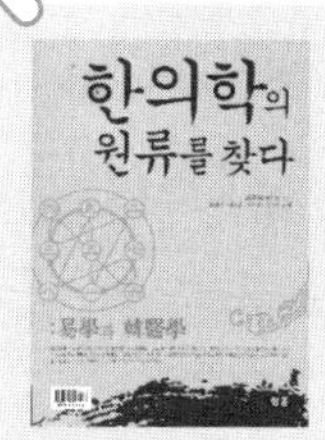

한의학의 원류를 찾다 : 易學과 韓醫學

장기성(張其成) 지음 ■ 정창현 외 옮김 ■ 크라운판/508쪽/42,000원

2009년도 대한민국학술원 선정 기초학문육성 우수학술도서.
중의학과 중국철학, 그리고 문헌학 분야의 당대 최고 권위자들을 사사하고 각 분야의 정수를 전수받은 저자가 《周易》과 《黃帝內經》을 비롯한 각종 醫易 관련 문서들을 철저히 비교분석하여 역학과 한의학 사이의 관계를 세밀히 밝힌 책이다. 역학과 의학의 기원에서 출발하여 氣, 陰陽五行, 藏象, 經絡, 病證, 運氣 등 한의이론의 전반에 걸쳐 있는 한의학과 역학과의 관계를 빠짐없이 서술하였다.

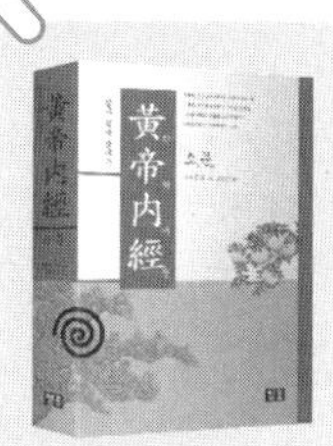

알기 쉽게 풀어쓴 黃帝內經

마오싱 니 지음 ■ 조성만 옮김 ■ 크라운판/672쪽/40,000원

《황제내경》은 건강에 대한 자연치료법과 관련하여 고대인의 지식을 소중하게 여기고 있고 그것을 잘 설명하며, 또한 우주 삼라만상의 모든 변화들은 인간의 본래의 생명력에 자극을 주고 활력을 주며 그것을 지배하고 또한 약화시키기도 한다. 고대에 이미 전개되어온 이러한 전체적 삶의 관념들은 인간이 우주원리에 맞게 생활하고 조화를 이루며 살아야 한다는 교훈을 제시하고 있다.

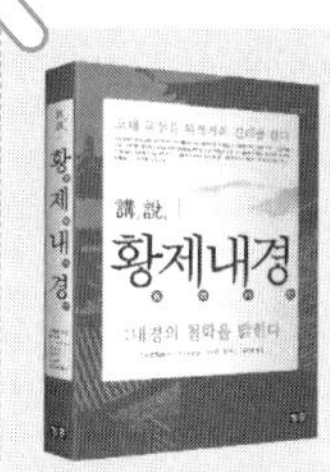

講說 황제내경 1 : 내경의 철학을 밝힌다

유장림(劉長林) 지음 ■ 조남호 외 옮김 ■ 크라운판/373쪽/25,000원

황제내경은 서양의학과 많이 다른 방법으로 인체를 인식했는데, 그 인식의 바탕은 기(氣)와 음양오행(陰陽五行)이라는 동양철학의 범주였다. 이 책에서는 우선 성립 과정을 소개하고 기와 음양, 오행 및 그에 따른 철학 범주를 설명한 후 장상학설의 과학성을 밝혔고, 한의학의 발전 방향을 제시했다. 더불어 동서 의학이 일정한 독립성을 유지하며 서로 발전할 수 있도록 돕는 수준의 결합을 주장한다.

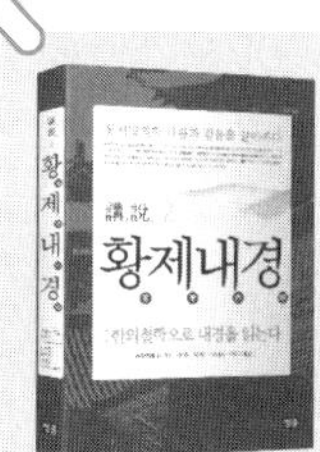

講說 황제내경 2 : 한의철학으로 내경을 읽는다

유장림 저 ■ 김수중 박석준 조남호 정우진 옮김 ■ 크라운판/355쪽/25,000원

1권에서는 음양오행과 체계이론 및 경락의 개념을, 2권에서는 이를 응용한 진료원칙 및 침구이론을 설명한다. 대상을 분석하지 않고 총체적으로 연구하는 체계이론으로 황제내경의 논리를 설명한 저자의 사유는 한의학 기초이론의 토대를 제공했으며, 그런 점에서 이 책은 한의학 이론의 체계화와 현대적 해석에 기념비적 가치를 가진 책이다.

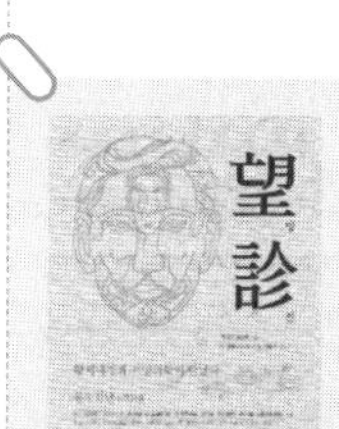

望診 : 황제내경과 서양의학이 만났다

펑칭화(彭清華) 지음 ■ 이상룡 · 김종석 옮김 ■ 크라운판/586쪽/33,000원

동서고금을 망라하여 수집한 광범위한 망진 관련 연구의 기초 위에 임상진단을 결합하여 만병에 대한 망진법을 체계적으로 논술하였다. 일반인도 이해하기 쉽도록 200여 장에 달하는 도해를 곁들여 설명을 보충하였으므로 병의 조기진단을 위한 가정의학 백과사전으로도 손색이 없다. 망진이 다분히 주관적인 독단으로 떨어질 수 있는 오류가 있음에도 객관적인 임상데이터를 첨부하여 그 한계를 넘어서고 있는 것이 이 책의 장점이다.

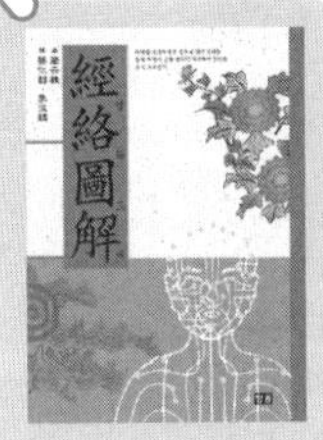

經穴學

이상룡(李相龍) 지음 ■ 46배판(양장)/881쪽/90,000원

고전 임상사례와 더불어 의료현장에서 보고된 최근의 다양한 임상사례를 참작하여 361개 각 혈의 효능을 임상활용도가 높은 순서대로 설명하였다. 또한 모든 경혈의 출전, 혈명의 기원, 취혈 부위, 관련 근육 및 신경과 혈관, 침구법, 주치증 등을 고대 의서의 이론적 토대 위에 다양한 임상경험을 더하여 구체적으로 설명하였다. 뿐만 아니라 배혈(配穴)을 통해 확장되는 주치증 및 임상에서 다양하게 활용되는 특수혈도 상세하게 풀이했다.

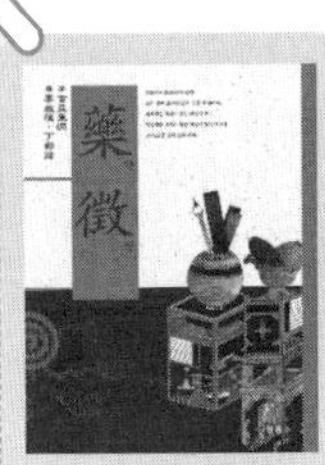

經絡圖解

린윈꾸이(藺云桂) 지음 ■ 손인철 · 이문호 옮김 ■ 46배판(양장)/508쪽/80,000원

《황제내경》을 비롯한 고대의서, 한의학이론 서적과 여러 의가들의 주해를 참고하여 경락의 노선과 분포구역을 체계적으로 연구, 정리하여 전부 도해로 완성한 책이다. 9년여의 연구, 고증과정을 거치면서 당대 최고의 의가들이 직간접적으로 집필에 참여하였고, 다시 5년여의 기간 동안 수정과 보완 작업이 이루어졌다. 이 과정에서 과거에 제시된 바 없는 열 개 방면의 내용이 수록되었으며 앞으로의 연구방향을 제시하였다.

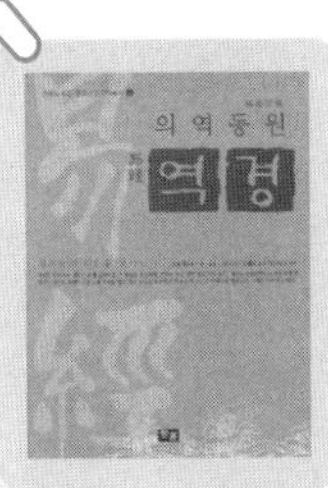

藥徵

요시마스 토도(吉益東洞) 지음 ■ 이정환 · 정창현 옮김 ■ 46배판(양장)/300쪽/35,000원

일본 의학사에서 가장 준열하게 古醫方으로 돌아갈 것을 주장한 한의사 요시마스 토도의 대표적인 저작으로, 기존 본초학 서적의 틀을 완전히 탈피한 혁신적인 본초서로 평가받는다. 중국 전통의학으로부터 탈피하여 간편하고 실용적인 일본의학을 완성시켰다는 점에서 추앙받으며, 지금도 일본 한방계에 강한 영향을 미치고 있다.

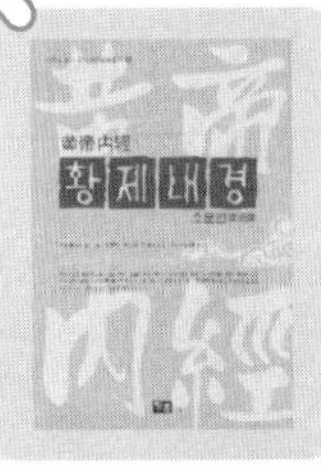

만화로 읽는 중국전통문화총서① 의역동원 易經

저우춘차이(周春才) 지음 ■ 김남일 · 강태의 옮김 ■ 크라운판/304쪽/22,000원

역경 앞에 붙은 '의역동원(醫易同源)'은, 역경과 한의학의 양생학이 인간과 자연을 하나로 보는 '천인합일(天人合一)' 사상을 바탕으로 하여 탄생하게 되었음을 가리키는 말로, 의(醫, 의술)와 역(易, 주역)이 같은 근원에서 나왔음을 뜻한다. 《역경》은 육경(六經) 중의 하나로 중국 전통문화의 시조로서 그 세계관과 방법론을 제공함과 동시에 현대 인류에게도 큰 영향을 끼치고 있다. 《역경》을 이해할 수 있어야 사물의 표층에 얽매이지 않고 사물의 참모습을 이해할 수 있다.

만화로 읽는 중국전통문화총서② 황제내경 소문편

저우춘차이(周春才) 지음 ■ 정창현 외 옮김 ■ 크라운판/320쪽/22,000원

수많은 한의서들의 바탕에 깔린 이치는 모두 황제내경에서 비롯된 것이고 내용의 이론적 근거도 황제내경에서 인용되었다. 지금도 황제내경이 절대적인 권위를 가지는 이유는, 지금까지 황제내경만큼 인간생명을 바르고 심오하게 파악한 책이 없었기 때문이다. 황제내경은 눈으로 볼 수 없는 우주기운과 생명력을 자세히 설명하고 있고, 천지(天地)와 인간의 상호관계를 낱낱이 드러내고 있는 경전이다. 아울러 병이 되는 이치와 과정을 설명하여 질병의 치료법과 예방법을 분명하게 제시하고 있다.

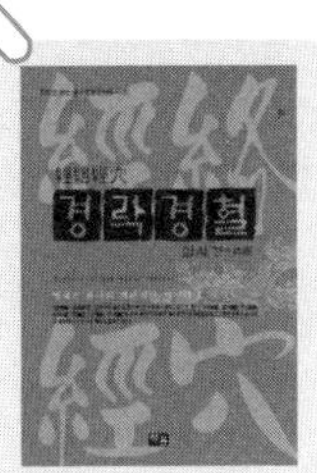

만화로 읽는 중국전통문화총서③ **황제내경 영추편**

저우춘차이(周春才) 지음 ■ 정창현 · 백유상 옮김 ■ 크라운판/320쪽/22,000원

한의학 이론의 뿌리와 기본을 이루는 한의학의 고전이자 스테디셀러를 만화로 구성하였다. 알기 쉬운 번역과 자세한 주석 그리고 재미있는 그림과 대사 등 원전의 내용에 충실하면서도 독자가 이해하기 쉽게 구성되었다. 경락의 흐름과 임상에 곧바로 응용할 수 있는 자법 및 기, 혈, 영, 위에 대해서도 자세하게 나와 있어 한방의학 관계자뿐만 아니라 의사, 안마사, 지압사, 스포츠 마사지사, 한의학과 학생, 체육인, 무술인, 요가수련인, 건강원 운영자 등과 평소 관심이 많았던 일반 독자들에게 유용할 것이다.

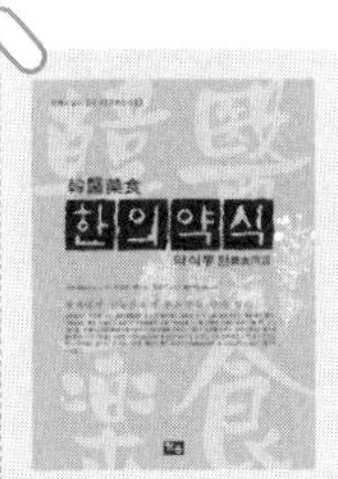

만화로 읽는 중국전통문화총서④ **경락경혈 십사경**

저우춘차이(周春才) 지음 ■ 정창현 · 백유상 옮김 ■ 크라운판/336쪽/22,000원

경락에 담긴 과학성과 유효성은 오래전부터 충분히 신뢰할 만한 것으로 받아들여져 왔다. 경락은 우리 몸을 거미줄처럼 엮어 기혈의 흐름을 조절해주고 있는데, 우주 변화의 신비가 그 속에 축약되어 있고 실제적이면서 철학적인 체계를 갖고 있다. 그러나 경혈, 경락이 그 형성시기가 오래되었다는 점과 용어가 너무 어렵다는 점은 현대의 독자에게 큰 장벽일 수밖에 없었는데, 이 책은 경락과 경혈의 유래부터 그 활용까지 만화 형식으로 쉽게 설명해주고 있어 독자들이 이해하는 데 무리가 없다.

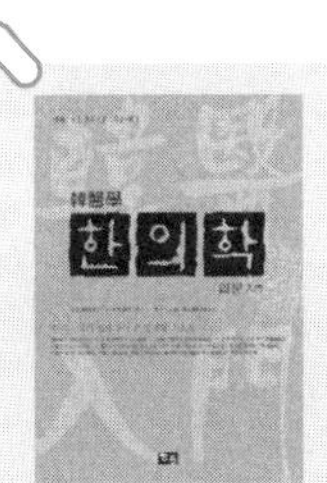

만화로 읽는 중국전통문화총서⑤ **한의약식 약식동원**

저우춘차이(周春才) 지음 ■ 정창현 외 옮김 ■ 크라운판/334쪽/22,000원

음양오행이론 덕분에 한의학과 그 약식학설은 시대를 초월하여 쇠퇴하지 않았으며 수천 년 동안 더욱 풍부해진 것 역시 그 흐름을 타고 발전해온 것이다. 이 책은 이러한 맥락에 따라 한의약식학(韓醫藥食學)과 그 양생법칙(養生法則)에 대하여 소개한다. 한의학에서 약물이나 음식을 활용하는 기본 이론을 쉽고 충실하게 서술해 놓고 있어 일반인이 약물과 음식을 이용하는 원리를 이해하고 실생활에 응용하여 건강한 삶을 유지하는 밑거름으로 삼을 수 있는데, 한의학 관계자는 물론 건강식품업 관련 종사자들에게 많은 도움을 줄 것이다.

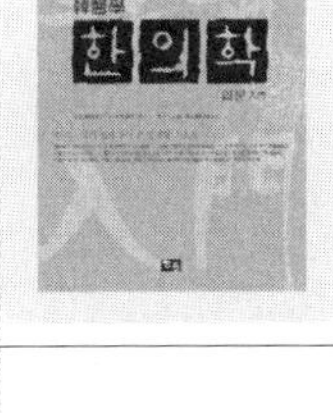

만화로 읽는 중국전통문화총서⑥ **한의학 입문**

저우춘차이(周春才) 지음 ■ 정창현 외 옮김 ■ 크라운판/351쪽/22,000원

한의학의 이론적인 토대인 음양오행(陰陽五行)부터 장상학설(藏象學說), 경락학설(經絡學說)은 물론, 기혈진액(氣血津液), 병인학설(病因學說), 변증시치(辨證施治)와 한의학의 치료원칙인 팔법(八法)에 이르기까지 방대한 내용을 알기 쉽게 소개한다. 그 외 십이경맥과 기경팔맥의 순행도 및 장부, 음사발몽, 사시, 특정혈에 대한 그림과 설명을 수록하고 있어 한의학에 관심이 높고 한의학을 이해하고자 하는 사람들에게는 가장 좋은 입문서가 될 것이다.

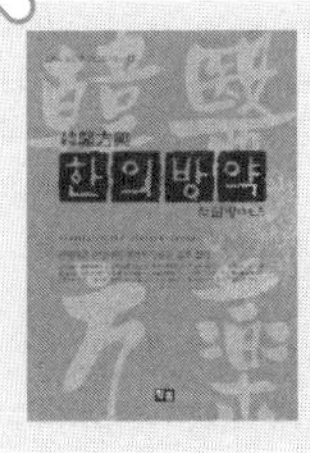

만화로 읽는 중국전통문화총서⑦ **한의방약 사칠방**

저우춘차이(周春材) 지음 ■ 정창현 외 옮김 ■ 크라운판/312쪽/22,000원

방약이란 약물을 특정한 방식에 따라 조합한 것으로, 구체적 질병을 치료하거나 건강을 회복시킬 목적으로 사용된다. 한약에 들어가는 약재는 그 자체로만 보면 약이라 부를 수 없는 천연약물에 지나지 않는다. 이 약물을 일정한 원칙에 따라 조리 있게 적용해야만 한약이라 부를 수 있다. 저자는 하나하나의 약재가 음양오행이론을 기초로 한 조합원칙에 의해 어떻게 조합되어 이른바 방제(方劑)가 되고, 인체에서 어떤 작용을 하는지를 임상에서 사용하는 방제 47가지로 예를 들어가며 설명한다.

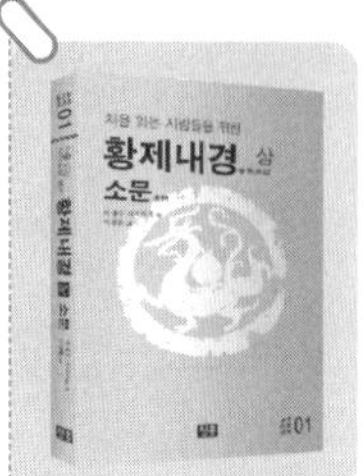

고전의학산책①

처음 읽는 사람을 위한 황제내경 上 소문

이케다 마사카즈 지음 ■ 이정환 옮김 ■ 신국판/364쪽/20,000원

임상한의학자를 위한 입문서로, 《황제내경》＜소문＞의 핵심만을 파악하여 평이한 문장으로 읽기 쉽게 해석한 책이다. 황제가 그의 신하이자 의사인 기백, 뇌공 등과 묻고 답하는 형식으로, 양생법 · 생리 · 병리 · 병인 · 증상 · 진단법 · 치료법 · 예후 등 의학 전반에 걸친 내용을 설명한다. ＜소문(素問)＞의 '소(素)'는 음기와 양기가 합쳐져 생겨난 만물이 각기 나름의 성질을 갖기 시작하는 '태소(太素)'의 소이자, 보통 때를 나타내는 '평소(平素)'의 소다. 따라서 ＜소문＞은 인간 생활에서의 기본적인 문답과 근원적인 내용을 기록했다는 뜻이다.

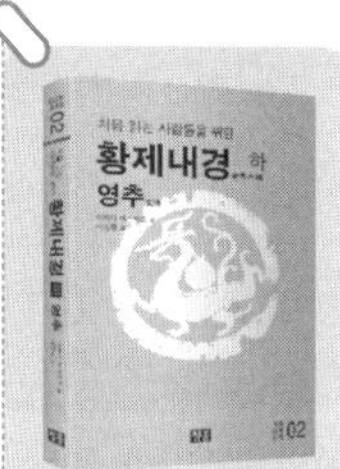

고전의학산책②

처음 읽는 사람을 위한 황제내경 下 영추

이케다 마사카즈 지음 ■ 이정환 옮김 ■ 신국판/384쪽/20,000원

저자는 10년 이상 ＜영추＞를 반복해 읽고 이해한 내용을 임상에 응용하면서 초보자를 가르치는 방법과 사람들이 ＜영추＞에 흥미를 느끼도록 하는 방법을 찾고자 고민했다. 저자는 자신의 임상경험을 바탕으로 날카로운 관찰과 풍부한 경험을 살려 원문의 자구 해석에 치중한 해설서가 아니라 ＜영추＞가 어렵다고 인식하는 사람들에게 쉬운 접근법을 제시하고 저자의 임상사례를 덧붙여 임상한의학자들에게도 유용하도록 책을 구성했다.

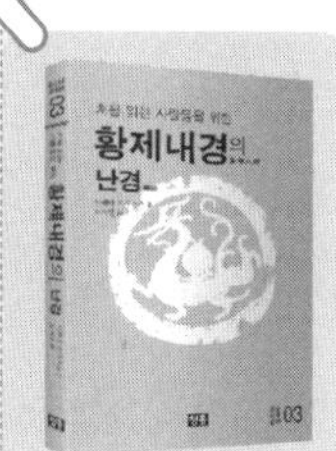

고전의학산책③

처음 읽는 사람을 위한 난경

이케다 마사카즈 지음 ■ 노지연 옮김 ■ 신국판/296쪽/20,000원

동양 최고의 명의 편작이 저술한 증상치료가 아닌 병리의 원인치료를 담은 책이다. 현대 의학에 생리, 해부, 병리학 등이 있듯이 동양 의학에도 생리, 해부, 병리가 있다. 따라서 단순히 질병의 증상에 따라 치료하기보다는 병리를 제대로 알고 치료하는 것이 보다 중요하다. 이 책에서는 오행설을 위주로 하지 않고, 생리 · 병리적 측면에서 해설하는 데 주력했다. 경락 치료의 공식만 외우고 왜 그러한 공식이 생겨났는지 모르는 사람들에게 좋은 참고문헌이다.

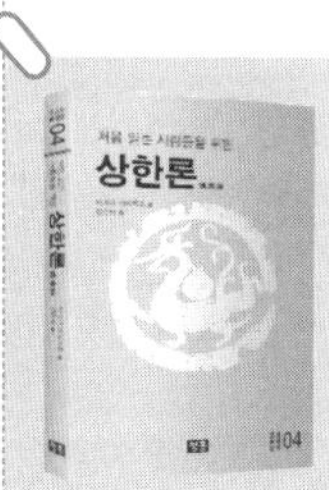

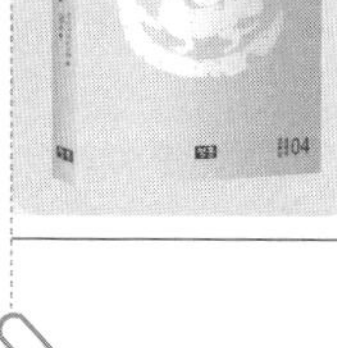

고전의학산책④

처음 읽는 사람을 위한 상한론

이케다 마사카즈 지음 ■ 김은아 옮김 ■ 신국판/312쪽/20,000원

후한 말기, 장중경에 의해 쓰여진 한방의학서이다. 맥진법을 비롯하여 병인이나 병리 등과 같은 한방 의학의 기초가 되는 사항이 기재되어 있고, 각 편마다 관련된 조문을 모아서 간단히 정리했다. 처음부터 원문을 보기가 어렵다는 사람들을 위해 《상한론》이 어떻게 이루어져 있는지 소개한다. 고전의학의 생리 · 병리를 주로 정리하였으며, 병증과 경락을 결부시켜 침구치료에도 응용할 수 있도록 했다.

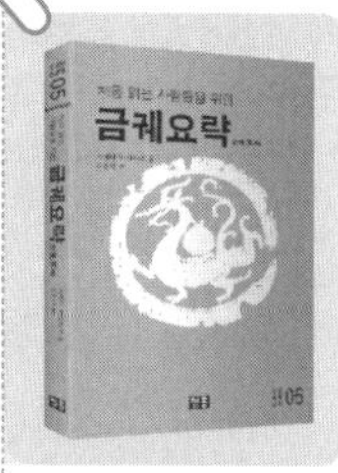

고전의학산책⑤

처음 읽는 사람을 위한 금궤요략

이케다 마사카즈 지음 ■ 김은아 옮김 ■ 신국판/312쪽/20,000원

《상한론》과 함께 동양의학의 중요한 고전의 하나로 동양의학의 처방 및 치료학 연구에 중요한 책이다. 잡병 부분과 부인병 및 음식 금기의 방법까지 편집하고 수정하여 전 25편으로 구성되어 있고, 각 질병마다 어떻게 처방을 내야 하는지 자세하게 설명되어 있다. 책의 저자인 이케다 마사카즈는 동양의학 내과 의학사전이라 불리는 《금궤요략》을 이해하기 쉽도록 평이하게 풀어 썼기 때문에 처음 읽는 독자들에게 좋은 공부가 될 것이며, 자신의 임상 경험담까지 곁들여 놓아 동양의학 전문가들에게도 유용할 것이다.

[지은이]

오다 히로나리(織田啓成)

1945년 東京에서 태어났다. 東京藥科大學과 東洋鍼灸專門學校를 거쳐, 姿勢保健均整專門學校를 졸업하고 동 학교에서 교편을 잡았다. 현재 鍼灸院 및 漢方藥局을 운영하며 환자를 진료하면서, 丹平漢方學術 부부장, ダイオー 전임강사, 古典研究會 강사, 東洋免疫研究會 이사 겸 강사, 學友會 이사 등으로 활약하고 있다.
지은 책으로 《한방기초이론(漢方基礎理論)》, 《한방의학개론(漢方醫學概論)》 외 다수가 있다.

[옮긴이]

손인철(孫仁喆)

원광대학교 한의과대학 및 동대학원 졸업(한의학박사)
서울 보화당한의원 원장
경락경혈학회 회장, 대한한의학회 부회장, 서울시한의사회 부회장, 대한한의사회 중앙대의원,
원광대 한의과대학 학장 역임
현재 한국전통의학연구소 소장, 턱관절균형의학회 회장, 원광대학교 한의과대학 교수(경혈학)

■ 주요 논저
〈침자극이 혈액상에 미치는 영향〉, 〈관원혈 애구가 고혈압백서의 혈압에 미치는 영향〉, 〈경기(經氣) 연구〉, 〈한국 침구동인 제작과정 연구〉, 〈단전(丹田)과 하복부혈의 상관성 연구〉, 〈한국 침구경혈학의 특징과 현황〉, 《경락도해》, 《침구학》, 《알기쉬운 경혈학》, 《경혈 안마학》, 《족혈 안마요법》, 《경혈학실습서》, 《이것이 웰빙건강이다》, 《경혈해부도해》, 《몸건강 마음건강》, 《도해 경혈학》, 《임상침구학》 등 다수

이문호(李汶鎬)

원광대학교 한의과대학 및 동대학원 졸업(한의학박사)
대전대학교 한의과대학 부속 한방병원 침구학 교수, 세명대학교 한의과대학 침구학 교수,
포천중문의과대학교 교수, 강남차한방병원 침구과 수석과장 역임
현재 경락경혈학회 감사, 원광대학교 한의과대학 외래교수, 강남제일한의원 원장

■ 주요 논저
〈사상체질 분류에 객관성 부여를 위한 시도(試圖)〉, 〈도시 · 농촌 남녀고등학교 3학년 학생을 중심으로 사상체질 · 신체체격 및 신체형태지수에 관한 비교 · 조사연구〉, 〈사상체질 유형과 체격 및 신체형태지수와의 비교연구〉, 〈금연침(禁煙鍼) 치료에 대한 임상적 고찰〉, 〈요골신경마비(橈骨神經麻痺)의 침구치료에 관한 문헌적 고찰〉, 〈육미지황탕(六味地黃湯) 및 팔미지황탕(八味地黃湯)의 약침이 신장기능에 미치는 영향〉, 〈이명(耳鳴)의 이침선혈법(耳鍼選穴法)에 대한 연구〉, 〈약침요법의 소개 및 문제점 고찰〉, 《경락도해》, 《약침요법(藥鍼療法)》 등 다수

經絡相關論경락상관론

지은이 | 오다 히로나리(織田啓成)
옮긴이 | 손인철·이문호

1판 1쇄 인쇄 | 2013년 2월 15일
1판 1쇄 발행 | 2013년 2월 22일

발행인 | 최봉규
발행처 | 청홍(지상사)
출판등록 | 제2001-000155호(1999. 1. 27.)
주소 | 서울특별시 강남구 역삼동 730-1 모두빌 502호
전화 | 02)3453-6111
팩스 | 02)3452-1440
이메일 | jhj-9020@hanmail.net
홈페이지 | www.cheonghong.com

ISBN 978-89-90116-53-6 03510